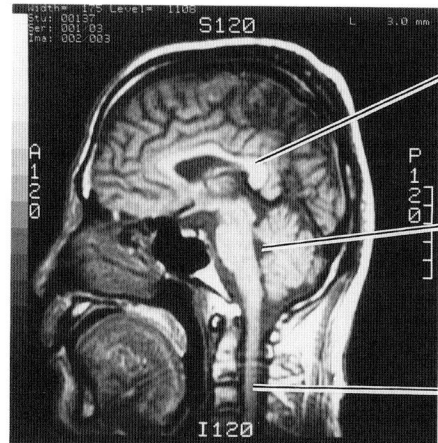
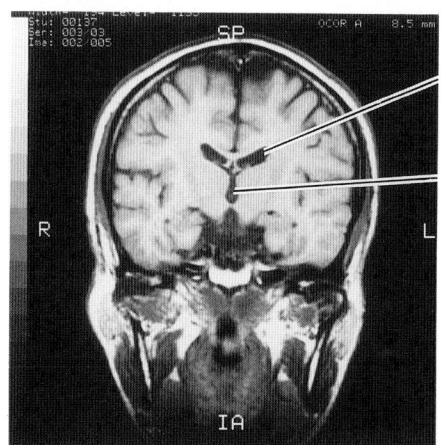
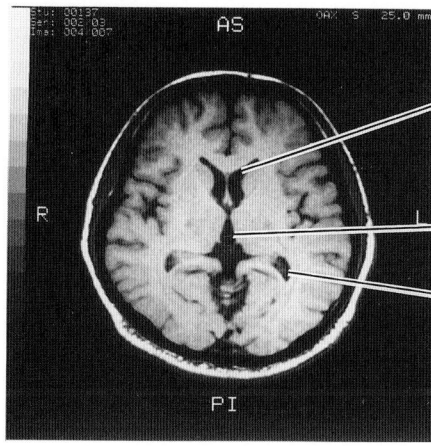

口絵1　頭部の磁気共鳴コンピュータ断層撮影写真
　　　上：正中矢状断面
　　　中：前頭断面
　　　下：水平断面

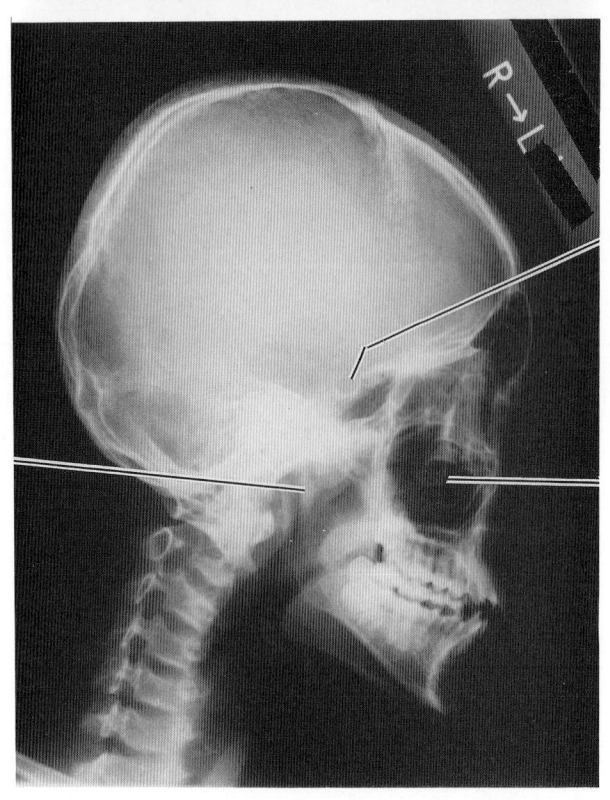

口絵2　頭部レントゲン写真
　　上：正面像（PA像）
　　下：側面像

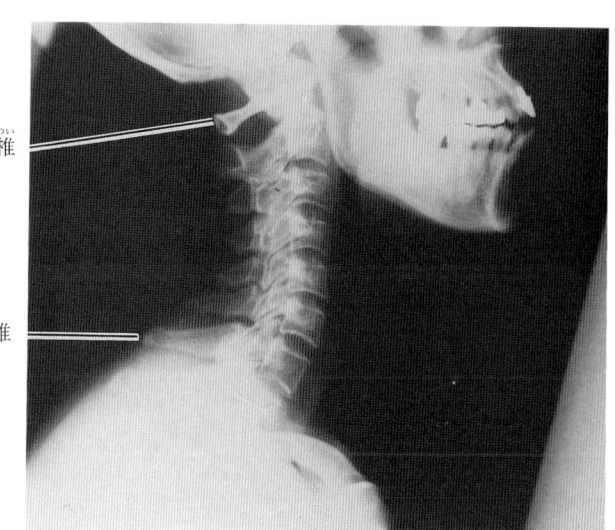
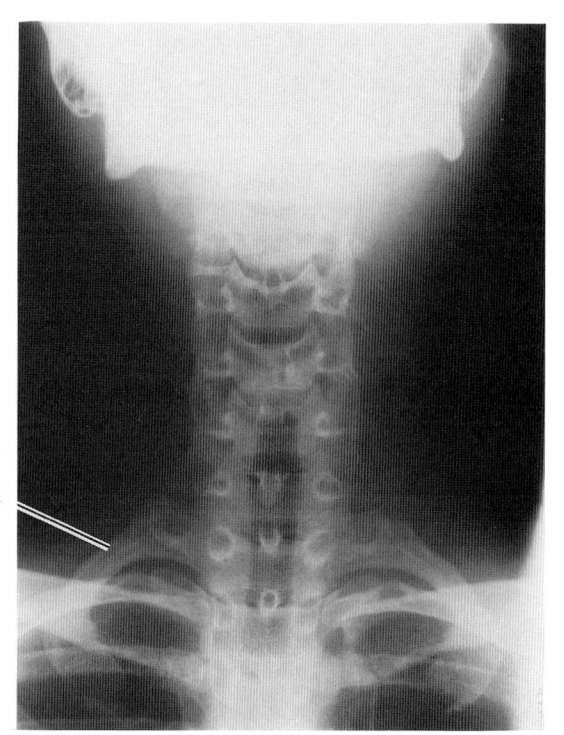

口絵3　頸椎のレントゲン写真
　　　上：側面像
　　　下：正面像

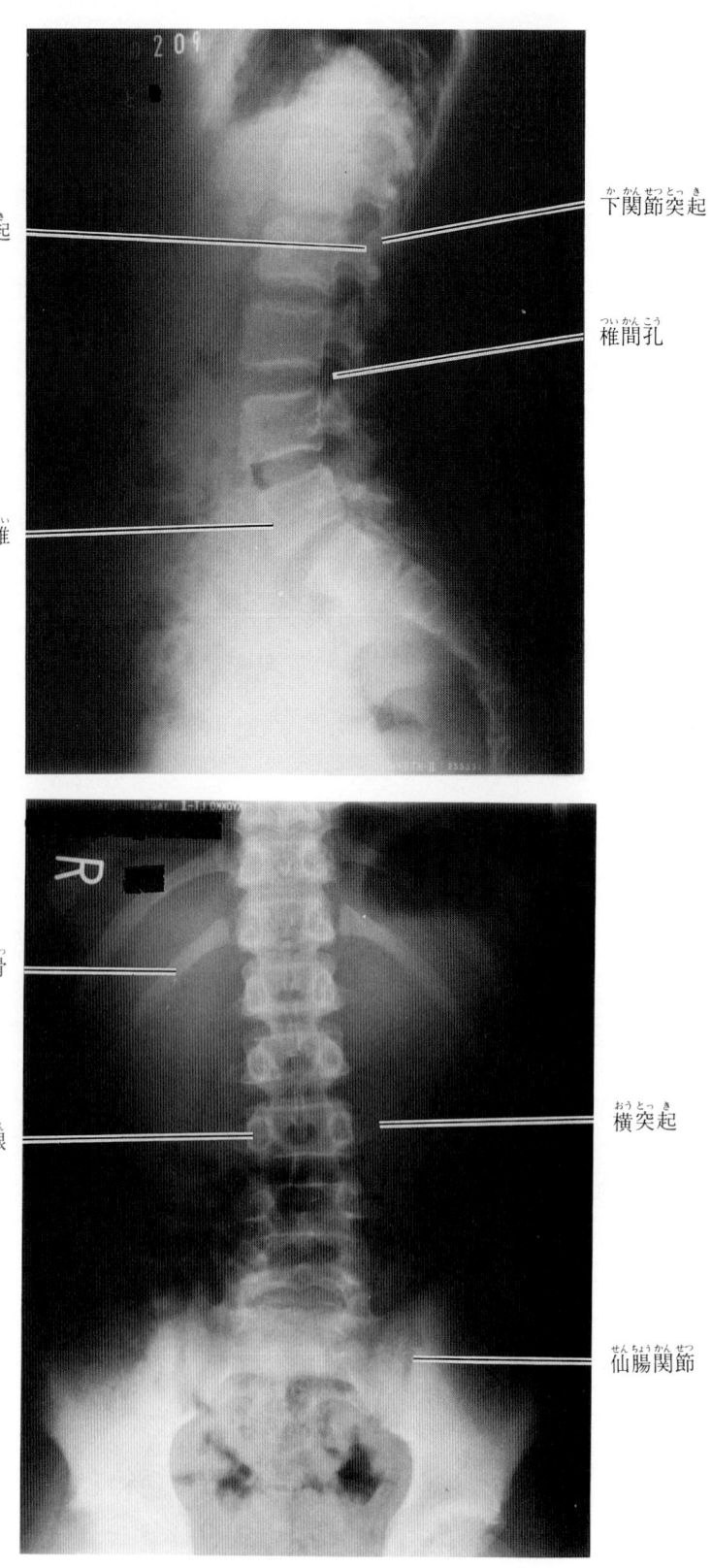

口絵4　腰椎・仙椎のレントゲン写真
　　　　上：側面像
　　　　下：正面像

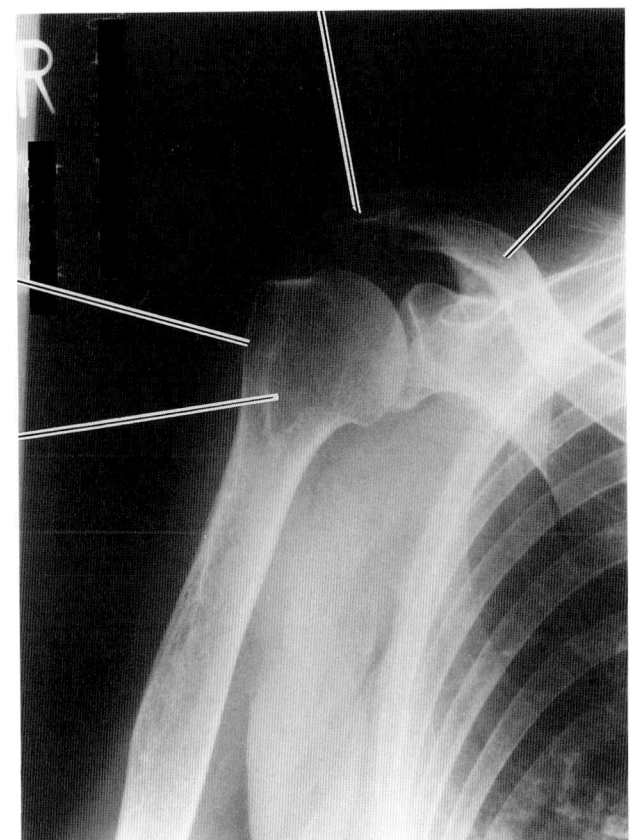

口絵5　肩関節のレントゲン写真

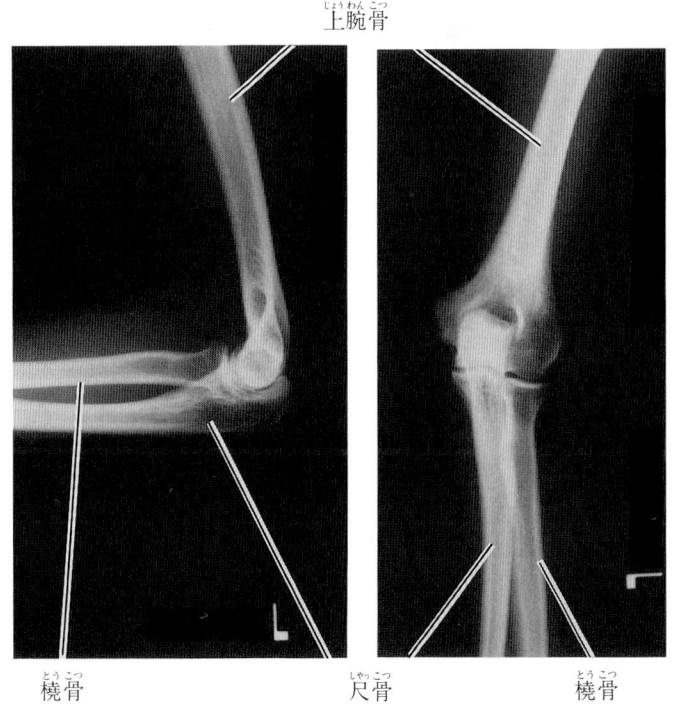

口絵6　肘関節のレントゲン写真　左：側面像
　　　　　　　　　　　　　　　　右：正面像

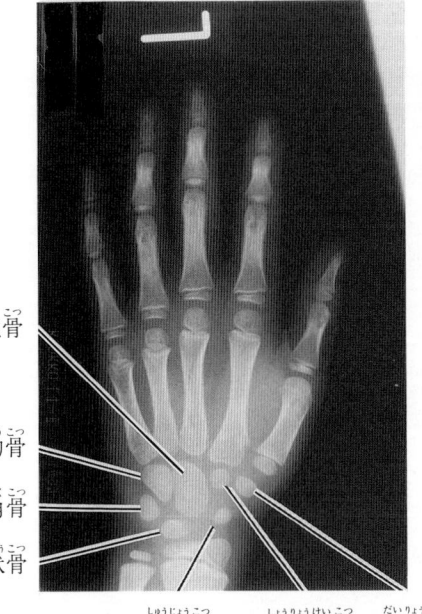

口絵7　手のレントゲン写真　左：8歳男児（豆状骨は骨化していない）（左手）
　　　　　　　　　　　　　　右：成人（右手）

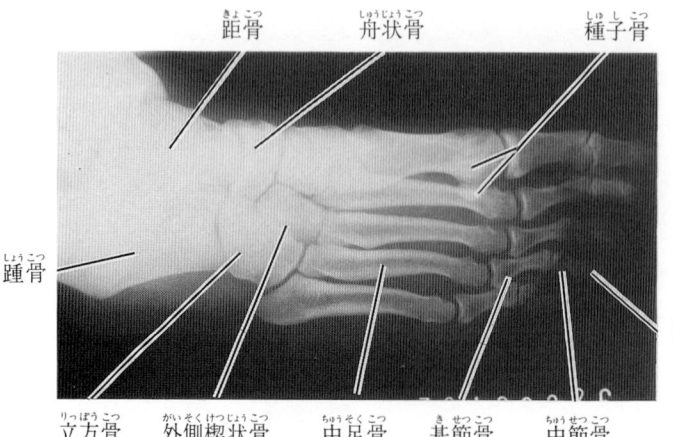

口絵8　足のレントゲン写真

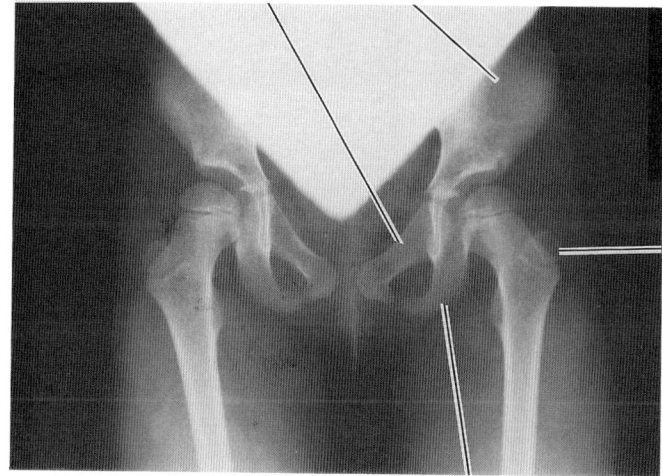

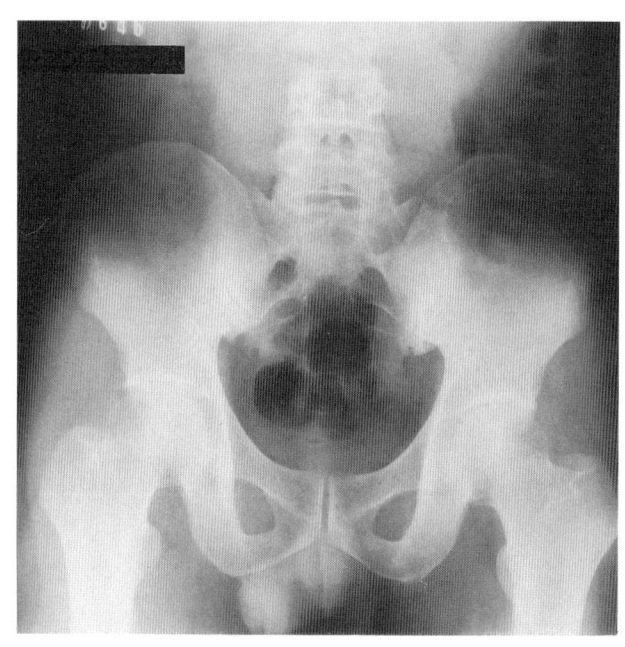

口絵9　骨盤のレントゲン写真
　　　　上：7歳女児
　　　　下：成人男子

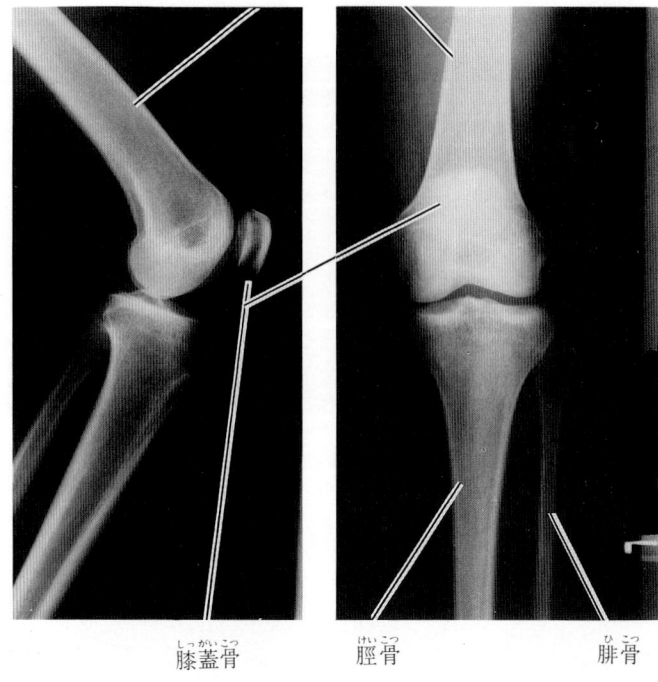

口絵10 膝関節のレントゲン写真 左:側面像
　　　　　　　　　　　　　　　右:正面像

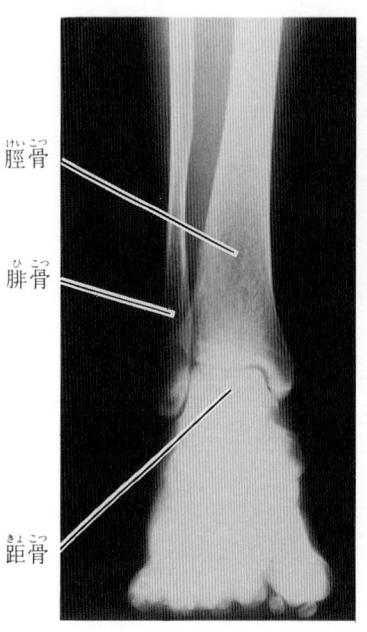
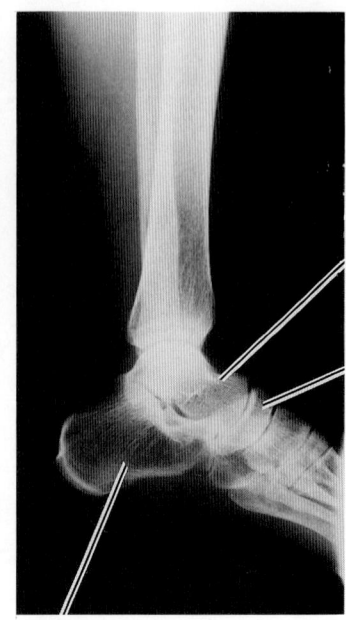

口絵11 足関節のレントゲン写真
　　　左:正面像
　　　右:側面像

PT・OT・STのための
解剖学

関西福祉科学大学教授
渡辺正仁 監修

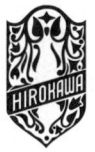

東京 廣川書店 発行

========== 執筆者一覧 ==========

渡辺　正仁	関西福祉科学大学　保健医療学部教授　医学博士
柴田　雅朗	大阪保健医療大学教授　医学博士
早崎　華	大阪医科大学　解剖学教室講師　医学博士
目崎　聖子	イラストレーター・作業療法士

PT・OT・ST のための解剖学

| 監　修 | 渡辺　正仁 | 平成 25 年 2 月 20 日　初版発行© |

発 行 所　株式会社　廣 川 書 店

〒 113-0033　東京都文京区本郷 3 丁目 27 番 14 号
電話　03(3815)3651　FAX 03(3815)3650

まえがき

　本書は，しっかりとした解剖学の知識を身につけようとする理学療法士・作業療法士・言語聴覚士などのリハビリテーションに関連する学生のために書かれたものです．この本は，廣川書店から刊行された旧版，「理学療法士・作業療法士・言語聴覚士のための解剖学」を全面的に改訂し，新しい本としたものです．旧版は昭和63年（1988年）に初版を出版した後，25年に渡って改訂を重ね，第4版まで出版されました．このように長い間，版を重ねることが出来たのは，多くの学生に使用して戴き，好評であったためであり，著者の非常な喜びです．

　解剖学を学ぶ学生の多くは，解剖学＝暗記　と思っているようです．これはある意味では正しいかもしれませんが，本当の意味で役に立つ解剖学を身に付けるためには，まず，理解することが重要です．理解すれば暗記する項目はぐっと少なくなりますし，応用もききます．例えば，解剖学の様々な図を見て，その名称だけではなく，意味することが分かります．そうなって初めて，生きた人の身体の構造と役割を理解できます．実際，解剖学はすべての医学の基礎となりますが，解剖学を十分に理解すれば，感染症などは別として，かなり多くの臨床医学的な事柄も分かるようになります．

　解剖学の目的は生きた人の身体の構造，すなわち，身体を構成しているものの形と意味を理解することにあります．そのためには十分な説明とともに分かりやすい図が必須になります．旧版が好評だった理由の一つは豊富な図にありました．本書ではこれまでの図をほとんどすべて書き換えました．さらにモノクロだった図は，全てカラーになりました．これらの豊富な図が理解を助けてくれるでしょう．

　また，最初に総論をまとめ，骨学，関節靱帯学，筋学，神経学などの各論は別の章に配置しました．筋学や神経学を学ぶ場合に，まず筋学と神経学の総論をしっかりと理解しておくと，各論で個々の筋や神経についての説明を読んでも，ぐっと奥深く理解できるようになるのです．個々の筋や神経を学ぶ上で，まず，共通して重要なことをしっかりと学習することが解剖学習得のコツなのです．

　本書の内容は実際に見て戴くと，決して少なくはありません．内容的には学生の皆さんが診療現場に出られても十分役に立ちます．本書の内容のすべてを覚える必要はありません．しかし，知りたいことを何冊もの本を使って探さなくても，本書のどこに何が書いてあるかを心に留めてもらえれば，必要な時に必要なことが分かるように書かれているはずです．解剖学は薄っぺらな本で理解できるほど簡単ではありません．本書で，しっかりとした解剖学を身に付けて，障がいを持たれた方たちを助ける立派な療法士になって戴くことが，著者の望みです．

　本書をここまでの形に出来たのは，世界各国の素晴らしい解剖学書や図譜，さらには論文を参考にさせて戴いたからであり，また，学生諸君が多くの質問やヒントを与えてくれたお陰でもあり，ここに感謝申し上げたいと思います．

　最後に旧版から最新版の発行にいたるまで，本書の出版に理解を示され，多大なご協力とご配慮を戴いた，廣川書店会長　廣川節男氏や編集部の諸氏を始め，廣川書店の皆様に心からの謝意を表します．

2013年2月

渡辺　正仁

目次

第1章 はじめに 1

❶ 解剖学とは 3
- 解剖学の歴史　3
- 肉眼解剖学　3
- 組織学　4
- 発生学　4
- 体表解剖学　4
- 正常，異常，個体差　5

❷ 解剖学用語 5
- 解剖学的姿勢　5
- 身体の区分を示す用語　6
- 身体の面・方向・位置を示す用語　6
- 身体の各部位を示す用語　8
- 運動に関する用語　8
- 体腔　10

第2章 総論 15

2-1 細胞 17
- 細胞　17
- 細胞の増殖　18

2-2 組織 19

2-3 神経系 23
- 神経系の分類　23
- 神経系の細胞　23
- 求心性神経と遠心性神経　26
- 灰白質と白質　26
- シナプス　27
- 神経系のまとめ　27
- 神経系の発生　27
  - 初期発生　27
  - 脊髄の発生　27
  - 脳の発生　28
  - 末梢神経系の発生　29

2-4 骨と関節 30
❶ 骨と骨格 30
- 軸骨格　30
- 付属性骨格　31
- 骨の形　31
- 骨の構造　31
- 骨の血管　33
- 骨の神経　34
- 骨の性差　34
- 軟骨　34
  - 軟骨の種類　34

軟骨の栄養　35
骨格系の発生　35
　軟骨の発生　35
　骨の発生　35
　骨の再構築（リモデリング）　37

❷ 関　節 ································ 37
　連結の分類　37
　滑膜性連結（関節）の一般構造　39
　関節の特殊装置　40
　滑膜性連結（関節）の分類　41

2-5 筋　系 ································ 46
　筋の種類　46
　骨格筋の基本的な形と付着　47
　筋の付着　47
　腱と腱膜　48
　骨格筋のさまざまな形　48
　筋の補助装置　49
　筋の作用　51
　筋の作用による分類　51
　筋と関節　52
　筋の名称　52
　筋の破格（筋の異常）　52
　骨格筋の神経　52
　筋の血管とリンパ管　54
　骨格筋の構造　54
　骨格筋線維の構造　55
　骨格筋線維の分類　56
　骨格筋の発生　56

2-6 循環器系 ································ 58
　血管系　58
　心臓　59
　小循環（肺循環）　64
　大循環（体循環）　64

　動脈系　64
　静脈系　73
　胎児循環　78
　リンパ管系　80
　胸腺　82

2-7 呼吸器系 ································ 82
　鼻　83
　咽頭　83
　喉頭　84
　気管と気管支　86
　肺　87
　縦隔　90

2-8 消化器系 ································ 91
　消化管　91
　　消化管の基本構造　91
　　口（口腔）　92
　　食道　95
　　胃　95
　　小腸　96
　　大腸　97
　肝臓　99
　胆嚢　100
　膵臓　101
　腹膜　101

2-9 泌尿器系 ································ 102
　腎臓　102
　尿管　106
　膀胱　106
　尿道　106

2-10 生殖器系 ································ 107
　男性生殖器　107

精巣　107
　　精巣上体　108
　　精管　109
　　精囊　109
　　前立腺　109
　　尿道球腺　109
　　陰茎　110
　　陰囊　110
　女性生殖器　110
　　卵巣　110
　　卵管　112
　　子宮　112
　　腟　114
　　女性外陰部　114
　　会陰　114
　　乳腺　115

2-11 内分泌系 ……………………… **115**

　　下垂体　116
　　松果体　117
　　甲状腺　118
　　上皮小体　119
　　胸腺　119
　　膵臓　119
　　副腎　119
　　性腺（精巣，卵巣）　120
　　その他の内分泌器官　121

2-12 感覚器系 ……………………… **122**
　　外皮　122
　　味覚器　124
　　平衡聴覚器　124
　　視覚器　127

2-13 人体の発生 ……………………… **131**
　　人体発生の基礎　131

第3章 骨格系（各論） 137

❶ **体軸性骨格** ……………………… **139**
　頭蓋　139
　　頭蓋を構成する骨　139
　全体としての頭蓋　139
　　頭蓋の外面よりの観察　139
　　頭蓋の内面よりの観察　143
　頭蓋を構成する個々の骨　144
　　新生児の頭蓋　145
　脊柱　146
　　脊柱の形　146
　　脊柱の構成　146
　　椎骨の一般的特徴　147
　個々の椎骨　147
　胸郭　153

　　肋骨　153
　　肋軟骨　155
　　胸骨　155

❷ **付属性骨格** ……………………… **156**
　　付属性骨格の分類　156
　上肢骨　156
　　上肢帯骨　156
　　自由上肢骨　157
　下肢骨　163
　　下肢帯骨　163
　　骨盤　165
　　自由下肢骨　166
　筋の付着　173

第 4 章　関節と靱帯（各論）　179

- ❶ 頭蓋骨の連結 …………………… 181
  - 側頭下顎関節　181

- ❷ 脊柱の連結 ……………………… 182
  - 椎体間の連結　183
  - 椎弓間の連結　184

- ❸ 脊柱と頭の連結 ………………… 186
  - 環椎後頭関節　186
  - 環軸関節　187

- ❹ 胸郭の連結 ……………………… 188
  - 肋椎関節　188
  - 胸肋関節　189
  - 胸骨結合　189

- ❺ 上肢帯の連結 …………………… 190
  - 胸鎖関節　190
  - 肩鎖関節　191

- ❻ 自由上肢の連結 ………………… 193
  - 肩関節（肩甲上腕関節）　193
  - 肘関節　196
  - 橈尺関節　198

- ❼ 手の連結 ………………………… 199
  - 橈骨手根関節（手関節）　199
  - 手根間関節　200
  - 手根中央関節　200
  - 豆状骨関節　201
  - 手根中手関節（CM関節）　201
  - 中手間関節　202
  - 中手指節関節　202
  - 手の指節間関節　203

- ❽ 下肢帯の連結 …………………… 204
  - 寛骨の連結　204

- ❾ 自由下肢の連結 ………………… 206
  - 股関節　206
  - 膝関節　209
  - 脛骨と腓骨の連結　214

- ❿ 足の連結 ………………………… 216
  - 距腿関節（足関節）　216
  - 距骨下関節　217
  - 距踵舟関節　219
  - 踵立方関節　219
  - 楔舟関節　219
  - 立方舟関節　219
  - 楔立方関節　219
  - 足根中足関節　220
  - 中足間関節　221
  - 中足指節関節　221
  - 趾節間関節　221

第 5 章　筋系（各論）　　223

❶ 頭部の筋 ………………………… 225
　　顔の筋　225
　　咀嚼筋　227

❷ 舌・口蓋・咽頭・喉頭の筋 ………… 228
　　舌の筋　228
　　　内舌筋　228
　　　外舌筋　229
　　口蓋の筋　230
　　咽頭の筋　231
　　喉頭の骨格　234
　　喉頭の筋　236
　　　外来筋　236
　　　内在筋　236

❸ 頸部の筋 ………………………… 241
　　浅頸筋　241
　　外側頸筋　241
　　舌骨筋　242
　　　舌骨上筋　242
　　　舌骨下筋　243
　　　椎前筋　244
　　　斜角筋　244

❹ 体幹の筋 ………………………… 246
　　背部の深層筋（固有背筋）　246
　　　板状筋　247
　　　脊柱起立筋　247
　　　横突棘筋　249
　　　棘間筋と横突間筋　250
　　　後頭下筋　251
　　胸郭の筋　251
　　腹部の筋　256
　　　腹横筋　258

　　骨盤の筋　260

❺ 上肢の筋 ………………………… 261
　　軸骨格から上肢帯への筋　261
　　　脊柱から上肢帯への筋（浅背筋）　261
　　　胸郭から上肢帯への筋（浅胸筋）　262
　　　軸骨格から上腕骨への筋　264
　　　上肢帯から上腕骨への筋　265
　　上腕の筋　269
　　　上腕前面の筋　269
　　　上腕後面の筋　270
　　前腕の筋　271
　　　前腕前面の筋　271
　　　前腕後面の筋　277
　　手の筋　286
　　　母指球筋　286
　　　小指球筋　289
　　　中手筋　290

❻ 下肢の筋 ………………………… 292
　　殿部および股関節の筋（下肢帯の筋）　292
　　　殿部の筋と大腿筋膜張筋　293
　　　大腿の深部外旋筋群　296
　　大腿の筋　299
　　　大腿前面の筋　300
　　　大腿内側の筋　301
　　　大腿後面の筋　303
　　下腿の筋　305
　　　下腿前面の筋　305
　　　下腿外側の筋　308
　　　下腿後面の筋　309
　　足の筋　315
　　　足背の筋　315
　　　足底の筋　316

第6章　神経系(各論) 325

❶ 髄膜・脳室・脳脊髄液 ……………… 327
　髄膜　327
　脳室　328
　脳脊髄液　329

❷ 脊髄 ………………………………… 329
　脊髄の伝導路と脊髄灰白質　330

❸ 脳 …………………………………… 332
　大脳　334
　間脳　344
　中脳　346
　橋　348
　延髄　349
　小脳　349
　末梢神経　351

❹ 脊髄神経 …………………………… 352
　髄節と脊髄神経　352
　脊髄神経の前枝と後枝　353
　脊髄神経後枝　355
　脊髄神経前枝　357

❺ 脳神経 ……………………………… 368
　Ⅰ．嗅神経　368
　Ⅱ．視神経　369

　Ⅲ．動眼神経　371
　Ⅳ．滑車神経　371
　Ⅴ．三叉神経　371
　Ⅵ．外転神経　373
　Ⅶ．顔面神経　373
　Ⅷ．内耳神経　374
　Ⅸ．舌咽神経　375
　Ⅹ．迷走神経　376
　Ⅺ．副神経　378
　Ⅻ．舌下神経　379

❻ 自律神経系 ………………………… 380
　交感神経　382
　副交感神経　383
　感覚の伝導路　385
　　痛覚と温度覚　386
　　粗大触覚と圧覚　387
　　精細触覚と圧覚　387
　　固有感覚（深部感覚）　388
　運動の伝導路　390
　　錐体路　391
　　錐体外路　393
　　運動伝導路の機能的グループ分け　395
　反射と筋活動　395
　　脊髄反射　396
　　介在ニューロンの役割　398

索引 399

第1章

はじめに

第1章

分論

1

解剖学とは

解剖学 anatomy は，身体の構造を対象とする学問である．人体を肉眼で，あるいは顕微鏡の助けを借りて調べる．そして，解剖学的に調べた身体部分の働きを研究する生理学と共に，身体の構造と機能を解明しようとするものである．ただし，人体解剖学は，あくまでも生きた人間を理解するための学問であり，決して屍体を研究するわけではない．

解剖学の歴史

学問としての解剖学の歴史は古く，紀元前300年頃に始まったとされるが，初めて正確な解剖図を描いたのはレオナルド・ダビンチ（1475〜1519年）である．近代的な解剖学は1534年にイタリアのアンドレアス・ベザリウスによって書かれた「ファブリカ」から始まったとされる（図1-1）．

日本で初めての解剖は江戸時代の中頃（1754年），京都で山脇東洋によって行われたのが最初で，その20年後の1774年，杉田玄白らによってオランダの「ターヘル・アナトミア」が翻訳され，「解体新書」が出版された（図1-2）．

日本の医学教育での人体解剖学実習は昭和24年に定められた「死体解剖保存法」に従って行われている．昭和58年になって「献体法」が成立し，死後，体を医学教育に奉げる献体という行為に感謝を持ってあたるという意識改革によって，日本の解剖学教育も変化を遂げている．近年，医学・歯学教育における解剖実習だけではなく，広く医学に携わる人々への人体解剖実習の必要性が認識されつつある．

肉眼解剖学 gross anatomy

正常な人体の構造を肉眼だけで研究する分野で，系統解剖学と局所解剖学に分けられる．

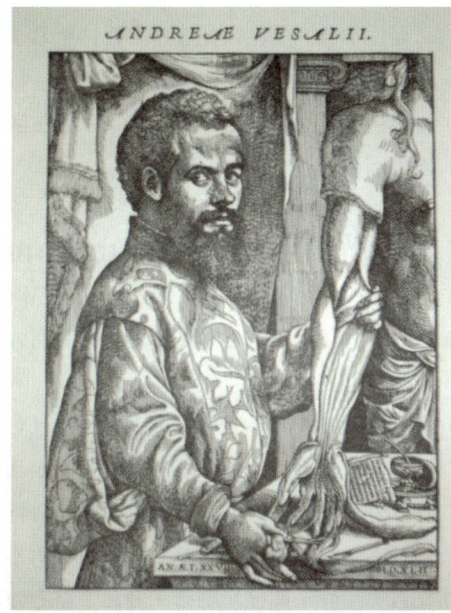
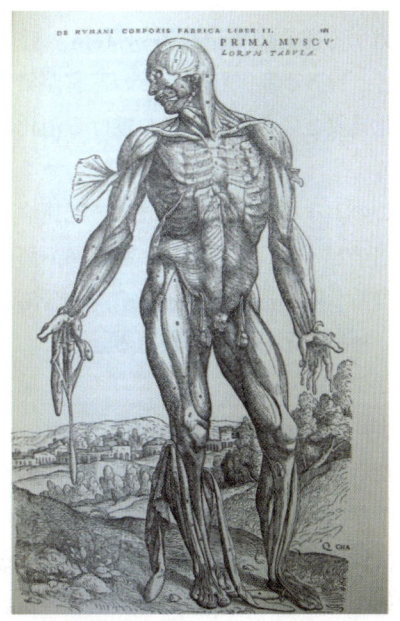

図1-1　ベザリウスと「ファブリカ」

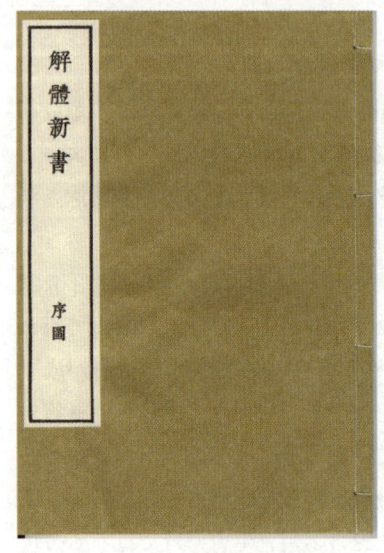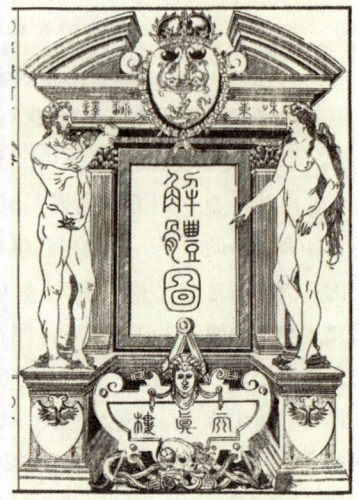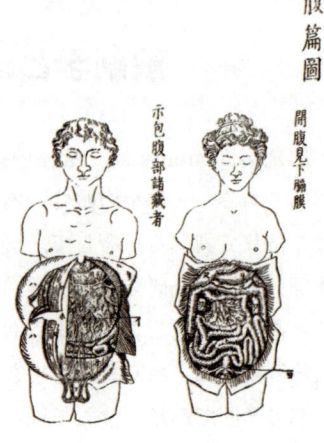

図1-2　解体新書

系統解剖学 systemic anatomy

人体を構成している生命的な最小単位は**細胞** cell であり，同じ形態と機能を持つ同種類の細胞が集まったものを**組織** tissue という．さらにいくつかの組織が集まり，独立した働きを営むものを**器官** organ と呼ぶ．例えば，舌，胃，小腸，肝臓などはそれぞれが1つの器官である．器官がいくつか集まり，1つの目的を為し遂げるために互いに協力する器官の集合を**系** system と呼ぶ．例えば，舌，胃，小腸，肝臓などの器官が集まり，食物の消化吸収という目的を為し遂げる消化器系を形づくる．

人体をこのような系に分け，観察・記述するのを系統解剖学といい，運動器系，脈管系，消化器系，呼吸器系，泌尿器系，生殖器系，内分泌系，感覚器系，神経系といった系がある．

局所解剖学 regional anatomy

局所解剖学は，人体のある特定の部位，例えば頸，足，手などについて，そこにあるすべての器官の相互関係を観察し記述するものである．それゆえ，手術をする場合などに局所解剖学の知識が必要となる．

組織学 histology

組織学は，人体の構造を光学顕微鏡や電子顕微鏡の助けを借りて詳しく観察する分野であり，顕微解剖学とも呼ばれる（図1-3A）．

発生学 developmental anatomy

発生学は，受精に始まって死に至るまでの過程を対象とする解剖学の一分野であり，特に受精から出生までを対象とする場合には**胎生学**と呼ばれる（図1-3B）．

体表解剖学 surface anatomy

これは体の深部との関連で，体表面の形を研究する分野である．

筋の触知　リハビリテーションではしばしば，筋触（きんしょく）という言葉が聞かれるが，これは骨格筋の触知，すなわち体表から特定の筋を触れるという意味の省略した用語である．筋のみならず，骨・関節・靱帯・腱およびその他の臓器を体表から触知することはリハビリテーションに

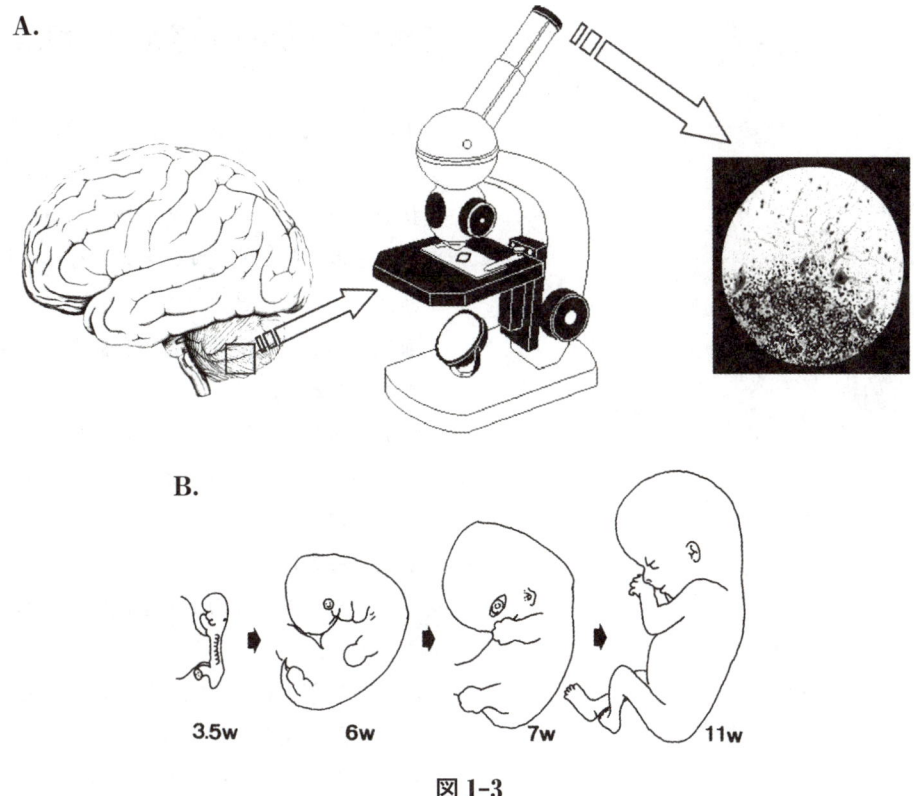

図 1-3

携わる者にとって，非常に重要な技術の一つである．解剖学の学習においては，自分の身体が非常に有用な学習材料である．常に，触知をまずは，自身で試み，次いで，個人差，年齢差，性差を学んでほしい．

正常，異常，個体差

　解剖学は正常構造を対象とし，病的なものは取り扱わない．正常といっても，それぞれ顔の形が異なっているのと同じように，体の内部でも個人によって多少の違いが見られる．これを**個体差**という．教科書に記載されているのは，あくまでも標準であり，すべての個体がその通りになっているわけではない．ただし，あまりにもかけ離れている場合には破格（あるいは異常または奇形）anomaly という言葉が使用される．

解剖学用語

　かつて解剖学用語は非常に多く，19世紀の終わり頃には5万もあったといわれる．これらを統合整理して解剖学用語が制定されてきた．これらはラテン語，ギリシア語，アラビア語などを語源としているが，現在ではラテン語に統一され，整理されている．しかし最近，ラテン語を英語に変化させたものが一般となっている．臨床の各分野でも同様であるため，本書では慣習的にラテン語で使われるもの以外，英語を用いた．

解剖学的姿勢 anatomical position（図 1-4）

　解剖学では，人体について記述するのに，すべ

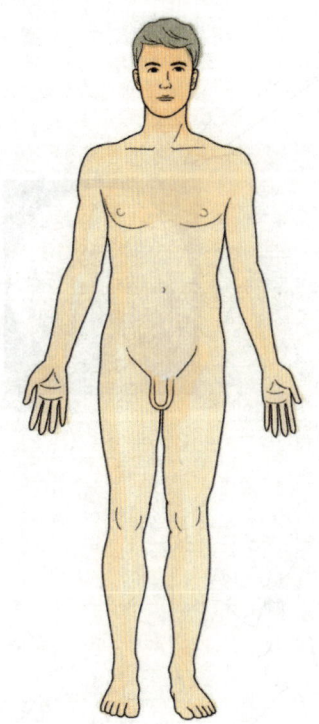

図 1-4　解剖学的姿勢

て解剖学的姿勢を基本にする．
　解剖学的姿勢とは，直立し，頭，目，足指を前に向け，上肢は手掌（手のひら）を前方に向けて下げた姿勢をいう．この姿勢では，特に上肢について注意が必要で，手の母指が小指の外に位置している．

身体の区分を示す用語

　人体は頭 head，頸 neck，体幹 trunk と体肢 limbs に分けられる．
　体幹はさらに，胸 pectus，腹 abdomen，骨盤 pelvis，背 dorsum に分けられる．
　体肢はさらに上肢と下肢に分けられる．体幹と上肢の境を上肢帯（肩甲帯）といい，体幹と下肢の境を下肢帯という．

身体の面・方向・位置を示す用語（図 1-5）

　正中面は人体をちょうど左右等分に分ける面で，1つしかないが，正中面に平行な面は無数にあり，矢状面という．それぞれの面で，身体や器官を切断したと仮定して記述するときには，それぞれ正中断面，矢状断面という．
　前頭面あるいは前額面は矢状面と直交する面で，これも無数ある．
　地面に対して平行な面は，水平面あるいは横断面といわれる．これらの面のうち，よく使用されるレベルには図 1-6 のようなものがある．
　幽門（横断）平面　恥骨結合の上縁と胸骨の頸切痕とを結ぶ垂直線の中央を横切る．第 1 腰椎の高さを通る．
　肋骨下平面　肋骨下縁の最下位を通る．
　稜上平面　左右の腸骨稜の最上部を通る．ヤコビー線とも呼ばれ，第 4 腰椎の棘突起の高さを通る．
　結節間平面　腸骨結節の高さを通る平面で，第 5 腰椎の高さを通る．
　棘間平面　左右の上前腸骨棘の高さを通る．

　体表でよく目立つ部分（部位）を通る縦や横の線も使われる．
　胸骨線　胸骨の外側縁を通る．
　肩甲線　肩甲骨の下角を通る．
　椎骨傍線　椎骨の横突起を通る垂直線．脊柱傍線ともいう．
　腋窩線　腋窩（ワキノシタのこと）の前壁，中央部，後壁を通る線（図 1-7）．

　方向・位置を示す用語のうち，他によく使われる用語としては次のようなものがある．
　尺側 ulnar　上肢の肘より先で内側と同義．
　橈側 radial　上肢の肘より先で外側と同義．
　脛側 tibial　下肢の膝より下で内側と同義．

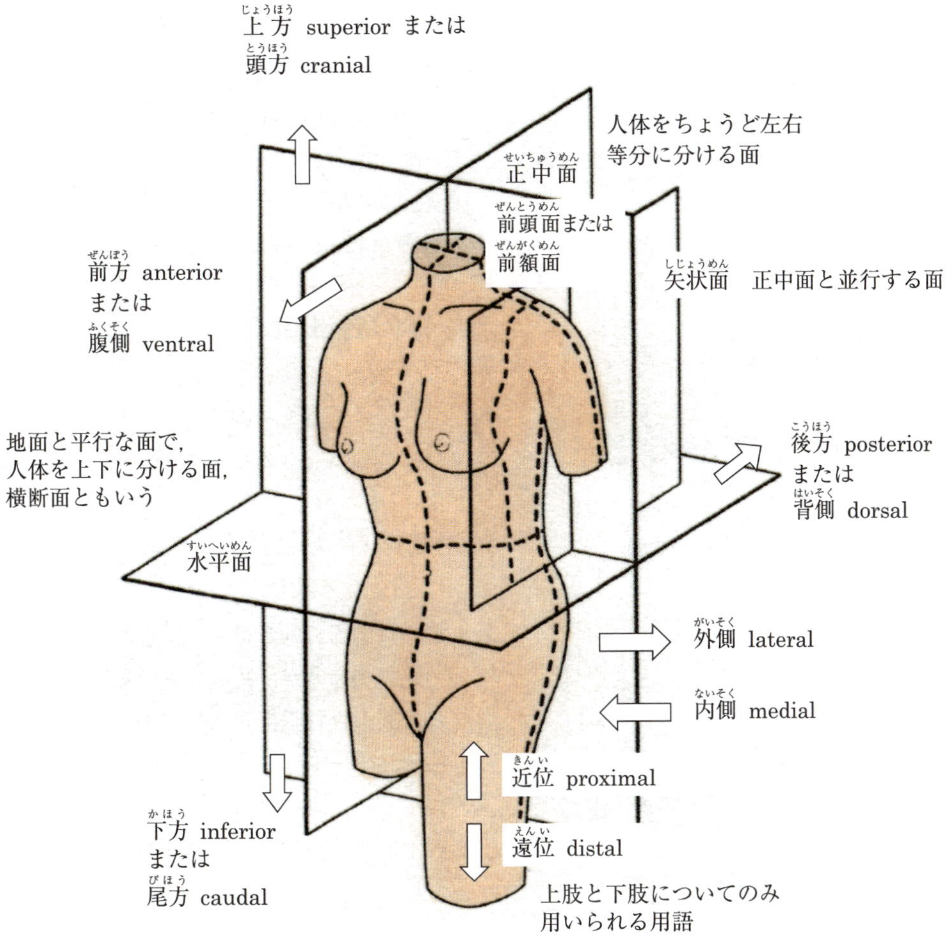

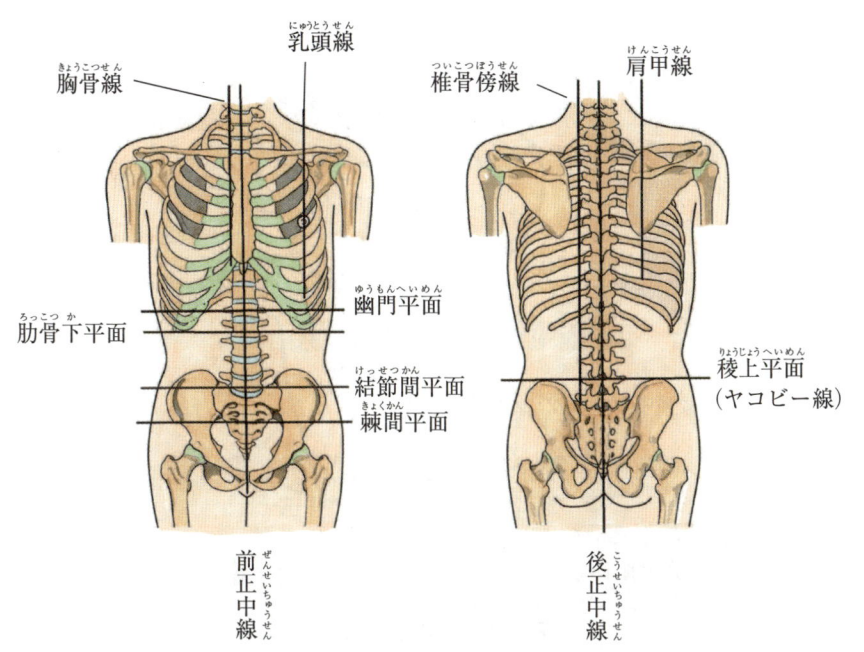

図 1-5　身体の面・方向・位置を示す用語

図 1-6　身体の線と面

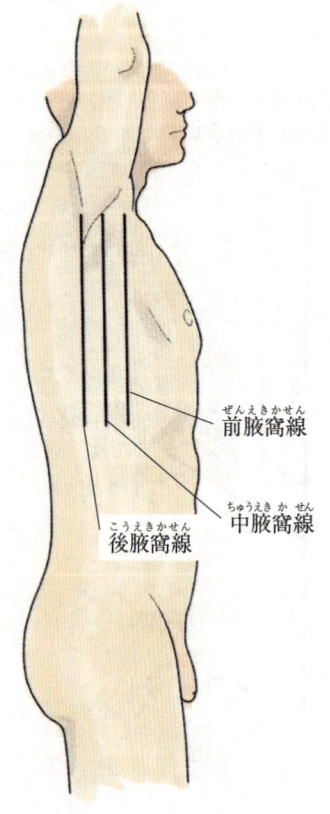

図 1-7　腋窩線

腓側 fibular　下肢の膝より下で外側と同義.
浅 superficial　体表面により近い位置.
深 deep, profound　体表面から体内に向かい,より遠い位置.
掌側 palmar　手で前方と同義.
底側 plantar　足で, より足底に近い位置.

身体の各部位を示す用語

身体のさまざまな部位を示すための用語については, その主なものを図 1-8, 1-9 に示す.

運動に関する用語 (表 1-1)

運動は関節の動きによって行われる. これを関節の運動というが, それぞれの関節における動きを日本整形外科学会身体障害委員会ならびに日本リハビリテーション医学評価基準委員会が定めた表に従って表 1-1 に示す. ただし, 解剖学で用いられている用語とはいくつかの違いがあるので, 臨床用語と解剖学用語の両方を示しておく.

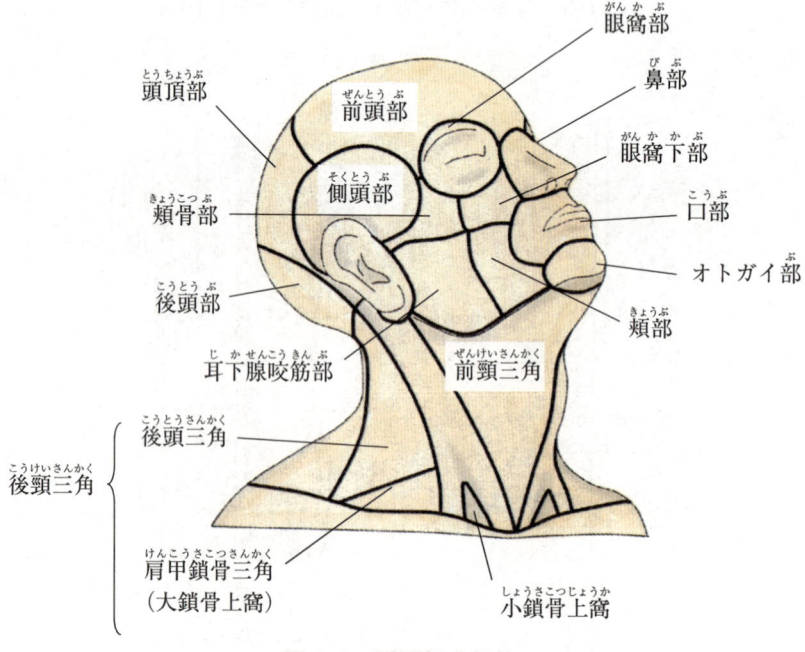

図 1-8　頭頸部の部位

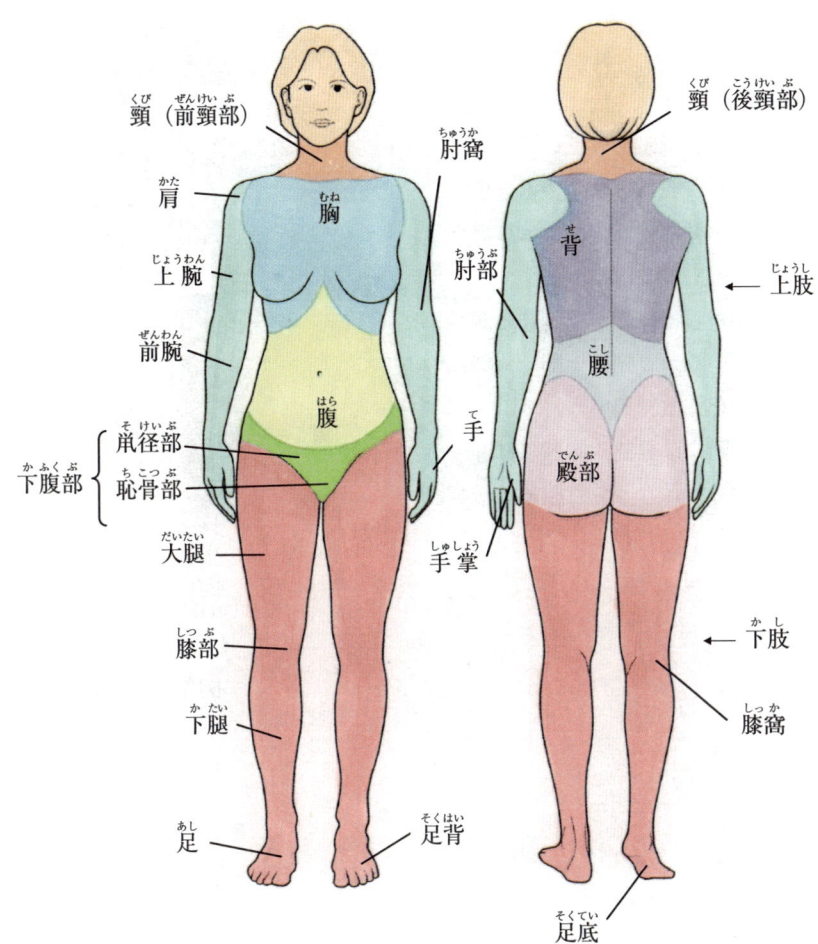

図 1-9　身体の部位

　生体において運動は主として骨格筋の収縮により生じる（重力によって生じる場合もある）．骨格筋の名称にも，その筋の引き起こす運動（作用という）が含まれたものもある（例えば長母指伸筋）．これらの名称は解剖学的な運動用語に従っている．また，解剖学書では，筋の作用は解剖学用語に従って記述されている．それゆえ，混乱を生じないためにも，最初は解剖学用語で学習すべきである．

注：足の内反と外反に関しては，これに対する臨床用語が内がえしと外がえしである．しかし臨床的に内反および外反という場合，変形を表す言葉として使用するので，運動用語としては混乱をさけるため内がえしと外がえしに統一しておく．

体腔（図 1-10）

人体には 4 つの大きな腔所があり，いずれもその内部にいくつかの器官が収められている．頭の中には**頭蓋腔**，脊柱には**脊柱管**，体幹には**胸腔**と**腹腔**がある．

頭蓋腔は脊柱管と連絡しているが，胸腔と腹腔は横隔膜で仕切られている．腹腔の下部で，特に小骨盤で囲まれた部分を骨盤腔という．

頭蓋腔には脳，脊柱管には脊髄，胸腔には肺や心臓，腹腔には肝臓，胃，腸管，骨盤腔には子宮，膀胱などが収まっている．

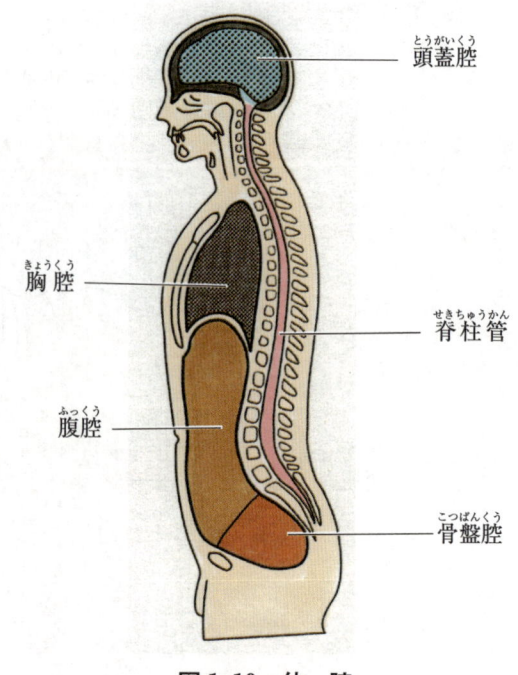

図 1-10 体　腔

表1-1 関節の運動*

上 肢

関節名（部位名）	臨床用語**	正常可動範囲	解剖学用語	備 考
上肢帯 （肩甲帯）	屈曲 flexion	0～20°	屈曲 flexion	
	伸展 extension	0～20	伸展 extension	
	挙上 elevation	0～20	挙上 elevation	
	引下げ depression	0～10	下制 depression	
肩	屈曲（前方挙上） flexion	0～180	屈曲 flexion	
	伸展（後方挙上） extension	0～50	伸展 extension	
	外転（側方挙上） abduction	0～180	外転 abduction	
	内転 adduction	0	内転 adduction	
	外旋 external rotation	0～90	外旋 lateral rotation	
	内旋 internal rotation	0～90	内旋 medial rotation	
	水平屈曲 horizontal flexion (adduction)	0～135	水平内転 horizontal adduction	
	水平伸展 horizontal extension (abduction)	0～30	水平外転 horizontal abduction	
肘	屈曲 flexion	0～145	屈曲 flexion	
	伸展 extension	0～5	伸展 extension	
前腕	回内 pronation	0～90	回内 pronation	
	回外 supination	0～90	回外 supination	
手根	背屈 extension (dorsiflexion)	0～70	伸展あるいは背屈 extension, dorsiflexion	
	掌屈 flexion (palmar flexion)	0～90	屈曲あるいは掌屈 flexion, palmar flexion	

表1-1 つづき

関節名(部位名)	臨床用語**	正常可動範囲	解剖学用語	備考
手根	橈屈 radial flexion	0～25°	外転 abduction	
	尺屈 ulnar flexion	0～55	内転 adduction	

手指

関節名(部位名)	臨床用語**	正常可動範囲	解剖学用語	備考
母指	橈側外転 radial abduction	0～60°	伸展（CM） extension	
	尺側内転 ulnar adduction	0	屈曲（CM） flexion	
	掌側外転 palmar abduction	0～90	外転（CM） abduction	
	掌側内転 palmar adduction	0	内転（CM） adduction	
	屈曲（MP） flexion	0～60	屈曲（MP） flexion	
	伸展（MP） extension	0～10	伸展（MP） extension	
	屈曲（IP） flexion	0～80	屈曲（IP） flexion	
	伸展（IP） extension	0～10	伸展（IP） extension	
	対立 opposition		対立 opposition	A.外転 B.回旋 C.屈曲
指	屈曲（MP） flexion	0～90	屈曲（MP） flexion	
	伸展（MP） extension	0～45	伸展（MP） extension	
	屈曲（PIP） flexion	0～100	屈曲（PIP） flexion	
	伸展（PIP） extension	0	伸展（PIP） extension	
	屈曲（DIP） flexion	0～80	屈曲（DIP） flexion	
	伸展（DIP） extension	0	伸展（DIP） extension	
	外転 abduction		外転 abduction	
	内転 adduction		内転 adduction	

表 1-1 つづき

下 肢

関節名(部位名)	臨床用語**	正常可動範囲	解剖学用語	備　考
股	屈曲 flexion	0〜90° 0〜125° (膝屈曲のとき)	屈曲 flexion	骨盤を固定する
	伸展 extension	0〜15	伸展 extension	
	外転 abduction	0〜45	外転 abduction	
	内転 adduction	0〜20	内転 adduction	
	外旋 external rotation	0〜45	外旋 lateral rotation	
	内旋 internal rotation	0〜45	内旋 medial rotation	
膝	屈曲 flexion	0〜130	屈曲 flexion	
	伸展 extension	0	伸展 extension	
下 腿	外旋 external rotation	0〜20	外旋 lateral rotation	
	内旋 internal rotation	0〜10	内旋 medial rotation	
足根(関節)	背屈 dorsi flexion	0〜20	背屈(足背屈曲) dorsi flexion	
	底屈 plantar flexion	0〜45	底屈(足底屈曲) plantar flexion	
足 部	外がえし eversion	0〜20	外がえし(外反) eversion	
	内がえし inversion	0〜30	内がえし(内反) inversion	
	外転 abduction	0〜?	外転 abduction	
	内転 adduction	0〜?	内転 adduction	
母 趾	屈曲 (MP)	0〜35	屈曲 (flexion) (MP)	
	伸展 (MP)	0〜60	伸展 (extension) (MP)	
	屈曲 (IP)	0〜60	屈曲 (flexion) (IP)	
	伸展 (IP)	0	伸展 (extension) (IP)	
足 趾	屈曲 (MP)	0〜35	屈曲 (flexion) (MP)	
	伸展 (MP)	0〜40	伸展 (extension) (MP)	
	屈曲 (PIP)	0〜35	屈曲 (flexion) (PIP)	
	伸展 (PIP)	0	伸展 (extension) (PIP)	
	屈曲 (DIP)	0〜50	屈曲 (flexion) (DIP)	
	伸展 (DIP)	0	伸展 (extension) (DIP)	

表1-1 つづき

体幹

部位名	臨床用語**		正常可動範囲	解剖学用語		備考
頸部	前屈（屈曲）flexion		0～60°	屈曲 flexion 前屈 anteflexion		
	後屈（伸展）extension		0～50	伸展 extension 後屈 dorsiflexion		
	回旋（捻転）rotation	左旋	0～70	回旋 (rotation)	左旋 leftward rotation levorotation	
		右旋	0～70		右旋 rightward rotation dextrorotation	
	側屈 lateral bending	左屈	0～50	側屈 lateral bending	左屈 leftward bending	
		右屈	0～50		右屈 rightward bending	
胸腰部	前屈（屈曲）flexion		0～45	屈曲 flexion 前屈 anteflexion		
	後屈（伸展）extension		0～30	伸展 extension 後屈 dorsiflexion		
	回旋（捻転）rotation	左旋	0～40	回旋 (rotation)	左旋 leftward rotation levorotation	
		右旋	0～40		右旋 rightward rotation dextrorotation	
	側屈 lateral bending	左屈	0～50	側屈 lateral bending	左屈 leftward bending	
		右屈	0～50		右屈 rightward bending	

顎関節

部位名	解剖学用語
顎関節 temporomandibular joint (TM joint)	挙上（elevation）
	下制（depression）
	前突（protraction；protrusion）
	後退（retraction；retrusion）
	側方移動（lateral shift）

*日本整形外科学会身体障害委員会，日本リハビリテーション医学会評価基準委員会による「関節可動域表示ならびに測定法」より引用改変した．
**臨床用語「関節可動域（ROM）表示ならびに測定法」で定められている用語．

CM：carpometacarpal joint（手根中手関節）
MP：metacarpophalangeal joint（中手指節関節），metatarsophalangeal joint（中足指節関節）
IP：interphalangeal joint（指節間関節）
PIP：proximal interphalangeal joint（近位指節間関節）
DIP：distal interphalangeal joint（遠位指節間関節）

第2章

総論

2-1 細胞

人体は，さまざまな構造が集まってできている．
人体の構造は肉眼で見える大きなものから，顕微鏡でないと見ることのできないような小さいものまで次のような階層に分けられる．1つの人体すなわち**個体**，共通の働きをもつ器官（臓器）の集まりである**系**，肉眼で見える形をもつ構造である**器官**，器官をつくる素材である細胞の集まりの**組織**，そして顕微鏡で見える生命の最小単位は**細胞**である．

細胞 cell（図2-1）

細胞は人体の構成および機能上の最小の単位であり，また1つの独立した生命体である．細胞は細胞質と核から構成され，細胞膜という薄い膜で包まれている．

細胞膜 cell membrane

細胞を包む一枚の膜で，二重のリン脂質で構成されている．これらのリン脂質は親水性（水に溶けやすい）の部分と疎水性（水に溶けにくい）の部分があり，親水性の部分を細胞の内外に向けた二重層を形成する．細胞膜を構成するリン脂質の間には酵素・ホルモン受容体・神経伝達物質受容体・イオンチャネル・イオンポンプなどの働きをするタンパク質がはさまっている．細胞膜表面には糖質が鎖状に突出しており，この細胞表面の糖鎖により，細胞同士の認識が行われ，同じ種類の細胞は集団を形成することができる．また，細胞膜はその細胞の役割に応じて非常に細くて小さい細胞膜の突起（微絨毛）を持っていたり，運動する細い毛である線毛を備えたりしている．

細胞質 cytoplasm

細胞質には均質で無構造な部分と，ある一定の形態を持つ構造物が存在する．前者を細胞基質といい，後者を細胞内小器官という．このほかに，

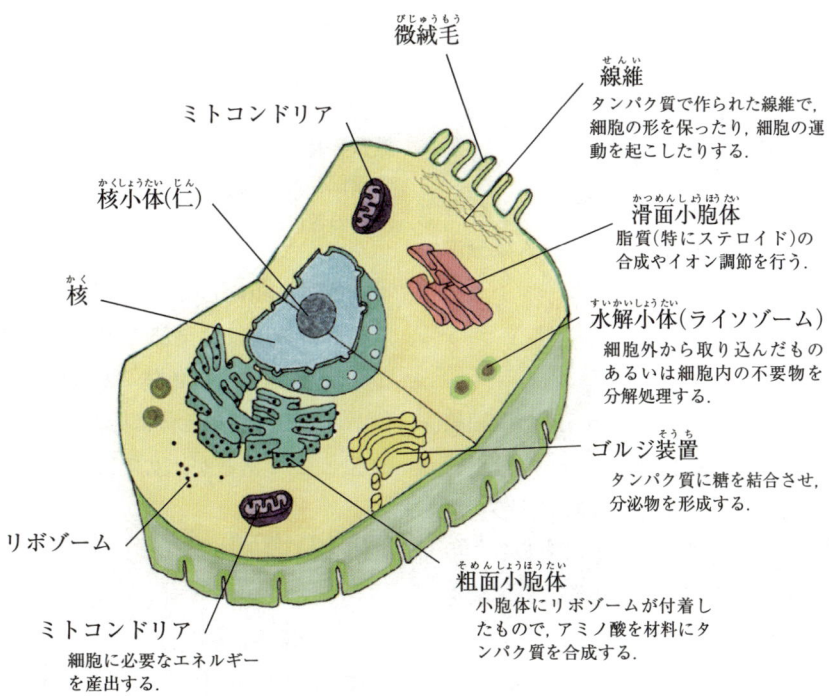

図2-1 細 胞

細胞骨格という線維状の構造物があり細胞の構造を保持したり，細胞の運動を行ったりしている．

細胞内小器官

細胞の中で独自の機能を持つ．細胞内小器官にはさまざまな種類があるが，その多くは細胞膜と同じ膜で包まれている．

ミトコンドリア：ミトコンドリアはエネルギーを蓄えた高分子のATPを産生するところである．ミトコンドリアの内膜にはクリステと呼ばれるヒダがあり，ATPを作る酵素がある．

小胞体：小胞体には粗面小胞体と滑面小胞体がある．粗面小胞体は小胞体の膜表面にリボゾームが付着したもので，タンパク質を産生する細胞で発達している．滑面小胞体は脂質を合成する細胞でよく発達している．

ゴルジ装置：粗面小胞体で産生されたタンパク質を完成した分泌タンパクに変化させたり，タンパク質にいくつかの糖を付加して糖タンパクを合成したりする．

リボゾーム：リボゾームには，細胞質内に分散している遊離リボゾームと，粗面小胞体に付着したリボゾームがある．リボゾームはリボゾームRNAとタンパク質で作られている．リボゾームRNAは核小体で作られる．遊離リボゾームは細胞質を作っているタンパク質や，酵素のタンパク質を作る．一方，粗面小胞体のリボゾームは分泌タンパクや膜タンパクを作る．

細胞骨格

タンパク質からなる線維で，径5nmの微細線維，径10nmの中間径線維，径25nmの微小管がある．微細線維はアクチンという収縮性のタンパク質からできており，細胞の運動に関わる．中間径線維は細胞の形を保持し，微小管は分泌物を運ぶレールとなる．

核 nucleus

核の数は細胞1個当たり通常1個であるが，成熟した赤血球のように核を持たない細胞や骨格筋の細胞のように数個持つこともある（多核細胞）．核は核膜で囲まれている．核膜のところどころには核膜孔があり，核の内部（核質）と外側の細胞質との交通を可能にしている．核質は染色質（クロマチン），核小体，核液によって構成されている．

染色質は遺伝物質であるデオキシリボ核酸（DNA）がヒストンというタンパク質と結合したもので，細胞の分裂の際にはDNAとヒストンが凝集して染色体となる．DNAには遺伝情報（遺伝子）が蓄えられており，人体を構成するタンパク質の設計図として機能する．核小体は通常1個～数個まであり，分裂・増殖の盛んな細胞では複数ある．

核小体にはリボ核酸（RNA）が集まっている．RNAはDNAの遺伝情報を写し取る転写や，核から細胞質に遺伝情報を運び（メッセンジャーRNA；mRNA），タンパク質を構成するアミノ酸の並ぶ順番に従ってアミノ酸を順次つなげていく翻訳など，タンパク質合成に関わる役割を果たす．

■参考■　ゲノム
遺伝情報（遺伝子）の全体を指す．ヒトが持つ遺伝子の数は約3万個である．

【染色体】chromosome（図2-2）

人間の細胞には全部で46個の染色体がある．これは44個の常染色体（22対）と2個の性染色体からなる．性染色体は男と女では異なり，男ではXとYであるが，女ではXとXである．

細胞の増殖

ヒトの細胞は細胞分裂によって2つの細胞に分かれることで増殖する．また，細胞増殖の数と細胞死の数が均衡を保って組織の秩序を壊さないよ

図 2-2　染色体

うに調節されている．

　細胞分裂する細胞は分裂期と，分裂していない間期を繰り返しており，この繰り返しを細胞周期という．

　間期では遺伝情報である DNA を複製（まったく同じ遺伝情報を 2 組作ること）する．いわゆる，普通の細胞は成長したり，さまざまな代謝を行ったりしており，非常に活動的である．これらの細胞は，細胞周期上は間期にあたる．

　分裂期は詳しくは前期・中期・後期・終期に分けられている．まず細胞核の分裂が起こり，続いて細胞質の分裂が起こって同じ細胞が 2 個できる．この分裂では，染色体が細胞小器官からつくられた紡錘糸により分けられるので有糸分裂（体細胞分裂）と呼ばれる．

【減数分裂】

　精子や卵子の染色体数は 23 本で体細胞の 46 本の半数である．精子と卵子が合体（受精）して，新しい個体が作られる．したがって，精子と卵子は染色体数が普通の体細胞に比べて半分でなくてはならない．したがって，精子と卵子を作る分裂は，染色体数が半数になっている．つまり，生殖細胞（精子および卵子）が作られる際に起こる細胞分裂は，染色体数が半数になるので**減数分裂**と

いう．

2-2　組　織

　人体を構成している生命的な最小の単位は細胞である．同じ形や働きを持つ同類の細胞が集合したものを組織という．ただし，細胞と細胞の間にはすきまがあって，細胞間質という物質で埋められている．組織は上皮組織，支持組織，筋組織，神経組織の 4 種に分類される．

上皮組織 epithelium（図 2-3）

　上皮組織は身体や臓器の外表面および内表面を覆うものである．身体の内表面とは口腔やこれに続く消化管の内表面をさすだけでなく，胸腔や腹腔の表面，血管，リンパ管の内腔面などもさす．

　上皮組織の働きは身体各部分の表面の保護，消

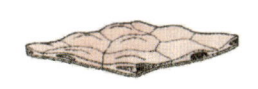

単層扁平上皮

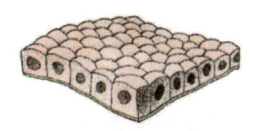

単層立方上皮

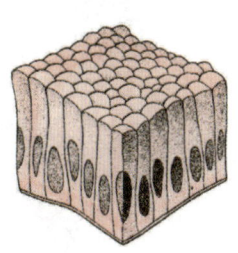

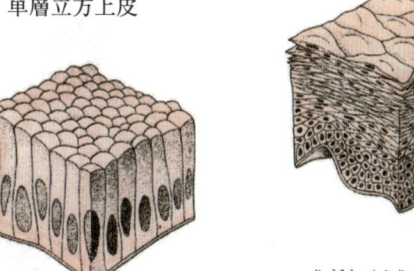

単層円柱上皮

多列円柱上皮

重層扁平上皮

図 2-3　上皮組織

化液などの分泌，栄養分の吸収，感覚作用など様々である．上皮組織は細胞間質の非常に少ない組織である．上皮細胞どうしは特別な，接着装置で結合している．

上皮組織はその形態から図1-9のように分類される．

単層扁平上皮 胸膜，腹膜や血管内皮などに見られ吸収と分泌を行う．

単層立方上皮 腎臓の尿細管の一部に見られる．

単層円柱上皮 胃や腸の粘膜に見られ，線毛を持ったものは卵管や気管支などに見られる．

多列線毛（円柱）上皮 高さが異なる線毛を有する円柱上皮細胞が一層に並んでおり，鼻腔や気管などに見られる．

移行上皮 尿管や膀胱，尿道の一部の粘膜に見られ，尿の充満度で上皮の厚さが変わる．

重層扁平上皮 機械的な刺激に強く，皮膚の表皮や食道，腟の粘膜などに見られる．

■参考 中皮と内皮
胸膜，腹膜を構成する単層扁平上皮を特に中皮という．また，血管，リンパ管の単層扁平上皮を特に内皮という．

腺 gland（図2-4）

分泌する能力を持つ細胞，あるいはそれが集まったものを腺という．腺は発生的に上皮に由来するため，上皮組織の一種である．

腺には外分泌腺と内分泌腺がある．分泌物が導管（腺細胞が合成した物質を排出するための管）を通って，一定の場所に分泌されるものを外分泌腺という．また導管がなく分泌物が直接血液や組織液中に出されるものを内分泌腺といい，この場合の分泌物をホルモンという．外分泌腺はその分泌物によって耳下腺のようにさらっとした分泌物を出す漿液腺，舌下腺や気管腺などのようにねばねばした粘液を分泌する粘液腺，マイボーム腺や皮脂腺のように脂質を分泌する脂腺，舌下腺や顎下腺のように1つの腺に2種類以上の異なった分泌物を出す細胞が存在する混合腺などに分類される．このほかに汗腺があり，分泌される汗の種類により**アポクリン汗腺（大汗腺）**と**エクリン汗腺（小汗腺）**に分類される．

分泌様式にも違いがある．分泌物を包む膜が細胞膜と融合して放出されるのを開口分泌といい，例としてエクリン汗腺（小汗腺）がある．分泌物が細胞の表面に集まって，細胞質に包まれたまま（細胞質の一部がちぎれて）放出されるものをアポクリン分泌（離出分泌）といい，例として腋窩のアポクリン汗腺（大汗腺），外耳道腺，肛門周囲腺がある．細胞質が大量の脂肪で充満して死ん

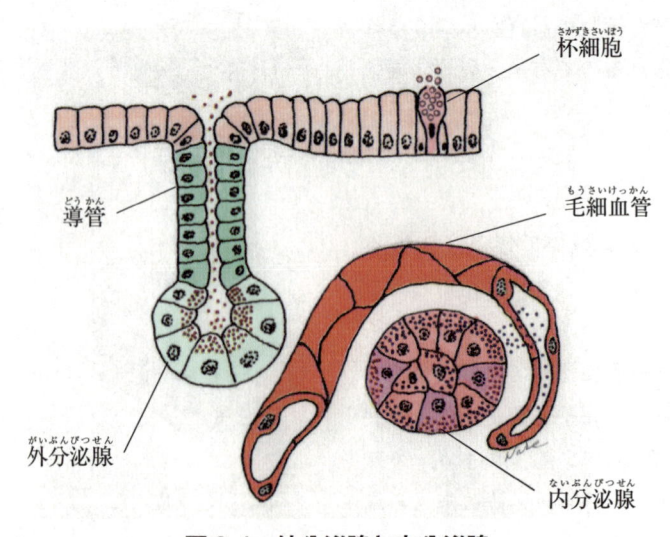

図2-4 外分泌腺と内分泌腺

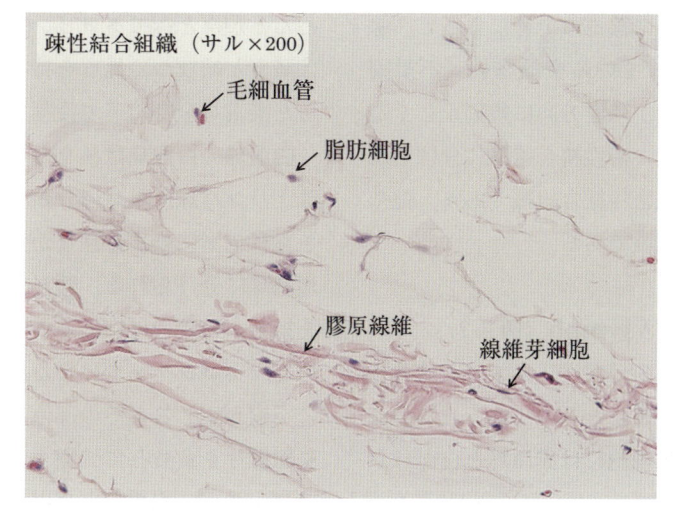

図 2-5　疎性結合組織（顕微鏡写真）

でしまい，死んだ細胞全体が分泌物として放出されるのをホロクリン分泌（全分泌）といい，皮脂腺に見られる．先に述べた内分泌腺では導管を欠いていることから毛細血管内にホルモンが分泌され，全身を巡り，標的細胞に作用する．

支持組織 supporting tissue

　支持組織は非常に種類が多い．支持組織の役割の1つは細胞と細胞，いろいろな組織や器官の間を満たしたり，結びつけることである．
　支持組織はさらに結合組織，軟骨組織，骨組織，血液とリンパに分類される．

結合組織 connective tissue

　この組織は細胞と細胞間質とから構成されるが，上皮組織と異なって細胞間質がきわめて多量であり，ここには血管や神経が豊富である．間質は種々の線維と均質無構造の基質とからなる．
　細胞は線維成分を合成・分泌する線維芽細胞と血管から自由に出入りし免疫反応に関与する大食細胞，リンパ球，形質細胞，肥満細胞などの細胞がある．線維は膠原線維と弾性線維の2つに分類されている．膠原線維はコラーゲンというタンパク質からできており，煮ると膠にかわ（ゼラチン）になる．白色を呈し，弾性は少ない．弾性線維は，伸びてまた元に戻るというゴムのような性質を有する線維で，エラスチンというタンパク質からなり黄色を呈する．

　線維性結合組織　線維成分として膠原線維を主として含むもので，その線維成分がまばらであるもの（疎性結合組織）と密集しているもの（密性結合組織）に分けられる．
　疎性結合組織は膠原組織がまばらに不規則な走り方をしており，小さな空所をつくっている．皮下組織（浅筋膜）や器官の間などにある（図2-5, 6）．小さな空所に脂肪細胞を多く含んでいる場合，脂肪組織 adipose tissue と呼ばれる．

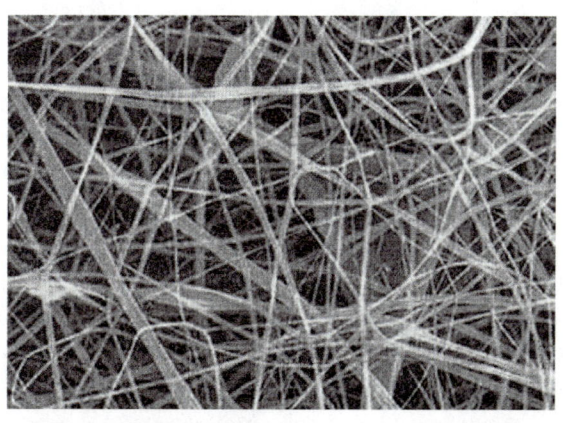

図 2-6　疎性結合組織（コラーゲン線維の配列）

密性結合組織はさらに線維の走行によって，線維が様々な方向に走っている交織密性（不規則性）結合組織と，線維が一定方向に規則正しく走っている平行（規則性）密性結合組織に分けられる．筋膜や腱膜は交織密性結合組織であり，腱や靭帯は平行密性結合組織である．

血液 blood とリンパ lymph（図2-7）

血液はいろいろなものが溶け込んでいる淡黄色の液体の中に血球が浮遊したものである．この液体を血漿といい，血球細胞には赤血球と白血球がある．

リンパは血管から血漿の一部がもれ出た組織液（細胞間液）がリンパ管に吸収されたもので，液体成分であるリンパ漿と細胞成分（白血球の1種であるリンパ球）からなる．

血漿には凝固しうる性質を持ったフィブリノーゲンというタンパク質が含まれているが，血漿からこのフィブリノーゲンを除いたものを血清という．

赤血球 血管中の血液（末梢血）に見られる赤血球は中央が凹んだ円板状で，直径は約7〜8μm（ミクロン）である．赤血球には核がなく，ほとんどが水とヘモグロビンである．ヘモグロビンは酸素と結びつく性質を持っており，肺で受け取った酸素を全身に運ぶ役割を持つ．

白血球 白血球は核を持った細胞で，顆粒白血球とリンパ球，単球に分類される．顆粒白血球はさらに色素に染まる性質から好中球，好酸球，好塩基球に分けられる．顆粒白血球や単球は運動性を持ち，血管の外に出ることができ，単球は組織内でマクロファージになる．単球，好中球は組織に炎症が生じるとその部位に集合して細菌の毒素や組織片を貪食して処理する．好酸球は喘息などのアレルギー疾患や寄生虫感染で増加する．好塩基球はヒスタミンを放出し，アレルギー反応を悪化させる．

リンパ球は機能的にBリンパ球とTリンパ球に区別されるが，これらは免疫に関与する．Bリンパ球は抗体（免疫グロブリン）を産生し身体に侵入した抗原（身体にとって異物となるタンパク質）を処理する（液性免疫）．Tリンパ球は感染細胞，癌細胞などを直接攻撃して破壊する（細胞性免疫）．

血小板 骨髄にある巨核球の細胞質がちぎれたもので，直径は約1〜2μmで，核はない．破れた血管壁に集合して出血を止める働きや，その中に含まれる（血小板第3因子）と呼ばれる物質を放出して血液を凝固させる働きを持つ．

■参考■　造血
血球が作られることをいう．成人ではすべての血球は赤色骨髄にある造血幹細胞から作られる．

■参考■　液性免疫と細胞性免疫
Bリンパ球が行う免疫反応のことを液性免疫（抗体を産生して外敵を攻撃する）という．Tリンパ球が行う免疫反応のことを細胞性免疫（抗体は関与しないで，細胞が直接，外的を攻撃する）という．

軟骨組織と骨組織
「骨学総論」の項を参照．

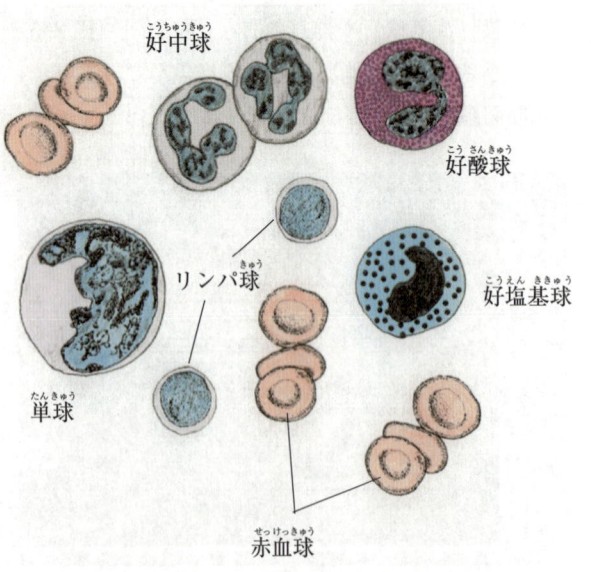

図2-7　血球（赤血球以外は白血球に属す）

筋組織 muscular tissue
「筋学総論」の項を参照.

神経組織 nervous tissue
「神経学総論」の項を参照.

2-3　神経系

神経系によって我々は身体の内部や外界の環境変化を知り，それらの情報を統合して，必要に応じた命令を細胞に出すことにより，組織・器官をコントロールして身体の秩序を保っている.

神経系の分類

神経系は情報を集めて分析し，適切な命令を立案する中枢神経系と，情報を中枢に伝えたり，中枢からの命令を伝えたりする末梢神経系からなる（図 2-8）.

中枢神経系（CNS）　脳と脊髄のことである．脳や脊髄は膨大な数の神経細胞（ニューロン）やニューロンの支持成分であるグリア細胞の集合体である.

末梢神経系（PNS）　脳や脊髄に身体の内部や外界の情報を伝えたり，脳や脊髄から身体各部の細胞に命令を伝えたりする.

神経系の細胞

神経系を構成する細胞には，神経細胞と神経膠細胞がある.

神経細胞（ニューロン neuron）（図 2-9, 10）

神経細胞は細胞体と，細胞体から出る突起（神経突起）からなる．神経突起には，樹状突起と軸索がある.

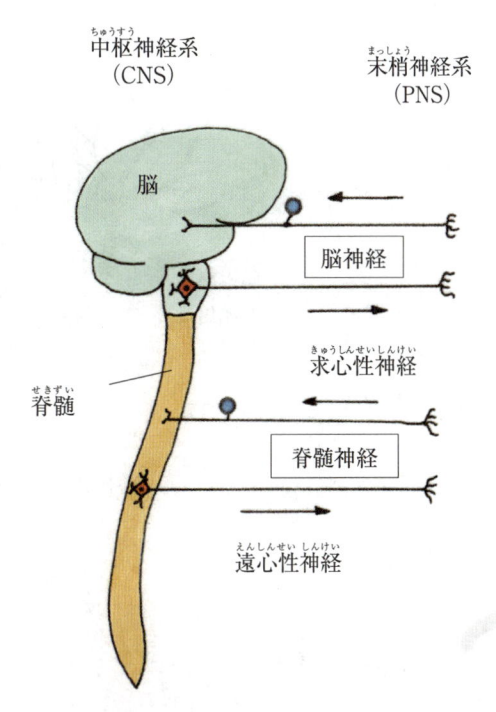

図 2-8　中枢神経と末梢神経

神経細胞体　神経細胞体の大きさは，直径 5 ミクロンの小型から 150 ミクロンの大型まで様々である．また，形もいろいろで，丸いもの（顆粒細胞）や三角錐状のもの（錐体細胞）などがある.

樹状突起 dendrite　興奮（インパルス）を細胞体に向かって伝える突起である．樹状突起の数はニューロンによってさまざまである.

軸索 axon　細胞体から遠ざかる方向にインパルスを伝える突起である．途中で側枝を出すことはあるが，細胞体から出るのは必ず 1 本である．軸索が細胞体から出る部分を軸索小丘または起始円錐という．軸索小丘は神経インパルスが発生するところである.

■**参考**■　神経細胞の特徴
神経細胞は DNA を合成できないため，分裂，増殖することができない．しかし，末梢神経を構成する長い神経突起は，切断されても再び伸びだすことができる.

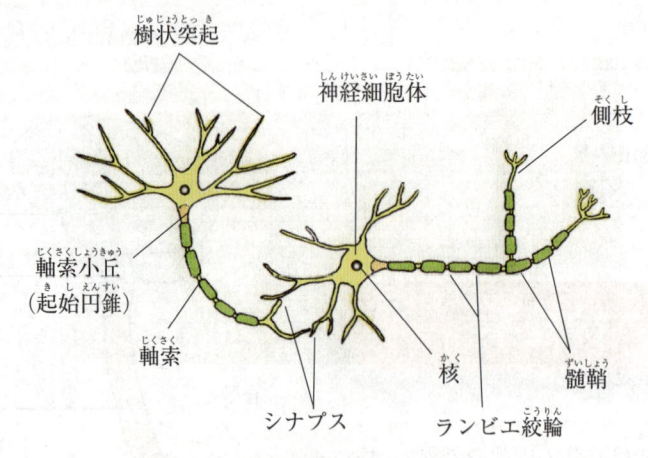

図 2-9　神経細胞（ニューロン）

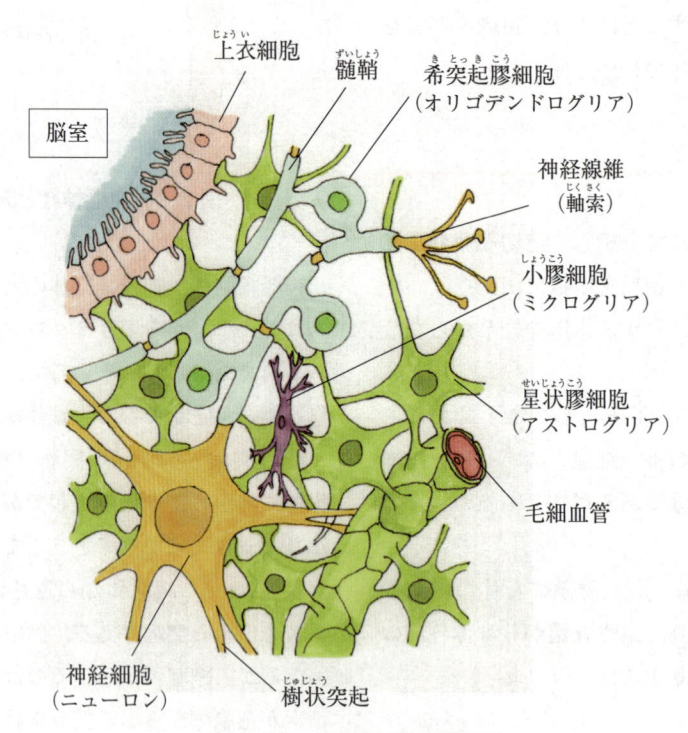

図 2-10　神経組織の模式図

ニューロンの分類

　ニューロンは樹状突起の数によって，図 2-11 のように分類されている．中枢神経系の大部分のニューロンは多極性である．脊髄神経節や脳神経の感覚神経節に見られるニューロンは，偽単極性である．

【神経線維】

　神経細胞体から出る突起（神経突起）には，樹状突起と軸索がある．普通，樹状突起は短く，軸索が長いが，長い樹状突起を持つニューロンもある．神経突起が長い場合，神経線維 nerve fiber という．神経線維の長いものは 1 m にも及ぶ．

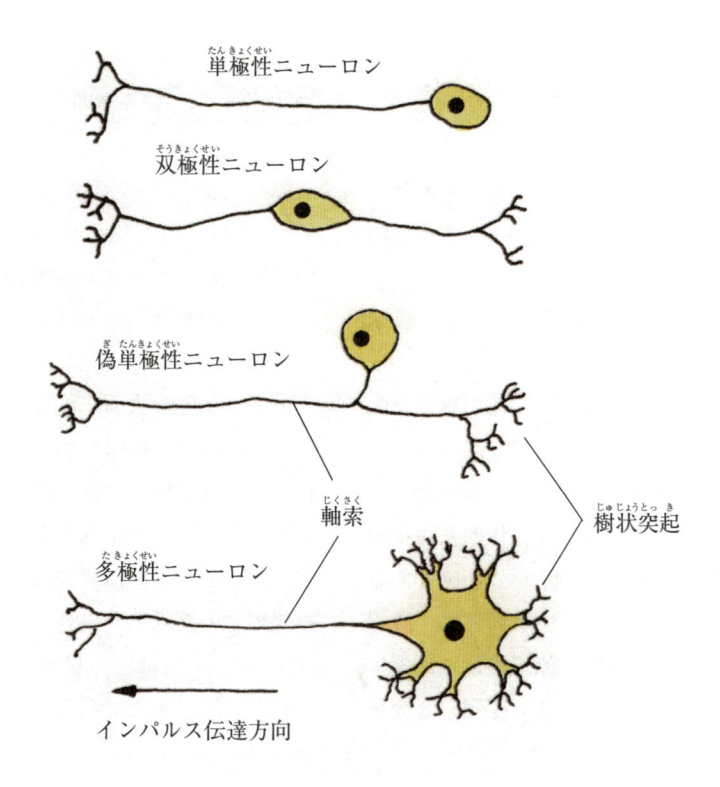

図2-11 さまざまなニューロン

【有髄線維と無髄線維】

神経線維には，有髄（神経）線維と無髄（神経）線維がある．一本一本の神経線維の周囲を脂質性の薄い膜が何重にも取り巻いている．これを**髄鞘**という．髄鞘はミエリンという脂質で作られているので，ミエリン鞘ともいう．髄鞘は連続しておらず，髄鞘と髄鞘の間は分離しており，ここをランビエ絞輪という（図2-9）．髄鞘を持たない神経線維もあり，髄鞘の有無によって，それぞれ有髄線維，無髄線維という．有髄線維は無髄線維に比べて，インパルスの伝達速度が速い．

髄鞘はニューロンが自分で作るのではない．中枢神経系では希突起膠細胞が，末梢神経系ではシュワン細胞が髄鞘を作っている（図2-10）．

神経膠細胞（グリア glia）(図2-10)

グリア細胞，あるいは単にグリアと呼ばれる細胞はニューロンの支持成分である．小膠細胞 microglia は神経系の細胞が死んだときなどに働いてそれを掃除する働きがある．希（乏）突起膠細胞 oligodendroglia は中枢神経系で髄鞘を作る．星状膠細胞 astrocyte はニューロンの支持，保護および栄養補給などを司っている．中枢神経系では1個のニューロンに対して，10個のグリアが取り囲んでいるが，グリアは小さく，神経組織全体の約半分しか占めていない．

【上衣細胞】

脳室や脊髄の中心管の内面は，線毛を持った特殊な上衣細胞で覆われている．これもグリア細胞の仲間である（図2-10）．

【シュワン細胞】

中枢神経系で髄鞘を作るのは希突起膠細胞であるが，末梢神経系で髄鞘を作っているのはシュワン細胞と呼ばれる細胞で，これもグリア細胞の仲間である．

求心性神経と遠心性神経

求心性神経 脳や脊髄に情報を伝える末梢神経は求心性神経あるいは感覚神経といわれる（図2-8）.

求心性（感覚）神経は，空腹感や満腹感，排尿や排便の感覚，心臓や胃の痛みといった内臓からの感覚を伝える内臓感覚系と，その他の感覚を受け持つ体性感覚系に分けられる．したがって，皮膚や筋肉，腱，関節からの感覚を伝える神経は体性感覚神経である．体性感覚は，身体の表面を覆う皮膚（および粘膜）からの感覚（表在感覚あるいは皮膚感覚）と皮膚よりも深い筋肉，腱，関節からの感覚（固有感覚あるいは深部感覚）に分けられる．皮膚感覚には痛覚，触覚，圧覚，温度覚がある.

視覚，聴覚，平衡覚，味覚，嗅覚は特殊感覚といわれる．感覚という用語は知覚と置き換えても良い．

【感覚と知覚】

感覚sensationとは，身体の外の，あるいは中の変化（刺激）を意識的または無意識的に感知することで，感覚情報は感覚受容器で受け取られ，感覚ニューロンで中枢神経に運ばれる．知覚perceptionとは，大脳皮質で，感覚を意識的に感知して，認識することである．しかし，感覚と知覚という用語は明確に区分して使われていないことが多く，同義語として扱って良い．

遠心性神経 脳や脊髄からの命令を身体各部に伝える末梢神経を遠心性神経という（図2-8）.

遠心性神経は，体性遠心系と自律神経系に分けられる．体性遠心系は骨格筋に命令を伝える神経系で，一般に**運動神経**という．自律神経は心筋，平滑筋，腺に命令を伝える．

灰白質と白質 （図2-12）

脳や脊髄を切ってみると，灰色に見える部分（灰白質）と白く見える部分（白質）がある．灰白質は主にニューロンの細胞体が集合しているところで，白質はニューロンから出る神経線維が集まったところである．

大脳や小脳の表面に沿って，灰白質がある．言い換えれば神経細胞体の集合部がある．これをそれぞれ大脳皮質および小脳皮質という．

脳の深部にも大小さまざまの灰白質が見られるが，それぞれの灰白質には同じような働きを持つ神経細胞の細胞体が集合しており，これを**核**という．（注：ここでいう核と，細胞体の中に見られる核とは同じ用語であるので区別しなければならない．）

脊髄は表面が白質で内部のH型をした灰白質を覆っている．この灰白質の中にさらに細胞体の集合部があり，これも核といわれる．

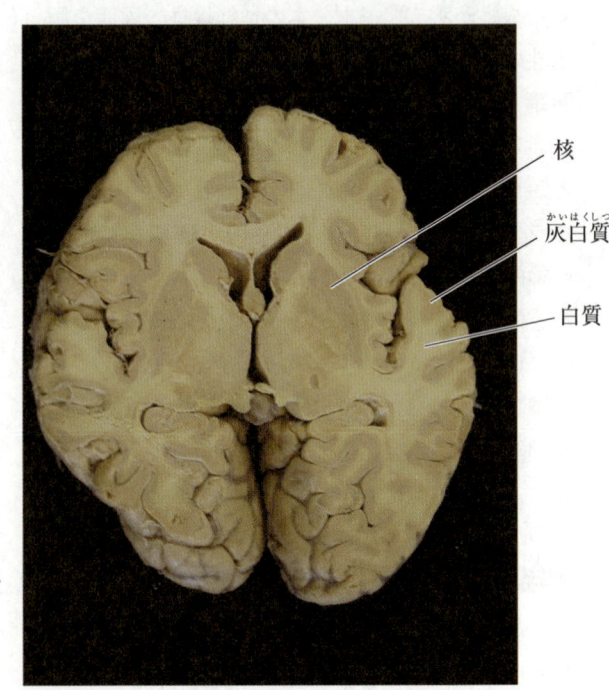

図2-12 白質と灰白質

シナプス synapse

ニューロンとニューロンの接続部をシナプスという（図2-9）．

神経系では，膨大な数のニューロンが互いに連絡し合っている．1つのニューロンに発生したインパルスは，軸索を伝わって次のニューロンに伝えられる．この伝達部をシナプスという．シナプスにはシナプス間隙というへだたりがあるが，興奮が軸索の末端部である神経終末に伝わると神経伝達物質が放出され，ニューロン間の伝達がなされる．

シナプスは，軸索と樹状突起あるいは細胞体の間に見られる．軸索と軸索の間にシナプスが形成されることもある．1個のニューロンには，数千のシナプスがある．また，ニューロンと他の細胞（骨格筋，平滑筋，腺）の伝達部も，シナプスの1種である．

神経系のまとめ

① 神経系は脳と脊髄からなる中枢神経系と末梢神経系に分けられる．
② 神経系を構成する細胞は，神経細胞（ニューロン）と神経膠細胞（グリア）である．
③ 神経細胞は，細胞体と細胞体から出る2種類の神経突起である樹状突起と軸索からなる．
④ 神経突起が長い場合，神経線維と呼ぶ．
⑤ 脳や脊髄の外で，神経線維が束ねられたものが，神経（末梢神経）である．
⑥ 末梢神経には，中枢神経系に向かって情報を伝える感覚神経と，中枢神経系から末梢に向かって命令を伝える運動神経および自律神経がある．
⑦ 脳や脊髄の中で，主に神経細胞体が集まっているところを灰白質といい，主に神経線維が集まっているところを白質という．
⑧ 脳や脊髄の中で，白質に囲まれた灰白質，すなわち神経細胞体の集合部を核という．
⑨ 神経細胞と神経細胞の連絡場所（接合部）をシナプスという．

神経系の発生

初期発生（図2-13, 14, 15）

神経系は外胚葉から発生する．外胚葉が落ち込んで神経溝ができ，やがて管状の神経管となる．これが脳と脊髄の基となる．神経管の頭方端（上方）では神経組織が増殖し，将来，脳になる膨らみを作りだす．

脊髄の発生

神経管の尾方端（下方）は将来の脊髄となる．ここでも神経組織が増殖して肥厚するが，それに伴って左右に境界溝が現れ，背側の翼板と腹側の基板ができる（図2-13）．翼板は後柱の灰白質を，基板は前柱および側柱を形成する．特に前柱の細胞は大きく，その軸索突起は発達して脊髄神経の前根を形成する．後根の細胞体は，後根神経節（脊髄神経節）にあるが，このニューロンは神経堤細胞（図2-13）から発生する．脊髄神経節のニューロンは中枢性と末梢性の2本の突起をもち，前者は脊髄神経後根をつくり，後者は脊髄神経内を走行して，身体各部の感覚神経終末に達している．

脊髄は発生の初期には脊柱管の下端近くの高さにあるが，その位置が徐々に上昇する．これは脊髄と脊柱の発育速度に差があるためで，成人では普通，脊髄の下端は第1〜2腰椎の高さにある．したがって，第2腰神経から尾骨神経までは，それぞれが出た脊髄の高さから通るべき椎骨の高さまで，脊柱管の中を下行することになる．この神経の束を，馬尾と呼ぶ（p.330参照）．腰椎穿刺

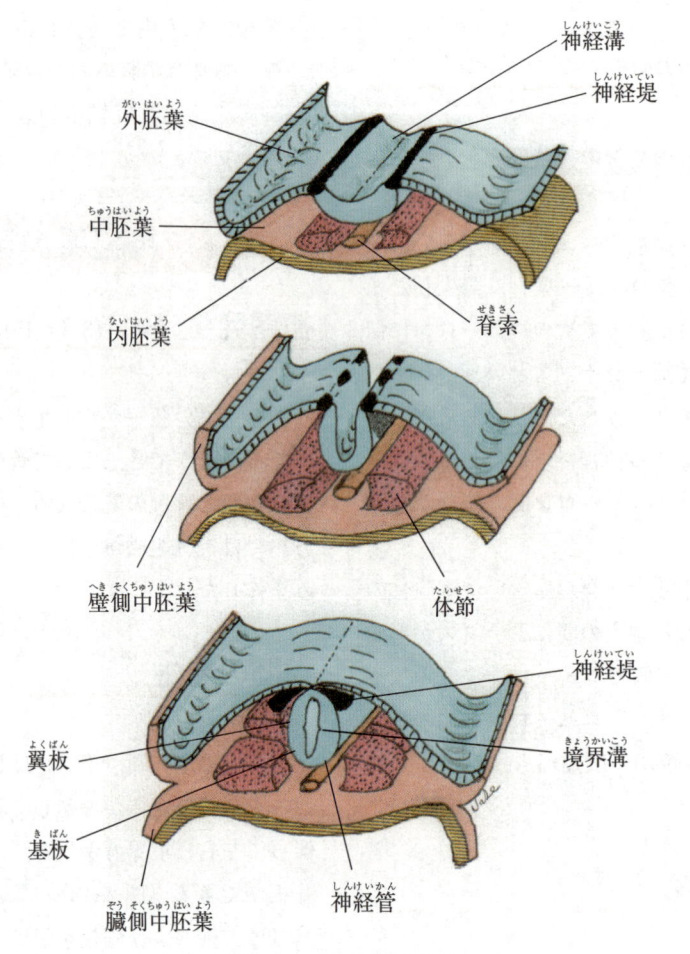

図 2-13 神経管の形成

の時，第 2，3 または第 3，4 腰椎の間で注射針を入れると，脊髄を傷つけることなくクモ膜下腔に達することができるのは，この解剖学的事実によっている．

脳の発生

第 4 週に神経管が形成されるが，神経管の頭方端が拡張し，脳の原基である 3 つの一次脳胞（前脳胞，中脳胞，菱脳胞）が形成される（図 2-15）．第 4 週に脳は急速に発育し，腹側に向かって屈曲するが，特に前脳胞と中脳胞の移行部および菱脳胞と脊髄の移行部で強く屈曲する．

第 6 週には 5 つの二次脳胞ができる．これらは頭方端から終脳，間脳，中脳，後脳，髄脳であり，それぞれから次に示すような脳の部分が発生する．

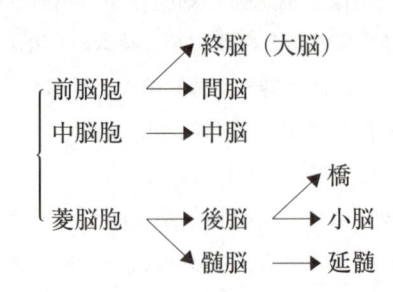

```
前脳胞 ─┬→ 終脳（大脳）
        └→ 間脳
中脳胞 ── → 中脳
菱脳胞 ─┬→ 後脳 ─┬→ 橋
        │        └→ 小脳
        └→ 髄脳 ── → 延髄
```

左右の終脳，間脳および菱脳の内腔も広くなり，それぞれ側脳室，第三脳室，第四脳室となる．終脳は左右に大きく膨らんで，将来，大脳半球を形成する．胎生期の前半には大脳半球は比較的小さ

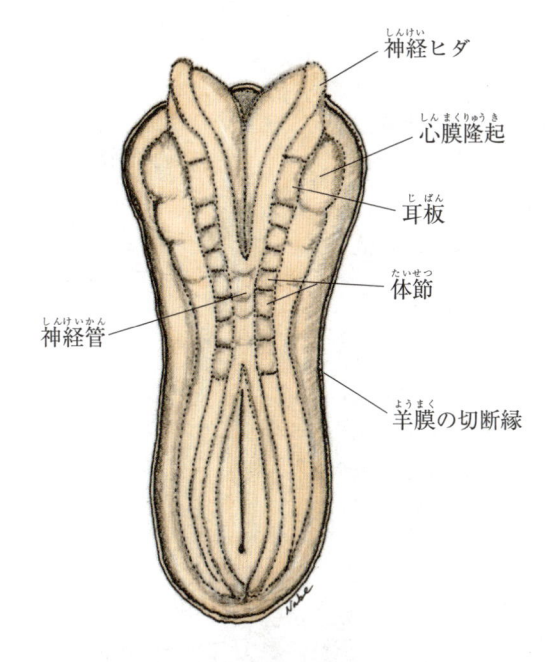

図 2-14　胚子の神経管（24 日頃）

末梢神経系の発生

　体性神経の運動ニューロンの細胞体は，脳神経では脳幹の運動神経核に，脊髄神経では脊髄の前柱にある．これらのニューロンの軸索突起が運動性末梢神経になり横紋筋に達する．
　神経節内に細胞体がある感覚ニューロンは，神経堤細胞から発生する．これらの感覚ニューロンは，末梢側と中枢側に枝を出す．末梢枝は感覚神経終末に達し，中枢枝は脊髄または脳に入り，そこで他のニューロンとシナプスを形成する．
　神経堤細胞はまた，自律神経節のニューロンになる．自律神経節には，交感神経幹の幹神経節，胸部および腹腔内の神経叢にある椎骨前神経節，また内臓内または内臓に近接して存在する副交感神経節などがある．

髄鞘形成 myelination（図 2-16）

　中枢神経における神経線維の髄鞘は，神経膠細胞の 1 種である希（乏）突起膠細胞の突起がそのまわりに何重にも巻くことによってできる．一方，

く表面も平滑であるが，5 か月半ば頃から大脳回と大脳溝が出現してくる．特に出生の前後にその発達が著しく，脳の表面積が急速に増大する．

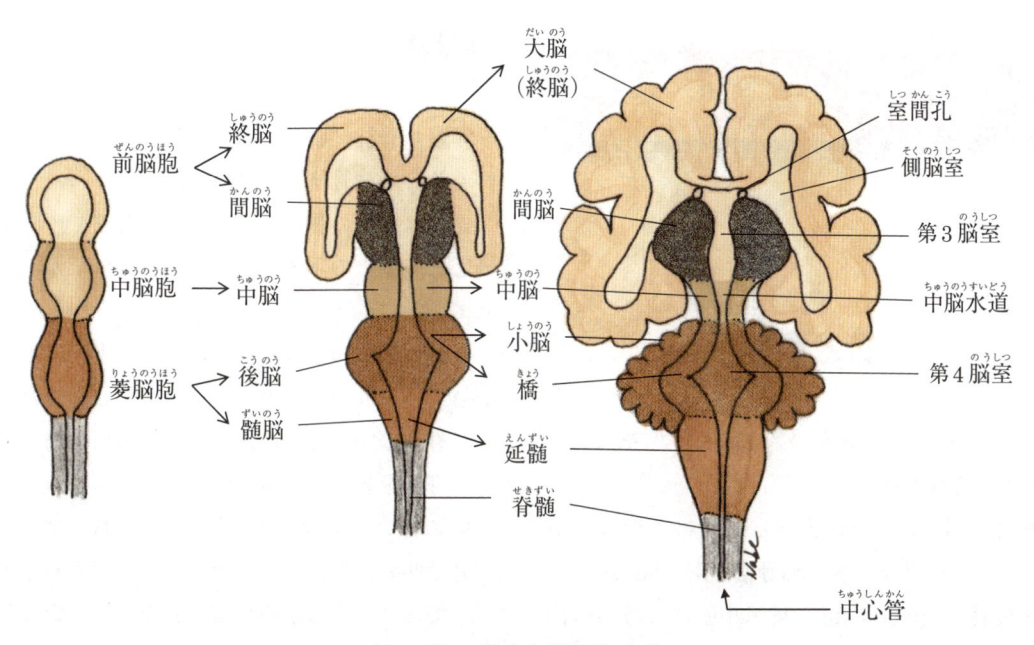

図 2-15　脳胞の発達と分化

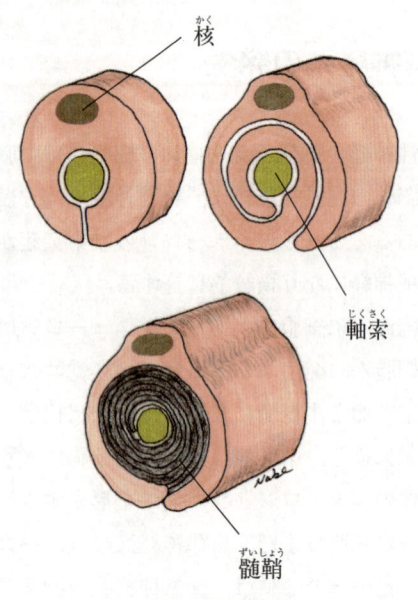

図 2-16　髄鞘形成

末梢神経の髄鞘はシュワン細胞によってつくられる．

末梢神経では4か月初め頃から軸索のまわりにミエリンの沈着が始まる．脊髄では，胎児期に髄鞘形成が始まるが，脳ではこれよりずっと遅く，髄鞘形成は生後数年たってから完了する．

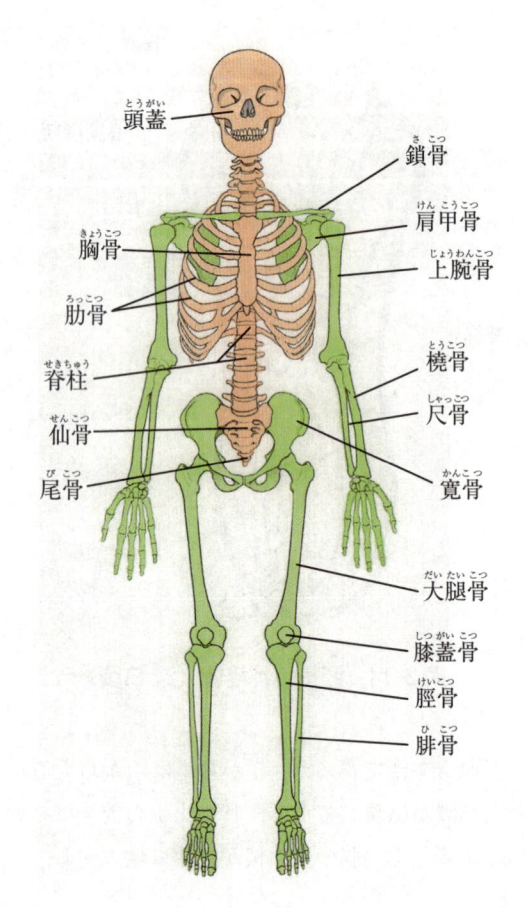

図 2-17　軸骨格と付属性骨格

2-4　骨と関節

1　骨と骨格

骨 bone は成人で体重の約 15～18％を占め，その数は 206 ある．

骨格 skeleton　骨が集まって骨格を形づくっているが，骨格を大きく**軸骨格** axial skeleton と**付属性骨格** appendicular skeleton に分ける（図 2-17）．

軸骨格

頭蓋，脊柱，肋骨，胸骨は，身体の中心軸を形づくるので軸骨格と呼ばれる．

頭蓋は多くの骨から構成された骨格で，脳を始めとして多くの重要な器官を入れて外部から保護している．

脊柱は多くの椎骨と呼ばれる骨が上下に積み重なって作られた骨格で，身体の支柱となるとともに，脊柱の中に作られたパイプ状の管である脊柱管に脊髄を入れて保護している．

胸の部分の椎骨と12対の肋骨，および1個の胸骨は胸郭と呼ばれる鳥かごのような骨格を形づくっており，中に心臓や肺などを入れ，保護している．

付属性骨格

付属(性)骨格は，四肢（上肢と下肢）を作る骨である．次のように分類される．

```
         ┌ 上肢帯骨
         │    鎖骨，肩甲骨
  上肢骨 ┤
         └ 自由上肢骨
              上腕骨
              前腕骨（橈骨と尺骨）
              手の骨（手根骨，中手骨，指骨）

         ┌ 下肢帯骨
         │    寛骨
  下肢骨 ┤
         └ 自由下肢骨
              大腿骨
              下腿骨（脛骨と腓骨）
              足の骨（足根骨，中足骨，趾骨）
```

骨の形

骨はそれぞれ異なった形をしている．「石ころ」のような形をした骨は**短骨**と呼ばれ，上腕骨や大腿骨のように両端が膨らんだ管状をした骨は**長骨**，胸骨のように平たい骨は**扁平骨**と呼ばれる．また，椎骨のように複雑な形をした骨は**不規則骨**と呼ばれる．以上の分類には大きな意味はなく，各骨の分類を試みる必要は特にない．

特殊な骨として，頭蓋を構成している前頭骨，篩骨，蝶形骨，上顎骨などは，内部に空気を含む空洞を持つため**含気骨**（がんきこつ）と呼ばれる．また，四肢では筋肉の腱の中に**種子骨**と呼ばれる骨の見られることがある（巻頭口絵7, 8参照）．これは腱を保護するために，腱の中にできた骨である．手の豆状骨と膝の膝蓋骨以外の種子骨は名前を付けられていない．

骨の構造（図 2-18, 19）

骨の乾燥重量の3/4は無機成分で，特にカルシウム，リンが多くある．残りの1/4が有機成分で，そのほとんどはコラーゲン線維である．骨を熱湯で処理すると線維はなくなり，カルシウム塩のみとなり硬く，砕けやすくなる．骨を薄い酸に浸すと線維のみとなり，非常に柔らかになる（この処理を脱灰という）．

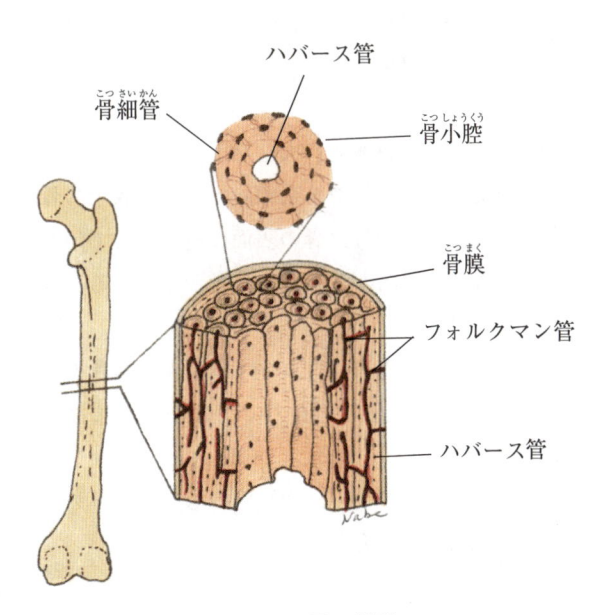

図 2-18 骨の構造

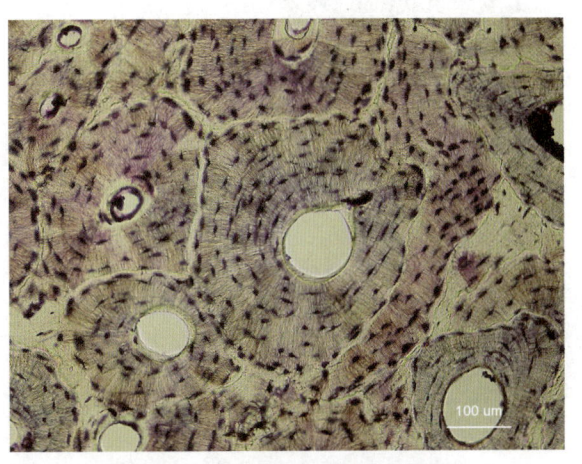

図 2-19 骨の構造（顕微鏡写真）

骨膜と骨内膜

骨膜 periosteum　骨は軟骨で覆われている関節面を除いて表面を骨膜で覆われている．骨膜からはシャーピー線維と呼ばれる太いコラーゲン線維が出て，骨の深部に入り込んでおり，骨膜をしっかりと骨につなぎ止めている．骨膜には血管，神経が多数分布している．

骨内膜 endosteum　骨の内表面は骨内膜で覆われている．

骨膜の中には**骨芽細胞** osteoblast が，骨内膜の骨側には**破骨細胞** osteoclast があり，骨の発生，成長，再生に働いている．

【骨芽細胞と破骨細胞】（図 2-20）

骨芽細胞は立方形をした細胞で，骨形成中の骨の表面を覆っており，骨の表面に石灰化していない類骨を付加する．骨芽細胞は骨が完成すると骨細胞に変化する．

破骨細胞は多くのマクロファージが合わさって，多核の細胞に変化したもので，骨の表面に窪み（ハウシップ窩）を作る．この窪みの中に骨を溶かす物質を分泌する．破骨細胞の形成は，骨芽細胞に抑えられている．

■参考■　**骨粗鬆症** osteoporosis

骨量が減少して骨折しやすくなった状態をいう．閉経後の女性に起こりやすいが，この主な原因は骨形成を進める女性ホルモン（エストロゲン）の欠乏である．男性では男性ホルモンが骨形成を進めるが，男性ホルモンは女性ホルモンほど急激に低下しない．

緻密骨と海綿骨（図 2-21）

骨は**緻密骨** compact bone と**海綿骨** spongy bone とに分けられる．緻密骨は骨の表在部を構成し，海綿骨は内部を構成している．緻密骨は肉眼的に象牙のような骨で長骨の骨幹でよく発達しているが，骨端では薄い．海綿骨は長骨の骨端の内部を占めるほか，短骨や扁平骨では中心部に見られる．また，石灰化していない骨を**類骨** osteoid という．

ハバース系（オステオン）とハバース管（図 2-18）

緻密骨の横断切片では多数の縦走する小管が見られる．これは**ハバース管** Haversian canal と呼ばれ，この中に血管が通っている．ハバース管の周囲には樹木の年輪状に取り巻く骨層板が配列しており，このハバース管を中心とした1つの単位

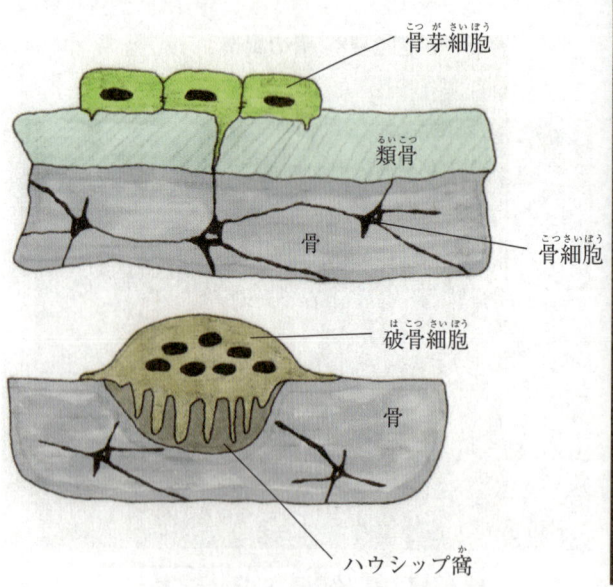

図 2-20　骨芽細胞と破骨細胞

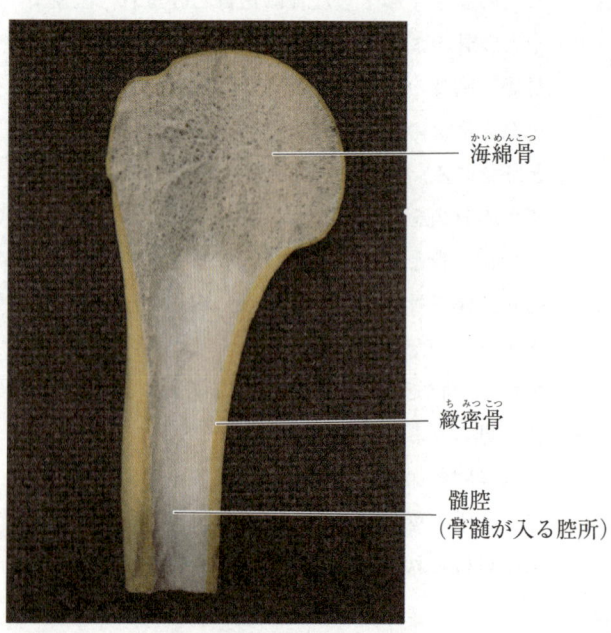

図 2-21　海綿骨と緻密骨

をハバース系 Haversian system またはオステオン osteon と呼ぶ．ハバース管同士，あるいはハバース管と髄腔，ハバース管と骨表面はフォルクマン管 Volkmann's canal と呼ばれる多数の小管で結ばれている．海綿骨にはハバース管はない．

骨小腔と骨細胞

ハバース系をさらに顕微鏡で調べると，骨層板の間に多くの小さな腔所，すなわち骨小腔が見られる．これらの小腔は細い骨細管によって互いに連絡され，ハバース管ともつながっている．この骨小腔内には骨細胞 osteocyte が存在する．骨細胞は多数の細い突起を出すが，これらの突起が骨細管の中に入っている．骨細胞同士はこれらの突起で接している．骨細胞は骨芽細胞の最も成熟した細胞で，周囲の骨を溶かしたり，つけ加えたりしている．

骨髄 bone marrow

長骨の骨幹部では内部に広い髄腔という腔所がある．また，海綿骨には小さな腔所が多くある．これらの腔を満たしている組織を骨髄と呼ぶ．骨髄は造血機能を持つ赤色骨髄と，造血機能を持たない脂肪化した黄色骨髄とに分けられる．5歳くらいまでの幼児の骨髄はすべて赤色骨髄であるが，成長と共に四肢骨の大部分の骨髄は黄色骨髄に変化する．しかし，体幹の骨の骨髄はほとんど赤色骨髄として残る．

【造血】胎生期を除いて造血は赤色骨髄内で行われる．赤色骨髄には骨髄幹細胞があり，この細胞から赤血球や白血球などが作られる過程を造血と言う．

骨の血管 (図 2-22)

骨の血管系は長骨で詳しく研究されている（図 2-22）．長骨の骨幹中央部に普通 1 つある大きな栄養孔から入った栄養動脈は，皮質骨（緻密骨）

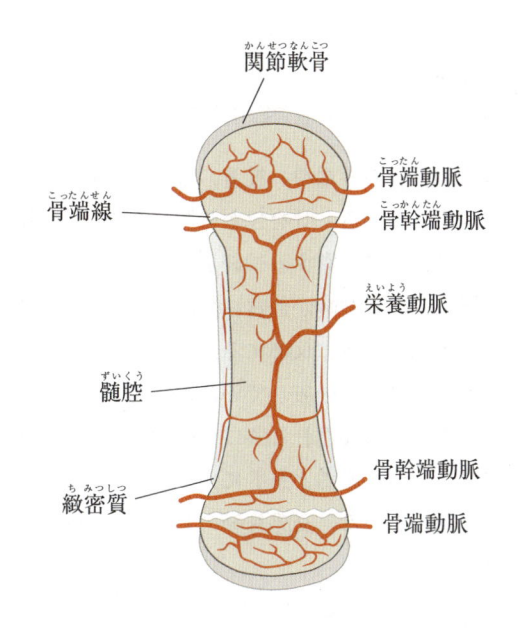

図 2-22 骨の血管

を斜めに貫く栄養管を通って髄腔に入り，上下の 2 方向に枝をだす．この枝から，多くの細い動脈が枝分かれして，皮質骨あるいは髄腔の内部に分布する．皮質骨に行く血管は毛細血管となり，ハバース管内を走行し，その後骨表面に出て，骨膜の静脈に注ぐ．一方，髄腔の内部に行く血管は毛細血管を経て，髄腔中央部にある中心静脈に注ぐ．

長骨では，骨端から骨に入り込む動脈もある．これはさらに骨端線（成長途中では骨端軟骨）を境として，骨幹側から入る骨幹端動脈と，関節軟骨に覆われていない骨端から入る骨端動脈に分けられる．骨端軟骨が存在している間は，両動脈の吻合はほとんどない．骨幹端動脈は栄養動脈と豊富に吻合している．骨端には多くの小孔が見られるが，これらのいくつかは動脈の孔であり，他の大部分は静脈の通る孔である．中心静脈は栄養孔から，または骨端の血管孔から出る．

海綿骨には血管を通すハバース管がなく，海綿骨の中の骨細胞は骨細管を通して栄養を受けている．

骨の神経

神経は長骨の骨端や，椎骨，扁平骨には特に豊富に分布している．骨を包む骨膜に分布する神経と，骨の内部に分布する神経がある．

骨膜には知覚神経が豊富に分布しており，特に痛覚刺激には鋭敏に反応する．骨の内部には自律神経や知覚神経が分布しているが，これらの神経は骨膜から，栄養血管と共に髄腔中に入り，分枝して骨髄に分布するとともに，ハバース管の中にも入り込んでいる．交感神経の刺激は，血管を収縮させる．

骨の性差

一般に女性の骨は細く，短く，軽いという特徴と共に，筋が付着する場所の状態によって男性の骨と区別できる．特に骨盤や頭蓋骨では性差が大きい．

軟骨 cartilage

軟骨は関節や胸部の前壁（肋軟骨）および喉頭，気管，気管支，鼻，耳など，常に開いていなければならない所に見られる．

軟骨の種類（図 2-23）

軟骨はガラス軟骨，線維軟骨，弾性軟骨の3種類に分類される．

ガラス（硝子）軟骨 hyaline cartilage は青白く透明で，密度は高いが弾力性がある．胎児の骨格の大部分を占める軟骨である．硝子（しょうし）軟骨と読むこともある．成人では鼻から気管支までの気道の軟骨，肋軟骨，関節表面を覆う関節軟骨がガラス軟骨である．関節軟骨以外，ガラス軟骨の表面は軟骨膜で覆われ，これにより軟骨の成長や維持がなされる．

線維軟骨 fibrocartilage はコラーゲン線維を多く含む．椎間板，恥骨結合，関節円板や半月，関節唇などで見られる．

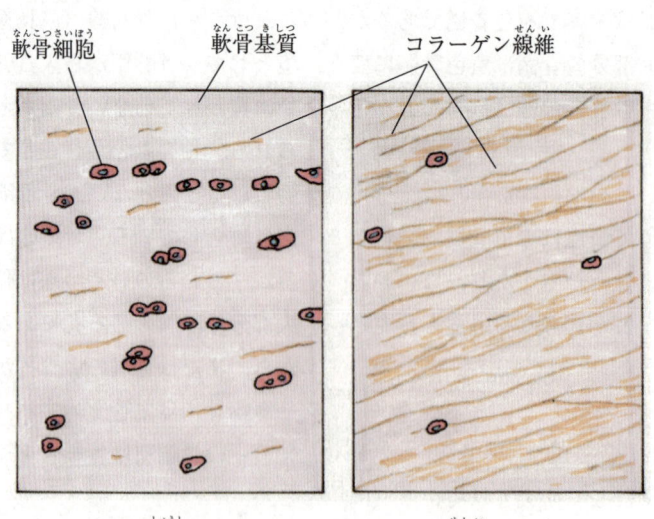

軟骨細胞　軟骨基質　コラーゲン線維

ガラス(硝子)軟骨　　線維軟骨

図 2-23　軟骨組織

弾性軟骨 elastic cartilage は耳介や喉頭蓋など，ごく一部に見られるだけで，エラスチンという弾性に富む線維を含む．

軟骨の栄養

一般に軟骨は血管を持たない．関節表面を覆う軟骨は，滑液から栄養を受けている．また，軟骨膜を持つ軟骨は，軟骨膜の血管から栄養を受けている．この血管から出た栄養物が軟骨内に拡散して軟骨細胞に到達する．しかし，拡散によって栄養物が届くのは数 mm で，これ以上血管から離れた部位の軟骨は次第に石灰化する．

骨格系の発生

骨格系を構成する組織である軟骨と骨は，いずれも未分化の非上皮性細胞である間葉細胞から発生する．間葉細胞の多くは中胚葉に由来するが，一部は，外胚葉である神経堤から発生する．特に，頭頸部の骨や筋を形成する間葉の多くが神経堤由来と考えられている．

軟骨の発生

胎生期に軟骨が形成される際には，局所に間葉細胞が集合してくる．間葉細胞は軟骨芽細胞 chondroblast，さらに軟骨細胞 chondrocyte へと分化して行く．これらの細胞は，ムコタンパクと膠原線維または弾性線維からなる軟骨基質を分泌する．この基質の組成により，できた軟骨はガラス（硝子）軟骨，弾性軟骨，線維軟骨のいずれかになる．

骨の発生 （図2-24, 25）

骨組織も，中胚葉由来の間葉から発生する．未分化な間葉組織から骨ができる過程を骨化

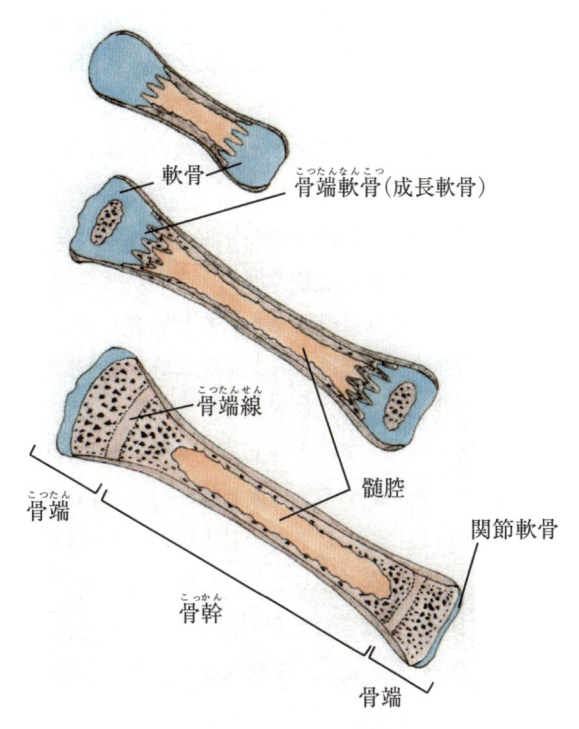

図 2-24 骨の成長

ossification というが，これは細胞間基質にリン酸カルシウムを主成分とする無機質が沈着する現象である．骨化の様式には，軟骨内（性）骨化と膜内（性）骨化の2種類がある．

軟骨内骨化 endochondral ossification

まず間葉組織から骨格の基礎となるガラス軟骨ができ，その後軟骨組織が破壊されて骨組織に置き換わるのが軟骨内骨化で，軸骨格と四肢骨の大部分および頭蓋骨の一部がこうしてできる．

以下，軟骨内骨化の現象を，その典型例である長骨の骨化を例にとって説明する．

長骨の多くでは，胎生期に軟骨性原基の骨幹部周囲に無機質の沈着が起こるが，これが一次骨化中心である．次いで，血管に富んだ間葉組織が骨幹部の深部へ進入すると，そこへ破軟骨細胞が現れて軟骨原基を破壊していき，引き続いて**骨芽細胞**がそこに**類骨**と呼ぶ細胞間基質を分泌する．この基質にカルシウムやリンなどの無機質が沈着して骨ができていく．こうした骨化の過程は，軟骨

性の原基が壊された後，そこへ新たに骨組織が形成されるもので，軟骨が骨に変化するものではない．

骨芽細胞はこうして次々と骨組織を形成していくが，その一方でマクロファージ系の細胞である**破骨細胞**が現れ，形成された骨質の一部を吸収していく．これによって骨の内部に空洞ができるが，多くの場合，それは骨髄を入れる骨髄腔となる．骨質の内部に閉じこめられた細胞は骨細胞となり，骨質内の骨小腔の中に位置する．

胎生期および生後の成長期の長骨では，骨幹両端の部分（**骨端板**あるいは成長板）で軟骨細胞が盛んに増殖し，骨の長さを増している．軟骨細胞は，骨端板から遠ざかるにつれて膨化し，やがて変性して骨質に置き換わる（図2-25）．生後には，骨端部にも血管が進入して骨化が起こる（二次骨化中心）．骨幹部と骨端部の間にある骨端板では，軟骨が増殖して骨の伸長に重要な役割を果たすが，ほとんどの骨で，25歳頃までに骨端軟骨は骨組織に置き換わり，骨の伸長は終わる．骨端軟骨が骨組織に置き換わったところを骨端線という．

膜内（膜性）骨化 membranous ossification

膜性に凝集した間葉組織の中に骨芽細胞が現れ，そこに類骨が形成されていく骨化の様式を膜内骨化といい，頭蓋冠の扁平骨，下顎骨などがこうしてできる．つまり，膜内骨化は軟骨内骨化とは異なり，軟骨を経ないで間葉の集まりから直接骨ができる過程である．

また発生の進行に伴い，すでにできた骨の周囲に骨芽細胞が骨組織を形成していき，骨が大きくなっていく．膜内骨化でできた骨は，はじめ海綿骨であるが，表面近くには緻密骨ができる．

■**参考**■　骨年齢

子供の骨格のレントゲン写真から，骨化中心の出現や，化骨の状態を知ることができる（巻頭口絵7，9参照）．これにより幼少児が妥当な成熟年齢に達しているかどうかを決定できる．胎児の骨については，超音波検査によって骨成長の情報が得られる．

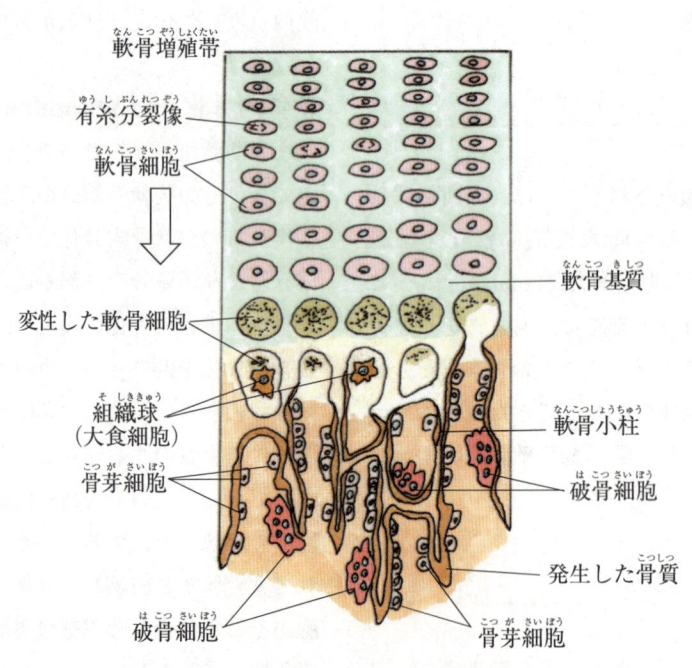

図2-25　長骨骨端部における軟骨内骨化
軟骨細胞は矢印の方向に膨化・変性していく．

骨の再構築（リモデリング）

骨は，成長過程はもちろん，成長してからも活発な代謝を行う組織である．特に血液中のカルシウム濃度，骨格にかかる重力や筋力の変動に応じて，骨はたえずリモデリングされている．血中カルシウム濃度が下がると，破骨細胞が働きだし，骨を壊してカルシウムを血中に放出する．逆に血中カルシウム濃度が高すぎると，カルシウム塩として骨基質に貯えられる．

長期間の宇宙飛行から帰った飛行士や，寝たきりの人の骨は萎縮する．逆に筋力が増せば，骨もそれに応じて強くなる．骨を強くするときは骨芽細胞が活発に働く．また，骨は新陳代謝も盛んで，古い骨質は壊され，新しいものと置き換えられる．

❷ 関　節

2個もしくはそれ以上の骨のつながりを骨の連結，あるいは広義の関節 joint or articulation という．関節という用語は必ずしも動きを意味するものではなく，骨格のうち安定性を必要とする部位では，骨同士は互いにしっかりと連結されている．これに対して，運動性を必要とする四肢などでは，骨同士がよく動くよう連結されている．

連結の分類

骨と骨を結び付けている組織の種類によって線維性連結，軟骨性連結および滑膜性連結の3種類に分類される（図2-26）．

注：隣り合う骨の骨膜は，骨膜の直接の続きである線維膜で連続しているが，この線維膜は骨を連結する構造物とは考えない．

1. 線維性連結

骨と骨とが線維性結合組織で結合されている．以下の3つがこれに属する．

縫合 suture（図2-27）

頭蓋だけに見られる．頭蓋の内外面を覆う骨膜と，連結する骨間にあるごくわずかな結合組織（縫合靱帯）によって連結されている．動きはほとんどできない．

縫合はその形状により，次のような名称がある．

鋸状縫合　相互の骨縁が，のこぎりの歯が交錯するように咬み合った形の縫合．

鱗状縫合　相互の骨が，魚のうろこ状に重なった形の縫合．

直線縫合　相互の骨縁に目立った凹凸がほとんどなく，ほぼ平坦な骨縁同士の縫合．

上記は形から見た縫合の名称であるが，それぞれの縫合には固有の名称がある．それぞれの多く

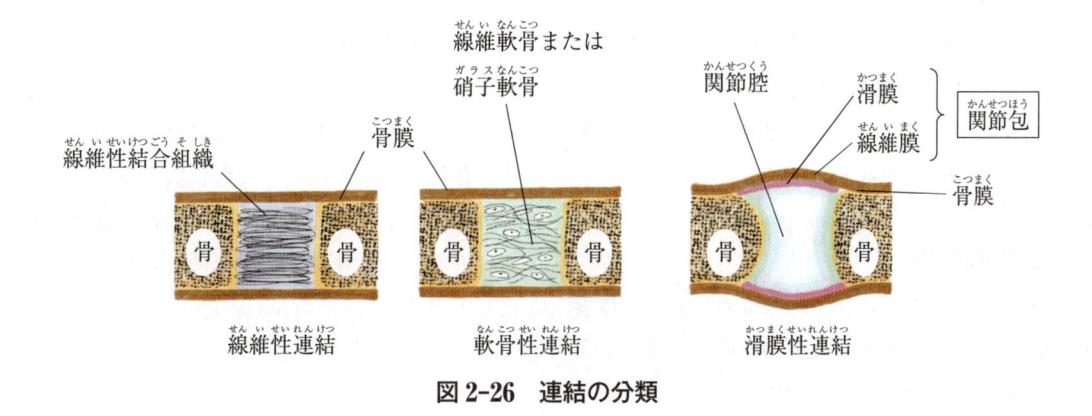

図2-26　連結の分類

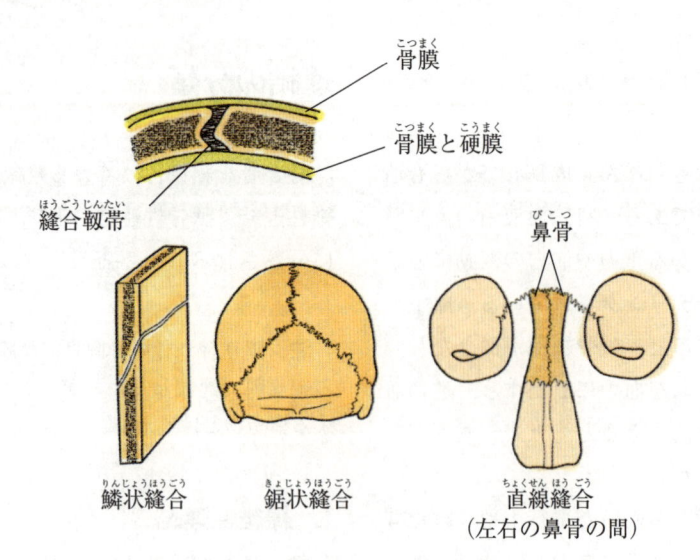

図 2-27　縫合とその種類

は縫合する骨の名称を付けられている（例：頬骨上顎縫合，蝶篩骨縫合など）．これらを記憶する必要はないが，**冠状縫合，矢状縫合，ラムダ縫合**についてはよく使われる．

靱帯結合（図 2-28）

隣接する骨が比較的多量の結合組織により連結されている．そのために，わずかの可動性がある．結合組織の形状はヒモ状や帯状，あるいは薄く広がった膜状（**骨間膜** interosseous membrane）のものなど様々な形状がある（例：脛骨と腓骨の脛腓靱帯結合，各椎骨間の棘間靱帯，橈骨と尺骨の間に張る前腕骨間膜など）．

釘植
上顎骨と下顎骨の歯槽に歯根が納まり，結合組織（歯根膜）によって結合したもの．その様子が，釘を打ちつけた状況とよく似ていることから，釘植と呼ばれている（図 2-28）．頭蓋骨の茎状突起もこの例である．

2. 軟骨性連結

骨と骨とが軟骨で結合されたもの．軟骨には弾性があるため，わずかの運動が可能である．軟骨の種類によって次の2つに分類される．

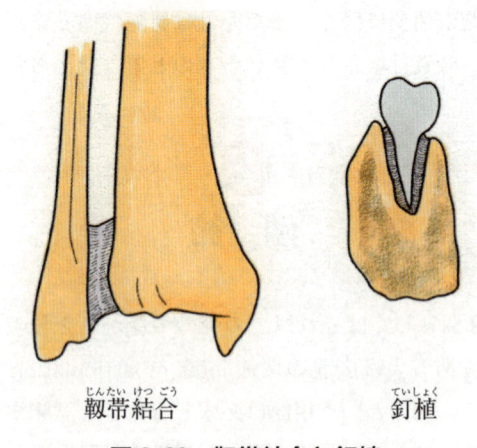

図 2-28　靱帯結合と釘植

軟骨結合（一次性軟骨結合）

骨と骨が硝子軟骨により連結される結合である．小児期の骨幹と骨端の間（骨端軟骨）に見られるように硝子軟骨の中に骨が形成され，その軟骨の一部がまだ残った状態でとどまったものであるが，成人に達するころまでには骨になる．小児期の坐骨，恥骨，腸骨の結合もこれに属する．第一肋骨と胸骨は硝子軟骨である肋軟骨で連結された軟骨結合である．肋軟骨も中年以降，しだいに骨に変化していく．

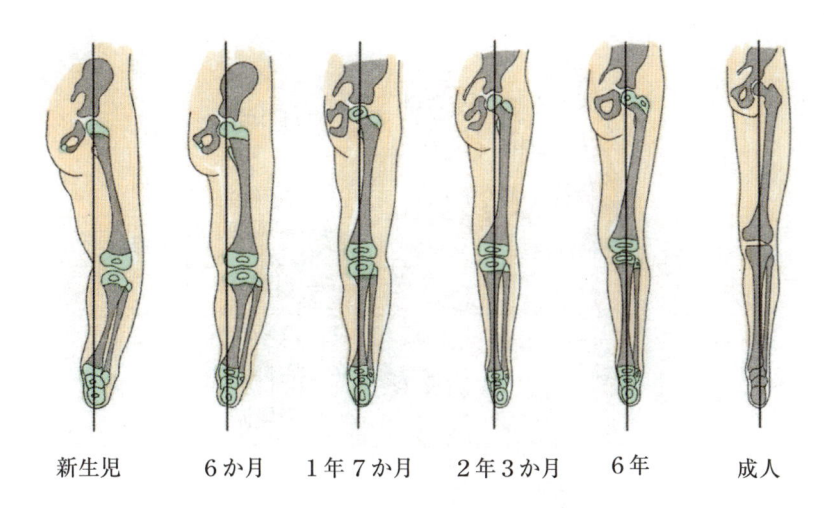

図 2-29　下肢の成長と骨端線
緑の部分と茶の部分の境が骨端線.

新生児　6か月　1年7か月　2年3か月　6年　成人

■参考■　成長と骨端線
　理学療法の現場で，骨端線解離症例を扱うこともまれではないので，図2-29に下肢の成長と骨端線を示しておく．

線維軟骨結合（二次性軟骨結合）

　骨と骨が大部分線維軟骨で結合されたもの．連結部の骨の表面は薄い硝子軟骨で覆われている．可動性は軟骨結合より多少大きい．線維軟骨は普通，骨に変化することはない．ゆえに成人の多くの軟骨性連結はこの型である．恥骨結合や脊柱の各椎体間に見られる椎間板（椎間円板）はこの例である．椎間板の線維輪は輪状を呈していて，中心に髄核を持つ．骨・関節の変形疾患や，加齢と共にこの連結が弱まり，結合が不安定化することもある．

3.　滑膜性連結 synovial joint

　骨と骨との間に滑液を含んだ空所があり，骨同士を連結する構造物としては線維膜の内面を覆う滑膜だけとなる連結．リハビリテーション医学において関節とは，滑膜性の連結を指す．
　各関節での運動範囲はほぼ個体間で共通していて，それを**関節可動域**（ROM）という（p.11～14，表1-1参照）．

■連結の分類■
　連結を動きから分類して，ほとんど動かない連結を**不動関節**，わずかに動きうる連結を**半関節**，よく動く連結を**可動関節**（滑走関節）と呼ぶことがある．

滑膜性連結（関節）の一般構造

　関節は硝子軟骨で覆われた関節面（関節面を持つ骨端を関節体という），関節腔，そして関節を包む滑膜と関節包からなる．さらに必要に応じて特殊装置（靱帯，関節円板，関節半月，関節唇）が付属する．
　基本的な関節は図2-30のような構造をしている．

関節面 articular surface

　関節面は一方が凸で，他方は凹のことが多い．凸の側を**関節頭**と呼び，凹の側を**関節窩**と呼んでいる．
　関節面は，通常，硝子軟骨からなる**関節軟骨** articular cartilage に覆われ，極めて平滑である

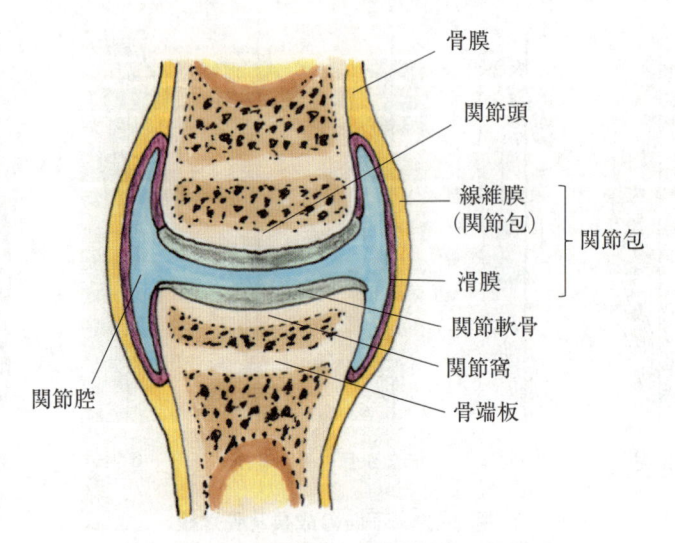

図 2-30　骨膜性連結（関節）の一般構造

（関節軟骨の摩擦は，氷の上をスケートが滑るときよりも少ない）．

関節軟骨は通常，硝子軟骨であるが，例外的に胸鎖関節，肩鎖関節，顎関節の関節軟骨は線維軟骨である．

関節軟骨の厚さは普通 1〜3 mm 程度である．関節軟骨は滑膜や軟骨膜に覆われていない．また，関節軟骨はリンパ管，神経および血管を持たず，関節内の滑液より栄養を受ける．

関節包 articular capsule

骨を包んでいる骨膜は，関節部では骨から離れ，関節を囲む線維性の関節包となっている．

注：線維性関節包とその内面を覆う滑膜を含めて，関節包という場合があるので，注意が必要である．

滑膜 synovial membrane　関節包の内面を構成している膜．関節軟骨の表面は覆わない．滑膜で囲まれたところを**関節腔 articular cavity** という．滑膜は血管に富む結合組織からなり，**滑液 synovia** の分泌と吸収をする．滑液は卵白のような液で，ヒアルロン酸と糖タンパク質が多い．滑液は関節面の摩擦を軽減させると共に，血管を持たない関節軟骨に栄養を補給している．

滑膜は，関節腔内に突出してヒダをつくることがあり，これを**滑膜ヒダ**と呼ぶ．その大きなものでは関節包との間に脂肪組織がある．

関節包や関節周囲の靱帯には，関節の位置や，関節の運動などの固有感覚の受容器が多く存在し，関節の細かな動きや，動きの加速度を受容し，筋による関節運動に重要な情報を伝える．

■**関節包の組織**■

関節包は，骨膜と同じく密生結合組織である．滑膜の結合組織成分は，疎性結合組織で，その内表面は 1〜2 層の滑膜細胞で覆われている．滑膜細胞にはマクロファージ様の A 型細胞と線維芽細胞様の B 型細胞がある．

【関節腔と滑液包】

関節腔は関節近くの滑液包（p.50 参照）と交通していることがある．この場合，関節内の滑膜と滑液包内の滑膜は連続している．

関節の特殊装置

関節は，その動きを容易かつ安全に行わせるため，関節に応じて特殊な付属装置を持っている．

以下主なものを挙げる．

靱帯 ligament

靱帯は，骨と骨を結合する強靱な密性結合組織である．滑膜性の連結は可動性に富む反面，結合が不十分である．その結合力を補うため，多くの靱帯が関節にそなわっている．また靱帯には運動方向の限定や過度の動きの制限という役割もある．

靱帯は関節包の線維膜の一部が肥厚した**関節包靱帯**，一部あるいは全部が関節包と分離した**関節外靱帯**（関節包の外にある）や**関節内靱帯**に分けられる．

このような存在位置による分類とは別に，その機能によって補強靱帯（関節包の強靱化），指示靱帯（運動方向の指示），抑制靱帯（運動の制限）および導靱帯（血管や神経の通路）などの分類もある．

関節円板 articular disc （図 2-31）

線維軟骨性の板が，関節面の間にはさまっていることがある．その板が完全に関節腔を 2 分している時はこれを関節円板（例：顎関節，胸鎖関節，下橈尺関節）といい，関節腔を不完全に 2 分している時には**関節半月** meniscus（例：膝関節）と呼ぶ．

これらの役割としては　①関節の適合性を良くする，②ショックを吸収する，③関節面の縁を保護する，④円板をはさんで異なった動きを可能にする，⑤円板や半月が動くことにより運動範囲を広げる，などがある．血管分布は乏しい．関節円板や関節半月の表面には滑膜がない．

関節唇 （図 2-31）

肩関節や股関節の関節窩の周囲には，関節窩の深さや面積を補い，適合性を増すために関節唇（かんせつしん）という線維軟骨性の縁取りが存在する．

【関節と筋】

関節は可動性を優先させた構造であるが，靱帯などにより結合力が補われている．この他，関節を補強する重要なものは関節周囲の骨格筋である．あらゆる関節において，筋は関節面の接触を強化（関節する骨同士を引きつけあうこと）している．特に不安定な，いいかえれば大きな運動ができる関節では，関節周囲の筋が関節の安定化に重要な意味を持つ．

滑膜性連結（関節）の分類

関節は，①構成する骨の数，②関節の運動軸の数，③関節面の形などによって分類されてい

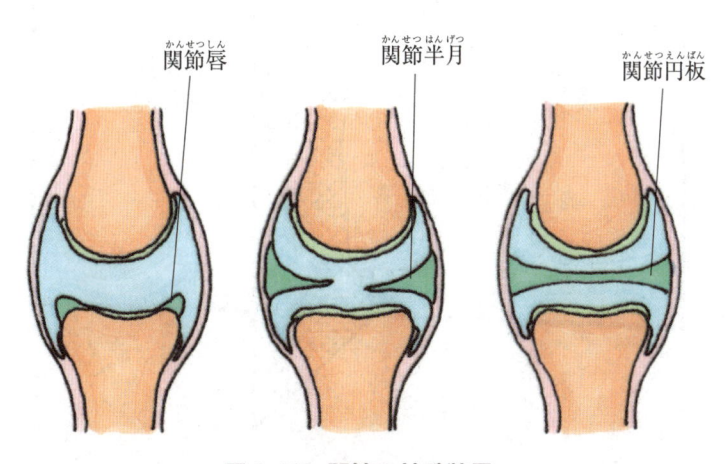

図 2-31　関節の特殊装置

る．ほかに，④荷重を要求されるかどうかの分類（荷重関節，非荷重関節）がある．

1. 構成する骨の数による分類

単関節 2個の骨よりなる関節（例：肩関節，股関節）．

複関節 3個以上の骨より構成されるもので，1つの関節包に包まれている（例：肘関節，橈骨手根関節）．

2. 運動軸の数による分類

例えば，肩関節での肩甲骨に対する上腕骨の位置変化を解析する場合，互いに直交する3の運動軸が考えられる（図2-32）．このような関節を**多軸性関節**という．指節間関節（指の骨の間にできる関節）では運動軸が1で，1方向のみの運動が可能である（**一軸性関節**）．手関節のように運動軸が2のものは**二軸性関節**といわれる．

注：平面関節は運動軸が無数にある多軸性関節（無軸関節とする場合もある）である．肩関節のように3の運動軸を持つ場合，特に三軸性関節という用語を使う場合もある．

■**参考**■ 関節面の運動の種類（図2-33）

屈曲・伸展，外転・内転，外旋・内旋などの運動には，その関節面で3つの動きが伴う．この動きを骨運動に対し，関節包内運動と呼ぶ．以下の運動は，複合して起こる場合もある．

1. スライド（滑り）

一方の関節面が他方の関節面の形状に沿って滑っていく動き．一方の関節面の接触面は一定で変化しない．

2. ロール（ころがり）

相互の関節面の接触面が常に変化する動き．こ

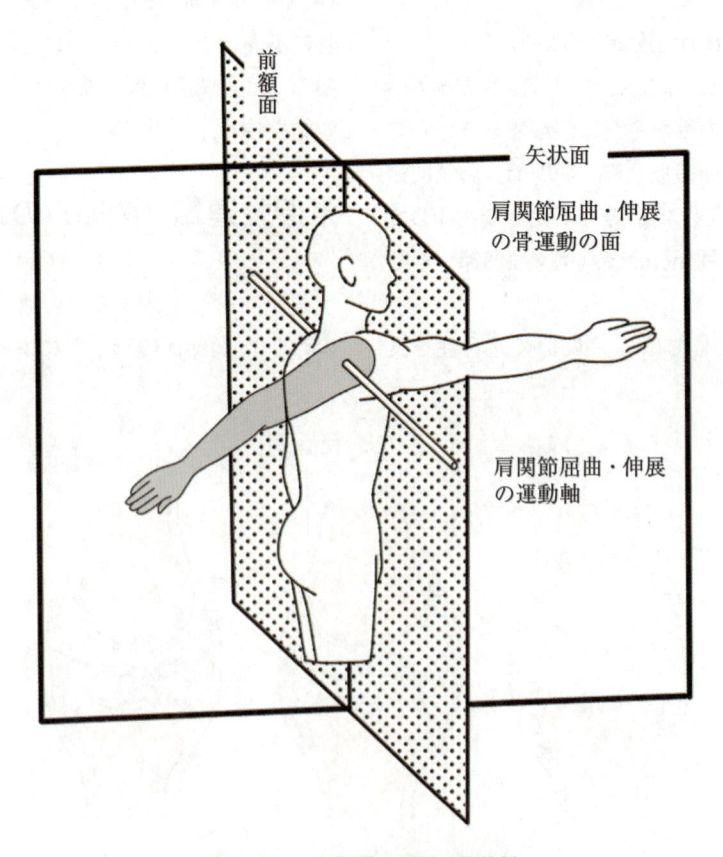

図2-32 骨運動の面と運動軸

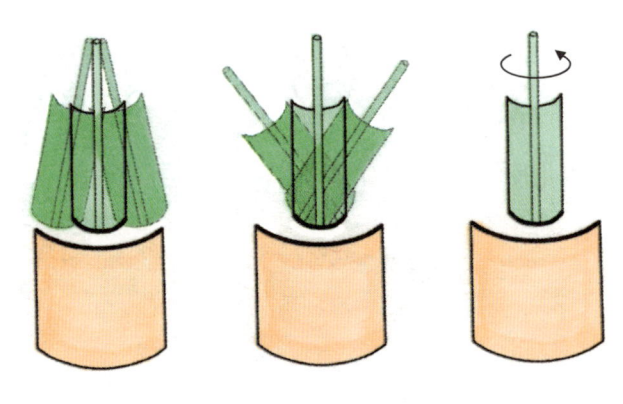

Slide(滑り)　　Roll(ころがり)　　Spin(回転)

図 2-33　関節面の運動

ろがるような関節面運動である．

3. スピン（回転）

関節面の接触面が両方とも変化せず，常に一定である．コマの回転のような関節面運動である．

■参考■　関節面離開

関節を構成する骨が互いに引き離される力を受けたとき，双方の骨の関節面は引き離される．これは，関節包や靱帯などが正常の関節においても一定のゆるみを持っているからである．

■参考■　凹凸の法則

ある運動時に起こる関節包内運動には，関節面の形態により一定の法則がある．これを"凹凸の法則"と呼ぶ．固定された凸の関節面上を，凹の関節面が運動するとき，運動側の関節面は骨運動と同じ方向に滑る．一方，固定された凹の関節面上を凸の関節面が運動するとき，運動側の関節面は骨運動と逆方向へ滑る．

3. 関節面の形による分類（図 2-34）

球関節 ball and socket joint

関節頭が半球状の凸面で，それを受ける関節窩が凹面をなしており，関節窩が浅いためきわめて自由で広い可動性を持った多軸性関節である（例：肩関節）．

球関節のうち，関節窩が非常に深く，球状の関節頭の半分以上が入り込んでいる場合，特に臼状（うすじょう）関節 cotyloid joint ということがある．球関節と同様，自由な方向に運動が可能な多軸性関節であるが，その可動範囲はやや制限されている（例：股関節）．

顆状関節 condylar joint

関節頭は，ラグビーボールのような楕円球状の凸面で，関節窩もまたそれに応じた楕円状の凹面をしている．このため運動方向も，楕円の長軸および短軸を中心として動く二軸性関節である．この関節はその形状から**楕円関節** ellipsoid joint とも呼ばれる（例：橈骨手根関節・環椎後頭関節）．

注：骨だけで見た場合は球関節に属するが，関節周囲の靱帯などにより回旋運動ができないものを顆状関節ということもある（例：中手指節関節，中足指節関節）．

【双顆関節】bicondylar joint

2つの顆状関節で構成される関節．大腿骨と脛骨の間の関節は，大腿骨下端の外側顆と内側顆の間が離れており，これも顆間隆起で離れている脛骨の関節面とそれぞれ関節している．この関節は構造や動きからも蝶番関節とは見なせず，特に双顆関節といわれる．顎関節（側頭下顎関節）も左右同時に働くことから，双顆関節といわれる．

鞍関節 saddle joint

関節面が馬の鞍のような双曲面で，しかも直交するように鞍を重ねた形で関節を形成するもので二軸性関節である（例：母指の手根中手関節）．

蝶番関節 hinge joint

一方の関節面には溝（導溝）があり，他方の関節面には隆起（導稜）がある．この溝と隆起により関節運動の方向が規制される一軸性関節である（例：指節間関節・腕尺関節・距腿関節）．

蝶番関節のうち，溝と隆起の方向が骨の長軸と

平面関節　　　　　　　　車軸関節

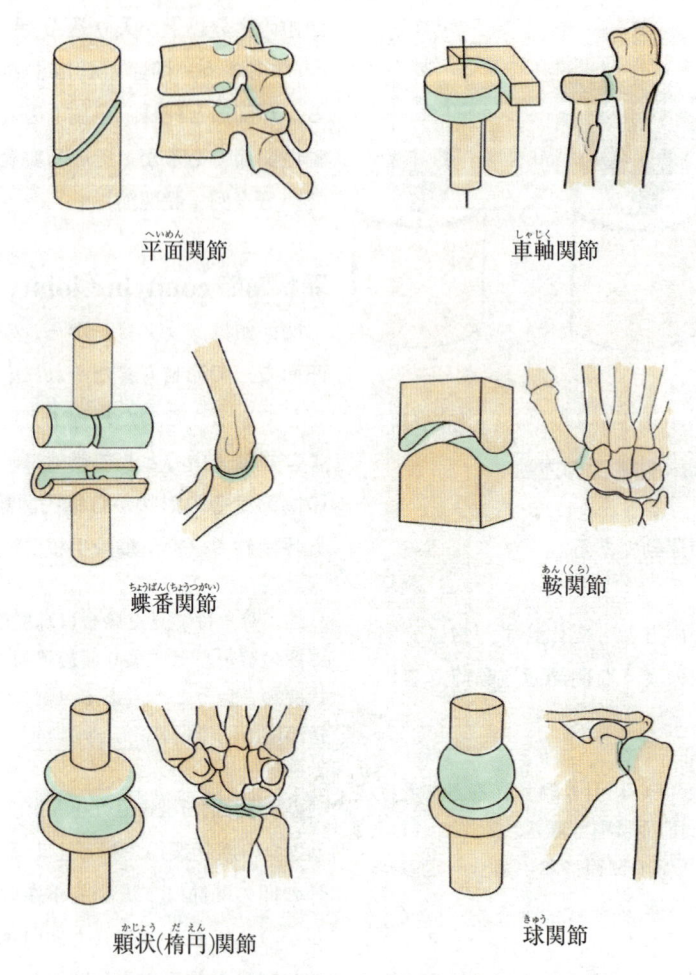

蝶番関節　　　　　　　　鞍関節

顆状(楕円)関節　　　　　　球関節

図 2-34　関節の分類（関節の面の形態による分類）

直交していないため，その運動がラセン状になるものを特に**ラセン関節** spiral joint と呼ぶことがある（腕尺関節・距腿関節）．

注：ラセン状の運動とは，渦巻きのような運動で，肘を軽く屈曲すると前腕と上腕は重ならず，前腕が口元のほうにずれる．

車軸関節 pivot joint

関節頭は骨の長軸に一致した中心軸を持つ円盤状で，円盤周縁に関節面を持っている．関節窩は円盤周縁に応じた凹状の切痕となっている．一軸性関節である（例：橈尺関節・正中環軸関節）．

平面関節 plane joint

関節面がほぼ平面に近い関節．相互に滑り合う

ことにより動くが，一般に靱帯で囲まれており，運動範囲はきわめて制限されている（例：仙腸関節・椎間関節）．

特に仙腸関節は平面関節に分類されているが，その関節面は凸凹しており，ごくわずかの可動性しかない．したがって，動きによる分類では半関節である．また，手根骨や足根骨の間に見られる平面関節には，半関節であるものが多い（例：手根間関節・楔立方関節）．

以上のような関節面の形による分類にすべての関節をあてはめることは実際上困難であり，中間型，混合型が見られる．

なお，連結の分類については表 2-1 にまとめた．それぞれの関節の解剖学的特徴と，その可動性がどのような構造によって与えられるのか，また制

表 2-1 骨連結の分類（まとめ）

骨連結の大分類	小分類	特徴	運動軸と可動性*	例	備考
線維性連結 (fibrous joint)		線維性結合組織による結合 間隙なし	可動性ほとんどなし		
	縫合 (suture)	ごくわずかの結合組織 頭蓋に見られる 加齢により骨化する	可動性ほとんどなし	矢状縫合・冠状縫合・横口蓋縫合	形状により鋸状・鱗状・直線縫合に分類される
	靱帯結合 (syndesmosis)	比較的多量の結合組織 結合組織は紐状・索状・帯状あるいは膜状（骨間膜）	可動性ごくわずか	脛腓靱帯結合・前腕骨間膜・各脊椎骨間の棘間靱帯の結合	
	釘植 (gomphosis)	歯根と上・下顎骨の歯槽の歯根膜による連結	可動性ほとんどなし	顎骨と歯根の結合	
軟骨性連結 (cartilaginous joint)		軟骨組織による結合 間隙はごくわずか	可動性ごくわずか、ほとんどなし		
	軟骨結合 (synchondrosis)	硝子軟骨による結合	可動性ほとんどなし	小児期の骨端軟骨結合・第1胸肋軟骨結合	本結合が成長期を過ぎ骨化したものを骨結合と呼ぶ
	線維軟骨結合 (symphysis)	線維軟骨による結合 成人の軟骨性結合の大多数	可動性ごくわずか	恥骨結合・各脊椎体間の椎間円板による結合	
滑膜性連結 (synovial joint)		明確な間隙がある 間隙の内側に滑膜組織がある	一軸から多軸まで可動性に富む（可動関節）		通常、関節と呼ばれている
	蝶番関節 (hinge)	関節窩は骨の長軸に直交する円柱で、その側面が関節面となり、関節窩が対応している	一軸性（uniaxial） 運動自由度は1	指節間関節・腕尺関節・距腿関節	ラセン関節もこの関節に属する
	車軸関節 (pivot)	円盤状の関節頭周縁が関節面で、関節窩が対応している	一軸性 運動自由度は1	橈尺関節・正中環軸関節	
	顆状関節 (condylar)	関節頭が楕円球状の凸面で、関節窩も楕円状の凹面をなす	二軸性（biaxial） 運動自由度は2	橈骨手根関節・環椎後頭関節	楕円関節ともよばれる (ellipsoid)
	鞍関節 (saddle)	鞍状の双曲面が直交したような関節	二軸性 運動自由度は2	母指の手根中手関節	
	球関節 (spheroidal)	関節頭が半球状の凸面で、関節窩が受け皿状の凹面をなす	多軸性（polyaxial） 運動自由度は3	肩関節	関節窩は比較的浅い
	臼状関節 (ball-and-socket)	球関節と同様の形状だが、関節窩が非常に深く関節頭の半分以上が入り込んでいる	多軸性 運動自由度は3	股関節	球関節の異型
	平面関節 (plane)	相互の関節面がほぼ平面に近く、滑ることによって動く	多軸性 運動自由度は3	椎間関節・仙腸関節・手根および足根関節	自由度は3だが運動範囲はきわめて制限される

*滑膜性の連結以外には運動軸は考えない．

限されるのか（関節構造上の可動因子と制限因子）を理解することが重要である．

機能的連結（機能関節）

線維性連結，軟骨性連結，滑膜性連結以外に，重要な可動性機能を持っていることから"関節"の名称を使うものもある．例として，肩甲骨と胸郭との間の肩甲胸郭関節（または肩肋関節）がある．また，肩峰－烏口肩峰靱帯－三角筋－三角筋下滑液包に対する上腕骨頭の可動性も肩関節の可動性にとって重要なため，これを上腕上方関節と呼ぶ．

2-5 筋 系

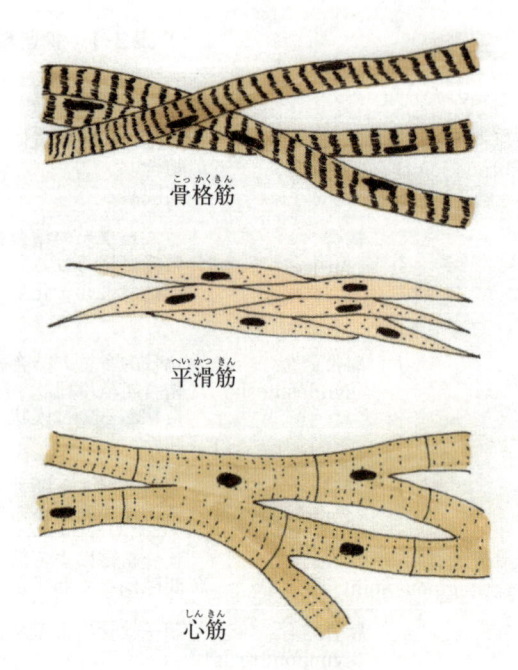

図 2-35　筋の種類

我々が一般に筋肉と呼んでいる筋は，組織学的には横紋筋であり，機能的には随意筋である．これらは主として骨に付着しているので**骨格筋** skeletal muscle と呼ばれる．

人体には約 400 個の骨格筋があり，体重の約 50 % を占める．筋系では，骨格筋のみを扱う．

筋の種類

筋 muscle は，組織学的に横紋筋と平滑筋に分けられる．横紋筋は顕微鏡で観察した場合，縞紋様があることから，この名がある（図 2-35）．

機能的には，運動神経で支配されている**随意筋** voluntary muscle と，自律神経で支配されている**不随意筋** involuntary muscle に分けられる．随意筋とは，意識的に収縮させられる筋という意味である．

平滑筋 smooth muscle

平滑筋線維は細長い紡錘形をした細胞で，1 つの核が細胞の中心部に位置している．消化管壁の筋，血管壁の筋，立毛筋，瞳孔や毛様体の筋などは平滑筋で構成されている．平滑筋は自律神経によって支配され，意志により収縮させることはできない．骨格筋が非常に力強く働くのに対して，平滑筋の働きは緩やかである．

横紋筋 striated muscle

横紋筋は平滑筋と異なり，顕微鏡で観察すると筋線維の長軸に直交して規則正しく縞紋様が見られるのを特徴とする．これには骨格筋と心筋が属する．骨格筋は，大部分が骨に付着するのでこの名がある．

心筋は心臓を構成する筋であり，骨格筋と同様に横紋を有する．しかし，組織学的には心筋は骨格筋と大きく異なり，心筋線維は枝分かれしている．機能的には骨格筋が一時的に収縮するのに対し，心筋は常にリズミカルに収縮を繰り返している．

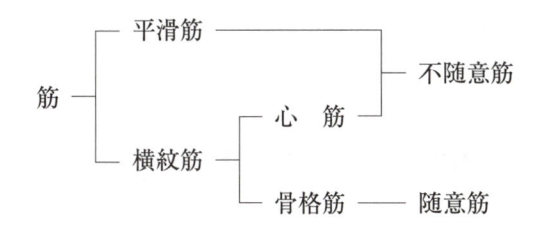

```
        ┌ 平滑筋 ──────────── 不随意筋
筋 ┤        ┌ 心　筋
        └ 横紋筋 ┤
                └ 骨格筋 ───── 随意筋
```

骨格筋の基本的な形と付着

　筋の形はさまざまであるが，筋の形状を基本的に図2-36のような紡錘形と考える．筋の中央部を筋腹という．筋の両端は腱となって，多くの場合，骨に付着している．
　上肢や下肢の筋では，体幹（胴体）に近い筋の端を筋頭といい，遠い端を筋尾（きんび）という．

筋の付着

　筋の端は結合組織である腱や腱膜を介して骨，軟骨，関節包，皮膚，筋膜や他の筋の腱などに付着する．この中で，筋の一端が骨に付着する場合，介在する結合組織が少ないと，筋が直接骨に付着しているように見える．これを筋性起始と呼ぶ．
　筋組織と付着部の間に腱が介在する最大の長所は，腱が筋に比べて10倍以上張力に強いため，骨の小さな部分に付着できることである．もう1つは，筋の収縮力を，筋から遠く離れた所にまで伝えられるという点にある．

起始と停止 origin and insertion（図2-36）

　筋の**付着** attachmentを起始と停止に分ける．
　起始　ある筋を収縮させるとき，固定されて動かない付着部をさす．
　停止　逆に動くほうの付着部のことである．ただし，これは普通の運動を行ったときについて考えるべきで，例えば，鉄棒にぶら下がり，懸垂運動をするような特別な運動を基礎にして名付けられた名称ではない．
　四肢の筋では近位（胴体に近いほう）の付着が

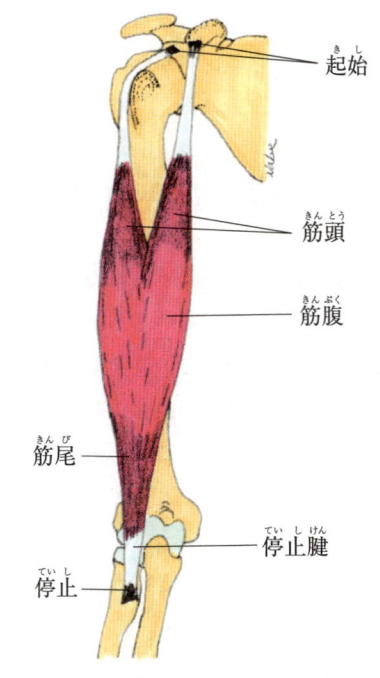

図 2-36　筋の各部と起始・停止

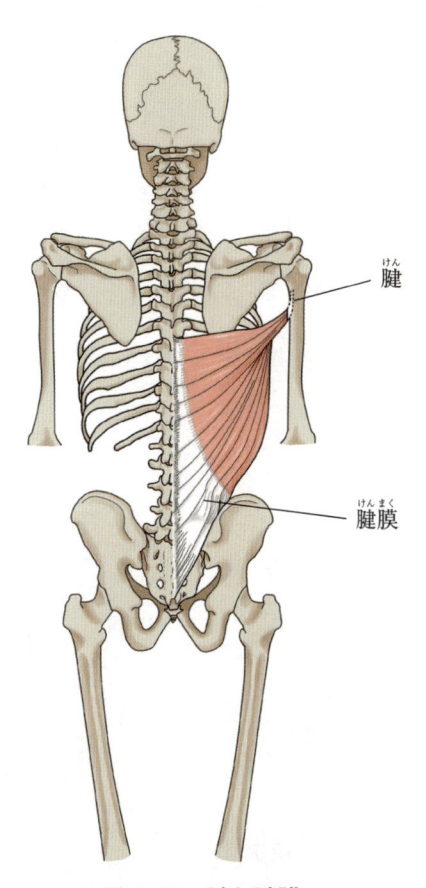

図 2-37　腱と腱膜

起始であり，遠位が停止となる．体幹の筋では一般に，骨盤に近い方の付着が起始で，頭に近い方の付着が停止となっている．

腱 tendon と腱膜 aponeurosis（図2-37）

筋は，主に膠原線維でつくられた腱，あるいは腱膜を介して骨に付着している．

腱はヒモ状または帯状で，膠原線維が長軸に平行して配列されているため，張力に対しては非常に強く，数百 kg/cm^2 の力に耐える．その反面，腱はしなやかで，曲げることができる．腱は血管密度が小さいため，白く見える．腱に分布する神経は大部分知覚線維で，筋と腱が接続する部位に多く見られる．

腱膜は，腱と同様の線維が幅広くなったものである．

骨格筋のさまざまな形

筋の基本的な形は紡錘形と考えたが，実際の筋の形はさまざまであり，次のようなものがある（図2-38）．

紡錘状筋 中央部が太く，両端が細い筋（例：上腕筋）．

羽状筋（うじょうきん） 筋中央を走る腱の両側に斜めに筋束が集まる筋（例：腓腹筋）．

半羽状筋 腱の一側に斜めに筋束が集まる筋（例：半膜様筋）．

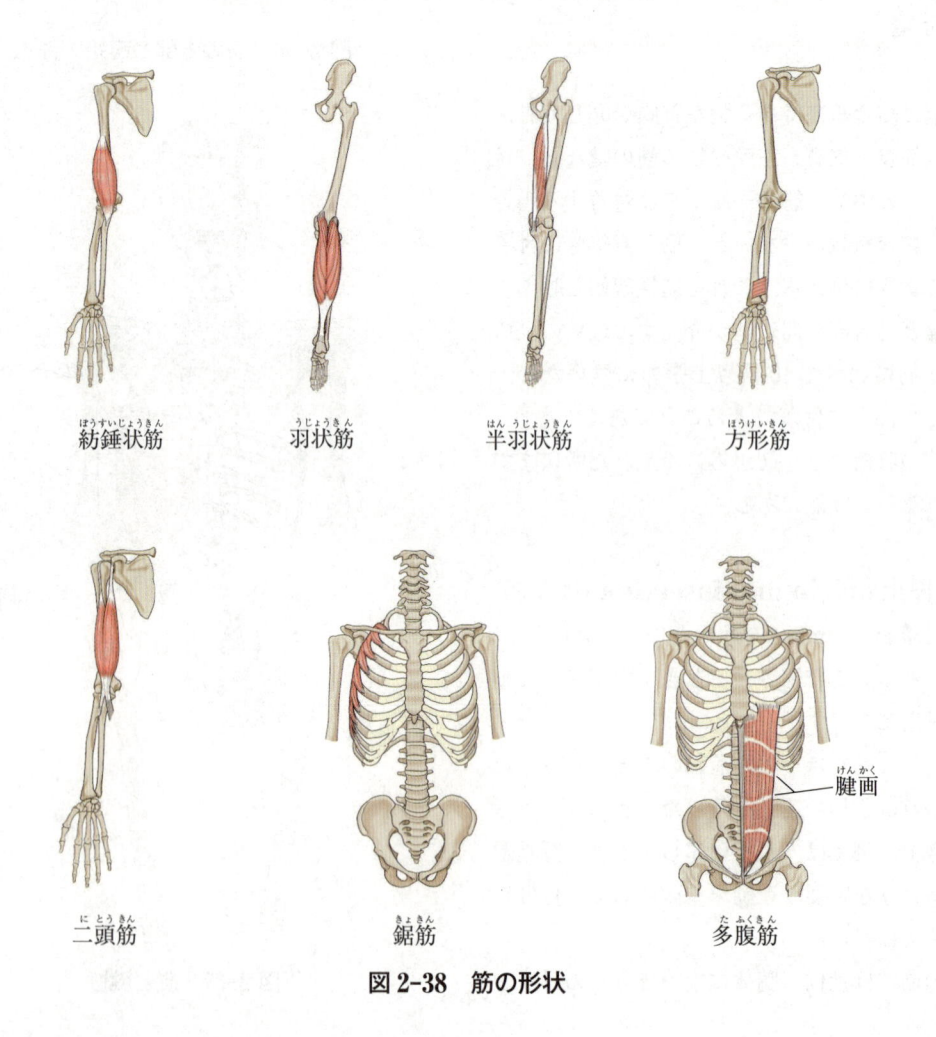

紡錘状筋　羽状筋　半羽状筋　方形筋

二頭筋　鋸筋　多腹筋（腱画）

図2-38 筋の形状

方形筋 四角形をした筋（例：方形回内筋，大腿方形筋）．

二頭筋，三頭筋，四頭筋 筋の起始すなわち筋頭が複数ある筋で，四頭筋まである（例：上腕二頭筋，上腕三頭筋，大腿四頭筋）．

鋸筋（きょきん） 筋の起始が多数に分かれており，ノコギリの歯状になっているもの（例：前鋸筋）．

多腹筋 筋腹が腱によっていくつかに分けられている筋で，筋腹を分ける腱を**腱画**（けんかく）という（例：腹直筋）．

二腹筋 筋腹が腱によって2つに分けられている筋で，筋腹の間にある腱を中間腱という（例：顎二腹筋）．

筋の補助装置

筋膜 fascia （図2-39）

筋膜は浅筋膜と深筋膜に分けられる．浅筋膜は真皮の下にある結合組織のことで，**皮下組織**とも呼ばれる．

皮下組織（浅筋膜）を構成している結合組織は疎で，膠原線維と弾性線維がいろいろな方向に走っている．この状態はちょうど「わた（綿）」のようなものと考えればよい．それゆえ，ほとんどの部位で皮膚はよくずれ動けるのである．この綿に例えた隙間には，脂肪組織がつまっており，これが皮下脂肪である．皮下脂肪は断熱材の役割をするが，その発達は体の部位，性差，人種差，年齢差が大きい．浅筋膜の中には脂肪のほか，皮神経や血管，リンパ管が走っている．また，顔や頸の前部および手掌の一部では，皮筋と呼ばれる横紋筋が存在する．

深筋膜も主として膠原線維で構成されているが，浅筋膜に比べてずっと密で，方向性は規則正しい．深筋膜は浅筋膜の深側でいくつかの筋や骨をひとまとめにして包んだり，血管や神経をひとまとめにして包んでいる．深筋膜は四肢で特に発達しており，深筋膜の内面はしばしば筋の付着となる．

筋間中隔 intermuscular septum （図2-39）

深筋膜に続いており，深筋膜と全く同じ構造物である．これは深筋膜から骨に向かって伸びており，筋をグループに分けている．筋間中隔によっ

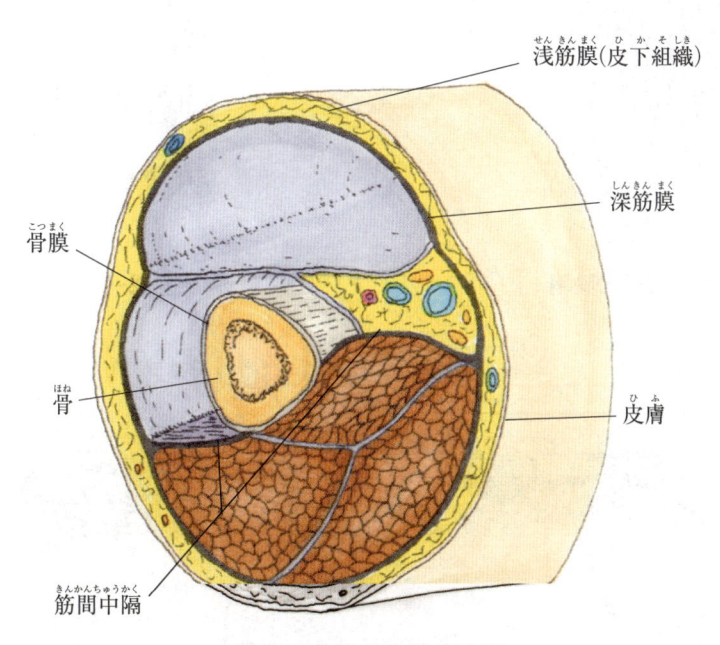

図2-39 筋膜と筋間中隔

て分けられた筋群は，基本的に互いに異なった作用や神経支配を持っている．筋間中隔も筋の付着部となる．

支帯 retinaculum（図 2-40）

手首や足首といった部位では，深筋膜が横走し，肥厚した構造物があり，これを支帯という．支帯はその深側を通る筋の腱が，浮き上がらないように支える役割をしている．

筋滑車（図 2-41）

腱を支持する骨の隆起あるいは靱帯であり，腱の走行を変える．

滑液包 synovial bursa（図 2-42）

皮膚と腱や筋の間，筋と筋の間，腱と骨の間などにあって，中に滑液を入れた袋状をしている．関節の近くに多く，関節腔と交通している場合もある．滑液包は，摩擦を減らす以外に，組織のない腔所をつくり，その部の動きを大きくする．

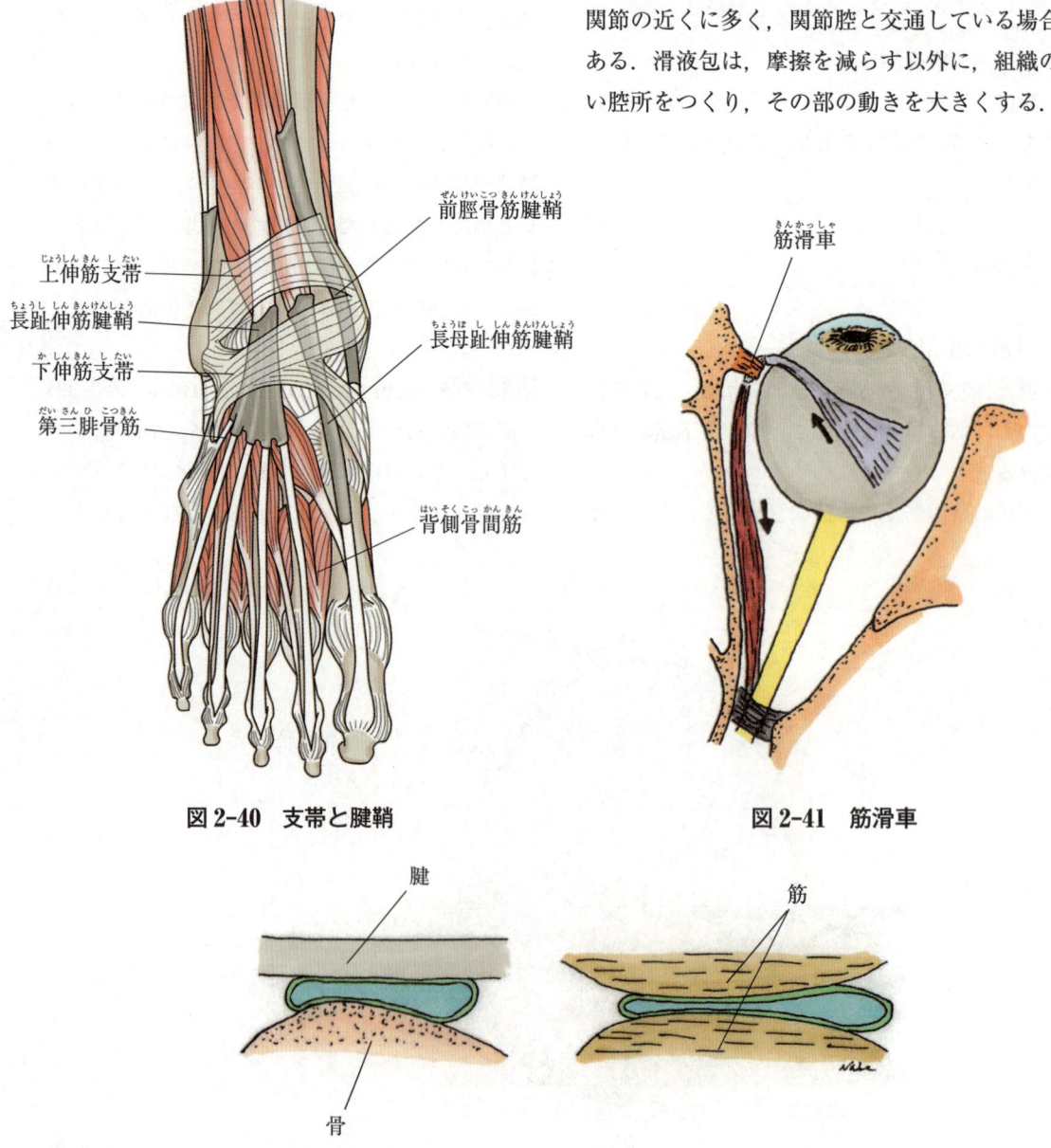

図 2-40　支帯と腱鞘

図 2-41　筋滑車

図 2-42　滑液包

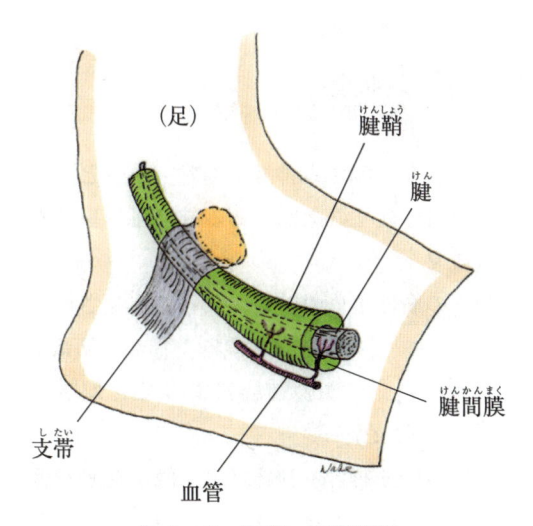

図 2-43　腱鞘（滑液鞘）

腱鞘（滑液鞘）synovial sheath（図 2-43）

　腱が靱帯や支帯の下などを通過する場所で摩擦を減らすための装置．滑液包と同じ構造であるが，腱に沿って長くとり巻いているため，特に腱鞘と呼ばれる．腱をほぼとり巻いた腱鞘の間から，腱を養う血管と神経が入るが，この部を腱間膜という．指の屈筋腱では，この腱間膜が大部分なくなり，一部残ったものが見られ，腱のヒモと呼ばれる．

筋の作用 muscle action

　筋が収縮したときに，どのような運動を生じるかを，筋の作用という．筋の作用を表現する用語は，解剖学総論の運動に関する用語（p.8）と同じである．そこでも述べたように臨床用語と解剖用語では異なる場合もあるので注意が必要である．
　筋はその作用によって，例えば，屈曲という運動をする筋を屈筋と呼ぶ．ここでは基本的な作用に対する筋の呼び方を示しておく．

作　用	筋
屈曲 Flexion	屈筋 Flexor
伸展 Extension	伸筋 Extensor
内転 Adduction	内転筋 Adductor
外転 Abduction	外転筋 Abductor
回旋 Rotation	回旋筋 Rotator
回内 Pronation	回内筋 Pronator
回外 Supination	回外筋 Supinator
挙上 Elevation	挙上筋 Levator
下制 Depression	下制筋 Depressor
対立 Oppose	対立筋 Opponens

筋の作用による分類

主動筋（主動作筋）prime mover

　目的とする運動をするとき，基本となる1つあるいはいくつかの筋（例：肘を曲げるときは，上腕筋が主動筋である）．

共同筋（協力筋）synergist

　1つの運動をするとき，主動筋の作用を助けるように働く筋，あるいは筋群（例：肘を曲げるとき，上腕二頭筋は上腕筋の共同筋である）．

拮抗筋 antagonist

　主動筋に対して反対の運動をする筋あるいは筋群（例：肘の屈曲と伸展に関して，上腕筋と上腕三頭筋は互いに拮抗筋である）．

固定筋（安定筋）fixator

　ある筋の運動を行わせるため，一定の関節を安定させるように収縮する筋あるいは筋群（例：字を書くとき，肩や肘を固定するように働く筋群）．

　注：このような分類は，ある1つの運動についていうのであり，他の運動を考えたときには変わりうるものである．例えば，手首の屈曲の際に共同筋となった尺側手根屈筋と橈側手根屈筋は，手首の外転（橈屈）の際には互いに拮抗筋となる．

筋と関節

　筋が収縮し，関節を動かすことにより運動ができる．しかし，筋は1つの関節にまたがっているだけでなく，2関節以上にまたがる筋もある．1つの関節にまたがる筋を**単関節筋（一関節筋）** monoarticular muscle と呼び，2つ以上にまたがる筋を**多関節筋** polyarticular muscle という．

　筋は関節運動を起こすだけでなく，強い運動を行う際には，接する骨と骨をしっかり引き付け，関節を安定させる役割をする．

筋の名称

　筋の名称は一定の法則に従って与えられたわけではないが，筋の名称には，いろいろな情報が含まれている．

　付　着：胸鎖乳突筋，腕橈骨筋
　形　状：三角筋，前鋸筋
　大きさ：大胸筋，小胸筋
　位　置：鎖骨下筋，足底方形筋
　作　用：尺側手根屈筋，肩甲挙筋

　さらに，上記の例でも，大胸筋では（大きさ＋位置），足底方形筋では（位置＋形状），尺側手根屈筋では（位置＋作用）といったように，筋名から複数の情報を得ることができる．

筋の破格（筋の異常）

　破格には種々のものが見られる．
　1）著しい退化，もしくは完全な欠如
　2）重複（同じ筋が複数ある）
　3）筋腹の分裂
　4）起始や停止の増減
　5）他の筋との融合
　6）過剰（普通では見られない筋がある）

骨格筋の神経

○ 骨格筋を支配する神経は通常，血管とともに筋の起始近くの深部にある神経血管裂孔から筋に入る．
○ 多くの筋は単一の神経によって支配されているが（単一神経支配），腹壁や背部の筋は1つの筋がいくつかの神経によって支配される（多重神経支配）．
○ 骨格筋に分布する神経は，一般に運動神経といわれるが，実際には，運動神経線維と知覚神経線維がほぼ1：1の割合で含まれている．

骨格筋に分布する運動神経線維

　骨格筋に分布する神経を構成する運動線維には3種類ある．

　α運動線維：骨格筋線維（骨格筋細胞）を収縮させる．太く，ミエリン鞘を有し，脳神経の運動核の細胞，および脊髄前柱細胞から出る（これらのニューロンがα運動ニューロンである）．神経線維は筋線維のそばでミエリン鞘を失い，数多くの枝に分かれ，先端は運動終板に終わる．

　γ運動線維：細く，ミエリン鞘を有する線維で，筋紡錘の錘内筋線維を収縮させる．

　自律神経線維：繊細で，ミエリン鞘を持たない．筋に分布する血管の平滑筋に分布して，血管の太さを調節する．これらの自律神経は，交感神経である．

【レンショウ細胞】Renshaw cells
　α運動ニューロンの軸索は，反回枝（元に戻る枝）を出して，脊髄前柱の中間部にある抑制性介在ニューロンであるレンショウ細胞とシナプスする．つまり，α運動ニューロンが興奮すると，レンショウ細胞が刺激され，その結果，一旦興奮したα運動ニューロンの興奮は鎮まる．

【神経支配比】innervation ratio

1つのα運動線維で支配される骨格筋線維の数のこと．こまかい運動を必要とする眼筋などでは10前後であるのに対し，四肢の大きな筋では1000を超える．1つのα運動線維とそれに支配される骨格筋線維を運動単位 motor unit（MU）あるいは神経筋単位 neuromuscular unit（NMU）という．

【運動終板】motor end plate

α運動線維の末端が，骨格筋線維と接合するところに見られる構造（図2-44）．神経線維の末端より，アセチルコリンが分泌され，筋の収縮を引き起こす．アセチルコリンはシナプス小胞の中に蓄えられており，神経の興奮に応じてシナプス間隙に向かって分泌される．

骨格筋に分布する知覚神経線維

筋紡錘からの感覚を伝える太いⅠa線維と，これより少し細いⅡ線維，ゴルジ腱器官からのⅠb線維，そして，筋内の結合組織中に分布する終末から痛みなどの感覚を伝える細い線維がある．

【筋紡錘】muscle spindle（図2-45）

筋内にあって，筋が伸ばされたことを知るための受容器である．1つの筋にある筋紡錘の数は筋

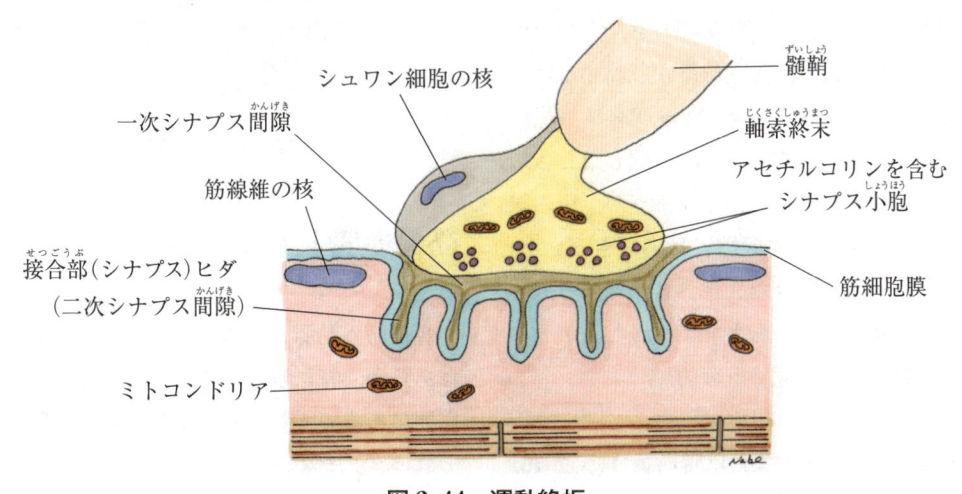

図2-44 運動終板

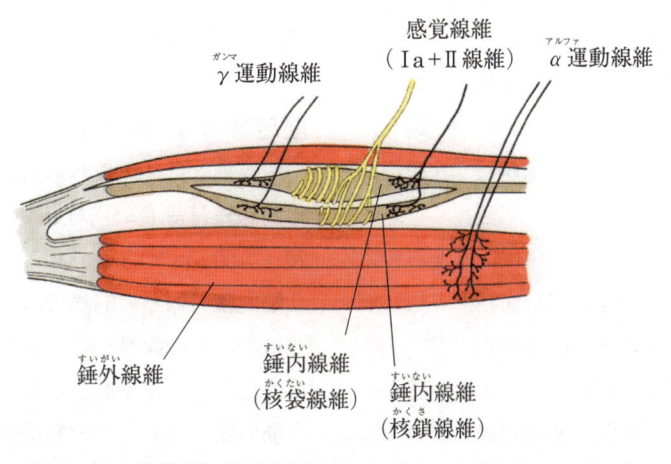

図2-45 筋紡錘（筋紡錘を包むカプセルは描かれていない）

によりさまざまで，微妙な働きを必要とする筋には多い．

　筋紡錘は長さ7〜8mmの紡錘形で，筋紡錘の両端は筋周膜あるいは筋線維に付着している．

　筋紡錘のなかには，6〜14本の細い特殊な横紋筋線維（錘内［筋］線維）が入っている．錘内線維には2種類，**核袋**（かくたい）**線維**と**核鎖線維**がある．これら線維の中央部には収縮要素がなく，核が詰まっており，この周囲に太い感覚線維が巻きついている（一次終末，ラセン終末，Ⅰa線維）．一次終末の両側には細い感覚線維が分布している（二次終末，散形終末，Ⅱ線維）．

　錘内線維の両端にはγ運動線維がきており，これが筋紡錘の感受性を調節する．感受性の調節には2種類ある．筋の長さが一定のとき，筋紡錘の両端は固定されており，錘内線維が収縮すると中央部を両側から引っ張るためにⅠa線維はわずかの筋伸張で興奮する．また，筋が収縮したとき，筋紡錘はそのままだとたるんでしまうが，錘内線維が収縮することで筋の収縮に対応できる．Ⅰa線維は骨格筋線維の伸びた大きさと，伸びる速さを感覚し（動的），Ⅱ線維は伸ばされた筋がそのままの状態にある時に働く（静的）．

【腱器官（ゴルジ腱器官または腱紡錘）】（図2-46）
　骨格筋が腱に移行する部分（筋腱移行部）に多く見られる感覚器で，細い腱線維が薄い膜で包まれている．感覚神経終末は，これらの腱線維にからみついているので，腱線維が引き伸ばされると，神経終末が強く挟まれる．よって，筋が収縮したときに働く．これを伝える感覚線維はⅠb線維である．

　Ⅰb線維は脊髄内の介在ニューロンと連絡する．この介在ニューロンは，腱器官が存在する同じ筋を支配する運動ニューロンを抑制する．

　腱器官の役割は，筋が付着している腱や骨が損傷を受ける危険がある場合，筋の収縮を弱める．

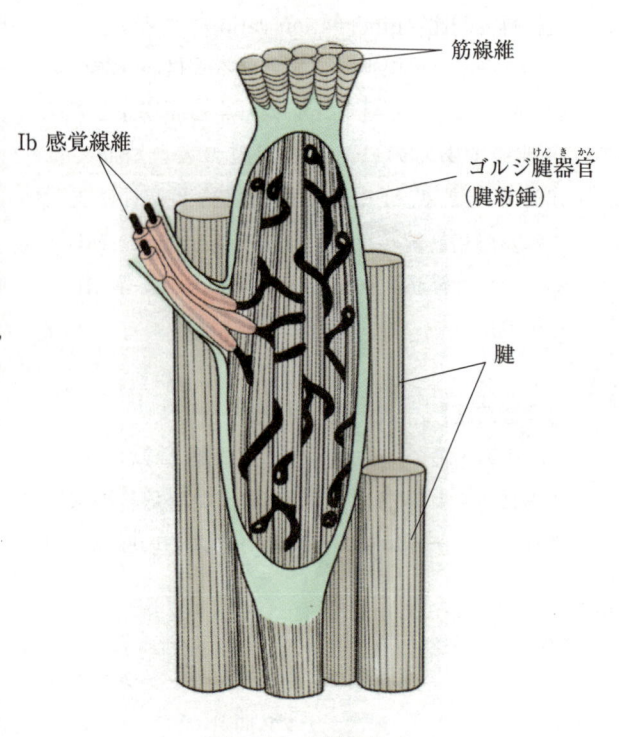

図2-46　腱器官

筋の血管とリンパ管

　骨格筋の動脈，静脈，リンパ管の分布も重要ではあるが，特に学ぶ必要はない．一般に骨格筋は周囲にあるいずれの血管からも分枝を受けている．それゆえ，その筋の近くには，どんな血管が走っているのかを知ればよい．

骨格筋の構造

筋線維 muscle fiber

　筋線維とは，すなわち筋細胞のことである．骨格筋線維は細長い円柱状で，長さ数cm，太さ20〜100μmくらいである．

　筋内膜　個々の筋線維のまわりにある繊細な結合組織．この線維が筋の両端に行くにつれて，次第に集まって腱や腱膜となる．

　筋周膜　いくつかの筋線維を束にして包んでいる結合組織．筋周膜によって束ねられた筋線維群

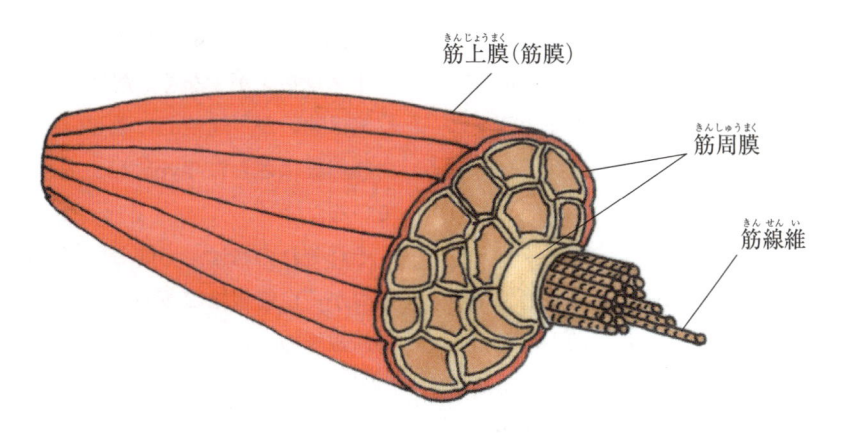

図 2-47　骨格筋の構造

を筋束という．

筋上膜　いくつかの筋束をまとめて，1つの筋として囲んでいる膜．

骨格筋線維の構造（図2-47, 48, 49）

1つ1つの骨格筋線維は筋細胞膜で包まれ，多くの核と細胞質よりなる．細胞質には，筋原線維があり，グリコーゲンの顆粒やミオグロビンを多く含む．

筋原線維（筋細線維）myofibril

太さ1μmの微細な線維で，群をなして骨格筋線維内を縦走している．筋線維の横断切片では，筋原線維の集合は小さな点として見られ，コーンハイム野と呼ばれる．

筋小胞体　それぞれの筋原線維は管状をした筋小胞体で包まれている．この管は筋原線維の方向に走っており，L系とも呼ばれる．筋小胞体は細い何本もの管に分かれA帯を包んでいるが，両端のA帯とI帯の境介部ではそれぞれの小胞体の管が互いに連絡し，つながって終末槽を形成する（図2-48）．

T細管　A帯とI帯の終末槽の間には筋細胞の細胞膜から続く管である何本かのT細管がきて，互いに連絡して筋原線維をとりまいている．これをT系と呼ぶ．1つのT系と，その両側の終末槽を合わせて三つ組と呼ぶ．

筋小胞体は筋細胞の滑面小胞体であり，そのなかにはCaイオンを入れている．筋細胞の細胞膜が興奮して脱分極を起こすと，T系を介して小胞体を刺激し，Caイオンを放出させる．筋収縮のエネルギー源はATPであるが，Caイオンがなければ収縮は起こらない．

ミオフィラメント　光学顕微鏡で観察される筋原線維は，電子顕微鏡で見ると，さらに細かいフ

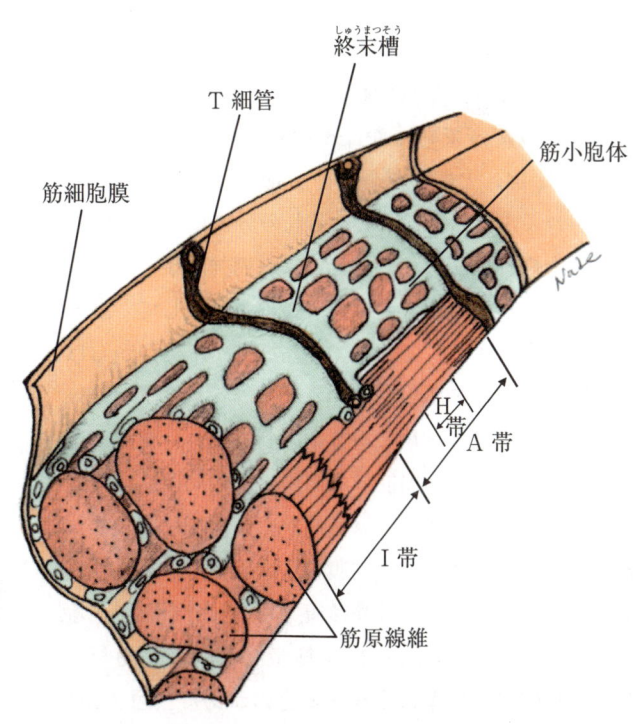

図 2-48　骨格筋線維の構造

ィラメントの集まりである．これをミオフィラメントと呼ぶ．フィラメントにはアクチンというタンパク質からなる細いフィラメントとミオシンからなる太いフィラメントの2種がある．

【横紋筋とミオフィラメント】

光の屈折の差異により筋線維全体の縦断切片で明暗の横紋構造が顕微鏡で見える．暗調に見える部分はA帯，明調に見える部分はI帯と呼ばれる．I帯の中央にZ線と呼ばれる線状構造があり，A帯の中央部にH帯と呼ばれるやや明るい部分がある．A帯はアクチンとミオシンの両フィラメントが並ぶところで，H帯は太いミオシンフィラメントのみから，I帯は細いアクチンフィラメントだけからなる．2つのZ線の間は筋収縮の1つの単位であり筋節 sarcomere と呼ばれる．

骨格筋線維の分類（図2-49）

骨格筋線維は2種類，赤筋線維と白筋線維に分けられる．

赤筋線維（Type 1線維） ミトコンドリア，ミオグロビン，チトクロムを豊富に含む．収縮は遅いが，持続的に働く．

白筋線維（Type 2線維） ミトコンドリア，ミオグロビンが少なく，解糖系の酵素を多く含む．収縮は速いが，連続的に激しい運動はできない．白筋線維はさらに Type 2A，2B，2X に細分されている．

それぞれの筋は，赤筋および白筋線維の両者を持つが，白筋線維の多い筋は全体として白っぽく，赤筋線維の多い筋は赤味が強い．白筋は四肢の筋に多い．

骨格筋の発生（図2-50，51）

体幹と四肢の筋の多くは，**体節** somite の筋板 myotome から発生する．体節の分化は，頭方では遅いが，胎生5週頃から胸部の体節で筋板の分化が始まる．筋板に由来し筋細胞への分化能を持った細胞を筋芽細胞 myoblast と呼ぶが，いくつかの筋芽細胞が融合して筋管 myotube ができ，その細胞質中に筋原線維が形成される．筋原線維が現れると筋管は収縮能を持つようになる．筋管が長く発達して筋線維となり，やがて横紋が現れて骨格筋の特徴を示すようになる．

体幹では，左右の筋板がそれぞれ外側に向かってひろがっていくが，その過程で背側の上分節（軸上部）と腹方外側の下分節（軸下部）に二分される（図2-50）．それぞれの分節には早い時期に脊髄神経が入り，上分節は脊髄神経後枝，下分節は前枝の支配を受ける．このようにして，上分節からは主として体幹の伸筋群が，下分節からは胸腹部体壁の筋が発生する．そのうち，下分節は胸部と腹部で3層に分かれ（図2-50），胸部では最外層から外肋間筋，中間層から内肋間筋，最内層から最内肋間筋と胸横筋が，腹部ではそれぞれの層から外腹斜筋，内腹斜筋，腹横筋が形成される．腹直筋は，下分節の腹方端の部分からできる．頭部の筋には(1)後頭筋板，(2)耳前筋板，(3)鰓弓の間葉に由来するものがある（図2-51）．(1)からは舌筋が，(2)からは眼筋が発生する．

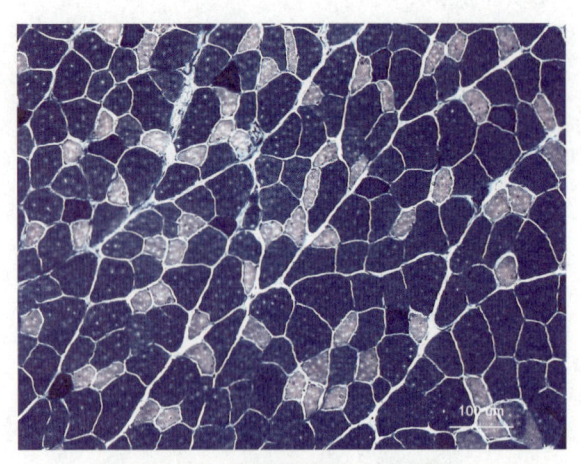

図2-49　骨格筋線維（横断面）
トルイジンブルーで青く染色された1つ1つが筋線維の横断面．
1つの骨格筋に異なったタイプの筋線維が混在している．

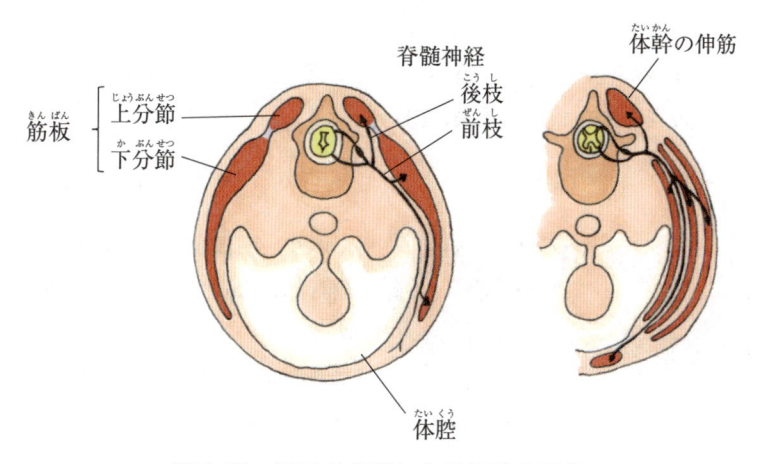

図 2-50　胚子の体幹における筋の分化

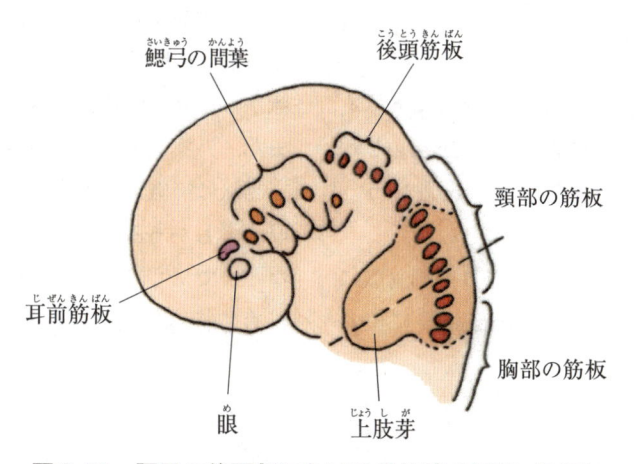

図 2-51　胚子の後頭部における骨格筋の原基（7週）

表 2-2　鰓弓の間葉から発生する骨格と筋

鰓弓	骨格	筋	支配神経
I（顎骨弓）	Meckel 軟骨（下顎軟骨）→蝶下顎靱帯，前ツチ骨靱帯，ツチ骨，キヌタ骨	咀嚼筋，顎舌骨筋，顎二腹筋前腹，口蓋帆張筋，鼓膜張筋	三叉神経（V₃）
II（舌骨弓）	Reichert 軟骨（舌骨軟骨）→アブミ骨，茎状突起，茎突舌骨靱帯，舌骨小角と体上部	表情筋，顎二腹筋後腹，茎突舌骨筋，アブミ骨筋	顔面神経（VII）
III	舌骨大角と体下部	茎突咽頭筋（上咽頭収縮筋）	舌咽神経（IX）
IV	甲状軟骨，楔状軟骨	輪状甲状筋，口蓋帆挙筋，咽頭収縮筋群	迷走神経の上喉頭神経（X）
V		無発生または痕跡的発生	
VI	甲状軟骨，小角軟骨，披裂軟骨，輪状軟骨	喉頭内部の筋	迷走神経の反回神経（X）（下喉頭神経）

鰓弓からは頭頸部の多くの筋が発生し，それぞれの鰓弓神経の支配を受ける（表2-2）．頭頸部の筋のかなりのものが，神経堤すなわち外胚葉に由来するとされている．

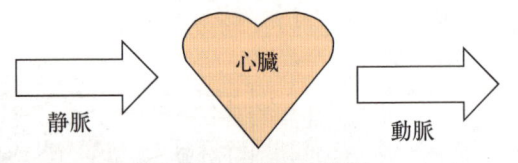

図 2-52 動脈と静脈

2-6 循環器系

循環系は血液とリンパの循環にあずかる器官系であり，血管系とリンパ管系に分けられる．

血管系

血管系は血液を流す管で，心臓と血管に分ける．血液を心臓から送りだす血管を動脈 artery と呼び，血液を心臓に返す血管を静脈 vein という（図 2-52）．

動脈はつぎつぎに分かれて細くなり，細動脈に達し，組織中の毛細血管 blood capillary に流れていく．毛細血管は組織中で細かく枝分かれして網目状になっており（毛細血管床），血液と組織液との間の物質交換を行っている．毛細血管からは細静脈に戻り，さらにしだいに太くなる静脈を通って心臓に帰る．

血管の構造（図 2-53）

動脈と静脈の壁は内膜，中膜，外膜の3層構造である．内膜は一層の内皮と少量の線維性結合組織からなり，中膜は平滑筋と弾性線維からなる．また，外膜は疎性結合組織からなる．

動脈は静脈よりも中膜の発達がよいため，壁が厚く弾力がある．心臓に近い大動脈（上行大動脈など）では心臓の血液拍出に伴う血圧に対応するために特に弾性線維に富んでいる（弾性動脈）．

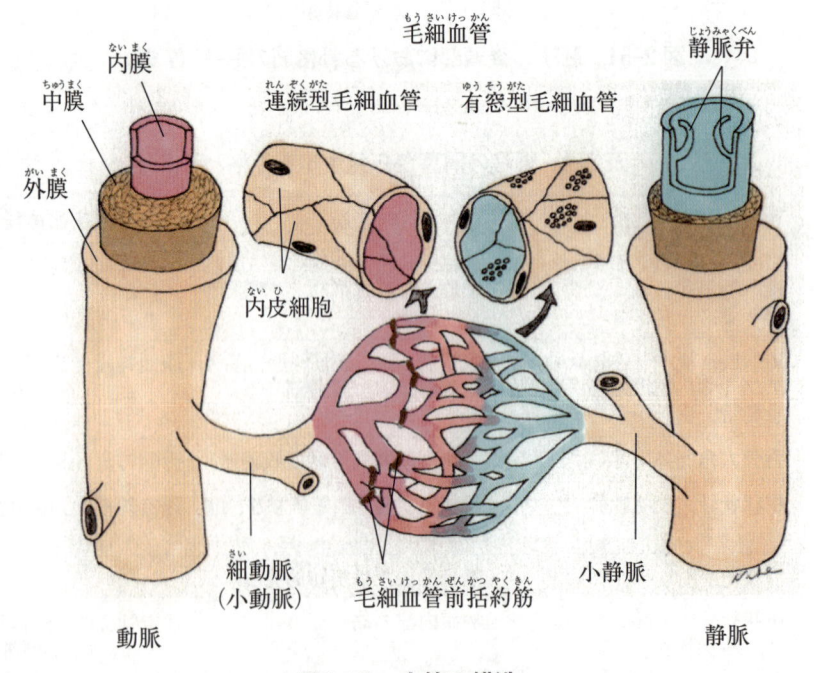

図 2-53 血管の構造

また，末梢の臓器に向かう中径以下の動脈（橈骨動脈）では収縮して血液を送るために弾性線維よりも平滑筋線維が多い（筋性動脈）．静脈は管腔の径は大きいが，中膜よりも外膜が厚い．

静脈は動脈と比較して血圧が低く，収縮力が弱いため血液が貯留しやすいので血液の逆流を防ぐため内膜が血管腔に突出して弁を形成している（静脈弁）．特に四肢の静脈で発達している．

毛細血管は3層構造をとらず，1層の内皮細胞からなる．毛細血管を流れる血液と組織との間でガス（酸素，二酸化炭素）や栄養分のやり取りをするために内皮細胞には孔を持つものもある（有窓型毛細血管）．特に肝臓・脾臓では大きな孔を持つので，洞様毛細血管という．

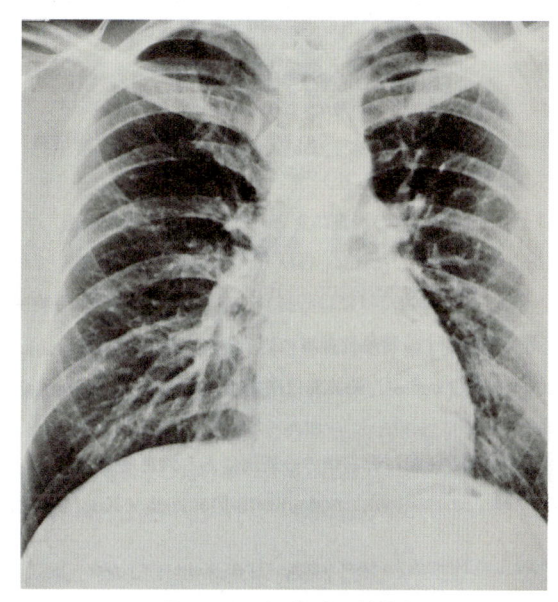

図2-54　心臓（X線像）

吻合 anastomosis

隣り合った区域の細動脈は互いに連絡し合っており，これを吻合という．吻合が豊富であると，1つの枝が閉塞しても吻合するほかの枝から血流が補償されるのでその区域の組織は虚血に陥ることはない．一方，吻合枝を持たない動脈を**終動脈** end artery といい，閉塞された場合には支配領域の組織が壊死に陥る．これを**梗塞**と呼ぶ．終動脈は脳，心臓，腎臓，脾臓，肺，網膜などに見られ，これらの臓器では梗塞を起こす（脳梗塞，心筋梗塞，腎梗塞など）．

■参考■　虚血 ischemia
　動脈の狭窄などによる局所性の血流障害または貧血をいう．

血管の神経

血管壁を構成している平滑筋には主に交感神経性血管収縮神経が分布している．しかし，骨格筋の血管には交感神経性血管拡張神経が，唾液腺，舌，陰茎などの一部の血管には副交感神経性血管収縮神経が分布している．

心臓 heart（図2-54）

心臓は左右の肺の間で，下面は横隔膜と接する．したがって，心臓は**縦隔**に存在する．大きさは握りこぶしより少し大きめで，重量は200〜300g，容量は500〜1000mLである．

心臓の位置と大きさ

心臓の上端の広い部分を心底といい，ここから大血管が出る．下端のとがった部分を心尖といい，左の第5肋間の高さにある．心尖部は前胸壁の近くにあるため，この部の胸壁表面に心尖拍動を触れることができる．

心膜と心臓壁（図2-55）

心膜は，心臓と心臓に出入りする大血管の基部を包む袋で，外側の線維性心膜と内側の漿膜性心膜よりなる．線維性心膜は結合組織性の厚い膜で，内側の漿膜性心膜（壁側板）と密着しており，合わせて**心嚢**（しんのう）という．漿膜性心膜は，単層扁平上皮からなる漿膜であり，壁側板と心臓を直接包む臓側板（心外膜）からなる．漿膜性心膜壁側板と漿

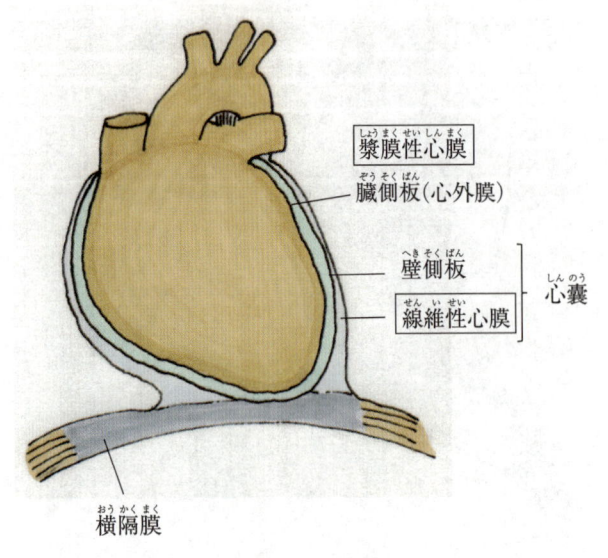

図 2-55　心膜

漿膜性心膜臓側板（心外膜）は連続している．漿膜性心膜壁側板と漿膜性心膜臓側板（心外膜）の間の腔所を**心膜腔**といい，心膜から分泌された少量の漿液（**心膜液**）が入っており，摩擦を防いでいる．

心臓の壁は血管と同様に 3 層構造であり，外側から**心外膜・心筋層・心内膜**からなる．心外膜は上述のごとく漿膜性心膜壁側板である．心筋層は心筋（横紋筋）よりなり，心房より心室で厚い．心内膜は血管の内膜の続きである．心臓の弁（房室弁）は心内膜の突出したものである．

■参考■　心膜炎
心膜からの漿液の分泌が減少し，心膜が滑らかに動きにくくなって，痛みを伴い，心臓の動きを障害する．

■参考■　心タンポナーデ
交通事故による胸部外傷，大動脈解離，急性心筋梗塞などで心膜腔に出血をきたすと（急激に多量の液体が貯留），心臓の拡張（拍動）が妨げられ，心不全となり，危険な状態に至る．

心臓の内腔（図 2-56）

心臓は 4 つの部屋，左右の心房と左右の心室か

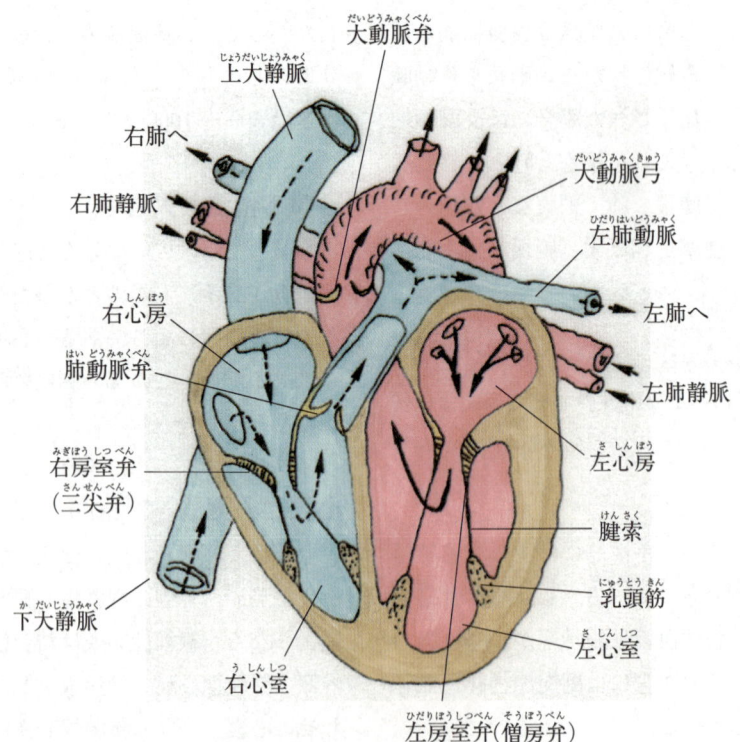

図 2-56　心臓の内腔
破線の矢印は静脈血の流れ，実線の矢印は動脈血の流れを示す．
心臓の血管の赤い部分は動脈血が，青の部分は静脈血が流れる．

らなる．心臓表面で心房と心室の間には冠状溝が形成される．左右の心房を分ける隔壁を心房中隔，左右の心室を分ける隔壁を心室中隔という．また心房と心室は房室口で連絡する．

心房 atrium　心房の壁は心室に比べると非常に薄い．右心房には上大静脈，下大静脈および冠状静脈洞が開口する．左心房には左右から2本ずつの肺静脈が開口する．左右の心房の内面の大部分は平滑であるが，上方の一部には筋線維が網目状の部分がある（櫛状筋）．この部分を心耳といい，本来の心房にあたる．左右の心耳は，心臓外面からはふくれた部分として認められる．左右の心房を分ける隔壁である心房中隔には小さな陥凹が見られる．これを卵円窩といい，胎生期の卵円孔のなごりである．

心室 ventricle　心室の壁は心房に比べて非常に厚い．特に左心室壁は大動脈に向かって力強く血液を送り出すために厚く，右心室壁の約3倍ある．心室壁では筋線維束の高まり（肉柱）が見られ，その一部は内腔に円錐状に突出している．これを**乳頭筋**といい，その先端からは房室弁と連絡する多くの細いヒモ状の**腱索**が出ている．

右心室からは肺動脈幹，左心室からは上行大動脈が出るが，これらの動脈に移行する部分は筒状になっており，動脈円錐という．

■**参考**■
心房中隔欠損症：心房中隔の発生異常のために，先天的に心房中隔に穴があいている疾患である．女性に多い．
心室中隔欠損症：心室中隔に穴があいている疾患で，膜性部に最も多い．

心臓の弁（図2-56, 57, 58）

心房と心室の間（房室口）にあるものを房室弁，心室から出る動脈の基部にあるものを動脈弁という．

房室弁（尖弁）　パラシュートに似た形で，その遊離端には多くの腱索がついており，乳頭筋と連絡している．右房室口にあるものを右房室弁（三尖弁）といい，左房室口にあるものを左房室弁（二尖弁，僧帽弁）という．

動脈弁（半月弁）　動脈口にある3枚のポケット状の弁である．肺動脈口にあるものを**肺動脈弁**，大動脈口にあるものを**大動脈弁**という．大動脈弁の直上には，心臓を栄養する左・右冠状動脈の出口がある．

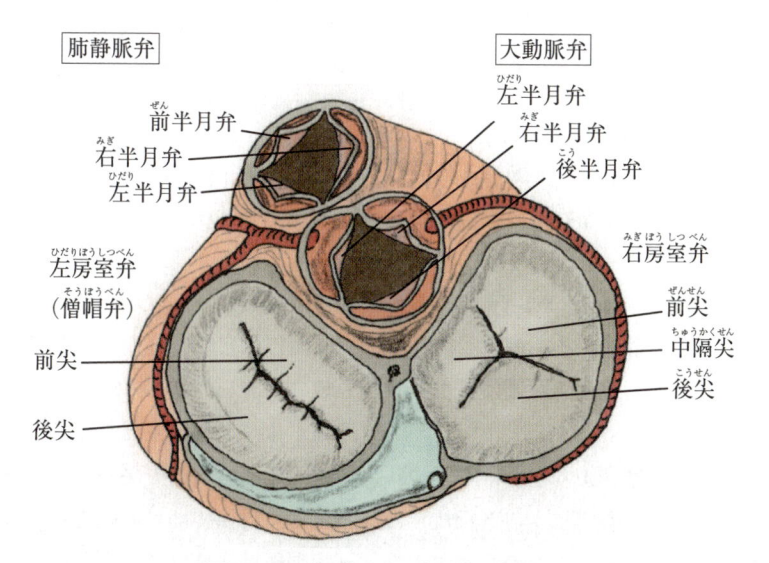

図2-57　心臓の弁（心室収縮時）
心房を取り除いて，上から見た図．

図 2-58　心臓の弁（心室拡張時）

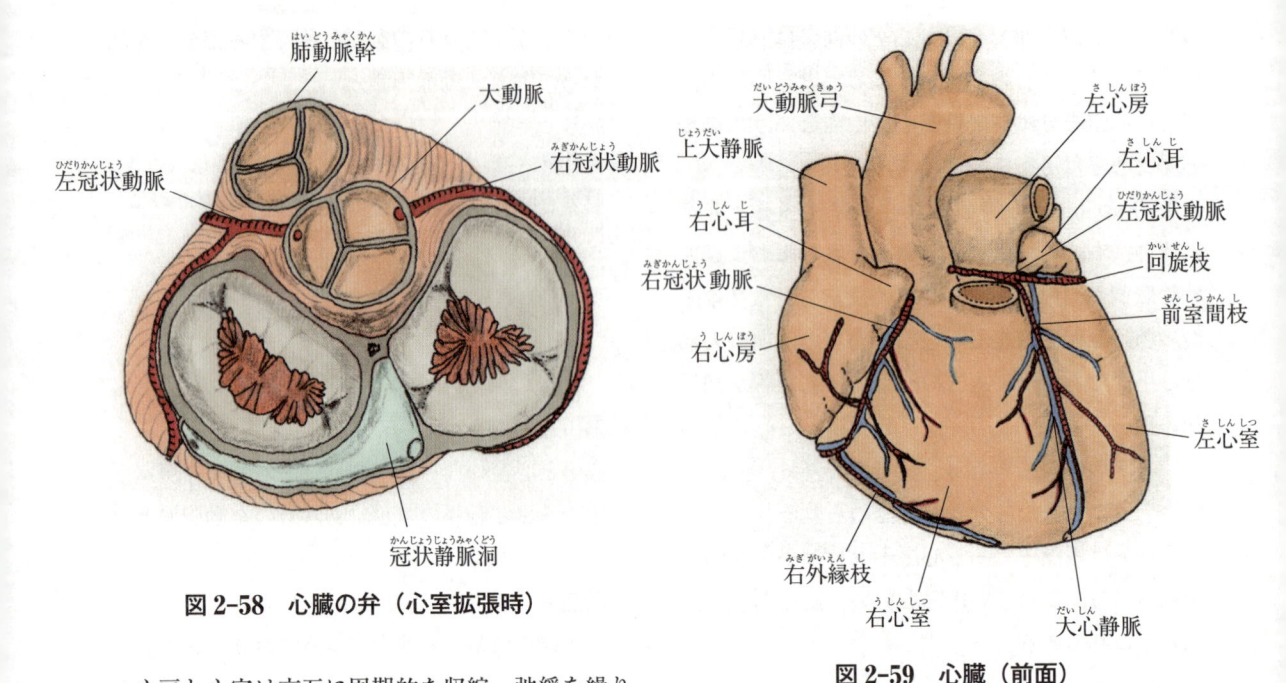

図 2-59　心臓（前面）

　心房と心室は交互に周期的な収縮・弛緩を繰り返している（拍動）．左右の心房と左右の心室は，それぞれが交互にほぼ同時に収縮する．したがって左右の房室弁は，心室が収縮するときに同時に閉じ，動脈弁は心室が拡張するときに閉じる．

■参考■　弁膜症
　心臓の弁の開閉がスムーズにいかない状態で，狭窄症（十分に弁が開かない状態）と，閉鎖不全症（弁がきちっと閉じない状態）がある．原因としてはリウマチ性が最も多い．

心臓に分布する血管（図 2-59, 60）

　心臓内には血液が入っているが，心臓はこの血液から栄養を受けているのではない．心臓自身を養う血管系がある．
　動脈は左右の**冠状動脈** coronary artery である．心臓各部からの静脈（大心静脈，小心静脈，前心静脈）は，心臓の後部にある**冠状静脈洞**に集まったのち右心房に注ぐ．
　冠状動脈は上行大動脈の基部より左右1本ずつ出る．左冠状動脈はすぐに前室間枝（前下行枝）と回旋枝に分かれる．前室間枝は左右の心室および心室中隔の前部に分布する．回旋枝は心臓後面に至り，左心房および左心室後部に分布する．右冠状動脈は，心臓後面に至り，後室間枝となって左右の心室および心室中隔の後部に分布する．洞房結節と房室結節には主に右冠状動脈の枝が分布している．

■参考■　虚血性心疾患
　狭心症と心筋梗塞を総称して，虚血性心疾患といい，冠状動脈の動脈硬化を基礎にして発症する．一過性に心筋への血液供給が減少して胸痛をきたすものを狭心症といい，冠状動脈が血栓などにより閉塞し，その支配領域の心筋が壊死に陥った状態を心筋梗塞という．前室間枝が最も多い．

心臓の神経

　心臓には自律神経が分布している．交感神経は心臓の機能を亢進し，副交感神経（迷走神経）は抑制する．これは主として，これら自律神経が次に述べる洞房結節や房室結節に作用することで行われる．自律神経は心臓の血管にも分布している．冠状動脈は交感神経により拡張し，副交感神経により収縮する．また，心筋の収縮力は，交感神経

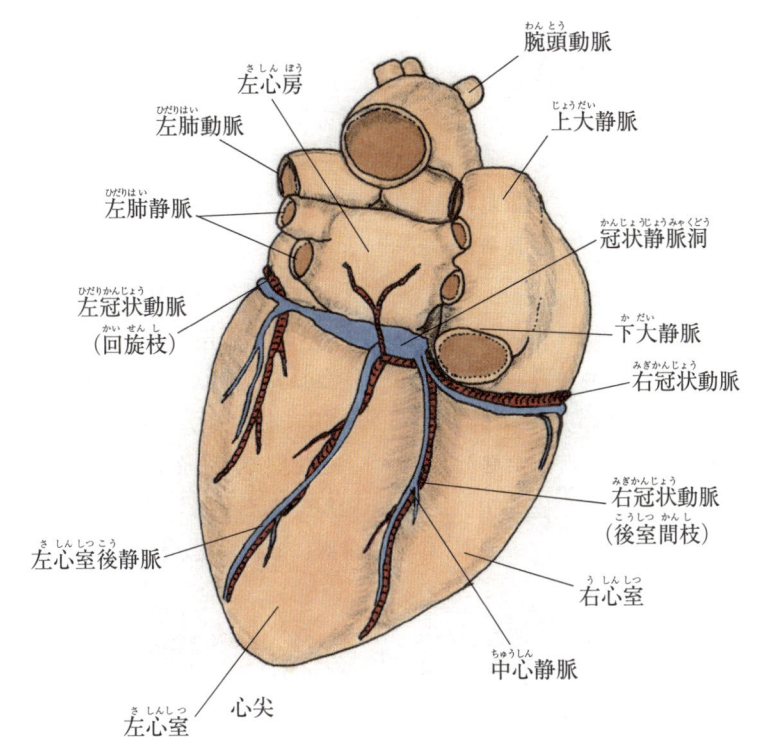

図 2-60　心臓（後面）

によって強められる．

刺激伝導系（図 2-61）

　左右の心房がほぼ同時に収縮し，引き続いて左右の心室が収縮する．このリズムを調節するのがペースメーカーと呼ばれる細胞集団で，上大静脈開口部付近にある洞房結節（SA 結節）がこれにあたる．右心房の洞房結節から出された刺激は心房を通って，房室結節（AV 結節）に伝えられる間に心房の収縮を引き起こす．房室結節は冠状静脈洞開口部付近にある．房室結節に伝えられた刺激は，少し間をおいて，**房室束（ヒス束）**に伝えられ，**左脚**と**右脚**に分かれて左右の心室壁を下行しながら**プルキンエ線維**となって心室壁に分布する．このシステムを**刺激伝導系**というが，これをつくっているのは**特殊心筋**と呼ばれる自動的に収縮・興奮する心筋で，神経線維ではない．

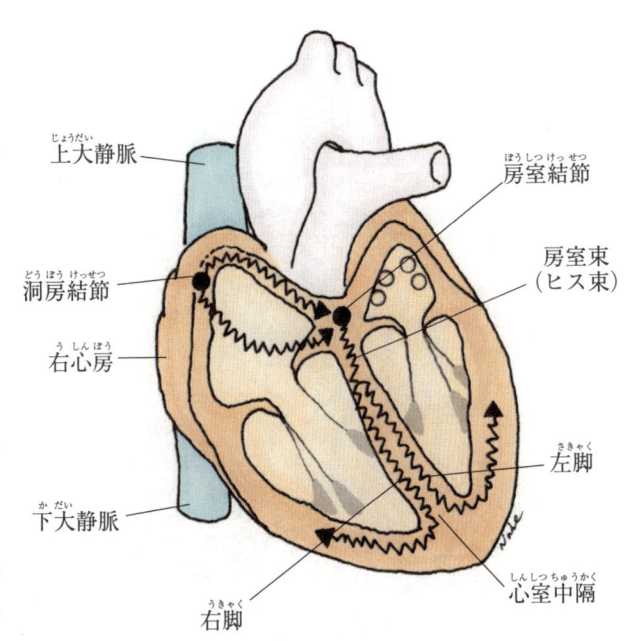

図 2-61　刺激伝導系

■**参考**■　不整脈
　刺激伝導系の異常により，脈拍が早くなったり，遅くなったり，不規則になったりすることを不整脈という．

小循環（肺循環）

右心室の静脈血を肺動脈によって肺に運び，肺内の毛細血管でガス交換を行って，動脈血となった血液を肺静脈により左心房に導く血管系である（図2-62）．

肺動脈

右心室から1本の肺動脈幹が出る．これは左右に分れて右と左の肺動脈となって肺に全身から戻ってきた静脈血を運ぶ．

肺静脈

左右の肺から，それぞれ2本ずつの肺静脈が出て，左心房に入る．したがって，左心房には合計4本の肺静脈が注ぐ．肺静脈には肺で酸素をもらった動脈血が流れる．

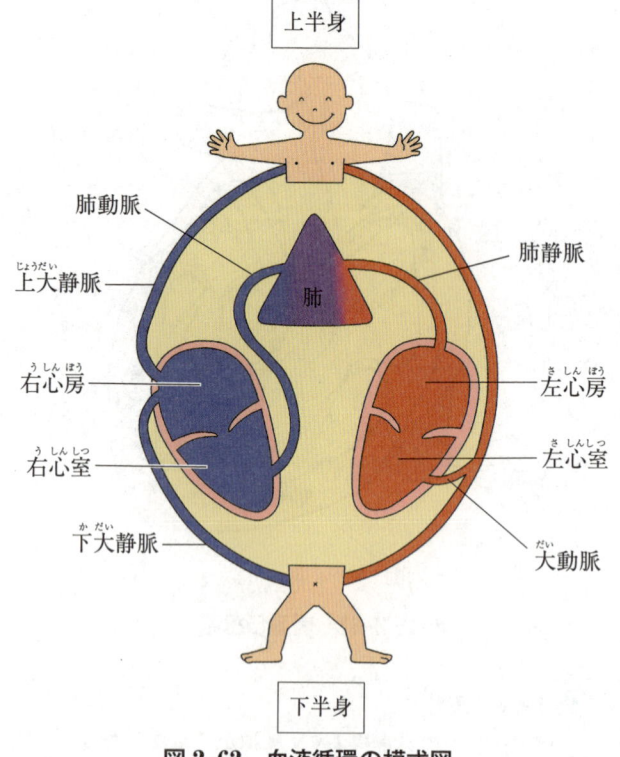

図2-62 血液循環の模式図
赤は動脈血，青は静脈血．

【動脈と動脈血の違いは？】

動脈とは，心臓から血液を運び出す血管のことである．動脈血とは肺で酸素をもらった血液のことである．したがって血管は心臓が中心となって動脈と静脈に区別される．しかし，血液は肺が中心となって，動脈血と静脈血に区別される．したがって，心臓から肺に血液を運ぶ血管は肺動脈であるが，その中には静脈血が入っている．同様に，肺から心臓に血液を帰す血管は肺静脈であるが，その中には肺で酸素をもらった動脈血が入っている．

胎生期で，静脈血が動脈血に変えられるのは，胎盤である（胎児循環を参照）．したがって，臍静脈には動脈血が流れる．

大循環（体循環）

左心室の動脈血を大動脈により身体の各部に運び，毛細血管の部分で物質交換を行って生じた静脈血を上・下大静脈によって右心房に帰す血管系である（図2-62）．

動脈系

大動脈 aorta （図2-63，64）

大動脈は左心室より始まる．まず，上行して上行大動脈となり，ついで左後方に弓状に曲がって**大動脈弓** aortic arch をつくる．次に，下行大動脈となって胸腔内で脊柱の左側を下り，横隔膜の大動脈裂孔を通って腹腔に入り，第4腰椎の高さで左右の総腸骨動脈に分かれる．総腸骨動脈に分かれるまでが大動脈である．下行大動脈は胸腔内にある**胸大動脈**と腹腔内にある**腹大動脈**に分けられる．

大動脈から分かれて，いろいろな臓器に分布する主な動脈をまとめると次のようである．上行大動脈の基部からは，心臓を栄養する左右の冠状動脈が出るが，これについては心臓の項を参照．

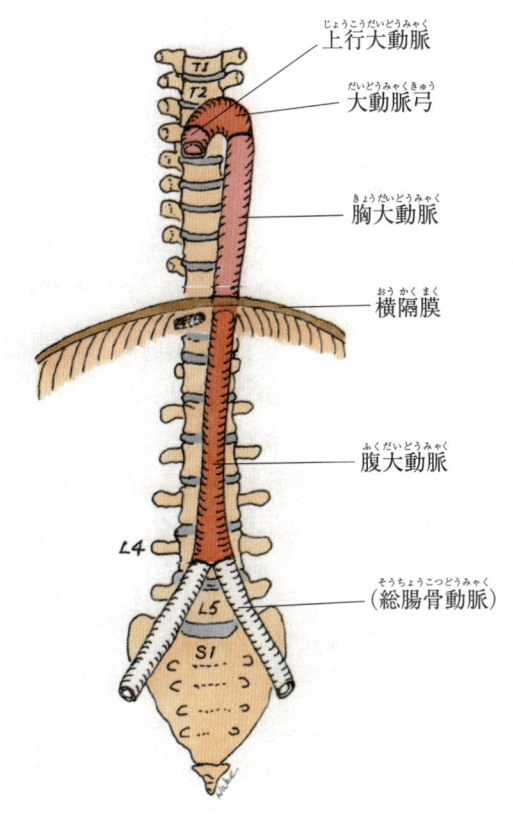

図 2-63　大動脈

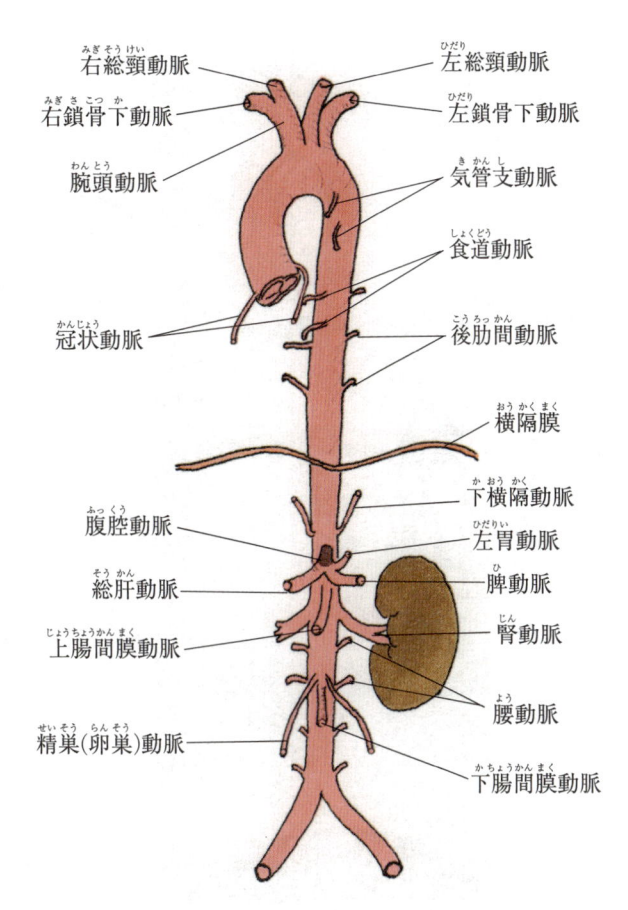

図 2-64　大動脈から出る主な枝

脳に分布する動脈（図 2-65 ～ 68）

脳には総頸動脈から分かれる内頸動脈と，鎖骨下動脈から分かれる椎骨動脈が分布する．

　内頸動脈は総頸動脈から分かれて上行し，頸動脈管を通って頭蓋腔内に入り，前大脳動脈と中大脳動脈に分かれる．脳は血液の供給を常に必要とし，1秒間血液供給が途絶えると，脳中の酸素はほとんど消費される．6秒間止まると気を失い，数分続くと永続的な障害が起こる．

【頸動脈サイフォン】

　頭蓋腔に入った内頸動脈は前方に向かい，眼動脈を出した後に，後方にUターンする．この屈曲部を頸動脈サイフォンと呼ぶ．

　椎骨動脈は鎖骨下動脈起始部より出て，頸椎の横突孔の中を上行し，大後頭孔を通って頭蓋腔内に入る．ついで，左右の椎骨動脈が合流して1本の脳底動脈となる．脳底動脈は左右の後大脳動脈に分かれる．

　脳の底部で前・中・後大脳動脈は交通枝によって吻合し，トルコ鞍の周囲で動脈輪をつくる．これを**大脳動脈輪（ウイリス動脈輪）**という（図2-65）．大脳動脈輪はクモ膜下腔内で形成されている．

　大脳動脈輪からの枝は，クモ膜下腔を走って，大脳皮質に分布する皮質枝と，動脈輪の周囲の脳底部から脳の奥深くに入る中心枝に分けられる．

　前大脳動脈の皮質枝は大脳半球内側面（前頭葉，頭頂葉）の皮質に分布する．また中心枝は視床下部にも分布する．

　中大脳動脈の皮質枝は大脳半球外側面（前頭葉，

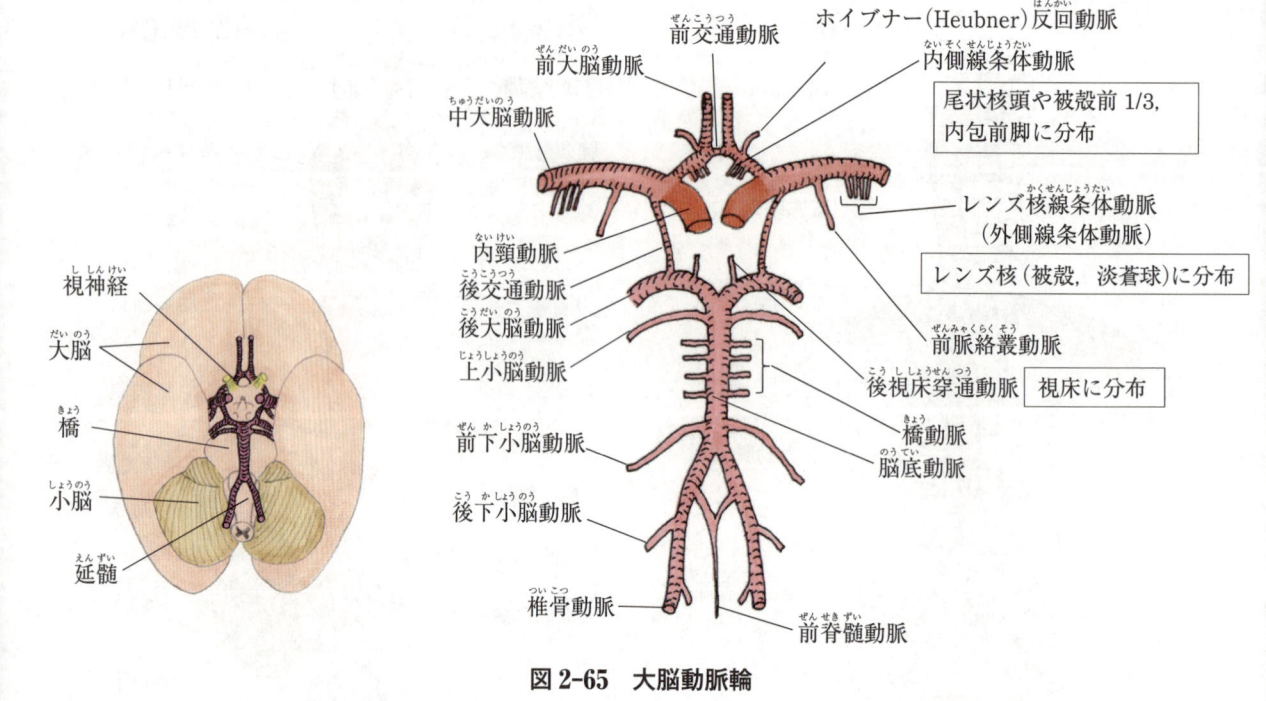

図 2-65　大脳動脈輪

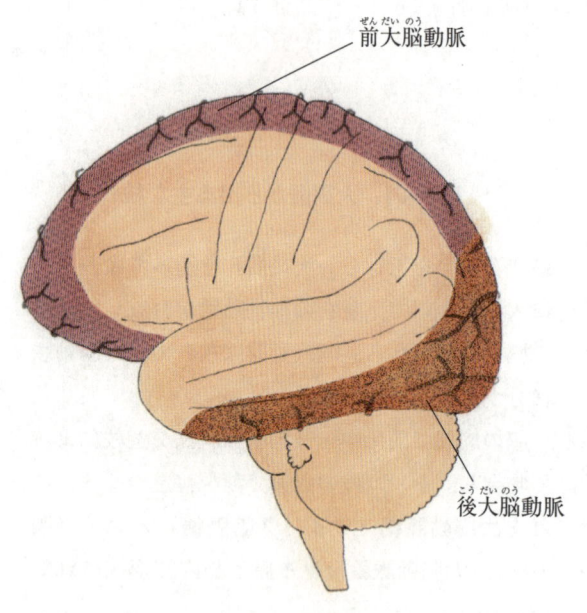

図 2-66　前大脳動脈と後大脳動脈の分布領域

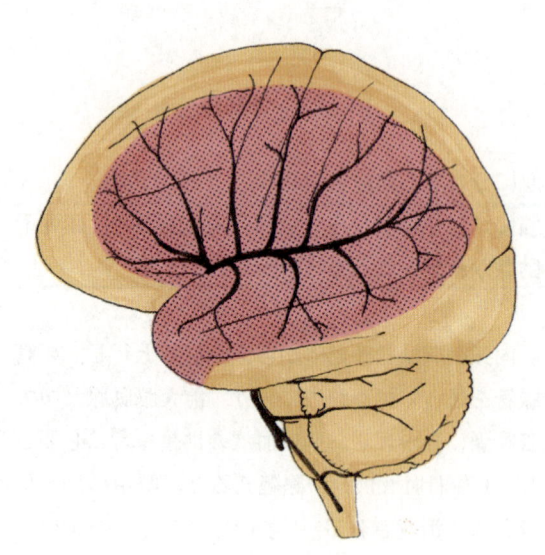

図 2-67　中大脳動脈の分布領域

頭頂葉，側頭葉）の皮質に分布する．一部の枝（中心枝）は大脳半球深部に入り，大脳基底核（線条体）と内包に分布する（レンズ核線条体動脈）．脳出血の70％はこの動脈に起因している．内包に分布していることから，この動脈の出血は内包を障害し，随意運動の錐体路を遮断するため半身不随となる．

【脳卒中動脈】

　レンズ核線条体動脈は，高血圧性脳血管腫の原因血管で，出血しやすいのでこの名がある．シャルコーの脳卒中動脈ともいう．

前大脳動脈
中大脳動脈
後大脳動脈

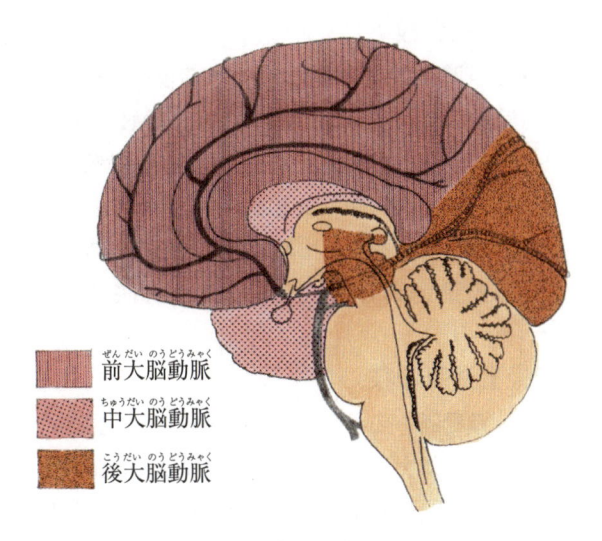

図2-68 脳の動脈分布（内側面）

後大脳動脈の皮質枝は大脳半球後部の皮質に分布するほか，中心枝は視床にも分布している．

脳底動脈は脊髄，延髄，橋，小脳に分布する枝を出す．

内頸動脈は頭蓋腔内で眼動脈を分枝する．眼動脈は視神経管を通って眼窩に入り，眼球，前頭部，鼻腔に分布する．眼動脈の枝の1つである網膜中心動脈は視神経中に入り，網膜に分布する．

■参考■　モヤモヤ病

ウイリス動脈輪を始めとする脳底の血管が閉塞し，虚血に陥った結果，新たな細い網目状の血管（モヤモヤ血管）が新生されるが，細いため，脳虚血や脳出血をきたしやすい．脳血管造影で異常血管が煙のようにもやもやに見えるところから，正式名称として「モヤモヤ病」と名付けられた．

顔面に分布する動脈（図2-69）

顔面には総頸動脈から分かれる外頸動脈が分布する．

外頸動脈は総頸動脈から分かれて上行し，舌動脈，顔面動脈，顎動脈，浅側頭動脈を出す．

舌動脈：舌に分布する．

顔面動脈：その名前の通り，顔面に分布する主な動脈である．下顎骨を横切るところで拍動を触れられる．

顎動脈：側頭下窩に入り，咀嚼筋に分布するほか棘孔を通って脳硬膜に分布する中硬膜動脈，下顎管に入り，歯や歯肉に分布する下歯槽動脈，鼻腔に分布する蝶口蓋動脈や眼窩下動脈などを分枝する．

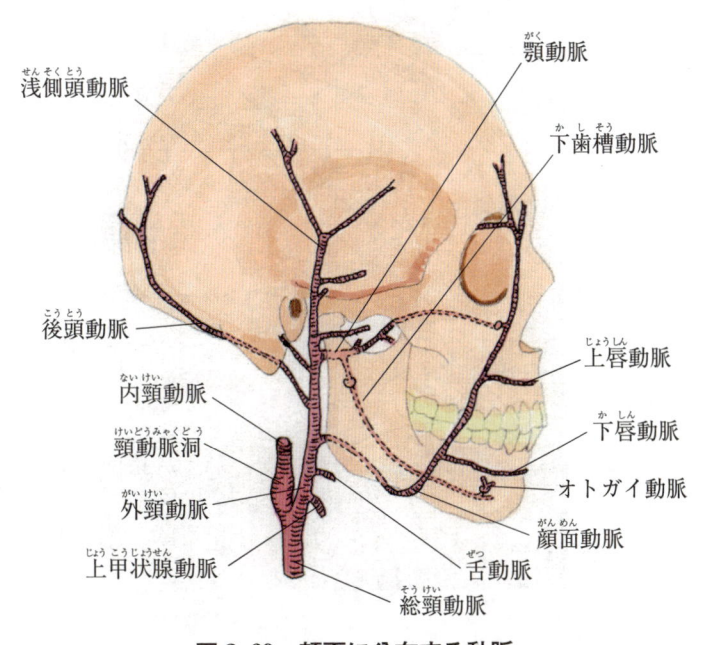

図2-69 顔面に分布する動脈

浅側頭動脈：耳介の前を上行し，頭皮に分布する．こめかみの部分で拍動を触れられる．

■参考■　急性硬膜外血腫

硬膜と頭蓋骨の間に血液が貯留（血腫）した状態で，頭蓋骨の骨折によるものが多い．特に中硬膜動脈はプテリオン（コメカミで前頭骨，側頭骨，蝶形骨，頭頂骨が合わさるH字形のところ）の裏側を通り，この部位の骨は薄く，打撲により骨折しやすく，同時に中硬膜動脈も破損しやすい．側頭骨骨折では要注意である．

頸部に分布する動脈（図2-70）

頸部には外頸動脈，鎖骨下動脈の枝が分布する．特に前頸部は外頸動脈の枝が，外側から後頸部には鎖骨下動脈の枝が分布する．

総頸動脈は頸部を上行するが，内頸動脈と外頸動脈に枝分かれするまで全く枝を出さない．

外頸動脈の枝

上甲状腺動脈：甲状腺に分布する前に胸鎖乳突筋や舌骨下筋群に分布する．また，喉頭に分布する上喉頭動脈や輪状甲状動脈は上甲状腺動脈から分かれる．上喉頭動脈は上喉頭神経の内枝とともに，甲状舌骨膜を貫いて喉頭内面に分布する．輪状甲状動脈は細い枝で，輪状甲状筋を栄養する．

鎖骨下動脈の枝

甲状頸動脈：変異が多い動脈であるが，頸部にいくつかの枝を出す．下甲状腺動脈はこの動脈から出る．喉頭に分布する下喉頭動脈は下甲状腺動脈から分かれる．下喉頭動脈は，下喉頭神経（迷走神経の枝である反回神経の続き）とともに気管の後ろを上行し，下咽頭収縮筋を貫通して喉頭下部の粘膜と筋に分布する．

椎骨動脈：後頸部の深層筋には椎骨動脈の枝が分布する．

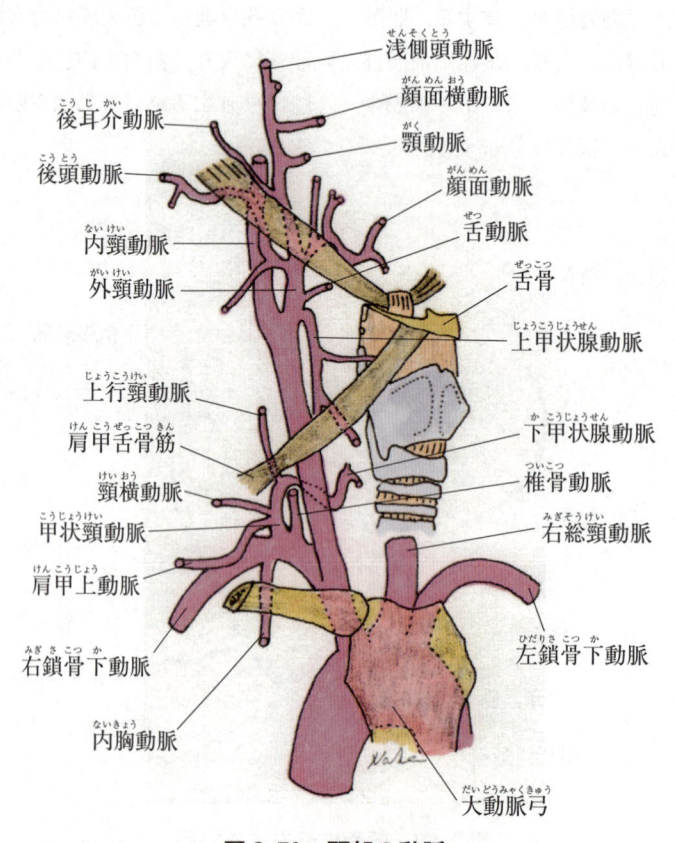

図2-70　頸部の動脈

【頸動脈小体】

総頸動脈が外頸動脈と内頸動脈に分かれる分岐部には径1～2 mm大の頸動脈小体がある．これは化学受容体で，血中の酸素および炭酸ガス濃度の変化に反応して，血圧の上昇，呼吸運動促進の働きをする．これには舌咽神経や迷走神経の枝および交感神経が分布している．

【頸動脈洞】（図2-69）

総頸動脈末端部から内頸動脈起始部にかけて，その壁が膨隆している．この部を頸動脈洞といい，圧受容体として血流の変化に反応して血圧調節を行う．これには舌咽神経の枝が分布している．

上肢帯と自由上肢に分布する動脈（図2-71）
上肢帯や自由上肢には鎖骨下動脈の枝が分布する．

鎖骨下動脈 subclavian artery は，右は腕頭動脈，左は大動脈弓より直接分かれ，第1肋骨上面を通りすぎると，腋窩動脈と名前を変える．鎖骨下動脈が第1肋骨の上面にさしかかる手前で甲状頸動脈を出すが，ここから肩甲上動脈が分かれる．**肩甲上動脈**は前斜角筋の前を横切って外側に走り，胸鎖乳突筋の後を通って鎖骨の後から肩甲骨上縁に向かう．肩甲切痕に張る上肩甲横靱帯の上を通り，棘上窩に入り，肩甲頸の後面から棘下窩に行く．肩甲上動脈は棘下筋の深部で肩甲回旋動脈と吻合する．鎖骨下動脈から直接，あるいは甲状頸動脈から出る頸横動脈の枝として肩甲背動脈が出る．**肩甲背動脈**は肩甲背神経に伴って肩甲骨内側縁に沿って菱形筋の深部を下行し，菱形筋，僧帽筋，広背筋に分布する．

腋窩動脈 axillary artery は腋窩を通り，大円

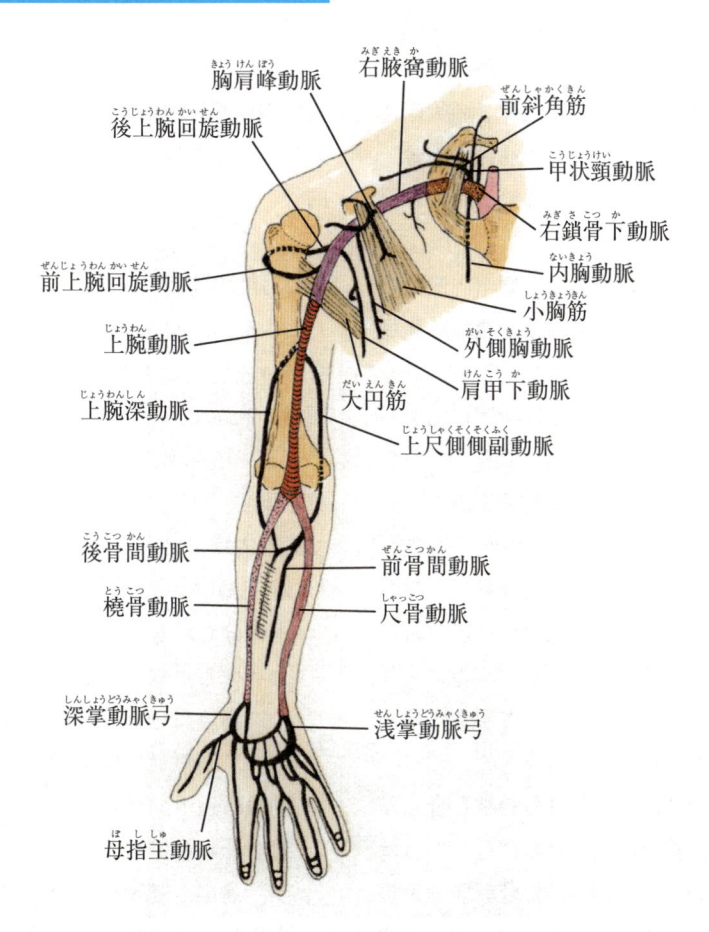

図2-71 上肢帯と自由上肢に分布する動脈

筋の腱の下縁で上腕動脈となる．**肩甲回旋動脈**は腋窩動脈から分かれる肩甲下動脈の枝である．

上腕動脈は肘窩で橈骨動脈と尺骨動脈に分かれる．

腋窩動脈 axillary artery は，肩甲部と胸壁に分布する最上胸動脈（小円筋，前鋸筋に分布），胸肩峰動脈（三角筋，大胸筋，肩峰に分布），外側胸動脈（前鋸筋，乳腺に分布），肩甲下動脈（広背筋，前鋸筋，肩甲骨背面に分布），前・後上腕回旋動脈（肩関節とその周囲に分布）などの枝を出す．**後上腕回旋動脈**は腋窩神経に伴って上腕骨，小円筋，大円筋，上腕三頭筋長頭で囲まれる四角隙を通る．

上腕動脈 brachial artery は上腕前面に分布するほか，上腕深動脈と肘関節周囲に分布する上・下尺側側副動脈を出す．また肘窩の部分では脈を触れることができ，血圧測定の際に利用されている．**上腕深動脈**は橈骨神経と共に上腕骨の後面に至る．三角筋と上腕の筋（上腕二頭筋，上腕骨，上腕三頭筋）に分布する．また肘関節動脈網に至る枝を出す．

尺骨動脈 ulnar artery は前腕の尺側（内側）を下行して手掌に現れ，橈骨動脈の枝と**浅掌動脈弓**をつくる．浅掌動脈弓からは指に行く枝が出る．尺骨動脈の起始部近くでは肘関節動脈網に加わる枝を出すほか，前腕骨間膜の前面に分布する前骨間動脈や，後面に分布する後骨間動脈を出す．

橈骨動脈 radial artery は前腕の橈側（外側）を下行して，手関節を越えた所で尺骨動脈と吻合して浅掌動脈弓をつくる浅掌枝を出す．浅掌枝を出した橈骨動脈は，解剖学的嗅ぎタバコ壺に入り，第1と第2中手骨近位端の間を通って手掌に向かい，深掌動脈弓をつくる．

深掌動脈弓からの枝は浅掌動脈弓の枝と合した後，指に分布する．橈骨動脈の起始部近くからは肘関節動脈網に加わる枝が出る．橈骨動脈は手根部で皮下近くを走るため，もっとも脈が触れやすく，普通ここで脈拍を測定する．

胸大動脈の枝（図2-64）

大動脈弓の続きである胸大動脈は，胸腔内で脊柱の左側を下行し，横隔膜の**大動脈裂孔**に至る．この過程で胸部内臓に分布する気管支動脈と食道動脈，および胸壁に分布する**肋間動脈**と肋下動脈を出す．**気管支動脈**は肺を栄養する動脈である．胸壁に分布する枝としては**肋間動脈**と肋下動脈がある．胸大動脈からでる肋間動脈は左右9対で，第3～11肋間隙を後ろから前に走り，後胸壁～側胸壁に分布した後，内胸動脈の前肋間枝（前肋間動脈）と吻合する．なお，第12肋骨の下にあるものは肋下動脈という．第1と第2肋間動脈は，鎖骨下動脈から出る肋頸動脈から分かれる．また，胸大動脈は，横隔膜上面に分布する上横隔動脈を出す．

【**内胸動脈**】内胸動脈は胸大動脈の枝ではなく，鎖骨下動脈の枝で，胸郭上口から胸腔内に入り，胸骨の両側を下行する．

腹大動脈の枝（図2-64，72）

胸大動脈の続きで，横隔膜の大動脈裂孔より始まり，腹腔内で下大静脈の左側を下行して，第4腰椎の高さで，左右の総腸骨動脈に分かれる．この過程で腹部内臓に分布する枝と腹壁に分布する枝を出す．

腹部内臓に分布する枝

1. **腹腔動脈**（左胃動脈，総肝動脈，脾動脈の3本に分かれる）：左胃動脈は胃の小弯に沿って分布する．総肝動脈は胃十二指腸動脈（胃と十二指腸に分布）と固有肝動脈に分かれる．固有肝動脈は肝臓の栄養血管である．固有肝動脈は途中，胆嚢に分布する胆嚢動脈を出す．脾動脈は膵臓の上部に沿って脾臓に分布するが，途中，膵臓への枝を出す．また，脾動脈から胃の大弯に沿って分布する右胃大網動脈

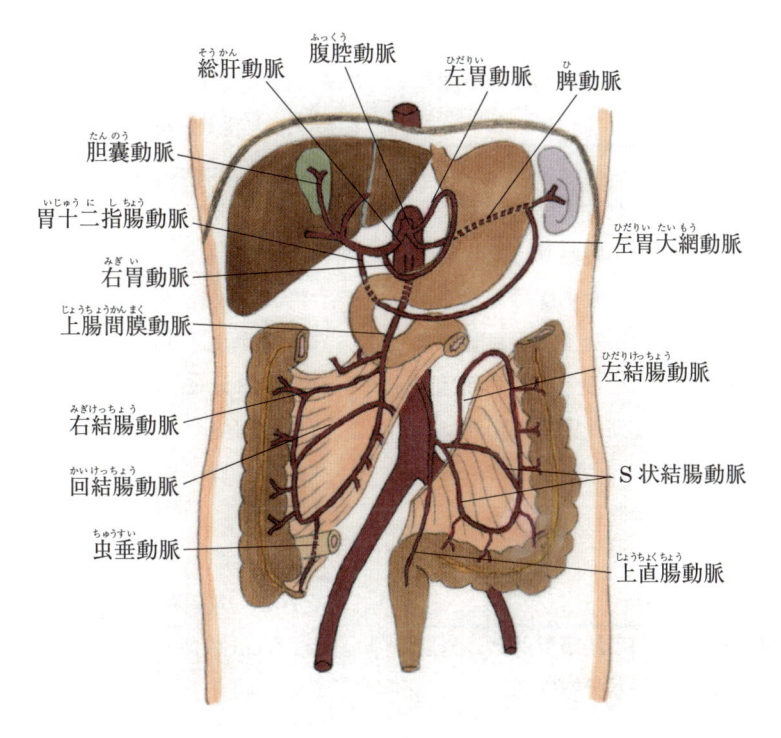

図 2-72 腹大動脈の枝
腎動脈と精巣（卵巣）動脈は描かれていない．

が分かれる．
2. **上腸間膜動脈**：空腸，回腸から虫垂，盲腸，上行結腸，横行結腸に分布する．
3. **下腸間膜動脈**：下行結腸，S状結腸と直腸の上半部に分布する．
4. **腎動脈**：腎臓および副腎に分布する．

上記の動脈のほか，男性では鼠径管を通りぬけて精巣に分布する**精巣動脈**，女性では骨盤腔内の卵巣に分布する**卵巣動脈**も腎動脈の下で腹大動脈から起こる．

腹壁に分布する枝

横隔膜の下面と，一部副腎に分布する下横隔動脈，腹壁に分布する左右4対の腰動脈がある．

総腸骨動脈の枝（図2-73）

この動脈は腹大動脈から分かれる左右1対の動脈で，内・外腸骨動脈に分かれる．

内腸骨動脈の枝

1. **腸腰動脈**：腸腰筋に分布する．
2. **外側仙骨動脈**：脊髄，仙骨に分布する．
3. **閉鎖動脈**：骨盤腔内では，腸骨や腸骨筋に枝を出す．閉鎖管を通って大腿内転筋群，寛骨臼に分布する．
4. **上殿動脈**：内腸骨動脈の最大の枝で，骨盤腔内では梨状筋や内閉鎖筋に分布する．大坐骨孔を梨状筋の上を通って骨盤腔外に出る．
5. **下殿動脈**：骨盤腔内では梨状筋や尾骨筋，肛門挙筋に分布する．大坐骨孔を梨状筋の下を通って骨盤腔外に出る．

外腸骨動脈の枝

総腸骨動脈から分かれ，鼠径靱帯に至る部分で，腹壁の前部に分布する下腹壁動脈と腹壁の後下部に分布する深腸骨回旋動脈を出した後，**大腿動脈**となって下肢に分布する．下腹壁動脈は腹直筋の裏面を上行して，内胸動脈の枝の上腹壁動脈と吻合する．

殿部に分布する動脈（図2-73, 74）
殿部には内腸骨動脈の枝である上殿動脈，下殿動脈が分布する．

上殿動脈，下殿動脈はいずれも大坐骨孔を通って骨盤腔から殿部に出るが，上殿動脈は梨状筋の上，すなわち梨状筋上孔を，下殿動脈は梨状筋下孔をそれぞれ同名の神経と共に通る．上殿動脈は殿部で中殿筋や小殿筋に分布する．下殿動脈は殿部で大殿筋，内閉鎖筋，双子筋，大腿方形筋に分布するほか，ハムストリングスの近位部にも分布する．上殿動脈と下殿動脈は吻合している．

下肢に分布する動脈（図2-74）
下肢には内腸骨動脈の枝である閉鎖動脈と，外腸骨動脈の続きである大腿動脈が分布する．

閉鎖動脈 obturator artery　閉鎖管を通って大腿内側に出る．外閉鎖筋，恥骨筋，大腿内転筋群，薄筋に分布する．また，坐骨結節に付着する筋に分布して，下殿動脈と吻合する枝もある．股関節の寛骨臼に入り，寛骨臼窩の脂肪組織に分布すると共に，大腿骨頭靱帯に行く枝も出す．

大腿動脈 femoral artery　外腸骨動脈の続きで，鼠径靱帯の下から始まり，大腿前面を下内側に進み，内転筋管を通った後，膝窩に出て膝窩動脈に移行する．主に，鼠径部と大腿に分布する．

1. 浅腹壁動脈：鼠径靱帯の上を越えて上行し，前腹壁に分布．
2. 浅腸骨回旋動脈：鼠径部の皮膚に分布する．
3. 外陰部動脈：外陰部（陰嚢，皮膚）に分布する．
4. **大腿深動脈**：大腿の筋群に分布する主な動脈である．大腿動脈の最大の枝で鼠径靱帯の下3～5cmの所から出る．最初，恥骨筋と長内転筋の間を下行し，次いで長内転筋と短内転筋の間を通り，そして長内転筋と大内転筋の間を下行し，最後は大内転筋を貫く．内側・外側大腿回旋動脈は大腿深動脈の最初の枝で，大腿骨の頸や大転子の回りを取り巻くように

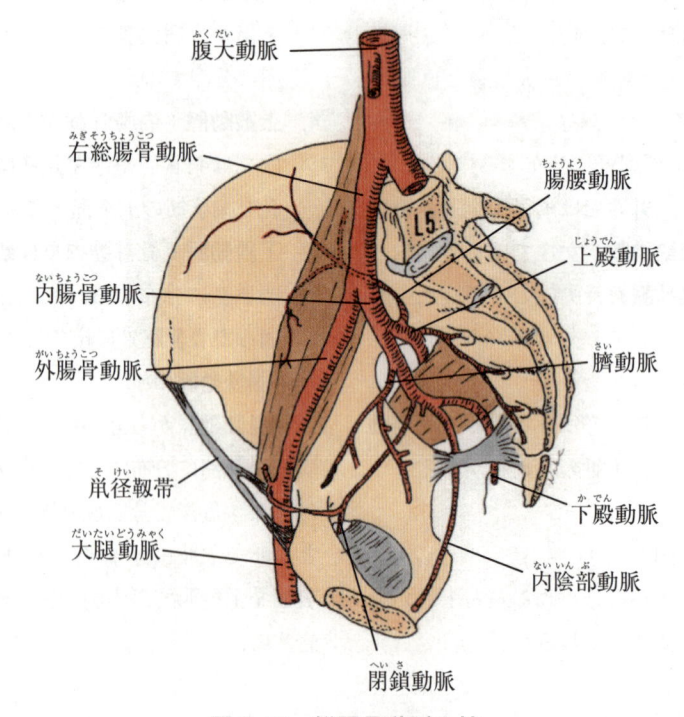

図2-73　総腸骨動脈の枝

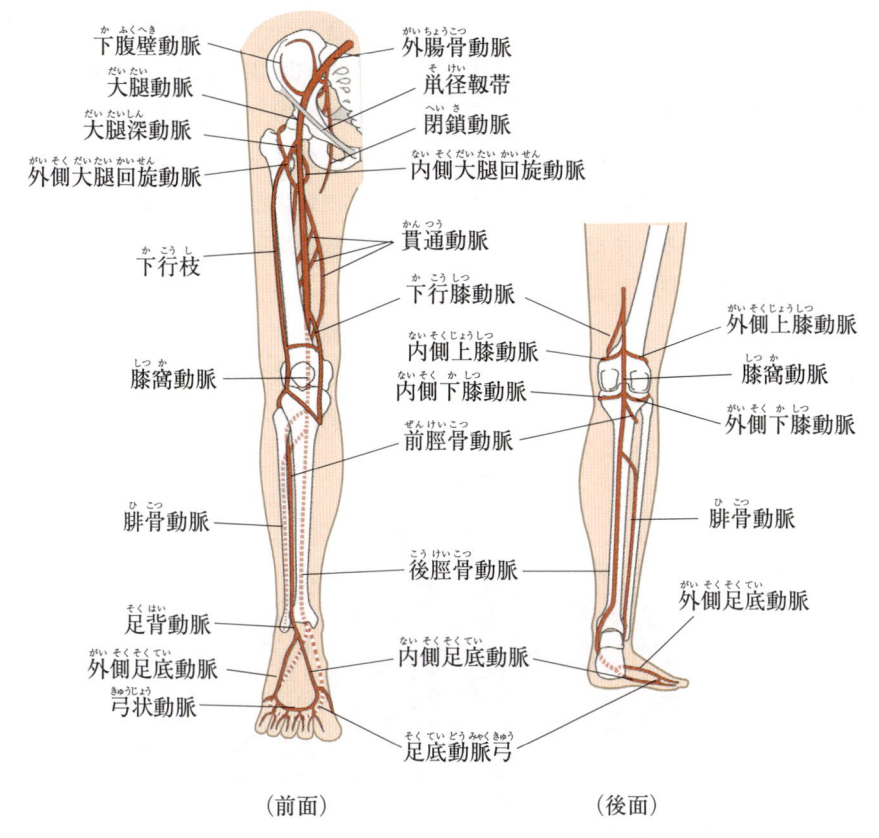

図 2-74 下肢に分布する動脈

分布している．外側大腿回旋動脈の下行枝は大腿直筋の深部を下り，膝関節に至る．大腿深動脈からは普通3本の貫通動脈が出る．大内転筋を貫いて，大殿筋の一部や，大腿後面の筋に分布する．また，大腿骨に入る栄養動脈を出す．大腿深動脈自身も最後は大内転筋を貫くが，これを第4貫通動脈という．

5. 下行膝動脈：大腿動脈が内転筋腱裂孔を出る直前で起こり，膝関節，下腿の上内側部の皮膚に分布する．

膝窩動脈 popliteal artery　大腿動脈の続きで，内転筋管の出口である内転筋腱裂孔に始まり，膝窩部を下行して，ヒラメ筋腱弓の上で前・後脛骨動脈に分かれる．膝関節動脈網に加わる数本の枝を出す．

前脛骨動脈 anterior tibial artery　下腿骨間膜の前面を下行して足背に至り，足背動脈となり足趾に分布する．この過程で下腿前面の筋に分布するほか，膝関節動脈網に加わる枝を出す．足背動脈は足背部で脈を触れることができる．

後脛骨動脈 posterior tibial artery　下腿後面を下行し，内果の後面から足底に至り，内側と外側足底動脈に分かれる．この過程で下腿後面の筋に分布するほか，起始部近くで外果の方に向かう腓骨動脈を出す．内側足底動脈は母趾に分布し，外側足底動脈は足背動脈枝と交通して足底動脈弓をつくった後，足趾に分布する．

静脈系

静脈系の本幹には上大静脈，下大静脈，冠状静脈洞の3本がある．上大静脈は上半身，下大静脈は下半身，冠状静脈洞は心臓からの静脈を受け，

いずれも右心房に注ぐ．

静脈系は体の深部を走る深静脈と皮下を走る皮静脈の2種類に区別される．深静脈は一般に同じ名前の動脈と伴行して走り，1本の動脈に対して2本あるいは3本以上ある．これに対し，皮静脈は動脈と伴行せず，単独に走る．また頭蓋腔には硬膜の間を走る硬膜静脈洞が見られる．

冠状静脈洞 coronary sinus
「心臓」の項参照．

上大静脈 superior vena cava

左右の腕頭静脈が合したもので，身体の上半身つまり頭，頸，上肢および胸壁からの静脈血を集め，右心房に注ぐ．腕頭静脈は左右1対あり，それぞれ内頸静脈と鎖骨下静脈が合したもので，その合流部を静脈角という．

脳の静脈
脳の静脈には浅静脈と深静脈があり，いずれも硬膜静脈洞に注ぐ．

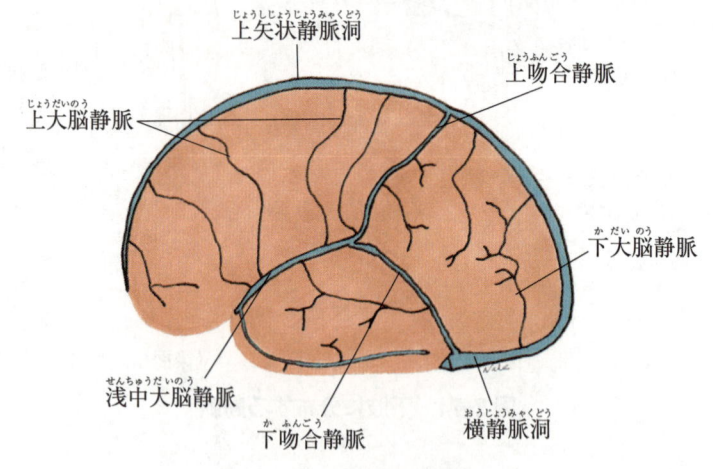

図 2-75 浅大脳静脈系

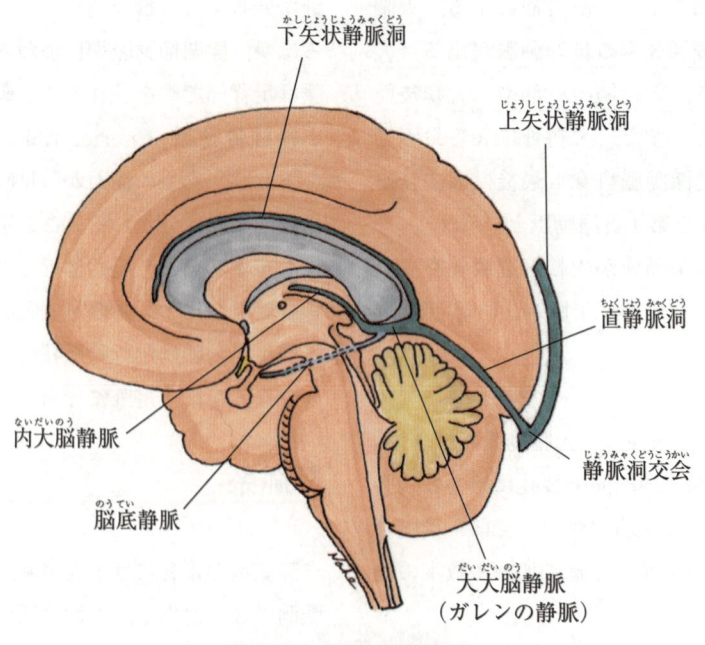

図 2-76 深大脳静脈系

図 2-77 頭頸部の静脈

眼角静脈 / 浅側頭静脈 / 後耳介静脈 / 顎静脈 / 後頭静脈 / 下顎後静脈 / 顔面静脈 / 外頸静脈 / 内頸静脈 / 前頸静脈 / 左鎖骨下静脈 / 左腕頭静脈

　大脳表面からの静脈は浅静脈（浅大脳静脈）に集まる．浅静脈は上矢状静脈洞，海綿静脈洞，横静脈洞，錐体静脈洞に流入する．浅静脈には上大脳静脈，下大脳静脈，浅中大脳静脈，上吻合静脈，下吻合静脈がある（図 2-75）．

　大脳半球内部の静脈血は，深静脈（深大脳静脈）に集まる．深静脈は，大脳半球内部の視床や線条体，脈絡叢，海馬などからの静脈血を集め，左右の視床の間で内大脳静脈となる．左右の内大脳静脈は脳梁膨大の下部で合流し，1 本の大大脳静脈（ガレンの静脈）となる．前大脳静脈と深中大脳静脈は合流して脳底静脈となるが，左右の脳底静脈は大大脳静脈に注ぐ（図 2-76）．

頭・頸部の静脈（図 2-77）

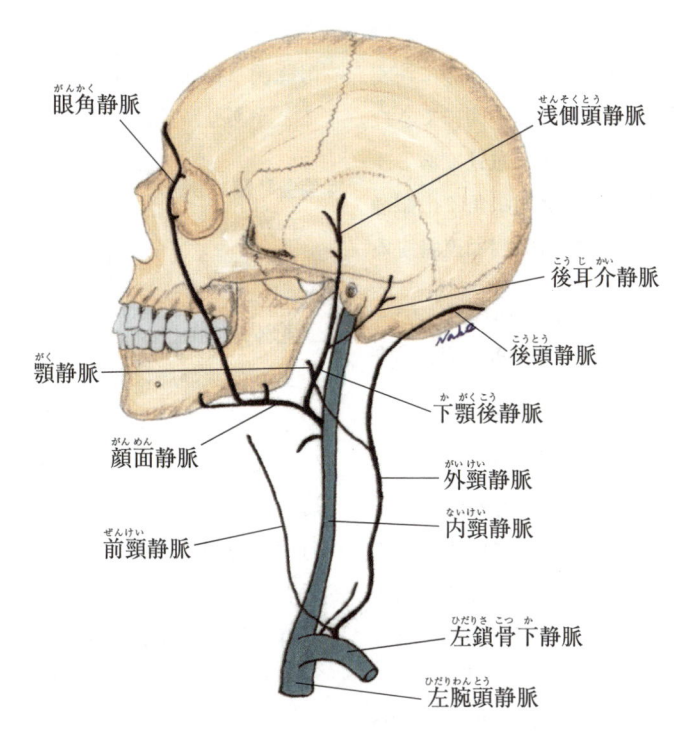

頭・頸部の静脈は内頸静脈か外頸静脈に注ぎ込む．

　外頸静脈は皮静脈であり，頸部浅層の静脈を集めて鎖骨下静脈に注ぐ．脳からの静脈は硬膜静脈洞を通って内頸静脈に注ぐ．内頸静脈と鎖骨下静

図 2-78 上肢の皮静脈

橈側皮静脈（腋窩静脈に注ぐ）／尺側皮静脈（上腕静脈に注ぐ）／肘正中皮静脈

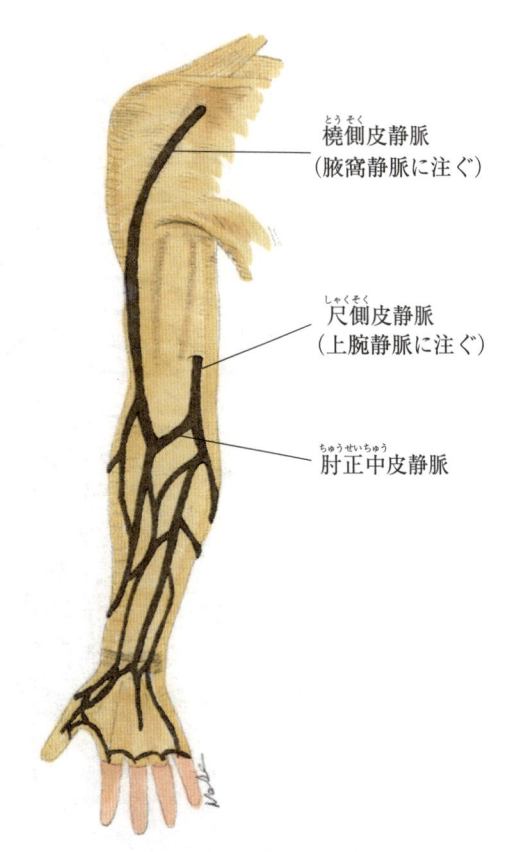

上肢は深筋膜に包まれている．

脈が合流して腕頭静脈をつくり，さらに左右の腕頭静脈が合流して上大静脈となり，右心房に注ぐ．

硬膜静脈洞は内・外2葉の脳硬膜の間にできた弁を持たず，収縮性に欠ける特殊な血管である．

顔面の静脈を集める顔面静脈は内眼角で上眼静脈となり，さらに脳底部で海綿静脈洞と連絡する．

注：総頸動脈はあるが，総頸静脈というのはない．また，腕頭動脈は1本だけであるが，腕頭静脈は左右にある．

【導出静脈】

頭部の静脈は，頭蓋骨に開いた小さな孔を通って，頭蓋内腔の硬膜静脈洞と交通している．このような静脈を導出静脈という．したがって，頭頂部などにおできなどができると，細菌感染が脳内に及ぶことがある．

また，面疔（めんちょう：顔の中心部にできたおでき）ができると，顔面静脈⇒上眼静脈⇒海綿静脈洞（硬膜静脈洞の1つ）と細菌が脳内に及ぶことがあり，危険である．

■参考■ 静脈角

内頸静脈と鎖骨下静脈の合流部をさす．左の静脈角には胸管が，右の静脈角には右リンパ本幹が注ぐ．

上肢の静脈（図2-78）

上肢の深静脈は動脈と伴行しており，動脈と同じ名称である．

上肢の皮静脈は手背静脈網から起こり，前・上腕の前面で橈側を上行する**橈側皮静脈**と尺側を上行する**尺側皮静脈**がある．橈側皮静脈は尺側皮静脈と肘正中皮静脈で結ばれている．肘正中皮静脈は静脈注射や採血に使用される．橈側皮静脈は腋窩静脈，尺側皮静脈は上腕静脈に注ぐ．

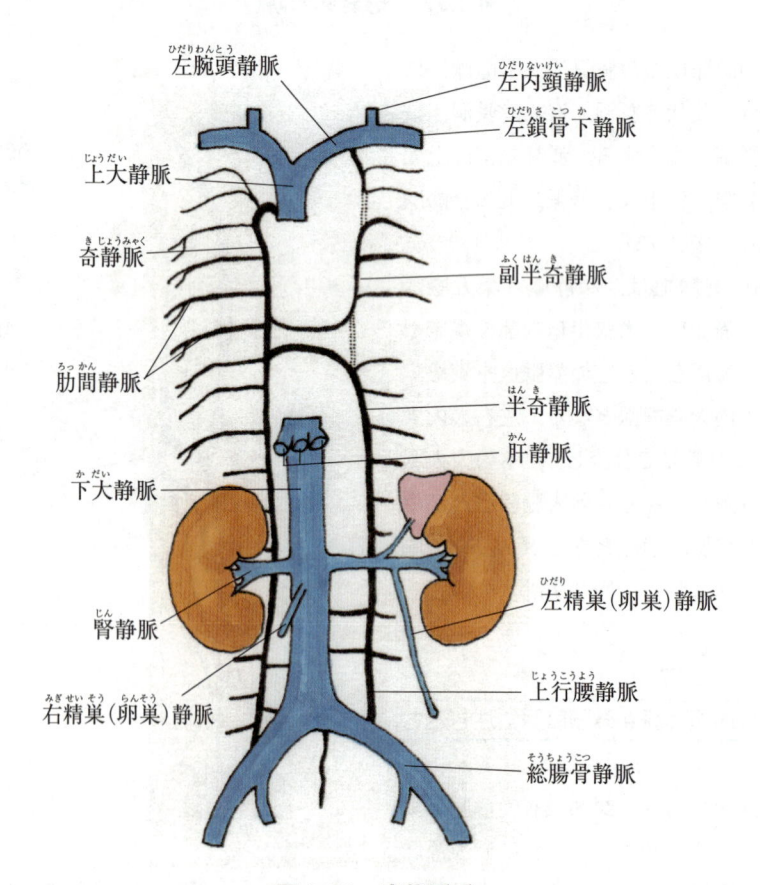

図2-79 奇静脈系

奇静脈系（図2-79）

胸椎の両側にあり，主に胸腹壁の静脈を集める．また，上大静脈と下大静脈を結ぶバイパスの役目をしている．胸椎の右側にあるのを奇静脈，左側にあるのを半奇および副半奇静脈という．奇静脈は右上行腰静脈の続きで上大静脈に注ぐ．半奇，副半奇静脈は奇静脈に注ぐ．副半奇静脈は左腕頭静脈に注ぐこともある．奇静脈系には肋間静脈，食道静脈，気管支静脈などが注ぐ．

下大静脈 inferior vena cava（図2-79）

下大静脈は横隔膜以下の下半身の血液を集める静脈である．左右の総腸骨静脈が合してでき，腹大動脈の右を上行して，横隔膜の大静脈孔を貫いて右心房に注ぐ．

壁側枝には4対の腰静脈があり，これらの一部は下大静脈に注ぐが，腰静脈は腰椎の両側で上下に連絡して上行腰静脈をつくる．上行腰静脈は，下は総腸骨静脈，上は奇静脈および半奇静脈に続く．

臓側枝には肝静脈，副腎静脈，腎静脈，精（卵）巣静脈がある．右精（卵）巣静脈は直接下大静脈に注ぐが，左は左腎静脈に注ぐ．

このほか，内腸骨動脈，外腸骨動脈領域の血液は総腸骨静脈を通って下大静脈に注ぐ．

肝門脈 hepatic portal vein（図2-80）

肝門脈は腹部内臓（胃，腸，膵臓，脾臓），つまり腹腔動脈，上・下腸間膜動脈領域からの血液を集める静脈で，肝門より肝内に入る．肝門脈は肝臓の機能血管といわれ，消化管で吸収された栄養物を肝臓に運ぶ重要な経路をなしている．

■参考■ 肝門脈の側副循環路（図2-81）

肝門脈系の静脈には，肝臓を経ないで下大静脈あるいは上大静脈に行くいくつかの側副循環路（バイパス）がある．これらのバイパスは正常ではほとんど機能していないが，肝門脈の通過障害（門脈圧亢進症）が起こると肝門脈系の静脈には弁がないため，バイパスの血流が多くなり，症状が現れるので臨床的に重要である．

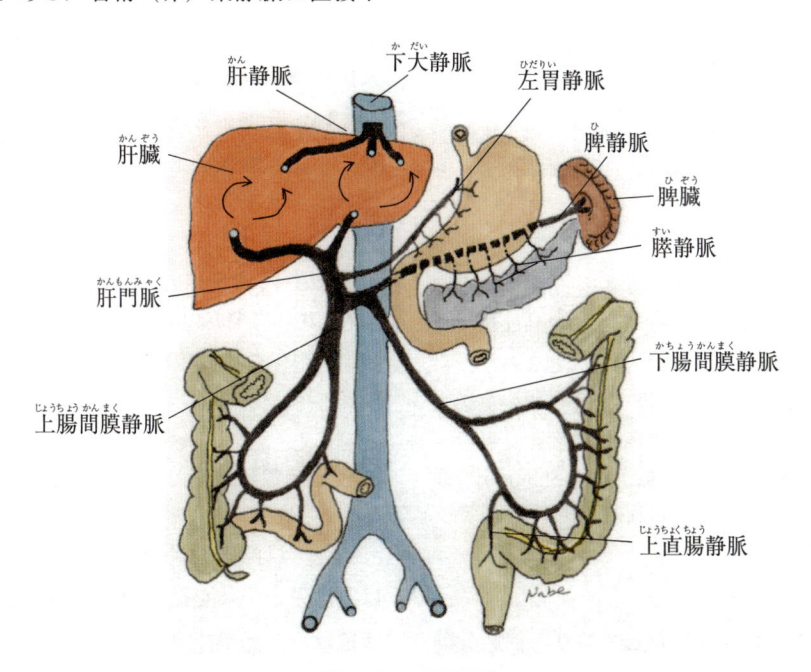

図2-80　肝門脈

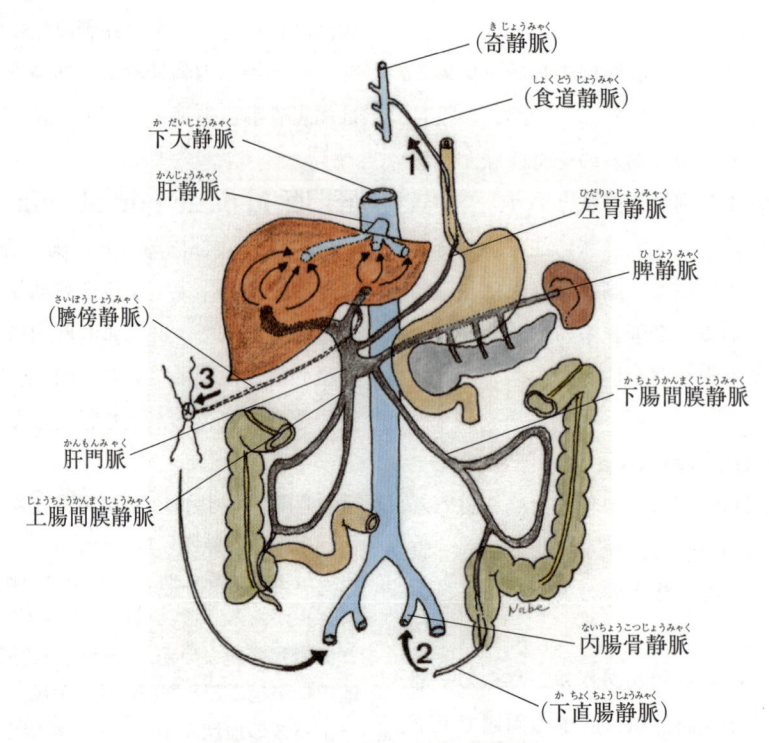

図 2-81　肝門脈と側副循環路
（　）の静脈は側副循環に関係する静脈.
数字と, 数字に伴う矢印は, 本文, 側副循環路を参照.

重要な側副循環路は次の3つである.
1. 下部食道粘膜静脈叢⇒奇静脈⇒上大静脈　食道静脈瘤となり, 破裂すると吐血する.
2. 直腸静脈叢⇒内腸骨静脈⇒下大静脈　痔核をつくり, 破裂すると下血する.
3. 臍傍静脈⇒腹壁の静脈⇒下大静脈または上大静脈　臍を中心とした静脈が怒張し,「メズサの頭」となる.

■参考■　メズサ（メドゥサ）の頭（caput Medusa）
ギリシャ神話に登場するゴルゴーン三姉妹の末娘がメドゥサで, 絶世の美女であった. ところが, 自分は女神アテネより美しいと語ったことで, アテネの怒りにふれ, 髪の毛1本1本を蛇に変えられた. 臍の周りの皮静脈が怒張した様子が, メドゥサの頭髪に似ていることから名付けられた.

下肢の静脈（図 2-82）

下肢の深静脈は動脈と伴行しており, 前脛骨静脈・後脛骨静脈⇒膝窩静脈⇒大腿静脈⇒外腸骨静脈へと流れていく.

下肢の皮静脈には大伏在静脈と小伏在静脈がある. いずれも足背および足底静脈網から起こり, 大伏在静脈は下肢の内側を上行し, 大腿筋膜に開いている孔である伏在裂孔を通って大腿静脈に注ぐ. 小伏在静脈は下腿後側を上行し, 膝窩静脈に注ぐ.

■参考■　下肢静脈瘤
大・小伏在静脈の静脈弁機能不全が原因で, 妊娠, 立位労働などに続発する. 大・小伏在静脈の拡張, 蛇行が見られる. 中年婦人に好発する.

胎児循環（図 2-83）

胎児では酸素や炭酸ガス, 栄養物や老廃物などは, 胎児と母体を結ぶ臍帯の中を通る血管によって運ばれ, 胎盤でやり取りされる. したがって, 胎盤から胎児に戻る血液が酸素や栄養物に富んだ

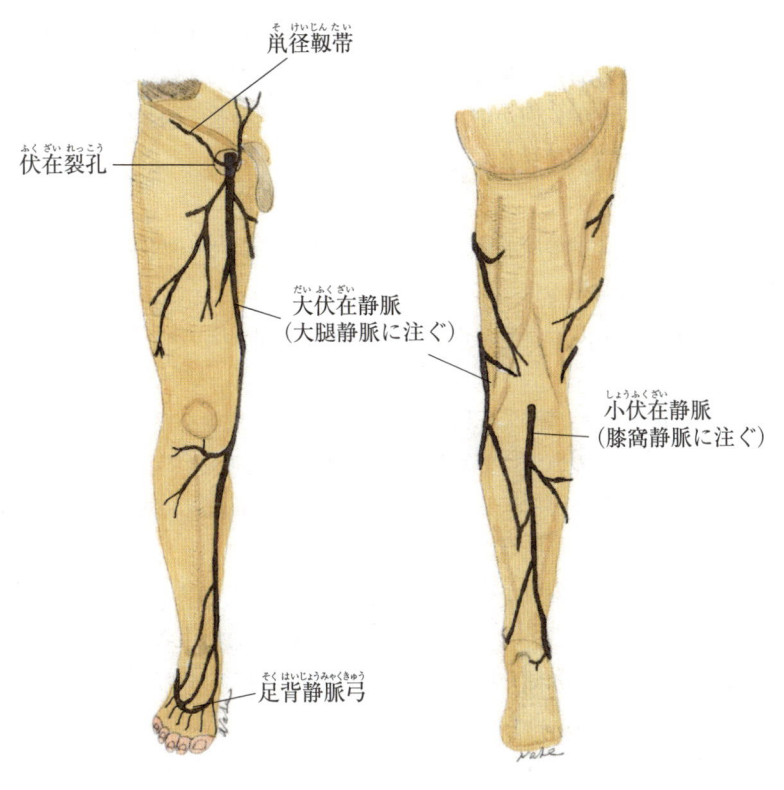

図 2-82 下肢の皮静脈
下肢は深筋膜に包まれている．

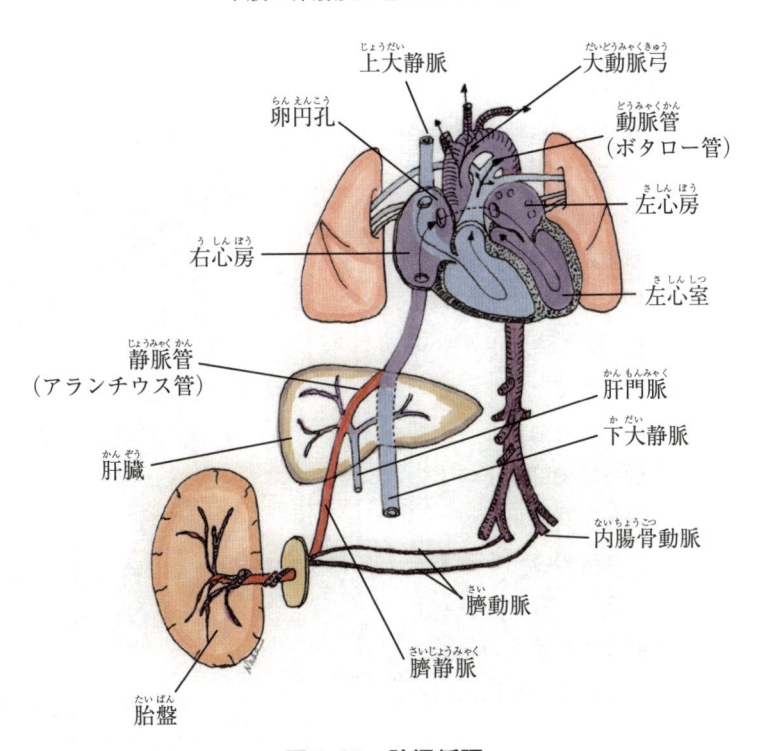

図 2-83 胎児循環

動脈血である.

臍動脈：胎児からの血液は，左右の内腸骨動脈から出る1対の臍動脈によって胎盤に向かい，胎盤で母体の血液とガス交換，物質交換をして動脈血となる.

臍静脈：胎盤からの動脈血は1本の臍静脈によって胎児に運ばれる．臍静脈は胎児の体内に入ると肝臓の方へ進み，肝門脈に合流し一部の血液を肝臓に送る．

静脈管（アランチウスArantius管）：肝門脈から肝臓に入り切れなかった残りの血液は静脈管を通って直接下大静脈に注ぎ，右心房に入る．したがって下大静脈を流れる血液は臍静脈⇒静脈管からの動脈血と，下半身および腹部内臓からくる静脈血との混合血である．

卵円孔：右心房に入った混合血の大部分は心房中隔にある卵円孔を通って左心房に入り，ついで左心室を経て大動脈に流れ込む．卵円孔は生後閉じて卵円窩となるが，左右の心房を仕切る膜は，上（二次中隔）と下（一次中隔）の2枚の膜からなり，その2枚の膜の間が卵円孔である．一次中隔は卵円孔弁とも呼ばれる．卵円孔の閉鎖は2枚の膜が癒着することによって起こる．

動脈管（ボタローBotallo管）：大動脈弓から出る総頸動脈，鎖骨下動脈によって頭頸部，上肢に分布した血液は，上大静脈を通って再び右心房に戻ってくる．上大静脈からの血液は右心室を経て肺動脈幹に入るが，胎生期では肺が働いていないため，血液は肺に行かず，動脈管（ボタロー管）を通って大動脈弓の末端に注ぐ．

大動脈弓の末端で左心室から出た血液と合流した後，血液は下行大動脈を通って胸部以下の下半身に分布する．

胎児では，右心房に入った血液の流路が上大静脈と下大静脈の場合とで異なる．したがって，下半身に比べ，頭・頸部，上肢により多くの動脈血が送られるため，胎児の上半身は下半身に比べるとよく発達している．

出生後，臍帯が切断され，肺呼吸が始まると，卵円孔→卵円窩，動脈管→動脈管索，静脈管→静脈管索，臍動脈→臍動脈索，臍静脈→肝円索となる．

リンパ管系（図2-84）

リンパ管系はリンパを血管系に送り込む器官系で，リンパ管，リンパ節および脾臓からなる．リンパ管の末梢部を毛細リンパ管といい，組織液（間質液）を吸収する．リンパとは，リンパ管に吸収された組織液（細胞と細胞の間にある液）のことである．

リンパ管 lymph vessel

毛細リンパ管は毛細血管と似た構造で，これらが集まってリンパ管となる．リンパ管は静脈と同じく弁を持つ．全身に分布するリンパ管は最終的には胸管と右リンパ本幹（右胸管）を通って，内

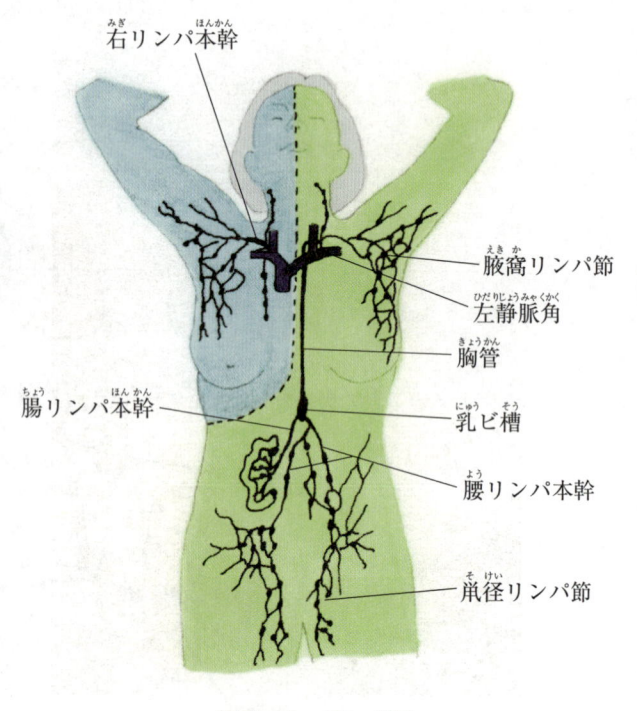

図2-84 リンパ系
青色部分からのリンパは右リンパ本幹に注ぐ．

頸静脈と鎖骨下静脈の合流部（静脈角）に注ぐ．

右リンパ本幹　右上半身のリンパを集める非常に短い（1～3 cm）リンパ管で，右静脈角に注ぐ．

胸管　左上半身と下半身のリンパを集める長さ約 40 cm の管である．下肢，骨盤内臓，腹壁からのリンパを集める左右の腰リンパ本幹と腹部内臓からのリンパを集める腸リンパ本幹の 3 本が合して第 2 腰椎の前で**乳ビ槽**をつくる．乳ビ槽から始まる胸管は胸腔内で脊柱の前面を上行して，左静脈角に注ぐ．

リンパ節 lymph node（図 2-85）

リンパ節はリンパ管の途中に介在し，粟粒大～エンドウ豆大の器官である．リンパ節はリンパ球の集合部からなるリンパ小節と，リンパ管の続きであるリンパ洞からなり，リンパ管中に入った異物，細菌を捕捉，処理するなど，免疫反応の場である．リンパ小節で異物を認識するとリンパ小節内の胚中心で B リンパ球が増殖し，形質細胞に分化し，抗体を産生し，リンパ中に抗体を分泌し，異物を排除する（液性免疫）．リンパ節はリンパの濾過装置で，B リンパ球のほか T リンパ球が存在し，T リンパ球自らが直接，異物を攻撃し，除去する（細胞性免疫）．

■**参考**■　センチネルリンパ節

がん細胞がリンパの流れにのって，最初に到達するリンパ節をいう．がん細胞はリンパ節内の網目様の組織に引っかかり，ここで生着し，増殖する．いわゆる，がんのリンパ節転移である．

脾臓 spleen（図 2-86）

脾臓は腹腔の左上部にあり，左第 10 肋骨に沿うように存在しており，膵臓の尾（膵尾部）と接している．重さ約 150 g，長さ 10 cm，幅 6 cm，厚さ 3 cm の臓器である．

脾臓の上縁には多くの切れ込みが見られる．また内側のくぼんだ部分を脾門といい，脾動静脈が出入りする．脾臓はリンパ節によく似た構造を持ち，リンパ小節によく似たリンパ球の集合部である白脾髄と，赤脾髄からなる．赤脾髄は内腔が広い特殊な毛細血管である脾洞と脾洞の周囲にある脾索からなる．脾臓は赤脾髄で血液の濾過（古くなった赤血球の破壊や，血液中の微生物を取り除く）を行い，白脾髄で，リンパ球を産生し，免疫に関わっている．また，脾臓は血液の貯蔵場所としての働きもある．

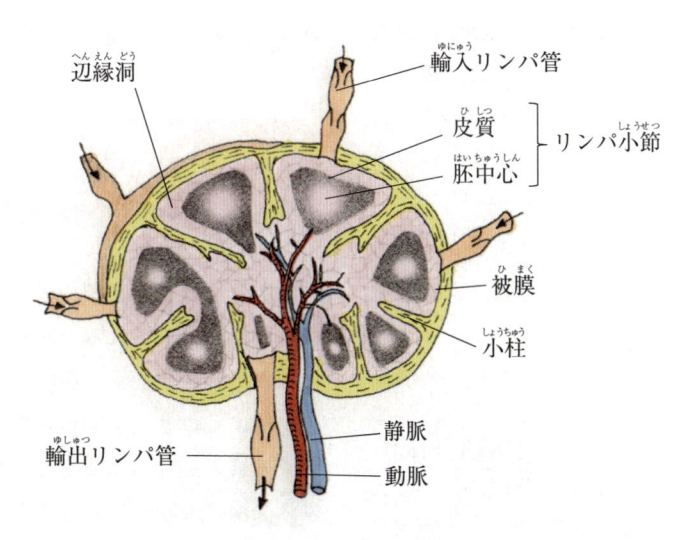

図 2-85　リンパ節

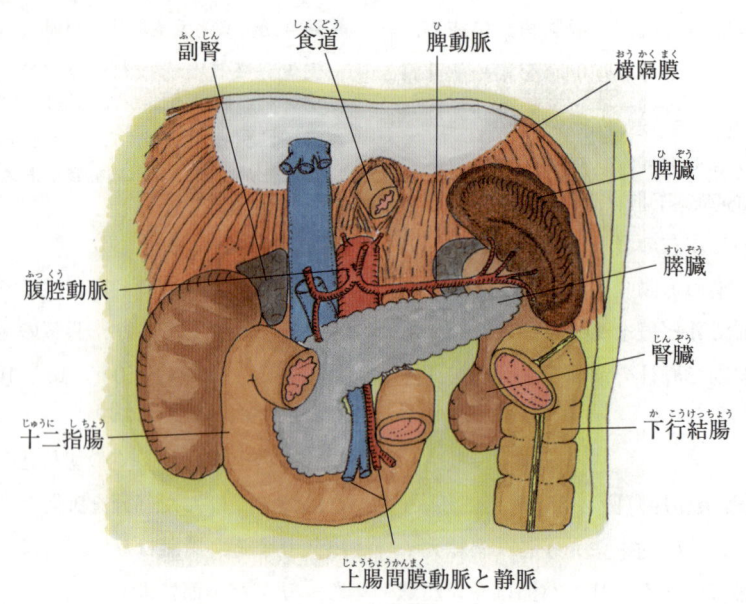

図2-86　脾臓

胸腺 thymus

　胸腺は縦隔上部で胸骨のすぐ後ろに位置する器官で，右葉と左葉に分けられる．胸腺は新生児では重さ約8〜15g，その後2〜3歳で最大重量30gに達する．しかし思春期以後は退縮し，老人では大部分が脂肪組織となる．

　骨髄で産生されたTリンパ球前駆細胞（未熟なTリンパ球）は胸腺に移動し，ここで自己抗原と反応しないTリンパ球が選別され，成熟・分化し，血管を経由して全身のリンパ系器官に行く．Tリンパ球は細胞障害作用により異物（外来抗原）を除去する（細胞性免疫）．

　胸腺は内分泌器官でもあり，サイモシン，サイモポエチンなどのホルモンを分泌し，T細胞を成熟・分化させる．

■参考■　リンパ球

　リンパ球には胸腺由来リンパ球（T細胞 T cell）と骨髄由来リンパ球（B細胞 B cell）があり，いずれも抗原-抗体反応（免疫反応）の担い手として重要な機能を営んでいる．

■参考■　Tリンパ球

　胸腺の学名はThymusで，Tリンパ球の"T"の名称の由来であり，Tリンパ球が胸腺由来であることを示す．

■参考■　一次リンパ性器官と二次リンパ性器官

　一次リンパ性器官は，免疫系の細胞を作るところで，骨髄と胸腺がある．

　二次リンパ性器官は，免疫応答（自己でないものを見つけ攻撃する）に関与するところで，リンパ節，脾臓，扁桃やパイエル板などがある．

2-7　呼吸器系

　呼吸器系は鼻，咽頭，喉頭，気管，気管支，および肺から構成される．呼吸器系の重要な役割は，血液から二酸化炭素（炭酸ガス）を取り除き酸素を供給すること，すなわちガス交換で，これは気管支の終末部である肺胞で行われる．呼吸器系はガス交換（外呼吸）以外にも，嗅覚や発声などの作用もある．

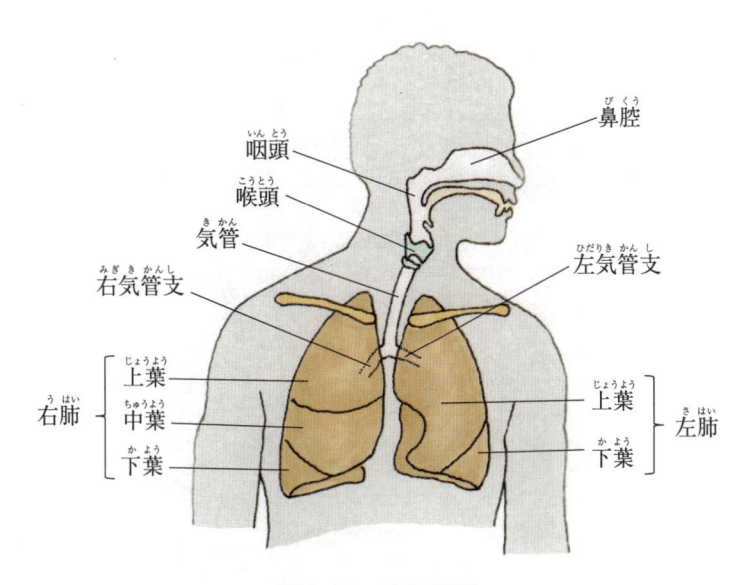

図 2-87　呼吸器系

　鼻腔，咽頭，喉頭，気管，気管支は空気の通り道をなすので気道という（図2-87）．気道は外鼻孔（鼻の穴）より喉頭までの**上気道**と喉頭以下の**下気道**に分けられる．上気道は大気中に含まれる微生物により上気道炎（いわゆる風邪）を起こしやすい．

鼻

　空気は外鼻孔を通って鼻の中，鼻腔に入る．鼻腔は**鼻中隔**により左右に仕切られている．鼻腔の外側壁からは上・中・下鼻甲介が棚状に突出し，鼻甲介の下に上・中・下鼻道という通路を作っている．下鼻道には眼から涙を鼻に運ぶ鼻涙管が開口している（感覚器参照）．
　鼻腔を被う鼻粘膜は多列線毛（円柱）上皮よりなり，血管や粘液腺に富み，鼻腔を通る空気に温度と湿り気を与えている．鼻甲介があることで，空気が粘膜と接触する面積は広くなっている．外鼻孔から鼻腔に入るところは鼻前庭といわれ，空気中のほこりを除くために，鼻毛が生えている．鼻腔上部の粘膜には嗅覚を受け取る嗅細胞があり，この部の粘膜は特に嗅上皮と呼ばれる．

■参考■　鼻出血
　鼻中隔前下部はキーゼルバッハ部位と呼ばれ，血管に富むと共に外力を受けやすいため，鼻出血がよく起こる．

副鼻腔
　鼻腔を取り囲む前頭骨，上顎骨，篩骨，蝶形骨は中に空気を含む空洞があるため，含気骨と呼ばれる．これらの空洞（前頭洞，上顎洞，篩骨洞，蝶形骨洞）は鼻腔と交通しており，まとめて副鼻腔という．

【蓄膿症】
　副鼻腔は鼻腔と交通するので，鼻腔に生じた感染が副鼻腔に広がって，しばしば副鼻腔炎を起こす．特に上顎洞が炎症を起こすと，大きな上顎洞の開口部が鼻腔の高い位置（中鼻道）にあるため，膿が上顎洞内にたまる．これが慢性化したものを蓄膿症という．

咽頭 pharynx（図2-88）

　鼻腔の出口である後鼻孔は咽頭に通じている．

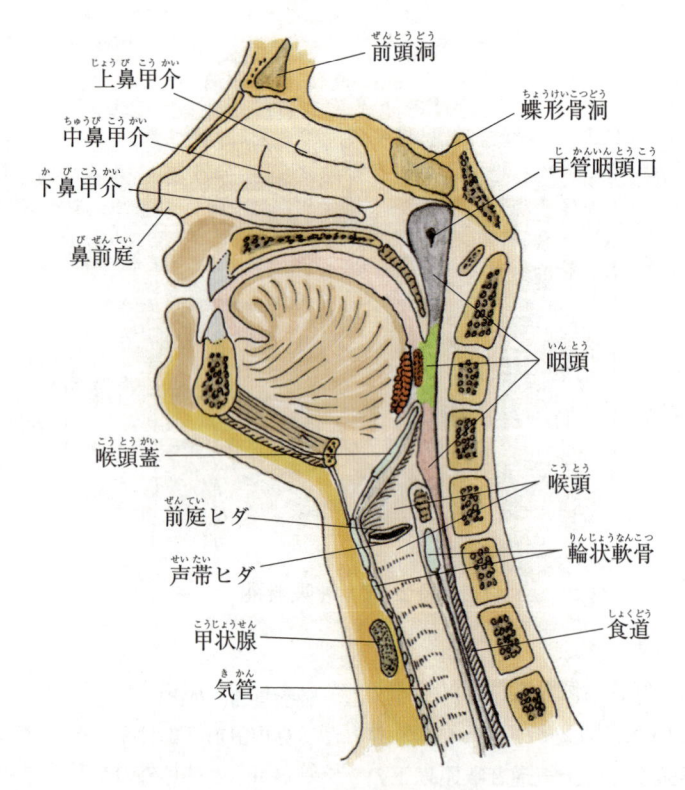

図 2-88 頭頸部の正中断面

咽頭は気道であり，また食物の通路でもある．

咽頭は筋肉で作られた管で，鼻腔，口腔，喉頭の後ろにある．下方は喉頭と食道に通じる．咽頭（特に中咽頭から）は消化管の始まりの部分であるが，平滑筋ではなく骨格筋で構成されている．消化管は原則，内輪走筋と外縦走筋の2層の平滑筋で構成されているが，咽頭は外層を骨格筋が輪状に取り巻き（上・中・下の咽頭収縮筋），内層を骨格筋（口蓋咽頭筋，茎突咽頭筋，耳管咽頭筋）が縦走している．

咽頭は，上から鼻部（上咽頭），口部（中咽頭），喉頭部（下咽頭）の3部に分けられる．一般にいう「のど」は，咽頭口部にあたる．

鼻部の側壁には**耳管咽頭口**が開き，後上壁には咽頭扁桃がある．耳管咽頭口の周囲の粘膜下に見られるリンパ組織の集合を，耳管扁桃という．喉頭部は喉頭の後ろに相当する部分で，前は喉頭，下は食道へ通じる．

■参考■　アデノイド

咽頭扁桃は，生後，次第に増大して6歳頃最大となり，以後退縮して思春期には痕跡的となる．アデノイド（腺様増殖症）とは幼小児期に異常に咽頭扁桃が大きくなり，鼻閉塞，いびき，難聴（耳管咽頭口の閉塞による）などをきたす場合をいう．

喉頭 larynx （図 2-88, 89, 90, 91）

喉頭は，咽頭喉頭部の前に位置している．鼻腔から咽頭鼻部，口部を通って咽頭喉頭部の上部に来た空気は，喉頭の入口である喉頭口から喉頭に入る．

喉頭は喉頭蓋軟骨，甲状軟骨，輪状軟骨，披裂軟骨などの軟骨が骨組となっている（図 2-89, 90）．甲状軟骨の中央部は特に成人男子で著しく前方に突出し，これを喉頭隆起（のど仏，アダムのリンゴ）という．

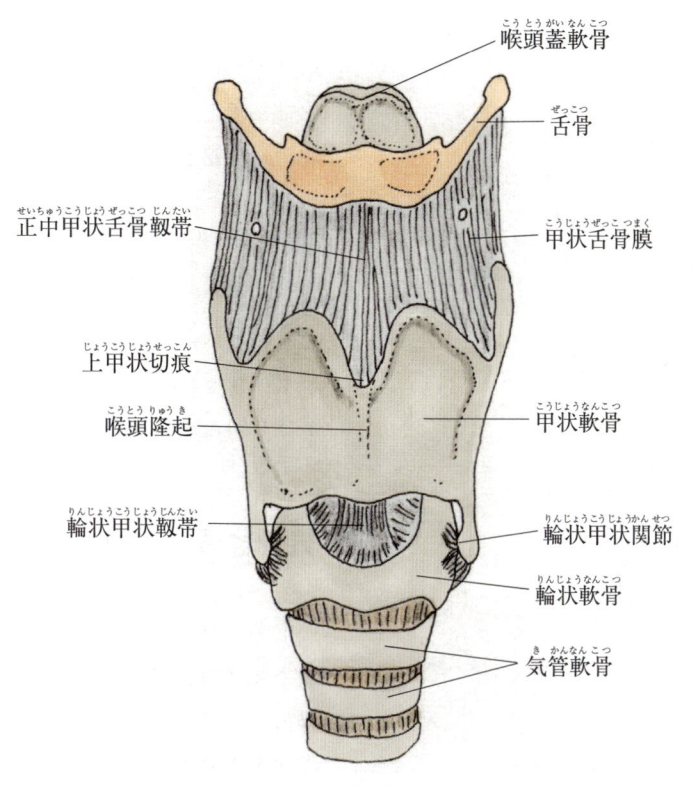

図 2-89　喉頭前面

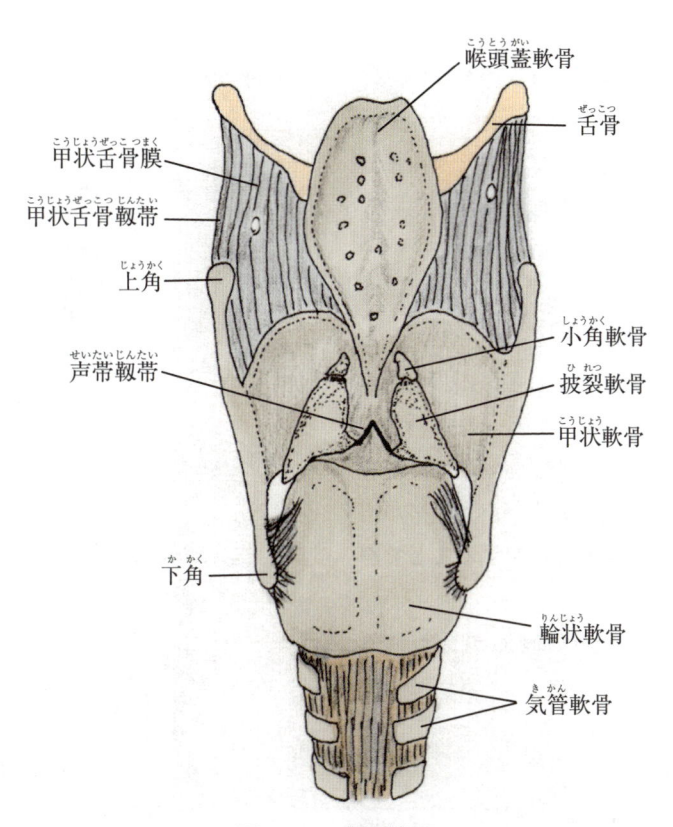

図 2-90　喉頭後面

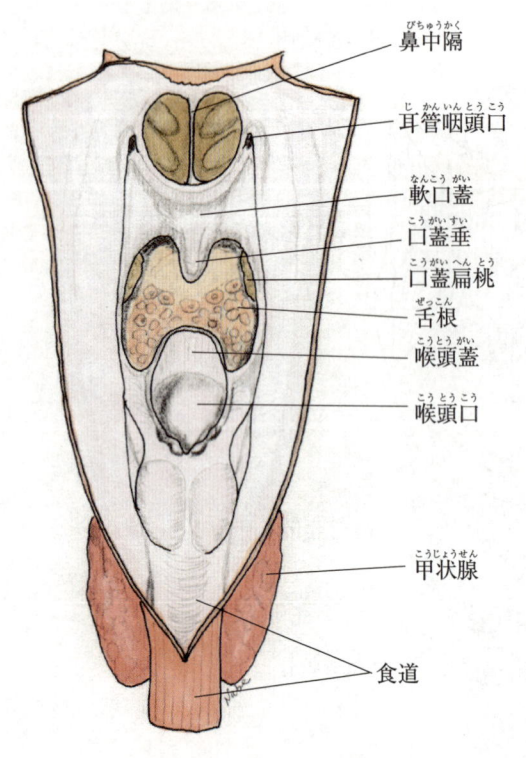

図 2-91 咽頭と喉頭口

喉頭腔

喉頭の内部，すなわち喉頭腔は次の3部に分けられる．

喉頭前庭：喉頭口から前庭ヒダ（室ヒダ）まで
喉頭室：前庭ヒダと声帯ヒダの間
喉頭下腔：声帯ヒダから気管の上端まで

喉頭内部の両側壁には前庭ヒダ（室ヒダ）と声帯ヒダと呼ばれる2組のヒダが見られる．左右の前庭ヒダの間を，喉頭前庭裂という．左右の声帯ヒダの間の狭くなった所を声門裂といい，声帯ヒダと声門裂を合わせて声門という．声帯ヒダが空気によって震え，口腔や鼻腔と共鳴することで声となる．

声門裂の開閉により発声の調節が行われる（p.239 参照）．

喉頭室と喉頭小囊

前庭ヒダと声帯ヒダの間は，外側に向かって浅いポケット状になっており，これを喉頭室という．喉頭室の前方は前上方に少し伸びており，それを喉頭小囊という．喉頭小囊には，粘液腺が多く，粘液を分泌して声帯ヒダを潤す．

■参考■ 喉頭（声帯）ポリープ

声の使いすぎや喫煙などにより，声帯の粘膜にポリープという突起物ができることがある．ポリープができると左右の声帯ヒダが密着しなくなるので，しゃがれ声を生じる．初期であれば，のどを休め，炎症を抑える薬を使って治るが，ポリープを切り取る手術が必要なこともある．

気管と気管支 trachea and bronchus

喉頭は第6頸椎のレベルで気管に続く．気管は長さ約10cmの管で，食道の前を下り，第5胸椎の高さで左右気管支に分かれる（図2-92）．ここを気管分岐部（気管カリーナ）いう．

気管および気管支はU字形の軟骨（気管軟骨）が一定の間隔をおいて並び，気管後壁は膜性壁と呼ばれ平滑筋層（気管筋）からなる．上部の

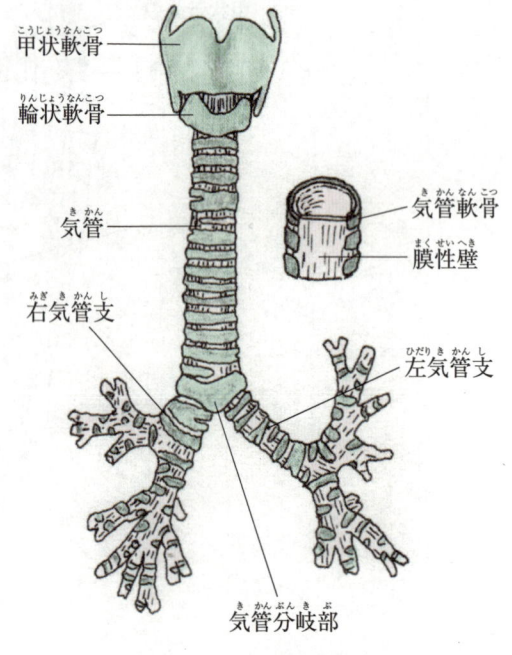

図 2-92 気管と気管支

気管軟骨は，のど仏（甲状軟骨）の下方で，皮下に触れることができる．

気管が分れて左右の気管支（主あるいは一次気管支という）に分れる．主気管支は，肺に入るまで斜め下方に向かって走行するが，左右の気管支では違いがある．

右気管支は左気管支より太く，短く，また垂直に近く傾斜する．このため，右気管支は左気管支に比べ異物が入りやすい．

肺門から肺に入った主気管支は，肺の中で樹木の枝のように分れて，次第に細くなっていく．その順番は主気管支⇒葉気管支（二次気管支）⇒区域気管支（三次気管支）⇒細気管支となる．

葉気管支は右では3本，左では2本．区域気管支は左右とも10本ある．区域気管支はさらに枝分かれを繰り返し，太さ1 mm以下となると細気管支と呼ばれる．細気管支になると周囲に軟骨は見られない．

【気管・気管支の構造】

気管と気管支の構造は，区域気管支までは内腔から上皮，粘膜固有層，粘膜下組織，軟骨，外膜でできている．上皮は多列円柱線毛上皮で，主に管腔に向かって多数の線毛を持つ円柱状の線毛細胞と，粘液を分泌する杯（さかずき）細胞からなる．粘液に付着した異物は線毛の動きによって外に向かって排出される．気管では杯細胞の代わりに，粘膜固有層内に粘液を分泌する気管腺があり，導管によって粘液が気管内腔に分泌される．

■参考■　気管支喘息
アレルギー反応により，気管支平滑筋の攣縮と粘膜の浮腫が起こり，気管支内腔が狭窄して呼吸困難をきたす疾患．

肺 lung（図2-93, 94）

肺は後部を脊柱，前部を胸骨，周囲は肋骨と肋軟骨で囲まれ，下は横隔膜で仕切られた胸腔内に左右1対ある．左右の肺は，胸腔の左右に離れて存在し，左右の肺の間には縦隔と呼ばれる構造物がある．

肺の上端（肺尖）は首の付け根まで達しており，鎖骨の上2～3 cmにある．底面（肺底）は横隔膜の上に乗る．

胸膜（図2-95）

肺は胸膜で包まれている．胸膜は肺の表面を覆う臓側胸膜（肺胸膜）と，胸郭の内面を覆う壁側

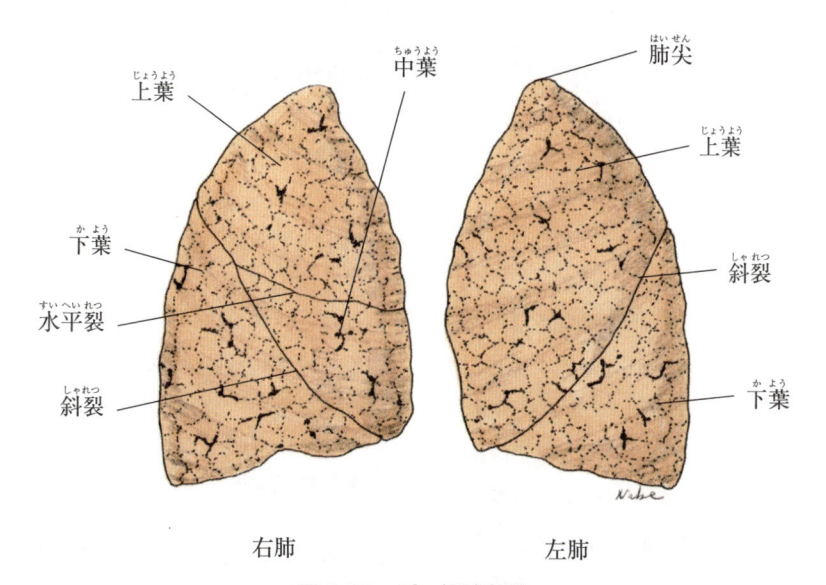

図2-93　肺（外側面）

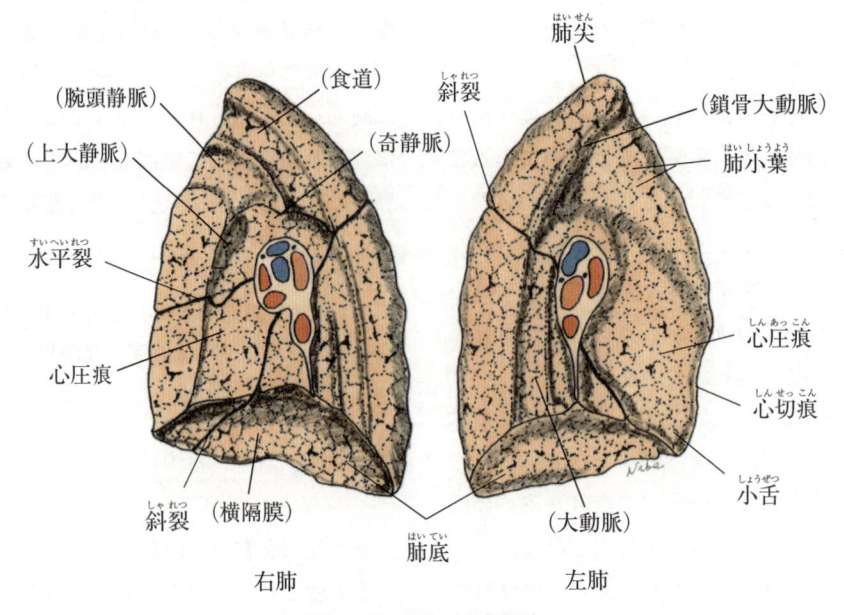

図 2-94 肺（内側面）
（ ）内は接する臓器.

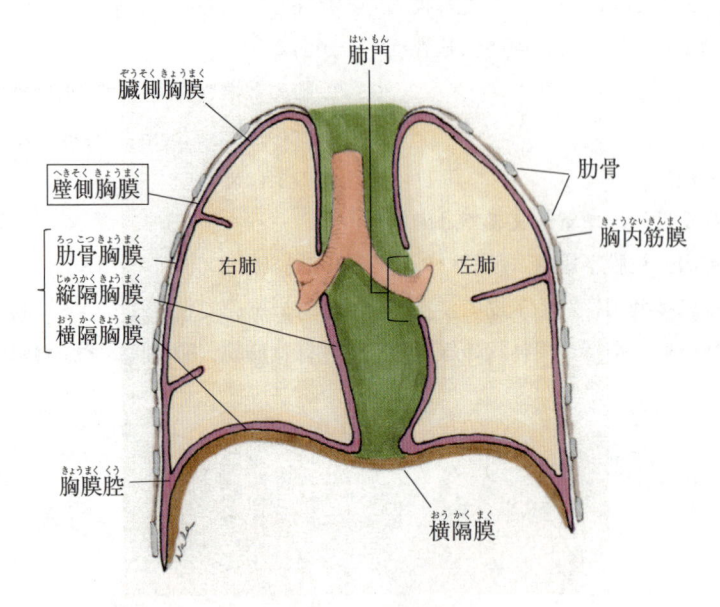

図 2-95 肺胸膜

胸膜の 2 葉からなる．肺胸膜と壁側胸膜は，連続した膜で，肺に気管支や血管が出入りする肺門のところで折れ返っている．

肺胸膜と壁側胸膜は間に胸膜腔をつくる．胸膜腔内には潤滑油としての働きを持つ少量の漿液性の胸膜液が入っている．胸膜腔は陰圧に保たれている．胸膜腔が特に広くなったところを胸膜洞という．

胸膜は上皮組織に分類されるが，特に中皮と呼ばれる．

■参考■ 気胸
　胸膜に孔が開いて，胸腔内に空気が入った状態．肺の膨張が障害され，胸痛・呼吸困難をきたす．

■参考■　中皮腫

　胸膜にできた腫瘍のことで，良性と悪性がある．特に悪性中皮腫は石綿（アスベスト）との関連が知られている．アスベストを吸引してから発症まで平均30年以上と長い．

肺門（図2-95）

　肺の内側面（縦隔面）の中央には主気管支，肺動・静脈，気管支動・静脈，神経などが出入りする部分があり，これを肺門という．肺門のところで，肺に出入りする構造物が結合組織で束ねられたものを肺根という．

肺葉と肺区域

　右肺は上・中・下の3葉からなる．3つの葉は裂と呼ばれる深い切れ込みで分けられる．上葉と中葉は水平裂によって，中葉と下葉は斜裂によって分けられている．

　左肺は斜裂によって分けられる上・下の2葉からなる．

　それぞれの肺葉には，1本の葉気管支が分布しているが，葉気管支はさらに区域気管支に分れる．1本の区域気管支が分布する領域を，肺区域という．肺区域は左肺，右肺のいずれにも，10の区域がある．

■参考■　肺区域

　それぞれの肺区域は重なり合うことなく，分布する気管支や血管もそれぞれ独立しており，肺がんなどで肺切除をする場合は肺区域の単位で行われる．

肺小葉と肺胞（図2-96，表2-3）

　細気管支はさらに分枝して細くなり，終末細気管支⇒呼吸細気管支⇒肺胞管⇒肺胞嚢⇒肺胞となる．

　1本の細気管支から肺胞に至る構造は，細気管支を頂点とした四角錐（ピラミッド型）をしており，四角錐の底部が肺の表面に現れている．この1つの単位を肺小葉という．細気管支からは軟骨

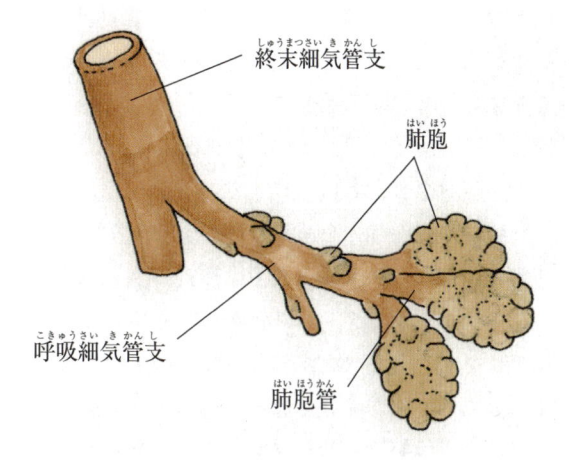

図2-96

表2-3　気管支の分岐と構造

	軟骨	平滑筋	肺胞	上皮
主気管支	○	○		多列円柱線毛上皮
葉気管支	○	○		多列円柱線毛上皮
区域気管支	○	○		多列円柱線毛上皮
細気管支		○		単層円柱線毛上皮
終末細気管支		○		単層円柱線毛上皮
呼吸細気管支		○	○	単層立方上皮
肺胞管		○		
肺胞嚢			○	

が見られないが，平滑筋は存在する．しかし，肺胞管からは平滑筋も見られなくなる．

　肺胞は，呼吸細気管支のところから見られる．肺胞はガス交換が行われる所であるため，呼吸細気管支から気管支の呼吸部と呼ばれる．呼吸細気管支の手前，終末細気管支までは，気管も含めて導管部と呼ばれる．肺胞嚢は，ひとつの肺胞管よりも広がった空所の周りに肺胞が集まった構造をさす．

　肺胞は直径0.1～0.2 mmの小さな袋であり，肺胞を作っている細胞にはI型肺胞上皮細胞とII型肺胞上皮細胞がある．II型肺胞上皮細胞は，サーファクタントを分泌する．

　肺動脈は細かく分かれて，肺胞の回りで毛細血

管となって，ここでガス交換を行う．CO_2 や O_2 はⅠ型肺胞上皮細胞と毛細血管の内皮細胞，そして赤血球の細胞膜を通過する．

【サーファクタント】

肺胞内の表面張力を減少させ，より少ない力で肺胞が開くようにする表面活性物質．リン脂質，コレステロール，タンパク質からできている．サーファクタントが欠乏すると，肺胞が十分に膨らまないため，肺が小さくなる．終末細気管支に見られる**クララ細胞**もサーファクタントを分泌する．

■参考■ 新生児呼吸窮迫症候群

Ⅱ型肺胞上皮細胞とサーファクタントは，胎生28週において現れるので，この時期以前では自発的呼吸ができない．

肺の血管

肺は気管支がちょうどびっしりと繁った樹木のように枝分かれして，最後の細い枝からは木の葉の代わりに小さく膨らんだ肺胞が着いているような状態である．枝の隙間は結合組織で埋められて，周囲は肺胸膜で包まれている．これらの肺組織を栄養しているのは大動脈から直接出る細い気管支動脈である（肺の栄養血管）．

一方，肺に行く肺動脈は中に静脈血（酸素の少ない血液）を含んでおり，肺胞の周囲で毛細血管となり，ガス交換を行った動脈血（酸素の多い血液）が，肺静脈として心臓に帰る．これが肺の役割（機能）であるので，肺動脈は肺の機能血管と言われる．

肺の神経

交感神経と迷走神経からの副交感線維が肺の血管や分泌腺に分布している．また，感覚神経は交感神経や副交感神経に沿って，脊髄や脳に向かう．壁側胸膜には，横隔神経や肋間神経を通ってきた感覚神経が分布している．

縦隔 mediastinum （図2-97）

左右の肺の間にあって，左右の肺を仕切る縦の隔壁が縦隔である．縦隔の両側は胸膜で包まれた肺，前壁は胸骨，後壁は脊柱，下壁は横隔膜，上の壁は存在せず，胸郭上口という孔になっている．この幅約6cm，奥行約20cm，高さ約30cmの空間に心臓や心臓に出入りする血管，気管，食道などが存在する．

縦隔は胸骨角（胸骨柄と胸骨体の間にできる角）と T4，T5 の間を結んだ平面で上縦隔と下縦隔に分ける．

下縦隔はさらに3つに区分される．胸骨と心臓との間を前縦隔，心臓と心臓を包む膜を合わせて中縦隔（縦隔中部），心臓と脊柱の間を後縦隔という．

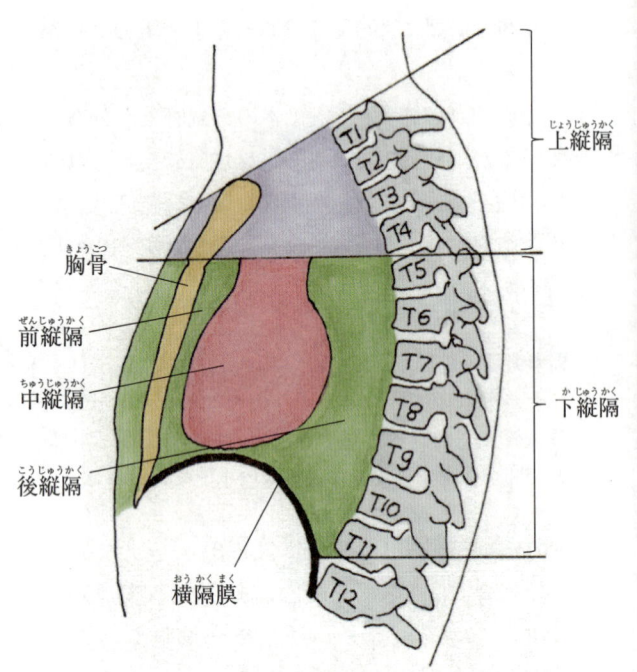

図2-97 縦 隔

2-8 消化器系

消化器系は栄養物を消化，吸収し，残渣を糞便として排泄する器官系である．消化器系は口腔から肛門に続く管状の消化管と，これらの付属腺である唾液腺，肝臓，膵臓からなる（図2-98）．

消化管

消化管は図2-98のように，部位によって膨らんだり，細くなったり，曲がりくねったりした一続きの管で，部位によって分けると次のようになる．

口腔 → 咽頭 → 食道 → 胃 → 小腸 → 大腸

消化管の基本構造

消化管は管状で大きな内腔を持つので管腔臓器と呼ばれる．消化管の壁の基本構造は4層で，内から外に向かって粘膜，粘膜下組織，筋層，漿膜となっている（図2-99）．

粘膜

消化管の内面を覆っており，さらに粘膜上皮，粘膜固有層，粘膜筋板からなる．

粘膜上皮：口腔から食道までと，肛門付近は重層扁平上皮であるが，胃と腸では単層円柱上皮である．胃と腸の上皮細胞の間には，粘液を分泌する細胞や消化酵素を分泌する細胞，ホルモン（消化管ホルモン）を分泌する細胞なども存在する．

粘膜固有層：疎性結合組織で，なかに血管やリンパ管があり，粘膜上皮を通過した栄養物を輸送する．また，リンパ小節が多く点在し，外敵からの防御に当たっている．

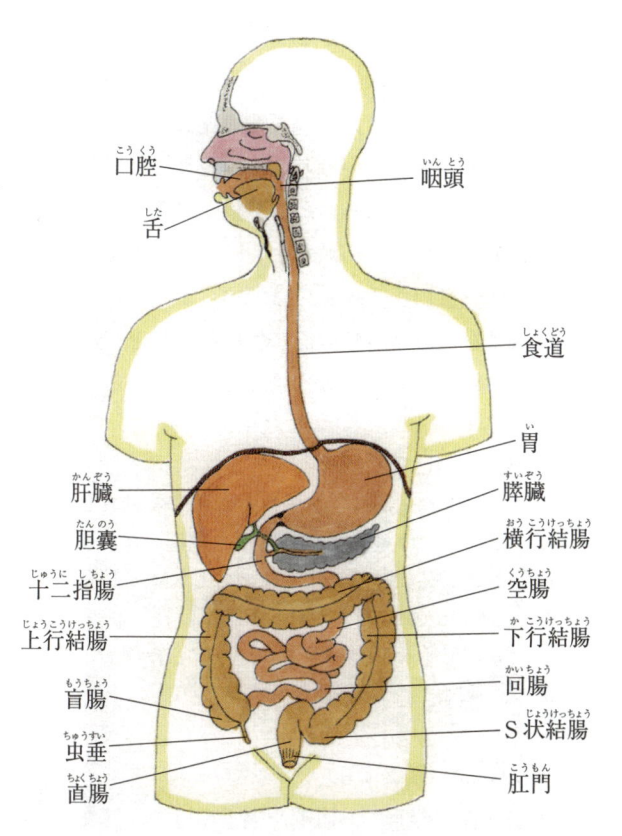

図2-98 消化器系

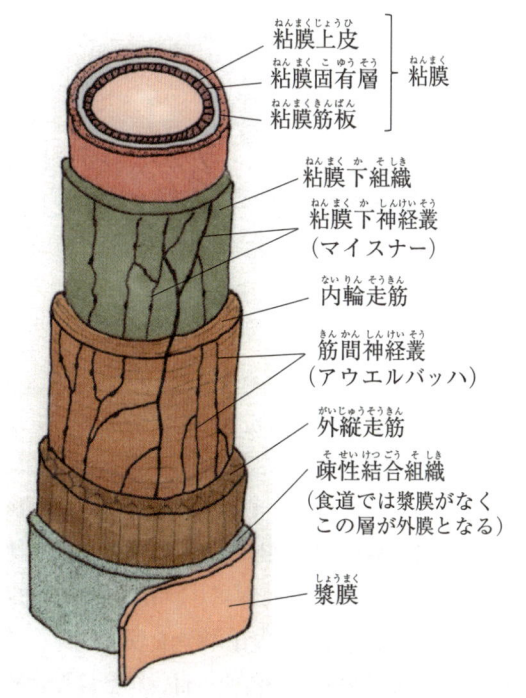

図2-99 消化管の基本構造

粘膜筋板：薄い平滑筋の層で，粘膜のヒダを作って消化管内腔の面積を広くしている．

粘膜下組織

疎性結合組織で，血管や自律神経が多くある．ここの自律神経は網の目状に分布しており，粘膜下神経叢（マイスナー Meissner 粘膜下神経叢）という．マイスナー粘膜下神経叢の自律神経は主に腺分泌を司る．

筋層

口腔から食道の中ほどまでは骨格筋で，意識的に収縮させることが可能である．食道の中ほどから肛門までは，肛門の外肛門括約筋を除いて平滑筋であり，その運動は自律神経で支配されている．平滑筋は基本的に2層をなしていて，内層は輪走筋で外層は縦走筋である．胃では最内層に斜めに走る筋層がある（斜走筋）．

筋層の平滑筋のリズミカルな収縮で，消化管の内容物はかき混ぜられ，また先に先にと輸送される．筋の支配神経は2層の筋層間に分布するアウエルバッハ Auerbach 筋間神経叢から出る．

漿膜

腹腔内を走る消化管は，一番外を漿膜で覆われている．この漿膜は腹膜の一部である．食道と直腸には漿膜はなく，疎性結合組織である外膜で包まれている．

【腸管神経系】 entero nerve system（ENS）

腸管にはマイスナー粘膜下神経叢とアウエルバッハ筋間神経叢があるが，これらは互いに介在ニューロンによって連絡しており，腸管神経系を形成している．腸管神経系は独立した神経細胞で構成され，様々な神経伝達物質（NO，アセチルコリン，サブスタンス P，VIP 等）を使って腸管の働きを調節している．いわゆる自律神経は腸管神経系の働きを調節する．迷走神経と骨盤内臓神経による副交感性の調節は腸管の運動や腺分泌を亢進させ，交感神経は ENS を抑制し，分泌と運動を抑える．

口（口腔）oral cavity（図2-100）

口腔の上壁を口蓋という．側壁は頬（ほほ）からなり，後方は咽頭に連絡する．口腔は上下歯列弓を境にして，前方を口腔前庭，後方を固有口腔という．

口蓋 palate

固有口腔の上壁を口蓋といい，前方の硬口蓋と後方の軟口蓋よりなる．硬口蓋には上顎骨と口蓋骨の支柱があり，厚い粘膜に被われている．口蓋には正中線に沿って前後に走る高まりがあり，口蓋縫線という．軟口蓋は筋性組織とそれを被う粘膜で，軟口蓋の後方正中部には**口蓋垂**（俗にいうノドチンコ）が垂れ下がる．

口蓋垂から両外側へ前後2つの粘膜ヒダがアーチをなしており，前方のヒダを**口蓋舌弓**，後方のヒダを**口蓋咽頭弓**という．この口蓋舌弓と口蓋咽頭弓の間にあるくぼみに**口蓋扁桃**がある．ここは口腔と咽頭の境で，口峡という．口峡の上壁は口蓋帆，側壁は口蓋舌弓と口蓋咽頭弓よりなる．嚥下（ものを飲み込む）の際に軟口蓋は挙上し，飲食物が鼻腔に入らないように鼻腔を閉鎖する．

■**参考**■　口唇口蓋裂

口蓋縫線は胎生期に左右の口蓋が正中で融合した跡で，頭蓋における矢状縫合に相当する．軟口蓋や硬口蓋が口蓋縫線として正常に融合しないと口蓋裂となり，口唇に裂け目が現れるものを口唇裂といい，この両者の総称を口唇口蓋裂という．言語障害，哺乳障害，耳疾患など障害は多岐にわたる．

舌 tongue（図2-101）

骨格筋性の器官で，咀嚼や嚥下のほか，味覚，発声の役割も担う．前2/3を舌体，後ろ1/3を舌

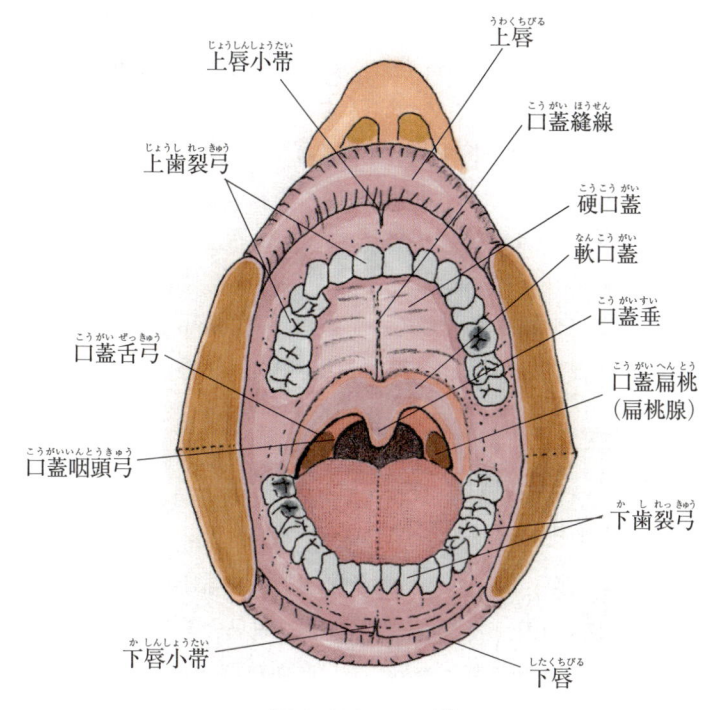

図 2-100　口　腔

舌背には糸状乳頭，茸状乳頭，葉状乳頭，有郭乳頭といった舌乳頭が見られる．有郭乳頭は舌乳頭の中でも最も大きく，数は最も少なく，分界溝の前に1列に8～12個並ぶ．茸状乳頭は白っぽく見える糸状乳頭の間に散在し，赤い点状に見える．葉状乳頭は舌背の後部外側縁に線条に見られ，小児では比較的よく見られるが，成人では発達が悪い．糸状乳頭以外の乳頭には味覚の受容器である**味蕾**が見られる（味蕾については「感覚器系」の項を参照）．

舌根部の粘膜には乳頭はなく，多数のイボ状の隆起のリンパ組織があり，舌扁桃とよばれている．

【舌の神経支配】

舌の前2/3：味覚は顔面神経，感覚は舌神経（三叉神経の第三枝の下顎神経の枝）が支配する．

舌の後1/3：味覚も感覚も舌咽神経（第Ⅸ脳神経）が支配する．

舌の運動：舌下神経（第Ⅻ脳神経）支配である．

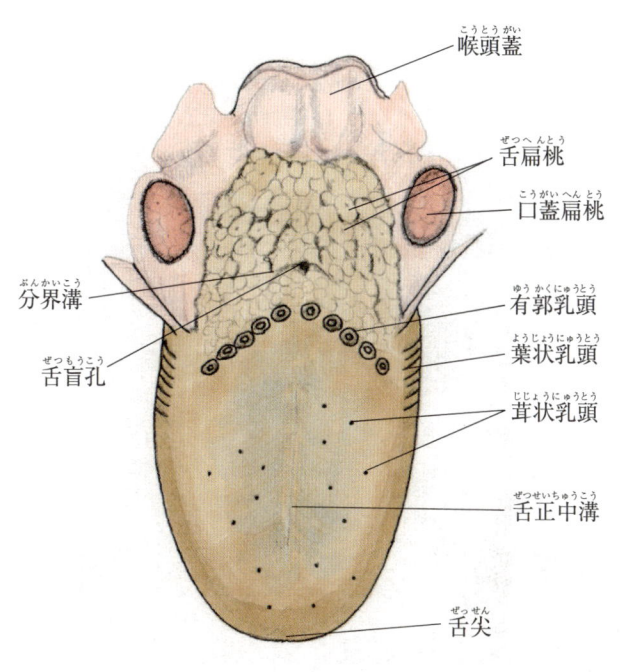

図 2-101　舌

根といい，分界溝という逆Ⅴの字型の溝が両者の境界となっている．舌体の上面は舌背で，その前端は舌尖と呼ばれる．

歯 teeth

上顎骨と下顎骨の歯槽突起上に一列に並び，歯列弓をつくっている（図1-45）．

人の歯はその生涯に2回生え替わり，出生後6〜8か月頃から生え始めるのを乳歯という．乳歯脱落後に生えるのを永久歯という．乳歯は20本，永久歯は32本（切歯8，犬歯4，小臼歯8，大臼歯12）ある．第三大臼歯の萌出は成人頃で最も遅く（萌出しない人もある），智歯（ちし）や親不知と呼ばれている．

■参考■ 親不知（おやしらず）
萌出の位置や方向が正常でない場合，炎症や顎関節症を引き起こす原因となる．

唾液腺 salivary gland（図2-102）

唾液を分泌する腺で，これには小唾液腺と大唾液腺がある．小唾液腺は口腔の粘膜中に散在している．大唾液腺には，耳下腺，顎下腺，舌下腺の3つがある．唾液の分泌は1日平均，1000〜1500 mLである．

耳下腺 parotid gland は最大の唾液腺で，耳介の前下方にある．導管を耳下腺管といい，口腔前庭に開口している．開口部を耳下腺乳頭といい，上顎第二大臼歯の向かい側にある．サラサラした漿液性の唾液を分泌する漿液腺である．耳下腺からの唾液分泌は舌咽神経からの副交感刺激で亢進する．耳下腺の中を顔面神経が枝分かれしながら通過して，顔面の表情筋に分布するが，顔面神経は耳下腺には分布していない．

顎下腺 submandibular gland は耳下腺に次ぐ大きさで，下顎内側にある．口腔底の舌下小丘に開口し，漿液性と粘液性の唾液を分泌する混合腺である．唾液分泌の量は顎下腺からが最も多く，全量の70％を占める．

舌下腺 sublingual gland は大唾液腺の中で最も小さく，舌下小丘と舌下ヒダに開口しており，粘液腺である．顎下腺および舌下腺からの唾液分泌は顔面神経→鼓索神経からの副交感刺激で亢進する．

【唾液腺の動脈】

顎下腺と舌下腺には外頸動脈の枝である顔面動脈から分かれるオトガイ下動脈が分布する．舌下腺には外頸動脈の枝である舌動脈から分かれる舌下動脈も分布する．耳下腺には外頸動脈から出る浅側頭動脈の枝が分布する．

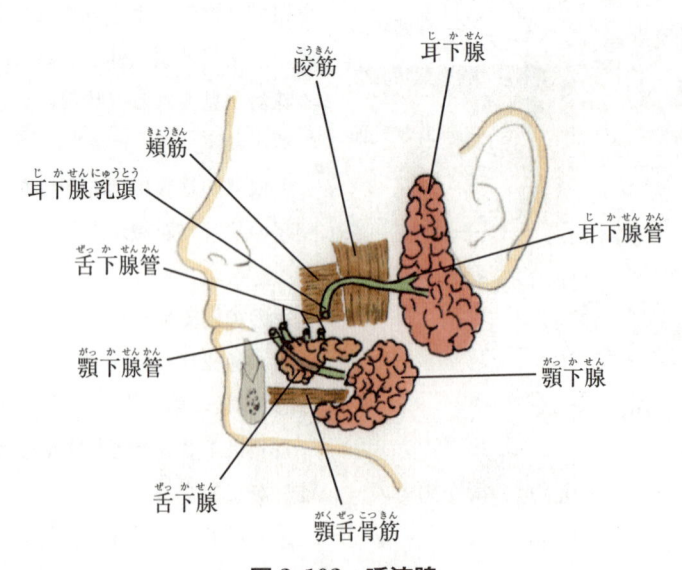

図2-102 唾液腺

■参考■　流行性耳下腺炎（おたふくかぜ）
　幼児期から学童期にかけて起こるウイルス性疾患で，耳下腺の腫脹，発熱などをきたす．

扁桃 tonsil

　鼻腔や口腔につながる咽頭への入り口を取り囲むように，口蓋扁桃（扁桃腺），舌扁桃，咽頭扁桃および耳管扁桃というリンパ組織（**ワルダイエル Waldeyer の咽頭輪**）があり，身体の入り口にリンパ組織を輪状に配して感染防御に当たっている．身体の防御に当たっている．

咽頭 pharynx

　咽頭の詳細については「呼吸器系」の項を参照．

食道 esophagus

　咽頭に続く長さ約 25 cm の管で，脊柱の前を下行し，横隔膜の食道裂孔を通って腹腔に入り，胃の噴門に連なる．食道には喉頭の後（輪状軟骨の後），気管分岐部（大動脈との交叉部），横隔膜貫通部（食道裂孔）の 3 箇所の生理的狭窄部位がある．食道粘膜は重層扁平上皮で覆われ，食道の上部の 1/3 は横紋筋，中央の 1/3 は横紋筋と平滑筋，下部の 1/3 は平滑筋よりなる．
　筋層は内輪走筋と外縦走筋よりなる．漿膜を欠いており，その表面は疎性結合組織からなる外膜に被われる．

胃 stomach （図 2-103）

　食道に続く袋状の器官で，容量は約 1400 mL である．胃の入口を**噴門**といい，噴門より上部を**胃底**，胃の中央部を胃体，胃の出口を**幽門**といい，十二指腸に連なる．胃は全体が弓状に弯曲しており，上縁を小弯，下縁を大弯という．小弯の幽門側にくびれがあり，角切痕といい，潰瘍や癌の好発部位である．胃の表面は腹膜で覆われており，胃を覆った腹膜は小弯側で小網，大弯側で大網になる．

　胃粘膜表面には多数の小さな陥凹があり，胃小窩と呼ばれ，胃液が分泌される開口部である．胃粘膜上皮は単層円柱上皮よりなり，胃腺を構成する．胃腺は，噴門部にある噴門腺，門部にある幽門腺，胃底から胃体部にかけてある固有胃腺（胃底腺）に区別される（図 2-104）．噴門腺と幽門腺は粘液を分泌する．固有胃腺は胃に特有のもので，主細胞，壁細胞，副細胞から構成される．主

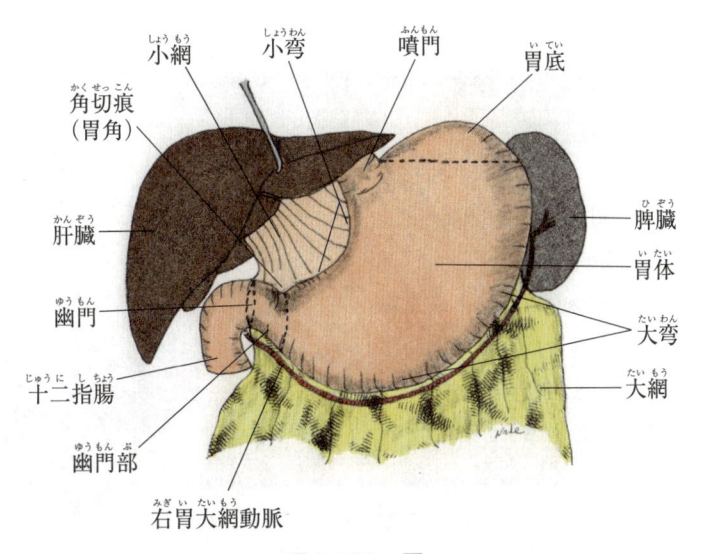

図 2-103　胃

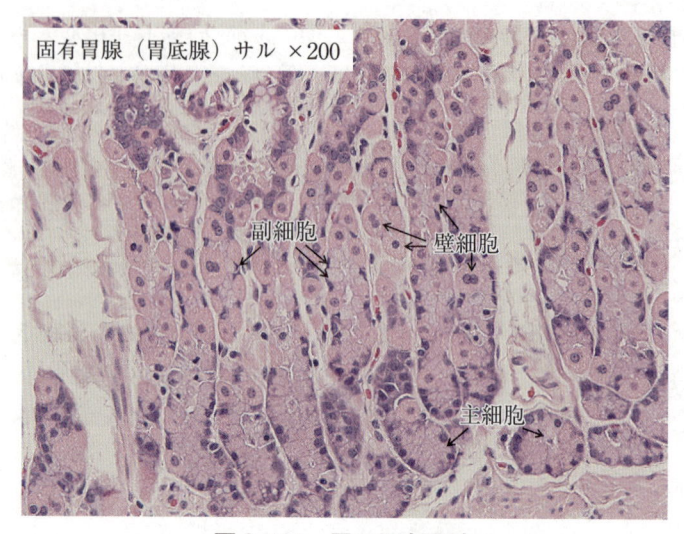

図 2-104　胃の固有胃腺

細胞はペプシノーゲン，壁細胞は塩酸と内因子，副細胞は粘液を分泌する．

筋層は内斜走筋，中輪走筋，外縦走筋よりなる．中輪走筋は幽門部で特に発達し，**幽門括約筋**となる．

■参考■　胃潰瘍

胃の粘膜の部分的欠損を胃潰瘍といい，成因として従来のストレス説以外に，最近，ヘリコバクター・ピロリという細菌が注目されている．

小腸 small intestine （図2-105）

胃に続く全長6～7mの管で，十二指腸，空腸，回腸に分けられる．

十二指腸は胃の幽門に続き，膵臓を取り囲むようにC字形をなす（図2-106）．長さ約25cmで，その走行により，上部，下行部，水平部，上行部の4つに区分される．十二指腸の上部は十二指腸球部とよばれ，可動性がある．下行部の内腔には**大十二指腸乳頭**（ファーター Vater 乳頭）という膨らみがあり，ここに総胆管と主膵管が開口する．上行部は十二指腸の終部で，強く屈曲して空腸へ続く．その屈曲部を十二指腸空腸曲とよぶ．ここに十二指腸提筋（トライツ Treitz 靱帯）があり，十二指腸空腸曲を固定・支持している．

空腸と回腸は連続しており，初めの2/5を空腸，終わりの3/5を回腸というが，その間には，はっきりした境界はない．回腸は盲腸に続く．空腸は腹腔の左上部に，回腸は右下部に位置する．空腸と回腸は腸間膜を持ち，可動性がある．

小腸粘膜は単層円柱上皮よりなり，腸陰窩すなわち腸腺（リーベルキューン Lieberkuhn 腺）をつくる．陰窩というのは，絨毛と絨毛の間にある井戸のような縦に細長い窪みで，消化液を分泌す

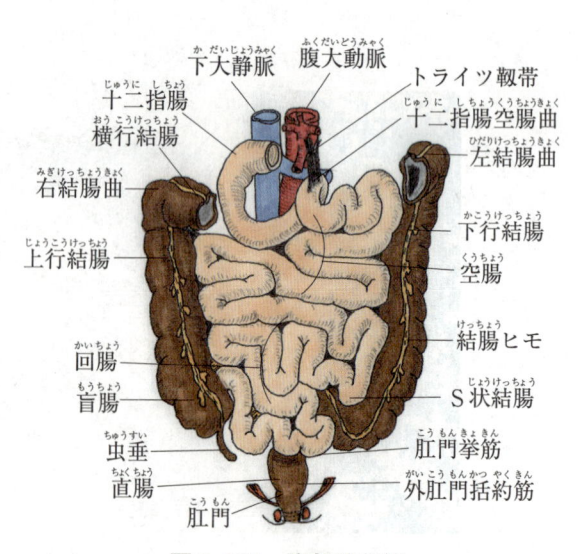

図 2-105　腹部消化管

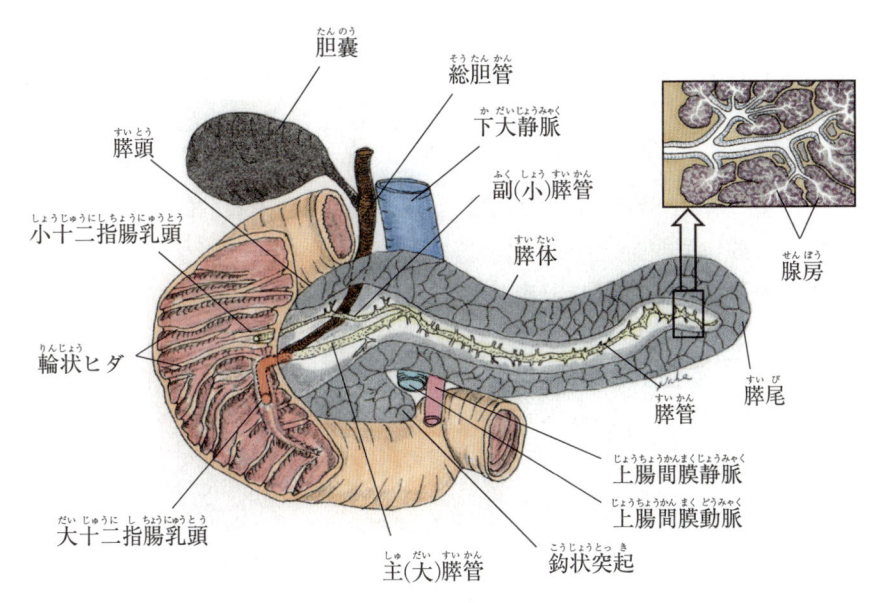

図 2-106　十二指腸と膵臓
拡大図は外分泌部を示す．

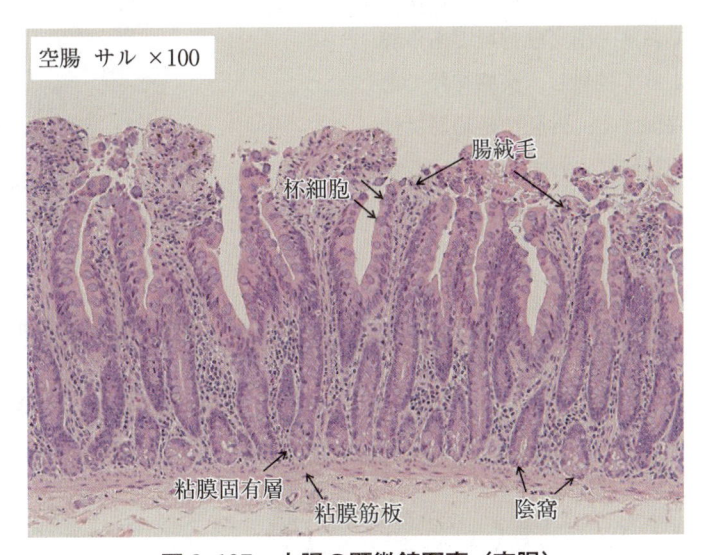

図 2-107　小腸の顕微鏡写真（空腸）

る腺である．小腸粘膜は内腔に向かって隆起する粘膜ヒダがあり，**輪状ヒダ**という．更に粘膜表面には無数の小突起があり，腸絨毛という（図2-107）．これらの構造により，吸収面積を大きくしている．

回腸ではリンパ小節が多数集まった集合リンパ小節（**パイエル Peyer 板**）がある．

■参考■　十二指腸潰瘍

比較的若年者（20～30歳代）に多く，空腹痛，夜間痛を特徴とする．そのほとんどは十二指腸球部（十二指腸上部で膨らんだ部分）に発生する．

大腸 large intestine

小腸に続く長さ約 1.6 m の管で，盲腸，虫垂，

結腸，直腸に分けられる（図2-98, 105）．結腸は更に上行結腸，横行結腸，下行結腸，S状結腸に分けられる．

大腸には輪状ヒダと腸絨毛がない．粘膜上皮は単層円柱上皮よりなる．回腸と盲腸の間には**回盲弁（バウヒンBauhin弁）**があるが（図2-108），この弁は盲腸内容物の逆流防止にはあまり働かないと言われている．逆流防止には回腸末端にある括約筋状の輪走筋が働く．盲腸からは小指ほどの虫垂が突出する．結腸のうち，横行結腸とS状結腸は，それぞれ横行結腸間膜，S状結腸間膜を持ち，可動性がある．直腸は仙骨の前を下行し，肛門に達する長さ約20 cmの管である．肛門の周囲には平滑筋である内輪層筋の発達した**内肛門括約筋**と横紋筋性の**外肛門括約筋**がある（図2-109）．内肛門括約筋は平滑筋であるので自律神経によって支配されており，副交感神経である骨盤内臓神経の刺激によって弛緩し，交感神経である下腹神経によって収縮する．外肛門括約筋は仙骨神経叢から出る陰部神経によって随意的に収縮させることができる．

消化管の筋層は胃を除いて原則，外縦走筋と内輪層筋からなるが，結腸では外縦走筋の発達が悪く，外縦走筋が発達しているところは，結腸ヒモと呼ばれていて3本ある．結腸ヒモにより大腸壁はくびれて，結腸膨起という膨らみをつくる．また，結腸膨起の端のくびれ部分は，内面に腸管全層からなる半月ヒダをつくる．また，結腸ヒモに

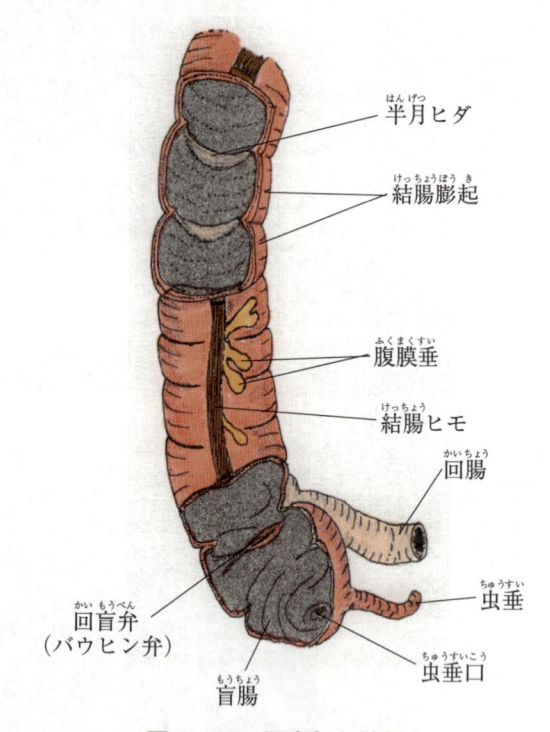

図2-108　回盲部と結腸

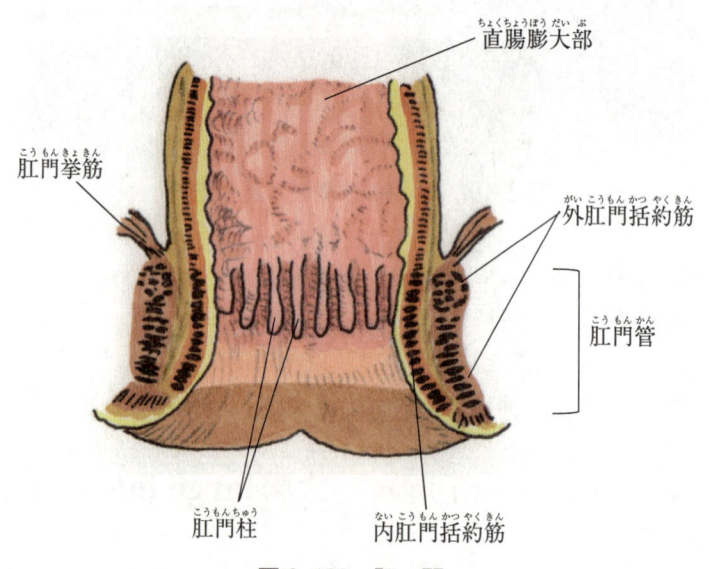

図2-109　肛門

は小さな腹膜垂という脂肪塊が付着し，横行結腸でよく発達している（図2-108）．

直腸下部で内腔が広がっている部位を直腸膨大部という．その下方で肛門に続く所が肛門管で，粘膜が縦に柱状に隆起する肛門柱があり，その粘膜下には直腸静脈叢が発達する（図2-109）．

【胃と腸管の血管分布】

胃から肛門を除く直腸までは，腹腔動脈，上腸間膜動脈，下腸間膜動脈により動脈血供給を受けている．この領域からの静脈は，肝門脈に集まり，肝臓に運ばれる．

■参考■　虫垂炎

虫垂の壁にはリンパ組織が発達し，若い人で炎症が起こることがある．俗に盲腸炎といわれるが，虫垂の化膿性炎症で，マック・バーネー McBurney 点（右上前腸骨棘と臍を結んだ線上の外側1/3）に圧痛を認める．

肝臓 liver（図2-110）

肝臓は右上腹部で横隔膜の直下にある重さ約1200gの器官である．肝臓は胆汁を分泌する非常に大きな腺であるとともに，様々な生理的機能を持っている．

肝臓は肝鎌状間膜により，大きい右葉と小さい左葉に分けられる．また右葉の下面の一部は方形葉と尾状葉に分けられる．肝臓の上面（横隔面）は凸面をなし，一部は横隔膜と直接密着している（無漿膜野）．下面中央部は**肝門**と呼ばれ，ここから血管，胆管，神経などが肝臓に出入りする．肝臓内に分布する血管には，肝臓の栄養血管である**固有肝動脈**と機能血管である**肝門脈**がある．肝臓からの静脈は集まって2～3本の肝静脈となって下大静脈に入る．

肝臓で作られた胆汁は胆囊に運ばれる．胆囊で貯留，濃縮された胆汁は，必要に応じて，十二指腸に分泌される．

肝鎌状間膜を境に区分する解剖学的な葉は，肝臓内の血管系や胆管系の分布域とは無関係である．肝門で肝門脈と固有肝動脈は左右に分枝し，機能的な右葉と左葉に分ける．肝臓下面の大静脈溝（下大静脈を入れる溝）と胆囊窩（胆囊を入れる凹み）を結ぶ**カントリー Cantlie 線**が，機能的な右葉と左葉の境界になる．方形葉と尾状葉は解剖学的には右葉に属するが，機能的には左葉に属する．

肝臓はグリソン Glisson 鞘という結合組織により六角形をした無数の肝小葉に分けられる（図

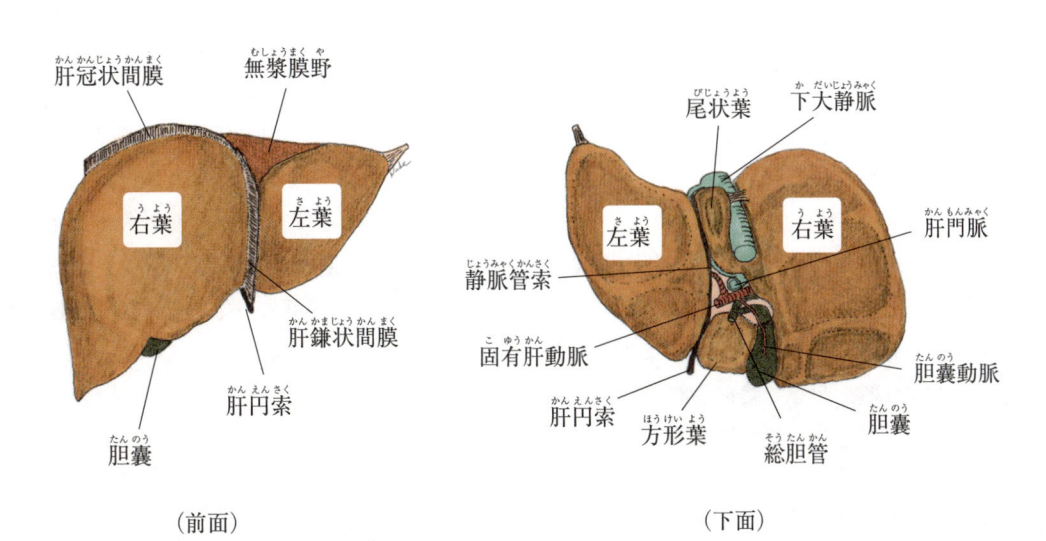

図2-110　肝　臓

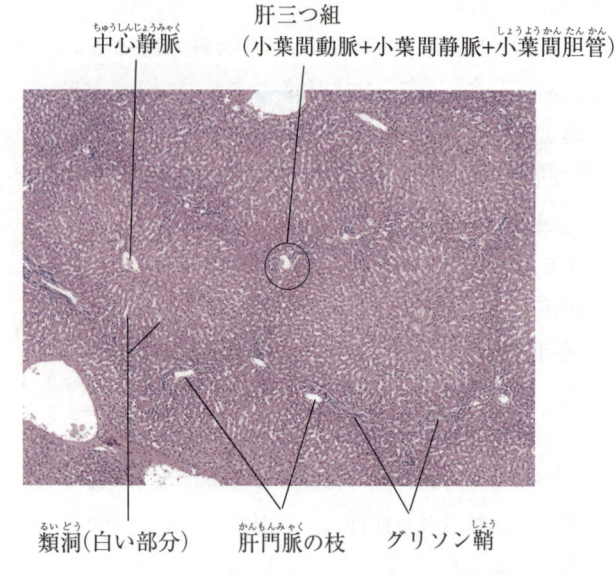

図 2-111　肝小葉

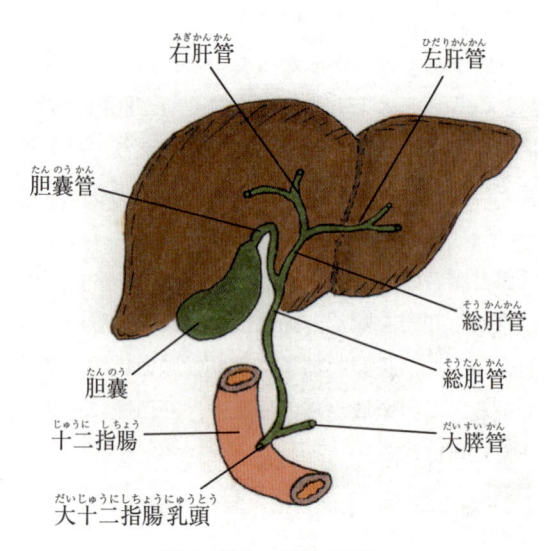

図 2-112　胆汁の流れ

2-111).　肝小葉は肝臓の構造単位である．肝小葉の中央には中心静脈が走り，それを中心に肝細胞が放射状に並ぶ（肝細胞索）．肝細胞索と肝細胞索の間に洞様毛細血管（類洞）が作られている．洞様毛細血管壁には食作用を有するクッパーKupfferの星細胞が存在する．洞様毛細血管と肝細胞索の間にはディッセ Disse 腔（類洞周囲隙）という隙間があり，ここに伊東細胞が存在し，ビタミンAを貯蔵している．

　肝門に入った固有肝動脈と門脈はグリソン鞘の中でそれぞれ小葉間動脈と小葉間静脈になる．この両者の血液は混合して洞様毛細血管を流れ，中心静脈に注ぐ．中心静脈は次第に合流して肝静脈となり，下大静脈へと注ぐ．

【胆汁の流れ】（図 2-112）

　肝細胞は胆汁を肝細胞と肝細胞の間隙に構成された毛細胆管に分泌し，小葉間胆管に注ぎ，左右の肝管を通り，肝門で1本の総肝管となり，胆嚢管，胆嚢へと流れる．胆嚢で濃縮，貯蔵された胆汁は，再び胆嚢管を通り，総胆管を通って十二指腸に運ばれる．

【肝円索】（図 2-110）

　肝円索は胎生期の臍静脈が生後，使われなくなり，管腔が閉じてヒモ状になったもので，臍輪につながっている．

■参考■　ウイルス性肝炎

　ウイルスの侵入により肝臓に炎症を起こす疾患で，ウイルスの種類によりA型，B型，C型肝炎に分類される．A型は経口感染，B，C型は血液感染である．

胆嚢 gall bladder（図 2-112）

　肝臓下面の胆嚢窩に収まっているナス形の袋状の器官で，胆汁を貯蔵・濃縮する．胆嚢管の内腔にはラセン状に走行するラセンヒダという特徴的な粘膜がみられる．総肝管と胆嚢管は合流して**総胆管**となる．胆嚢で貯蔵された胆汁は，再び胆嚢管から総胆管へ流れ，十二指腸の**大十二指腸乳頭（ファーター Vater 乳頭）**より分泌される．大十二指腸乳頭の開口部には**オッディ Oddi 括約筋**があり，胆汁分泌の調節を行っている．

■参考■　胆石

　胆汁内でコレステロールやビリルビンが結晶化し，それらが核となって徐々に胆石が形成される．女性に多く，心窩部（みぞおち）や右季肋部（わきばら）付近の激しい痛みが起こる．

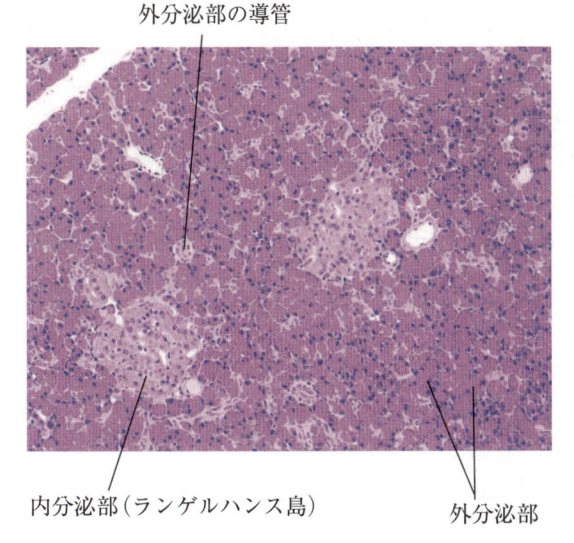

図 2-113　膵臓（顕微鏡写真）
外分泌部の模式図は図 2-106 を参照.

膵臓 pancreas （図 2-106）

　膵臓は胃の後方に位置する横に長い臓器で，腹膜後器官である．膵臓は十二指腸側より頭，体，尾の 3 部に分けられる．頭部は十二指腸に取り囲まれており，尾部は脾臓と接している．膵臓は構造上，外分泌部と内分泌部に分けられる．外分泌部は消化酵素を含んだ液を，膵管（ウィルスン Wilsung 管）を通して十二指腸の大十二指腸乳頭（ファーター Vater 乳頭）より分泌する（図 1-106）．膵管は大十二指腸乳頭に開口する前で総胆管と合流する．発生的に起源の異なる副膵管（サントリーニ Santorini 管）が見られる場合，副膵管は大十二指腸乳頭上部の小十二指腸乳頭に開口する．

　内分泌部の細胞は膵臓内に散在するが，膵尾部に多い．この細胞群を**ランゲルハンス Langerhans 島（膵島）**という（図 2-113）．ランゲルハンス島を構成する細胞は 3 種類あり，**A（α）細胞はグルカゴン，B（β）細胞はインスリン，D（δ）細胞はソマトスタチン**を分泌する．B 細胞が最も多く，70 % を占め，A 細胞が 20 %，D 細胞は 10 %を占める．グルカゴンは血糖値を上昇させ，インスリンは血糖値を低下させ，ソマトスタチンは A 細胞と B 細胞の分泌調節を行う．

腹膜 peritoneum （図 2-114）

　腹膜は腹腔の内面および腹腔内臓器の表面を覆う単層扁平上皮であり，漿膜ともいう．漿液を分泌するため，表面が滑らかで，臓器同士の摩擦の軽減に役立っている．腹膜は臓器を覆う**臓側腹膜**と体壁の内面を覆う**壁側腹膜**に分けられる．両者の間にはわずかな間隙があり，これを腹膜腔という．

【腸間膜】

　腹膜腔内に突出した臓器と腹壁を結ぶ腹膜は間膜を形成する．間膜のうち，腸と関係があるものを腸間膜という．腸間膜を持つのは，空腸，回腸，虫垂，横行結腸，S 状結腸である．腸間膜を持つ腸管は，後腹壁に固定されていないため可動性がある．

【大網と小網】

　胃を包んでいる腹膜は下方で垂れ下がっている．これを大網という．胃と横行結腸は癒着し，それに伴って大網を構成する 4 枚の腹膜も癒着するため，1 枚のように見える．腹腔内に炎症が生じると，大網は炎症部位を囲い込み，炎症が腹腔内に波及するのを防ぐ．

　肝臓を包んだ腹膜は次に胃を包んでいる．肝臓と胃の間で腹膜が 2 枚重なったところを小網という．

【腹膜後器官】（後腹膜器官）

　壁側腹膜の後面は後腹壁を覆っているが，この壁側腹膜より後方にある腹腔臓器（腹大動脈や下大静脈，腎臓や腎臓からでる尿管，腎臓の上にある副腎，膵臓など）をまとめて腹膜後器官と呼ぶ．

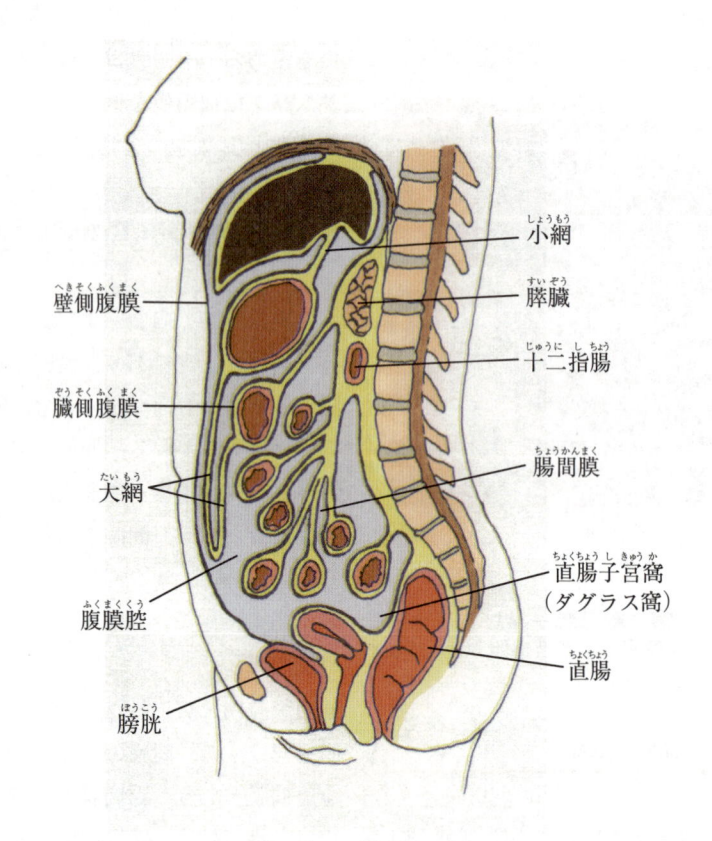

図 2-114　腹膜（女性）

十二指腸は発生初期，腹膜に包まれているが，二次的に後腹壁に癒着するため，腹膜後器官に入れられる．

2-9　泌尿器系

体を構成している全ての細胞は，尿素のような代謝老廃物を持っているが，これらは細胞の外，すなわち細胞外液（組織液）に捨てられる．これら細胞外液中の老廃物は毛細血管から吸収される．これら血液に取り込まれた老廃物を体外に捨てるのは腎臓の働きである．また，細胞外液や血液を含めた体内にある液（体液）の量を一定にするために，余分な水分も腎臓から捨てられる．これら以外にも，体にとって過剰な成分や有害な成分なども腎臓から尿中に捨てられる．このように，腎臓は体液の成分を一定に保つこと，すなわち体液の恒常性維持に働いている．泌尿器系は，腎臓，尿管，膀胱，尿道からなる（図 2-115）．

腎臓 kidney（図 2-115，116）

腎臓は脊柱の両側で，腰椎の上方に左右1対あるそら豆状の腹膜後器官である．肝臓があるため右の腎臓は左の腎臓に比べ，わずかに低く位置する．重さは約 150 g である．腎臓の上には副腎（腎上体）がある．副腎は内分泌器官で腎臓とは全く異なる器官で，構造的にも腎臓と結合しているわけではない．

腎臓の内側の陥凹部を**腎門**といい，腎動脈，腎静脈，尿管，神経などが出入りしている．腎臓の表面は線維被膜で覆われ，さらに副腎とともに脂肪被膜という脂肪組織で包まれる．この脂肪被膜を腎筋膜（ゲロータ筋膜）が包む．

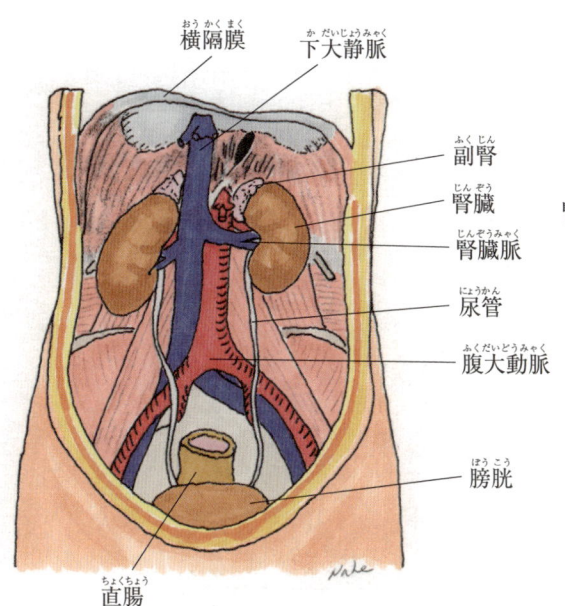

図 2-115　泌尿器系

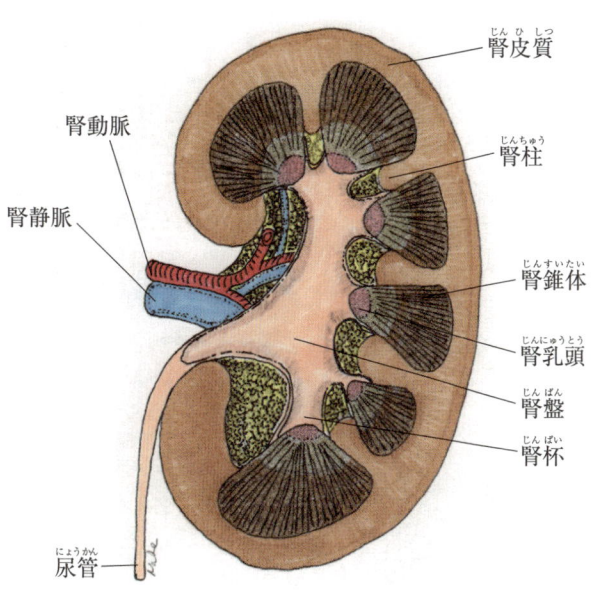

図 2-116　腎臓（断面）

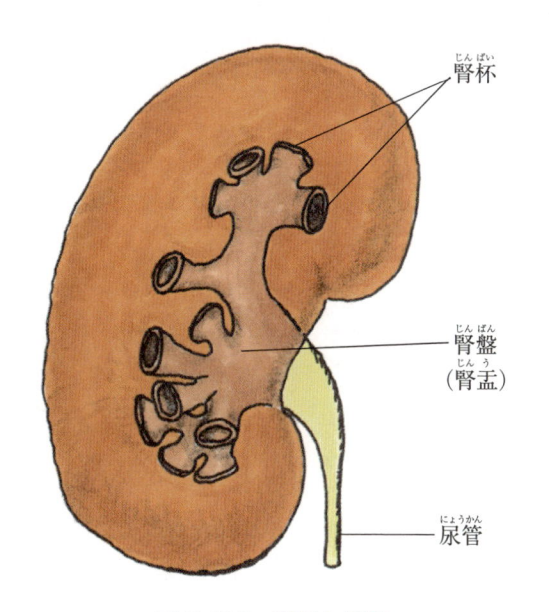

図 2-117　腎杯と腎盤

■参考■　下垂腎または遊走腎
　腎臓は後腹壁に脂肪組織や腎筋膜で保持されているため，やせ型の人や急激なダイエットなどで脂肪組織が減少し，腎が下垂することがある．

　腎臓は皮質と髄質に区別される（図2-116）．皮質は髄質を取り囲んでいる．髄質は8～12個の円錐状の**腎錐体**の集まりからなる．錐体と錐体の間に入り込んだ皮質を**腎柱**という．腎錐体の先端部を**腎乳頭**という．腎乳頭は杯の形をした**腎杯**に包まれ（図2-117），腎杯はさらに集まって**腎盤（腎盂）**となり，腎門で尿管に移行する．

【ネフロン（腎単位）】（図2-118, 119, 120, 121）
　腎臓の主な構成要素は**腎小体**（マルピギー小体 Malpighian corpuscle），**尿細管**および**集合管**である．1つの腎小体とこれに続く1本の尿細管をネフロンといい，腎臓が機能を果たす基本的構成単位である．ネフロンは，1個の腎臓に約100万個ある．腎小体は毛細血管網からなる**糸球体**とこれを包む**ボウマン Bowman 嚢（糸球体嚢）**からなる．糸球体に入る血管を**輸入細動脈**，出る細動脈を**輸出細動脈**という．

　尿細管は**近位尿細管**，**ヘンレ Henle の係蹄**（ヘンレのループあるいはワナともいう）および**遠位尿細管**の3部からなる．

　尿細管は集まって**集合管**となり，髄質中をまっすぐ下行して腎乳頭より腎杯に開口する．

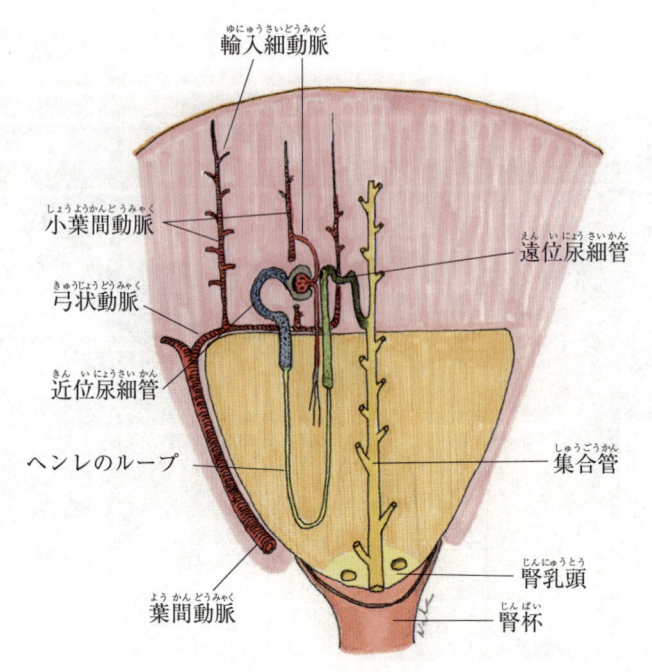

図 2-118　腎臓の構造

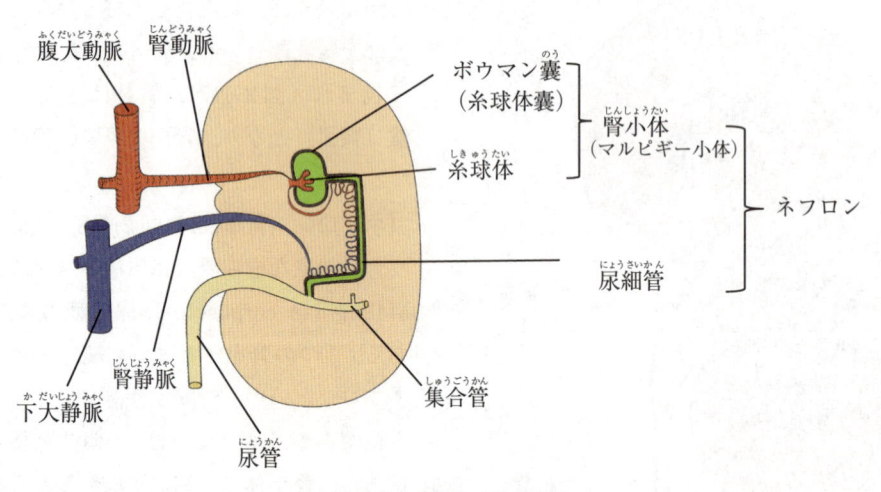

図 2-119　腎臓（模式図）

■参考■　ネフローゼ症候群
　多量のタンパク尿，低タンパク血症，高コレステロール血症，浮腫をきたす疾患群をいい，糸球体の免疫学的異常が原因とされている．

腎臓の血管

　腎臓の血管は臓器の大きさに比べかなり太く，血流量が非常に多い．
　腎動脈（腹大動脈から出る）は腎門より腎臓内に入り，腎門の近くで通常5本の区域動脈に分かれる．区域動脈間には吻合がないため，いわゆる終動脈である．区域動脈は葉間動脈となって腎柱（腎錐体と腎錐体の間）を走り，次に皮質と髄質の間を弓状動脈となって走る（図 2-118）．さらに弓状動脈から小葉間動脈が出て，そこから輸入細動脈が分枝し，糸球体に入り，輸出細動脈となって糸球体を出る．輸出細動脈は，尿細管の周囲で再び毛細血管網をつくった後，小葉間静脈，弓

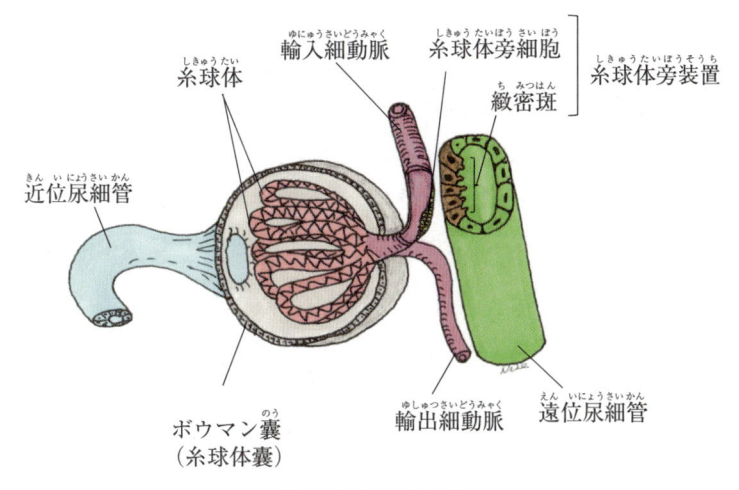

図 2-120　腎小体

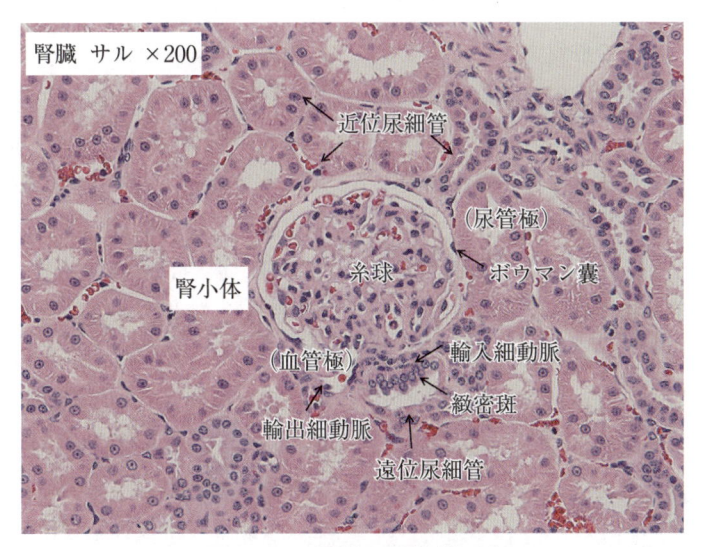

図 2-121　腎臓の顕微鏡写真

状静脈，葉間静脈，腎静脈となって下大静脈に注ぐ．

■参考■　腎区域

　腎動脈は5本の区域動脈に分かれ，お互い吻合しないので終動脈である．それぞれの区域動脈の分布に従って，腎臓は5つの区域（前面で上区，上前区，下前区，下区の4区域に，後方では1つの後区）に分けられる．したがって，腎臓は区域に従って外科的切除が可能である．

【糸球体旁装置（旁糸球体装置）】（図2-120）
　輸入細動脈と向かい合う遠位尿細管の上皮の一部は幅が狭く，背が高く，**緻密斑**と呼ばれる．また，緻密斑と向かい合う輸入細動脈の壁は特殊な**糸球体旁細胞（旁糸球体細胞）**（輸入細動脈の内皮細胞から分化）からなり，緻密斑と糸球体旁細胞を合わせて糸球体旁装置（旁糸球体装置）という．遠位尿細管を流れる尿中のNaCl濃度は緻密斑により感知され，NaCl濃度が低下すると旁糸球体細胞から血圧上昇物質であるレニンの分泌が増強される．

尿管 ureter

尿管は腎盤に続き，尿を膀胱に導く長さ約30 cm の細長い管である．粘膜上皮は移行上皮である．尿管は次の3箇所に狭窄部があり，しばしば尿路結石が停滞する．
① 腎盤から尿管への移行部
② 総腸骨動脈・静脈との交叉部
③ 膀胱壁の貫通部

膀胱 urinary bladder（図 2-122）

膀胱は尿管で送られた尿を貯留する平滑筋でできた袋状の器官で，尿が一定量に達すると排出する．

膀胱は恥骨結合の後方に位置する．膀胱は空の場合，上面は平坦で，前方に向かって少し尖っている（膀胱尖）．後方（膀胱底）は男性では直腸に，女性では子宮と腟に接する．膀胱の尿道への移行部を，膀胱頸という．膀胱には左右の尿管が開口しており，**尿管口**という．左右の尿管口と，膀胱から尿道が出る**内尿道口**を結んだ三角形の領域を**膀胱三角**といい，この部の粘膜は尿の貯留の有無（膀胱の収縮・伸展）に関わらず，常に平坦である．

膀胱内面を覆う粘膜上皮は移行上皮である．内尿道口のまわりには平滑筋でできた**膀胱括約筋（内尿道括約筋）**があり，膀胱からの尿の流出を不随意的に調節している．膀胱自体の平滑筋の収縮は，尿を排泄するため，膀胱排尿筋あるいは膀胱収縮筋ともいわれる．

尿道 urethra（図 2-122）

尿道は膀胱内の尿を体外に排泄する管で，長さと走行に性差がみられる．

男性の尿道の長さは 16〜18 cm で，側方からみると全体としてSの字に走行する．尿道は前立腺を貫き（**前立腺部**），前立腺部で射精管が開く．この後，尿道は骨盤底をなす尿生殖隔膜を貫き（**隔膜部**），陰茎の尿道海綿体内を走行し（**海綿体部**），陰茎先端の開口部（**外尿道口**）に開く．隔膜部には横紋筋よりなる**尿道括約筋（外尿道括約筋）**があり，随意的に排尿の調節を行う．

女性の尿道は短く，長さ 3〜4 cm で，内尿道口より始まり腟の前方を下行して，腟前庭に開く．尿生殖隔膜を貫く部位では，尿道の周囲には横紋筋よりなる尿道括約筋があり，排尿の調節を行う．女性では尿道が短いため，外尿道口から感染しやすく，膀胱炎や腎盂炎を起こすことがある．

【排尿】

膀胱は平滑筋でできた袋で，この平滑筋は自律的に収縮し尿を押し出すことから，膀胱排尿筋と呼ばれる．膀胱の出口には平滑筋でできた膀胱括約筋がある．尿を膀胱に貯めるために，膀胱排尿筋は弛緩し，膀胱括約筋は収縮する．これは交感神経の作用であり，反射中枢は腰髄にある．排尿時には膀胱排尿筋は収縮し，膀胱括約筋は弛緩す

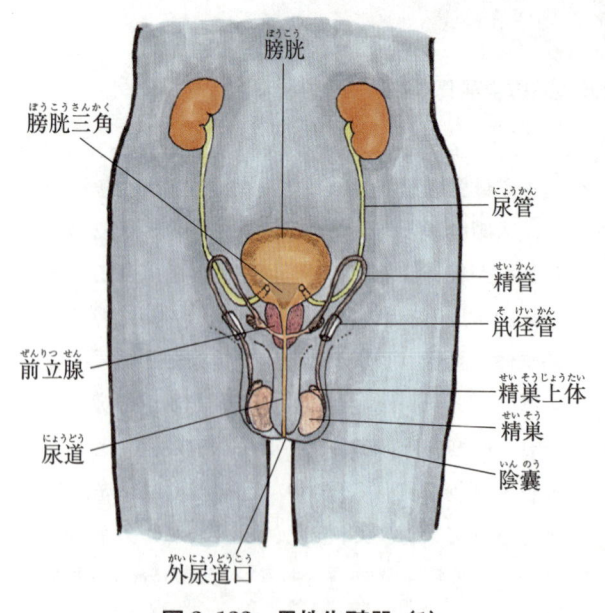

図 2-122　男性生殖器（1）

る．これは副交感神経の作用であり，反射中枢は仙髄にある．

■参考■ 脊髄損傷と排尿
　腰髄と仙髄にある膀胱中枢（蓄尿と排尿の反射中枢）より上位で脊髄が損傷を受けると，尿がある程度たまると反射的に排尿が起こる（尿失禁）．また，排尿の反射中枢がある仙髄が損傷を受けると尿がたまっても排尿できない状態になる（尿閉）．

2-10　生殖器系

　次の世代の子孫を絶やさずに，種を維持する役割を担う器官である．男女の生殖細胞である精子と卵子の合体（受精）により新しい個体をつくり出し，これを発育させるための器官系である．

男性生殖器

　男性生殖器系は，精子を産生する精巣，精子を運ぶ精路である精巣上体や精管，その途中の付属腺として精囊，前立腺，尿道球腺，外生殖器として陰茎，陰囊から構成されている．次のような順序で配列されている（図2-122, 123）．

精巣－精巣上体－精管－射精管⇒陰茎
　　　　　　　↑　　　↑　　　↑
　　　　　　精囊　前立腺　尿道球腺

精巣 testis （図2-124, 125）

　陰囊内に左右1対あり，卵円形（長径4 cm，短径3 cm）を呈しており，精子形成と男性ホルモンの分泌を行っている．精巣表面は強靱な線維性被膜の白膜で覆われている．白膜は精巣後面で精巣内に入り込み，肥厚して精巣縦隔をつくる．精巣縦隔から放射状に精巣中隔が出て，精巣実質内を精巣小葉に分ける．各精巣小葉内には複雑に曲がりくねった精細管が収まっている．精細管は次第に集まって，精巣縦隔内で精巣網となる．精巣網からは精巣輸出管が出て，精巣上体へ続く．精巣輸出管の内腔は線毛円柱上皮で覆われており，この線毛運動により精子は精巣上体へ運ばれる．

【精子形成】（図2-125）

　精細管内で精子の産生が行われる．精細管の内腔には数層の精子に分化する円形の細胞群があり，

図 2-123　男性生殖器（2）

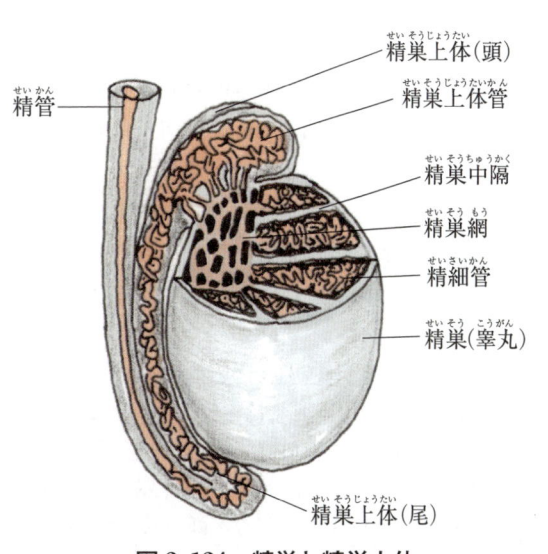

図 2-124　精巣と精巣上体

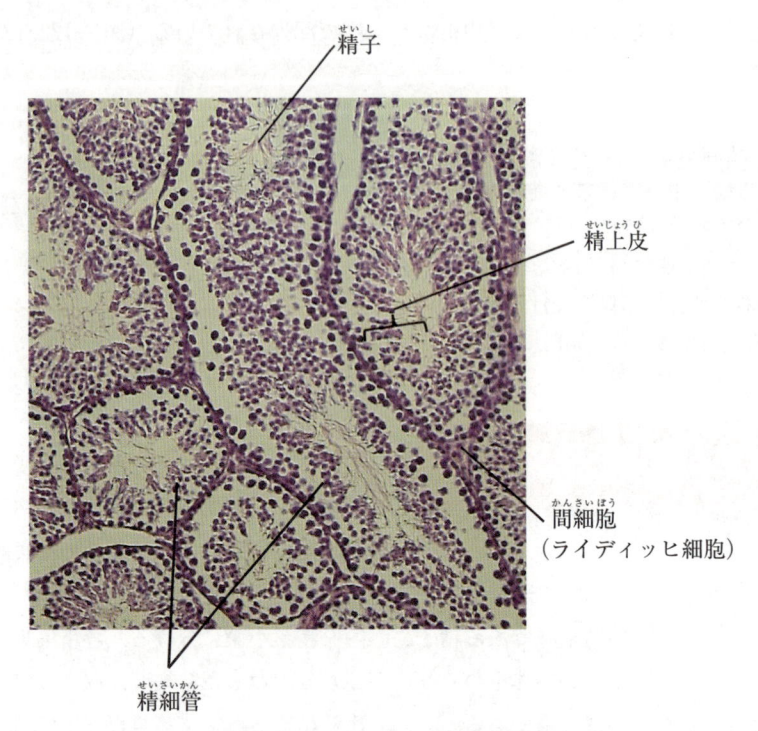

図 2-125　精巣（顕微鏡写真）

総称して精上皮という．精子の発生過程は，**精祖細胞⇒精母細胞⇒精子細胞⇒精子**である．これらの精子になる精上皮以外に精細管の内壁には**セルトリ Sertoli 細胞**という大型の細胞がある．セルトリ細胞は精上皮を支持し，栄養を与え，精上皮の成熟を助け，また精子発生過程で死滅した細胞を貪食する．

【間細胞（ライディッヒ Leydig 細胞）】

精細管と精細管の間の結合組織内には間細胞が散在しており，男性ホルモンであるテストステロンを分泌する．これにより，精子形成を促し，二次性徴をもたらす．

■参考■　精巣下降

精巣は腎臓の近くで発生し，胎生 4～5 ヶ月頃より下降し始め，胎生 8 ヶ月には陰嚢内におさまる．まれに精巣が下降せず腹腔内に留った状態を精巣停滞（停留睾丸）といい，男性ホルモン分泌が起こらず二次性徴が生じないと共に，男性不妊の原因となる．

■参考■　挙睾筋反射 cremasteric reflex

大腿内側部を刺激すると，刺激は腸骨鼡径神経〜脊髄の L1 に入り，L2 の脊髄前柱から陰部大腿神経を介して精巣挙筋を収縮させることで睾丸（精巣）が上方に引き上げられる．なお，一般に左の睾丸は右よりも低く下がっている．

精巣上体（図 2-124）

精巣の上端から後縁にかけて帽子のように接する器官である．精巣上体は頭部，体部，尾部の 3 つに区分される．頭部は上端の精巣上部に乗っている膨大した部位で，体部に続き，下端で尾部となり精管へと移行する．精巣網から出た精巣輸出管は精巣上体の頭部に入り，1 本の精巣上体管となり，体部を下行し，尾部で精管となる．精巣上体管の内腔は円柱上皮で覆われており，ここで精子は運動能を獲得する．

精管 (図2-122, 126)

精管は精巣上体下端の尾部より始まり，全長約40～50 cmある．精管は精巣の後を上行し，精巣上端の高さで精索に入り，血管や神経とともに浅鼠径輪，鼠径管，深鼠径輪を通って骨盤腔内に入り，膀胱の後面に達し，ここで**精管膨大部**といわれる膨らみをつくる．精管は前立腺内に入ると**射精管**となり，尿道前立腺部の後壁にある精丘に開口する．

■**参考**■　精索

精管がこれに伴う血管（精巣および精管動・静脈），神経（腸骨鼠径神経），リンパ管，筋（精巣挙筋）と共に被膜に包まれた構造物をいう．

精囊 seminal vesicle (図2-126)

精囊は膀胱後面にある囊状の器官で，導管は精管が前立腺に入る手前で合流する．精囊はアルカリ性の黄色を帯びた液体を分泌する腺組織であり，その分泌液は果糖（フルクトース）を含み，精子のエネルギー源になる．精囊からの分泌物は，前立腺からの分泌物とともに，射精の際に精液として排出される．

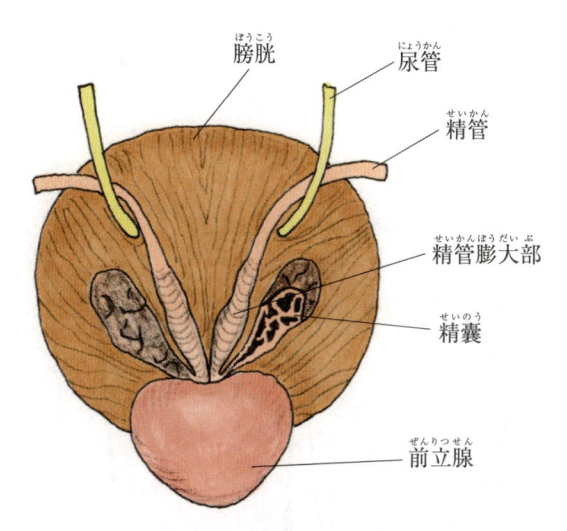

図2-126　精囊と前立腺（膀胱の後面）

前立腺 prostate (図2-122, 126)

前立腺は膀胱の下に密接し，栗の実の先端を逆さにした形をしている．膀胱の内尿道口から続く尿道が前立腺内を通り（**尿道前立腺部**），ここで左右の**射精管**が**精丘**に開口する．前立腺の導管（前立腺管として10～20本ある）も精丘の両側で尿道に開口している．前立腺からは，弱アルカリ性の乳白色の液体を分泌する．分泌液は，酸性ホスファターゼ，クエン酸，スペルミンを含有する．前立腺の分泌液には栗の花のような特有の臭いがあるが，このスペルミンに由来し，精子の活動を盛んにする．

■**参考**■　前立腺肥大症と前立腺癌

前立腺の腺組織は尿道周囲にある**内腺**と前立腺の外側にある**外腺**からなる．内腺は加齢とともに増生・肥大し，尿道を圧迫して，排尿障害をきたすのが前立腺肥大症である．一方，前立腺癌は外腺より発生する悪性腫瘍である．前立腺は肛門から指を入れて，直腸前壁越しに触診でき，前立腺肥大症の診断に有用である（直腸診）．

尿道球腺 bulbourethral gland (図2-123)

尿道球腺（カウパー Cowper 腺）はエンドウ豆大の腺で，尿生殖隔膜の中にある．分泌物はアルカリ性，透明で粘稠性があり，尿道に分泌される．発生学的に女性の大前庭腺（バルトリン Bartholin 腺）に相当する．

■**参考**■　精液 semen

1回の射精量は3～4 mLで，中に1億～5億の精子が含まれる．精子の数が少ないのを乏精子症，精子が全くないのを無精子症といい，男性不妊の原因である．

陰茎 penis（図2-127）

陰茎は男性の交接器であるとともに，尿路としての泌尿器でもある．**尿道海綿体**および左右1対の**陰茎海綿体**からなる．この両者の海綿体は強靱な結合組織の白膜で覆われている．尿道海綿体の中を尿道が通る（尿道海綿体部）．陰茎前端の膨大部を**亀頭**（きとう）といい，**外尿道口**が開く．陰茎の皮膚は薄く，亀頭を包む部分を包皮という．陰茎は女性の陰核に相当する．

■参考■　勃起 erection

陰茎海綿体は動脈と静脈が毛細血管を介さずに連絡している動静脈吻合を形成し，早朝起床時や性的興奮時には陰茎海綿体に血液が流れ込み，陰茎は著しく膨張し，血液の静脈への流出は阻止され，内部の圧力は高まり，陰茎は硬くなる．この状態を勃起という．興奮がおさまると動脈は収縮し，陰茎海綿体への血液の流入量は減り，陰茎は元の大きさに戻る．勃起を引き起こすのは第2～4仙髄節からの副交感神経で，いわゆる骨盤内臓神経であるが，この神経は古くは勃起神経とも呼ばれた．

陰囊 scrotum

陰嚢は精巣，精巣上体，精管の一部を入れる嚢で，内部は**陰囊中隔**という仕切りで左右に分かれている．皮膚は薄く色素に富み暗褐色を呈し，皮下には肉様膜という平滑筋が発達しており，この収縮により細かいシワが生じる．

■参考■　鼠径ヘルニア

腸管が鼠径管を通って陰嚢内に脱出する疾患である．乳幼児期の男児に多く，右側に発生する場合が多い．

女性生殖器

女性の生殖器は次のものからなる（図2-128）．
卵巣，卵管，子宮，腟，外陰部，乳腺

卵巣 ovary（図2-129, 130）

骨盤側壁で子宮の両側に1対ある母指頭大の器官で，卵子形成と女性ホルモンの分泌を行っている．卵巣は2つの結合組織で保持されており，卵巣の内側は**固有卵巣索**により子宮壁に，外側は**卵巣提索**により骨盤壁に固定されている．卵巣は腹

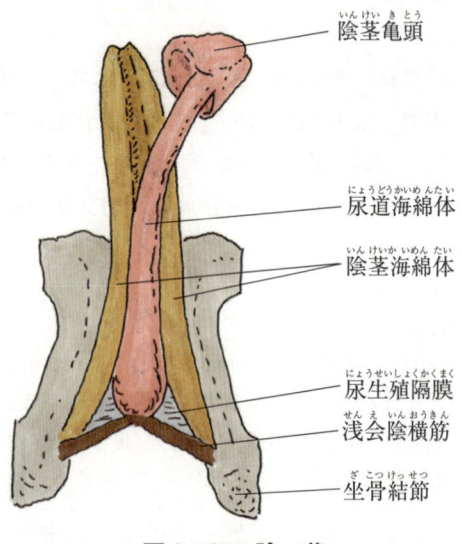

図2-127　陰茎

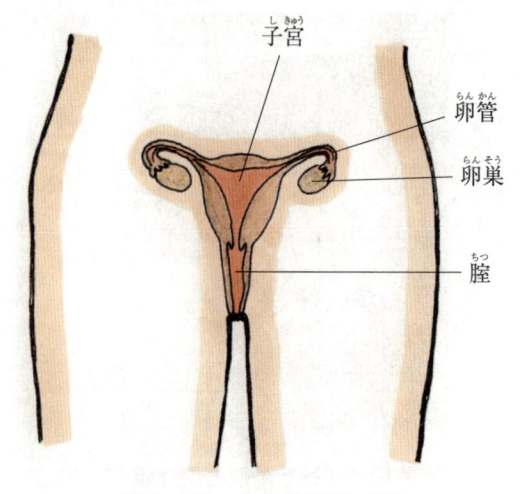

図2-128　女性生殖器（1）

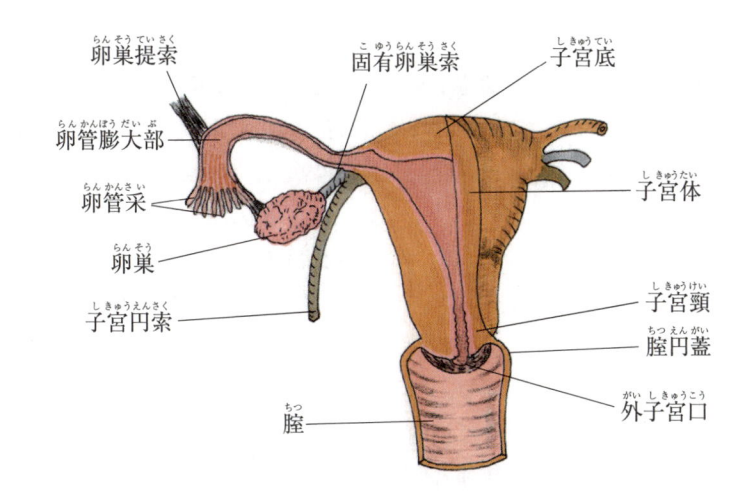

図 2-129　女性生殖器（2）

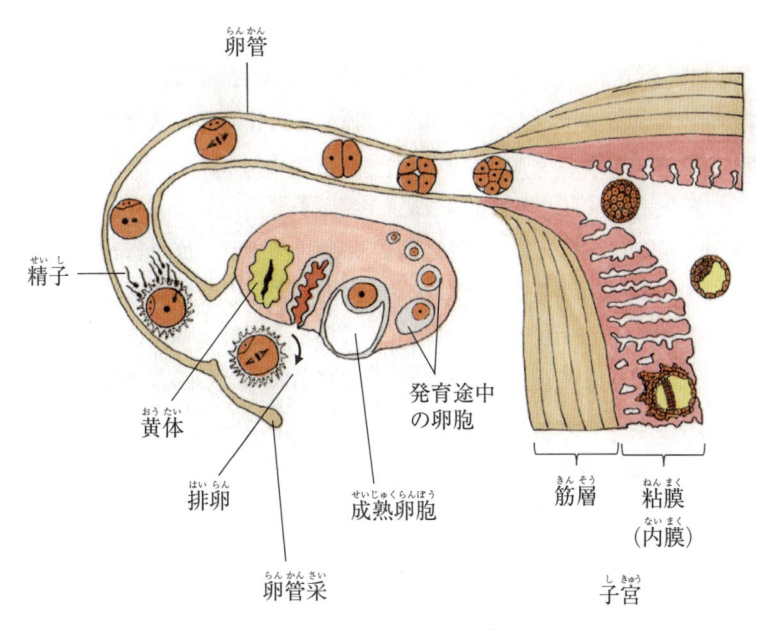

図 2-130　卵胞の発育

膜で覆われており，それが**卵巣間膜**となり，子宮広間膜に続いている．卵巣へ分布する血管，神経は卵巣間膜を経て，卵巣門から出入りする．

　胎生期の卵巣には既に卵祖細胞が発生しており，出生までに卵母細胞に分化している．卵母細胞は扁平な単層の卵胞上皮に包まれ，原始卵胞を形成している．出生後は，新たに卵母細胞が作られない．新生児において，原始卵胞は既に左右の卵巣で約40万個存在しているが，生涯に排卵される数は約400個であり，ほとんどの卵胞は発育の段階で死滅する．これを閉鎖卵胞という．

【卵胞の発育】（図 2-130）
　原始卵胞が発育し，卵胞上皮が多層化してきた段階の卵胞を**二次卵胞**という．次いで二次卵胞の卵胞上皮が増殖し，卵胞腔内に卵胞液が溜まり，卵子は周辺に寄せられる．この段階のものを**胞状卵胞**と呼ぶ．さらに発育が進むと，卵胞腔内は多

量の卵胞液で満たされ，卵子は透明帯で包まれ，卵胞の外側には卵胞膜が発達し，そこで**卵胞ホルモン（エストロゲン）**が分泌される．このような十分に発達した卵胞を**成熟卵胞（グラーフ卵胞）**という．

【排卵】

多量の卵胞液の貯留で大きくなった成熟卵胞（直径2 cmに達する）は卵巣表面に隆起し，卵胞が破裂するように卵子はそれを取り巻いている放線冠と共に腹腔に放出される．これを**排卵**という．排卵は思春期以降，約4週間に1回，左右の卵巣で交互に起こる．排卵された卵子は，卵管采より卵管へ入り，子宮まで運ばれる．

排卵後の卵胞は卵胞内に血液が充満して赤く見えることから赤体と呼ばれる．数日で血液は吸収され，卵胞細胞は大型の黄体細胞（ルテイン細胞）となり，黄色の脂質顆粒を含み，黄色に見えることから**黄体**と呼ばれ，**黄体ホルモン（プロゲステロン）**を分泌する．受精しない場合は，月経黄体と呼ばれ，排卵後2週ほどして退縮し，結合組織に置き換わり，白体となる．受精した場合の黄体は**妊娠黄体**と呼ばれ，分娩時まで退縮することなく維持される．このように卵胞からは卵胞ホルモン（エストロゲン），黄体からは黄体ホルモン（プロゲステロン）が分泌され，これらは子宮粘膜（子宮内膜）に**月経周期**と呼ばれる周期的な変化を起こす．

【月経】

排卵された卵子が受精しなかった場合，黄体ホルモンの分泌が低下するため，子宮粘膜の機能層（エストロゲンやプロゲステロンの作用で増殖した子宮粘膜の部分）は剥がれ落ちる．これが月経である．

【妊娠黄体の維持】

受精卵が着床すると胎盤が形成され，胎盤から分泌されるゴナドトロピンに反応して，卵巣の黄体は次第に大きくなり，妊娠黄体となる．ヒトの胎盤から分泌されるゴナドトロピンは**ヒト絨毛性性腺刺激ホルモン（hCG）**と呼ばれる．

妊娠黄体はエストロゲン，プロゲステロンおよびリラキシンを分泌する．リラキシンは胎盤からも分泌され，妊娠・分娩時に恥骨結合や仙腸関節などを緩め，子宮頸部を広げる作用がある．

卵管 fallopian tube （図2-129）

卵管は卵巣から排卵された卵子を子宮まで運ぶ長さ約10 cmの管で，一端は腹膜腔に開き，他方は子宮に開く．卵管の先端は漏斗状を呈しており（卵管漏斗），そこからイソギンチャク状の突起が多数突出しており，**卵管采**と呼ばれる．卵管采は排卵の際，卵巣に密接して，卵子を受け取る．漏斗に続く部分は膨らんでおり，**卵管膨大部**と呼ばれる．受精は多くの場合，卵管膨大部で起こる．卵管膨大部から子宮に続く部位は細くなっており，卵管峡部という．卵管の粘膜上皮は円柱上皮で，その多くは線毛を有し（線毛円柱上皮），線毛運動と筋層の蠕動運動により卵子が子宮内に運ばれる．

■参考■　子宮外妊娠

受精卵が正常に子宮に着床せずに，多くは卵管内で着床・発育した状態で，激しい下腹痛および出血症状を呈する．この状態で発育が進むと，卵管が破裂し大出血をきたす．産婦人科領域の代表的な救急医療を必要とする疾患である．

子宮 uterus （図2-129）

子宮は受精した卵子を受け入れ，胎児を育てる鶏卵大の器官である．骨盤腔内にあり，膀胱の後ろ，直腸の前に位置する扁平なナス形の中腔性器

官である．

膀胱と子宮の間にできるくぼみを膀胱子宮窩，直腸と子宮の間にできるくぼみを**直腸子宮窩（ダグラス Douglas 窩）**という（図 2-114）．

子宮は子宮体と子宮頸に大別され，子宮の上約 2/3 を**子宮体**，下約 1/3 を**子宮頸**といい，子宮体から子宮頸へ移行するくびれた部分は子宮峡部と呼ぶ．子宮体の上部を**子宮底**という．子宮頸はさらに上下に区分され，上部を腟上部，下部を腟部と呼ぶ．子宮の内腔は逆三角形で狭く，子宮頸の内腔を子宮頸管といい，**外子宮口**に開口している．

子宮および卵巣は子宮広間膜と呼ばれる腹膜で覆われている．子宮体部の左右の外側で，卵管が始まるすぐ下からは**子宮円索**が起こる．子宮円索は，鼠径管を通り，大陰唇の皮下に終わる線維索である．子宮の前傾姿勢は，子宮円索により子宮体を前方に引っぱることにより保たれている．

【子宮の前傾と前屈】（図 2-131）

子宮体は子宮頸のところから前方に約 10° 傾いており，この屈曲を**前屈**という．また，子宮頸は腟に対して約 90° 傾いており，これを**前傾**という．したがって，正常では，子宮は前傾・前屈の状態である．

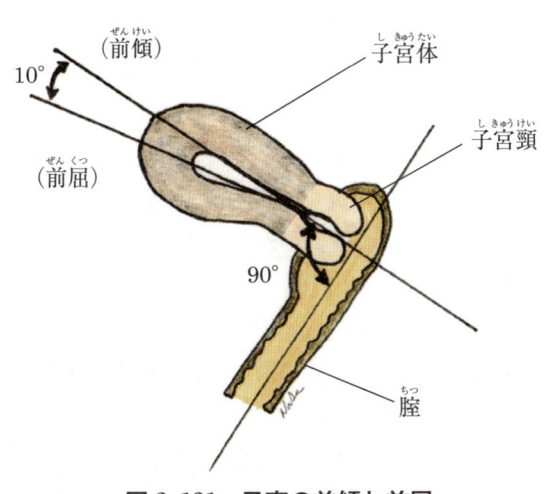

図 2-131　子宮の前傾と前屈

子宮壁は粘膜，筋層，漿膜の 3 層からなる．子宮の粘膜は**子宮内膜**と呼ばれ，単層円柱上皮に覆われる．子宮内膜には子宮腺がみられる．子宮内膜は浅層の**機能層**と深層の**基底層**に分けられる．月経の際に機能層を栄養しているラセン動脈が強く収縮し，虚血に陥った機能層は壊死し，次いでラセン動脈が弛緩するとその血流で機能層が流し出される．この時，基底層は残る．子宮の筋層は厚く，平滑筋よりなる．子宮を覆う漿膜は腹膜であり，子宮外膜とも呼ばれ，子宮底と子宮体を覆う．

■**参考**■　直腸子宮窩（ダグラス窩）（図 2-114）

腹膜腔のうち最も低い位置にあり，腹膜炎による滲出液や膿汁がダグラス窩にたまると，膿瘍を形成する（ダグラス窩膿瘍）．進行すると，骨盤内の臓器が癒着を起こし，外科的治療が必要になることがある．

■**参考**■　子宮の腫瘍

子宮平滑筋の良性腫瘍で，中年婦人の 5 人に 1 人に認められ，未産婦に多い．月経過多，月経痛，貧血をきたし，手術を要するものもある．

子宮癌は悪性腫瘍で，子宮の頸部に発生する子宮頸癌と体部に発生する子宮体癌（内膜癌ともいう）に分類される．子宮頸癌は婦人科悪性腫瘍のなかでは最も多く，発生にはヒトパピローマウイルスが関与している．子宮体癌は肥満，糖尿病，高血圧症や不妊症の女性に多く，好発年齢は子宮頸癌に比べてやや高齢で，50 〜 60 歳代である．

【卵巣と子宮への血液供給】

卵巣に動脈血を送るのは腹大動脈から分かれる左右の卵巣動脈である．卵巣静脈は右側では下大静脈に注ぐが，左側では左の腎静脈に注ぐ．卵巣動静脈は卵巣提索を通り卵巣に分布する．子宮動脈は内腸骨動脈の枝で，子宮頸部から子宮の外側縁に沿って上に向かい，卵巣動脈の枝と吻合する．

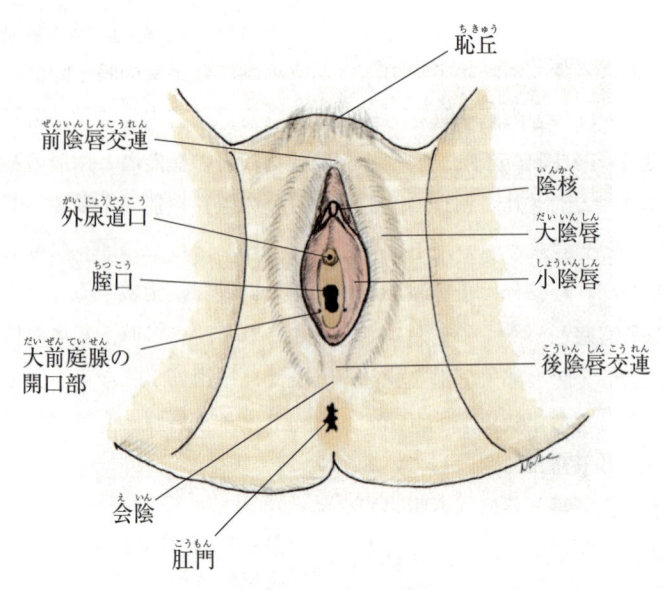

図 2-132　女性外陰部

腟 vagina （図 2-129）

子宮の下部に連なる管で，下方は腟前庭に腟口をもって開口する．腟の上部では子宮腟部（子宮頸）を筒状に取り囲み，**腟円蓋**をつくる．腟は分娩時に胎児が通る産道となる．腟の粘膜は多量のグリコーゲンを含む重層扁平上皮で覆われている．

■参考■　腟の自浄作用

健康な腟内にはデーデルライン桿菌という乳酸菌が存在する．この乳酸菌は腟の粘膜上皮に含まれるグリコーゲンを分解して乳酸を作り出し，腟を強酸性（pH3.5）の状態に保ち，外から侵入してきた細菌の繁殖を防いでいる．

女性外陰部 （図 2-132）

左右の大陰唇が恥骨結合前で合わさって膨らんだ部分を恥丘といい，脂肪がよく発達している．思春期以後には陰毛を生じる．恥丘と肛門の間に走る左右のヒダを**大陰唇**という．男性の陰嚢に相当する．大陰唇の内側にあるヒダは**小陰唇**で，左右の小陰唇に囲まれた部分を腟前庭といい，ここに外尿道口と腟口が開口する．左右の小陰唇が前方で合したところには男性の陰茎に相当する陰核がある．腟前庭には男性の尿道球腺（カウパー腺）に相当する**大前庭腺（バルトリン腺）**の導管が開口している．大前庭腺はダイズ豆大の腺で，性交時に腟口を潤すアルカリ性粘液を分泌する．

会陰 perineum （図 2-132, 133）

骨盤の出口のことで，恥骨結合下縁，尾骨先端および左右の坐骨結節によって囲まれる菱形の領域である．左右の坐骨結節を結ぶ線により，前方の**尿生殖三角**と後方の**肛門三角**に分けられる．尿生殖三角は尿生殖隔膜により閉じられ，ここを尿道（および腟）が貫く．肛門三角は**骨盤隔膜**により閉じられ，ここを直腸が貫く．

【尿生殖隔膜】urogenital diaphragm

恥骨弓を閉じるように張っている膜状構造物で，2枚の膜の間に骨格筋がサンドイッチ状に挟みこまれている．この膜を，男性では尿道が，女性では尿道と腟が通過する．筋の大部分は深会陰横筋であるが，尿道を輪状に取り囲む筋は尿道括約筋

となっている．女性では尿道括約筋は腟も取り囲んでいる．

【会陰腱中心】（図2-133）

左右の坐骨結節を結んだ中間点が会陰腱中心であり，ここに線維性結合組織の塊である会陰体がある．会陰体は浅会陰横筋や外肛門括約筋，肛門挙筋などの筋の付着となっており，骨盤腔の底を支える重要な構造物である．

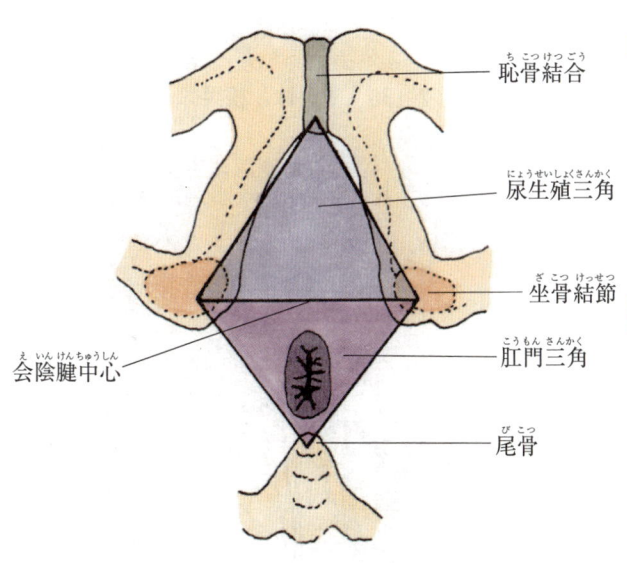

図2-133 会陰

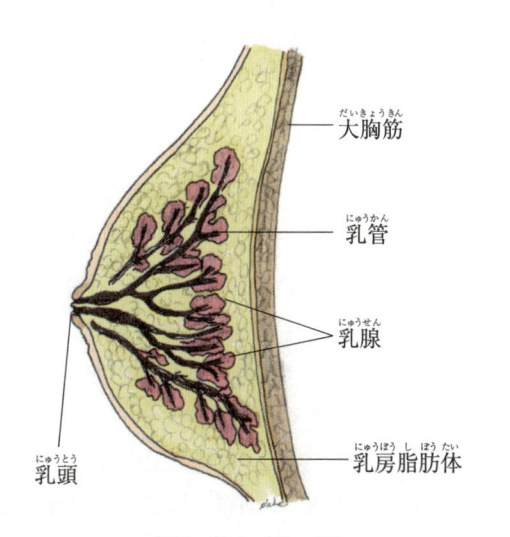

図2-134 乳腺

乳腺 mammary gland （図2-134）

乳腺（乳房）は前胸壁で大胸筋の前にある．乳房は思春期に著しく発育，肥大し，乳腺を形成する．乳腺は脂肪組織の中に存在する．乳腺からの導管は乳頭に集まる．乳腺は妊娠が成立しなければ乳汁を分泌しないが，妊娠が成立すればより一層発育し，妊娠8ヶ月以後になれば乳汁分泌が可能になる．

■参考■
乳癌は女性ホルモンに関連して発生する悪性腫瘍である．乳癌発生のリスクは，初経年齢が早い，閉経年齢が遅い，初産年齢が高い，出産児数が少ないといったことで高くなる傾向にある．

2-11 内分泌系

内分泌腺は特定の作用をもつ**ホルモン**を産生・分泌する器官で，神経系と協力して人体の機能（発育，成長，生殖，代謝など）をコントロールする上で重要な役割を果たしている．

内分泌腺には外分泌腺とは異なり，導管がない．内分泌腺から分泌されたホルモンは毛細血管に入り，血流により運ばれるため，離れた器官に作用することができる．あるホルモンにより作用を受ける器官を**標的器官**とよぶ．標的器官の細胞は細胞表面もしくは核に特定のホルモンと結合する**受容体（レセプター）**を有する．

それぞれの腺から分泌されるホルモンの詳細な機能については生理学書を参照されたい．内分泌腺には下垂体，松果体，甲状腺，上皮小体，胸腺，膵臓，副腎，精（卵）巣がある（図2-135）．

図 2-135　内分泌系

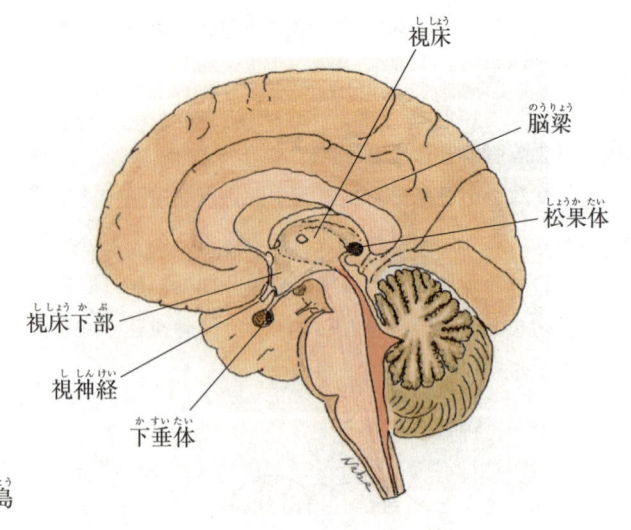

図 2-136　下垂体と松果体

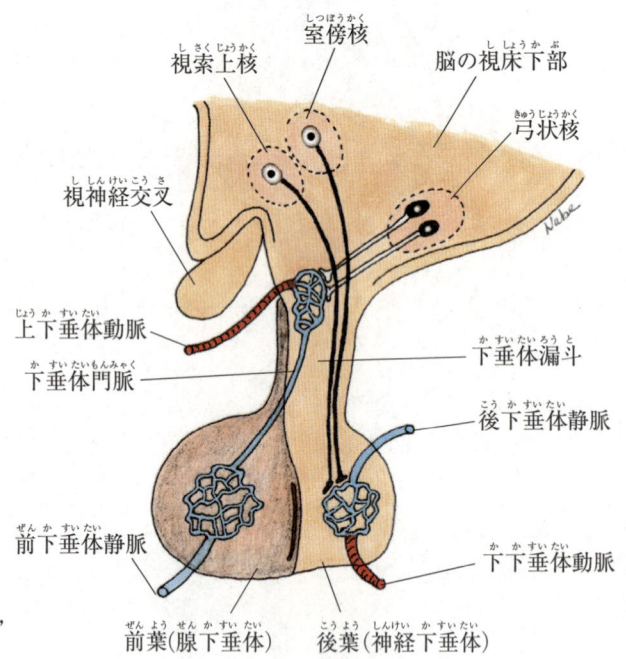

図 2-137　下垂体と松果体

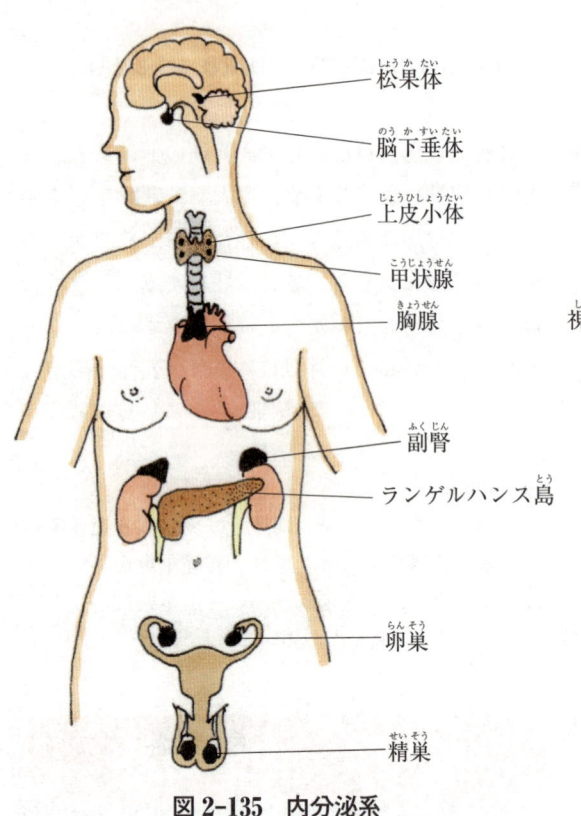

下垂体 hypophysis（図 2-136, 137）

　下垂体は蝶形骨の**下垂体窩**（蝶形骨トルコ鞍のくぼみ）の中に位置する器官で，その重さは約 0.6 g である．上方は下垂体漏斗を介して視床下部に連なっている．

　下垂体は発生の起源が異なる**腺性下垂体**（前葉，中間部および隆起部）と**神経性下垂体**（後葉）からなる．

腺性下垂体

1. 下垂体前葉

　前葉はホルモンを分泌する腺細胞の集まりで，染色性の違いにより，酸好性細胞，塩基好性細胞および色素嫌性細胞に分類される．これらは次の前葉ホルモンを分泌する．

① **成長ホルモン（GH）**：酸好性細胞が分泌し，若年者の身体の成長を促進する．骨端軟骨に作用し，骨の成長を促すため，成長期に分泌が過剰になると巨人症，不足すると小人症になる．また，成長期が過ぎてから（骨端軟骨が閉鎖）の分泌過剰は末端肥大症になる．

② **乳腺刺激ホルモン（LTH）（プロラクチン，PRL）**：酸好性細胞が分泌し，乳腺の発達と乳

汁の産生を促進する．また，黄体の退縮を防止して機能を維持する．
③ **甲状腺刺激ホルモン（TSH）**：塩基好性細胞が分泌し，甲状腺に作用し，甲状腺ホルモンの分泌を促進する．分泌が過剰になると，甲状腺機能亢進症となり，例としてバセドウ病がある．
④ **副腎皮質刺激ホルモン（ACTH）**：塩基好性細胞もしくは色素嫌性細胞が分泌し，副腎皮質の束状帯に作用し，副腎皮質ホルモンの1つである糖質コルチコイドの分泌を促進する．分泌過剰症として，クッシング症候群，分泌低下症としてアジソン病がある．
⑤ **卵胞刺激ホルモン（FSH）**：塩基好性細胞が分泌し，女性では卵胞の発育を促進し，男性では精子形成を促進する．不足すると性機能の低下が生じ，女性では月経不順，男性では不妊症となることがある．
⑥ **黄体化（黄体形成）ホルモン（LH）**：女性では排卵の誘発や排卵後の黄体形成を促進し，男性では精巣の間細胞（ライディッヒ細胞）からの男性ホルモンの分泌を促進する．不足すると卵胞刺激ホルモンの場合と同様の状態をきたす．

【前葉ホルモンの調節】（図 2-137）
　視床下部の毛細血管（第一次毛細血管網）と下垂体前葉の毛細血管（第二次毛細血管網），さらに両者の毛細血管網をつなぐ数本の小静脈（下垂体門脈）を併せて**下垂体門脈系**とよぶ．視床下部の隆起核や弓状核で作られるホルモンは下垂体門脈系を通って下垂体前葉へ到達し，前葉細胞に作用して，前葉ホルモンの分泌を調節する．それらの視床下部ホルモンには次のものがある．これらのホルモンの作用はその名前の示す通りである．
① 成長ホルモン放出ホルモン
② 甲状腺刺激ホルモン放出ホルモン
③ 副腎皮質刺激ホルモン放出ホルモン
④ 黄体化ホルモン放出ホルモン
⑤ 成長ホルモン抑制ホルモン（ソマトスタチン）
⑥ プロラクチン抑制ホルモン

神経性下垂体

　第3脳室底が突出して生じた神経組織で，**下垂体後葉**ともいう．後葉には腺細胞は存在せず，神経膠細胞（グリア細胞）と神経線維（軸索）からなる．後葉ホルモンは視床下部の視索上核および室傍核にある神経細胞で作られる．これらの神経細胞の軸索は後葉まで伸びており，後葉ホルモンは下垂体漏斗内を走る軸索を通って，下垂体後葉で軸索の末端から分泌され毛細血管に入る．このような現象を**神経内分泌**という．後葉ホルモンには次のものがある．
① **オキシトシン**：子宮の平滑筋を収縮させ，分娩を促進する．また，乳腺の平滑筋（筋上皮細胞）を収縮させ，射乳に働く．
② **バソプレシン**：腎臓の集合管に作用して，水の再吸収を促進する．その結果，尿量が減少するため，**抗利尿ホルモン**といわれる．不足すると尿崩症となる．

松果体 pineal body（図 2-136）

　松果体は間脳の一部で，中脳の四丘体の直前に位置するあずき大の器官である．
　松果体は松果体細胞と神経膠細胞（グリア細胞）からなる．松果体細胞は思春期より変性が始まり，その過程で**脳砂**と呼ばれる石灰沈着が起こる．松果体ホルモンは**メラトニン**と呼ばれ，性腺の発達を抑制し，また体内時計（日内リズムの調節）として働く．メラトニン分泌は夜間に高く，明け方に低いという日内リズムを示す．

■参考■
　頭蓋のX線写真では松果体の脳砂は白く写るため，正中線を知る指標に利用される．

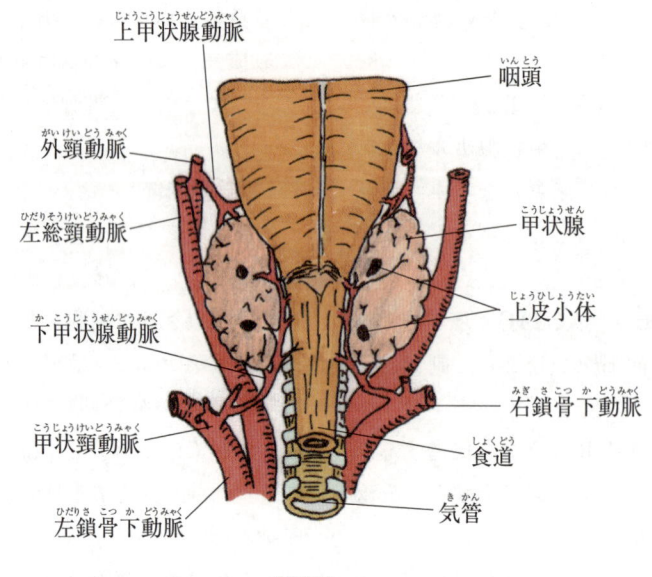

図 2-138　甲状腺と上皮小体（背側から見た図）

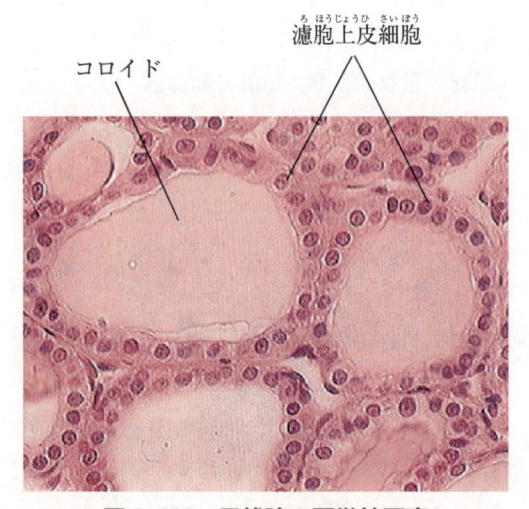

図 2-139　甲状腺の顕微鏡写真

甲状腺 thyroid gland （図2-138）

甲状腺はのど仏（甲状軟骨）のすぐ下にある．右葉，左葉およびこれを連結する峡部からなる．重さは約15〜20gである．内部は多くの小葉に分けられる．小葉内には**コロイド**で満たされた大小さまざまな**濾胞**（ろほう）が存在する（図2-139）．コロイドには濾胞上皮細胞で合成された甲状腺ホルモンの前駆体であるサイログロブリンが貯えられる．サイログロブリンはコロイド内でヨードと結合し，必要に応じ再び濾胞上皮細胞内に取り込まれ，分解されて**トリヨードサイロニン**および**サイロキシン**という甲状腺ホルモンとなり，毛細血管中に分泌される．甲状腺ホルモンの合成・分泌は下垂体前葉から分泌される甲状腺刺激ホルモンにより促進される．

甲状腺刺激ホルモンは基礎代謝を亢進し，身体の発達を促進する．甲状腺の機能亢進では，多汗，疲労感，動悸，情動不安定で感情的といった症状を示す．**バセドウ病**（グレーブス病）は機能亢進症の1つで，女性に多く，甲状腺の腫大と眼窩脂肪体が膨張することによる眼球突出が特徴的である．甲状腺機能低下症では，成人の場合では粘液水腫となり，胎児期・幼児期からの場合は低身長で知能の低下を伴うクレチン病となる．

甲状腺の濾胞と濾胞の間には**傍濾胞細胞**があり，**カルシトニン**というホルモンを分泌する．カルシトニンは骨（破骨細胞の活性を抑制）と腎臓（Ca^{2+}排泄を促進）に作用して，血中のCa^{2+}を低下させる．上皮小体ホルモンのパラソルモンの作

用と拮抗する.

上皮小体 paratyroid gland（図2-138）

　上皮小体（副甲状腺）は甲状腺の右葉と左葉の背側にある米粒大の小体で，普通上下1対ずつ計4個あるが，個体差がある．多くの**主細胞**と少数の酸好性細胞からなり，主細胞は**上皮小体ホルモン（パラソルモン）**を分泌する．パラソルモンは骨（破骨細胞の活性を上昇）と腎臓（Ca^{2+}の再吸収を促進）に作用して，血中のCa^{2+}を上昇させる．カルシトニンの作用と拮抗する．上皮小体の機能亢進では骨がもろくなり，骨折しやすくなる．機能低下では全身の筋肉が痙攣（テタニー）を起こす．酸好性細胞の役割は不明である．

【甲状腺と上皮小体の動脈】

　甲状腺には外頸動脈から出る上甲状腺動脈と鎖骨下動脈から出る甲状頸動脈の枝としての下甲状腺動脈が分布する．上皮小体には主に下甲状腺動脈が分布する．甲状腺も上皮小体もその大きさに比べて血液循環量は非常に大きく，分布する血管同士の吻合も発達している．

胸腺 thymus（図2-135）

　胸腺は縦隔上部で胸骨のすぐ後ろに位置する器官で，右葉と左葉に分けられる．胸腺は新生児では重さ約8〜15g，その後2〜3歳で最大重量30gに達する．しかし思春期以後は退縮し，大部分が脂肪組織に置き換えられる．

　胸腺は，骨髄で産生され胸腺に集まってきた未熟なT細胞を選別し，自己抗原と反応しないT細胞を成熟させ，分化させる役割を担っている．胸腺はサイモシン，サイモポエチンなどのホルモンを分泌し，T細胞を成熟・分化させる．

■**参考**■　リンパ球
　リンパ球には胸腺由来リンパ球（T細胞 T cell）と骨髄由来リンパ球（B細胞 B cell）があり，いずれも抗原−抗体反応（免疫反応）の担い手として重要な機能を営んでいる．

膵臓 pancreas

　「消化器系」の項参照．

副腎 adrenal gland（図2-140）

　副腎は両側の腎臓の上に乗っている扁平な三角形の器官で，腎臓と共に脂肪組織に包まれている腹膜後器官である．重さは約7gである．

　副腎は発生的に異なる2つの部分，つまり中胚葉性の皮質と外胚葉性の髄質に分けられる．皮質からはステロイドホルモンが，髄質からはカテコールアミンが分泌される．

皮　質

　皮質は表層から球状帯，束状帯，網状帯の三層に分かれる．分泌されるステロイドホルモンは次の通りである．

① **球状帯**：**電解質（ミネラル）コルチコイド**を分泌する．最も重要な電解質コルチコイドはアルドステロンである．分泌過剰により高血圧を起こす．

② **束状帯**：皮質のうち最も厚い層で，**糖質（グルコ）コルチコイド**を分泌する．糖新生を促進して血糖値を上昇させる．糖質コルチコイドのうち，コルチゾールは抗炎症作用を有し，生体で炎症の拡大を抑制している．分泌過剰によりクッシング症候群を起こす．

③ **網状帯**：性ホルモンを分泌する．主にアンドロゲンで，少量のエストロゲンも含む．分泌過剰では，男性では無症状なことが多いが，

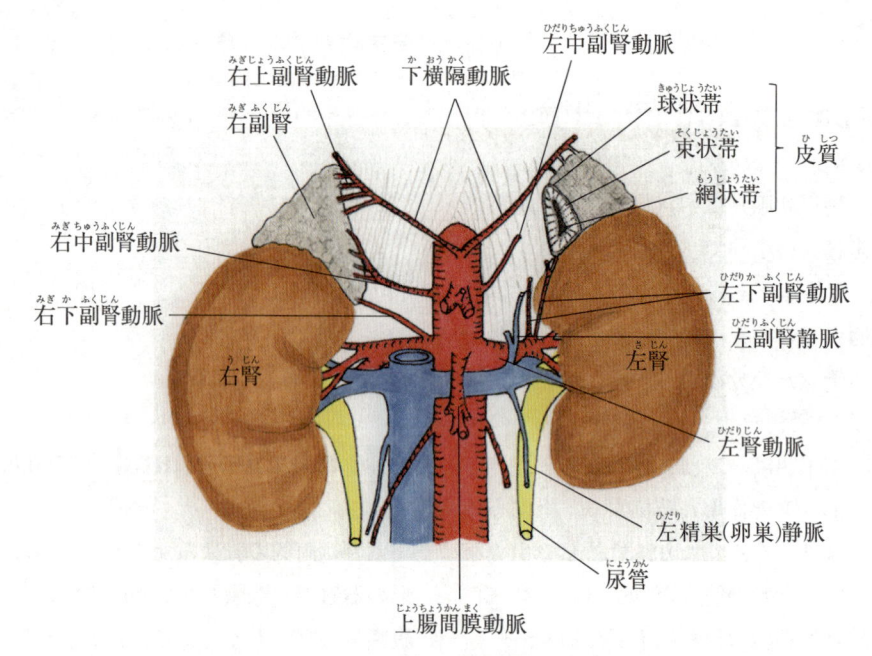

図2-140 副腎

女性では小児期に起こると性器の男性化を生じ，成人ではヒゲが生え，体毛が増加し，無月経などを呈する．

髄質

髄質を構成する細胞は交感神経の節後ニューロンが変化したものである．髄質細胞は，クローム塩により褐色に染まる顆粒を細胞内に含むため**クローム親性細胞**ともいう．この細胞は交感神経の支配を受けて機能し，**アドレナリンやノルアドレナリン**を分泌する．副腎髄質ホルモンの作用は，心悸亢進，血圧や血糖の上昇，消化管運動の抑制，毛細血管の収縮などといった交感神経の興奮状態を呈する．

【エピネフリンとノルエピネフリン】

アドレナリン，ノルアドレナリンはそれぞれエピネフリン，ノルエピネフリンと呼ばれる．また，これらはカテコール基とアミノ基があるため，カテコールアミン（カテコラミン）とも総称される．

【副腎の動脈】

副腎への血液供給は大きい．普通，下横隔動脈から分かれる上副腎動脈，腹大動脈から直接出る中副腎動脈，腎動脈から出る下副腎動脈が分布する．

性腺（精巣 testis，卵巣 ovary）

男性では精巣，女性では卵巣からホルモンが分泌される（「生殖器系」の項参照）．

精巣：精巣では間質（精細管と精細管の間）にある間細胞（ライディッヒ Leydig 細胞）が（図2-125），男性ホルモン（アンドロゲン）である**テストステロン**を分泌する．

男性ホルモンは，前立腺や精嚢の発達や，外生殖器の発達，発毛，声の変化といった思春期での男性の二次性徴を促す．また，思春期に骨や筋が急速に大きくなるのも男性ホルモンの作用による．

卵巣：卵胞が発育するにつれて卵胞の外側には卵胞膜が発達し，そこから**卵胞ホルモン（エストロゲン）**が分泌される．また，黄体からは**黄体ホルモン（プロゲステロン）**が分泌される．卵胞ホルモンと黄体ホルモンをあわせて，女性ホルモンという．

エストロゲンの主なものは，エストラジオールで，思春期の女性で分泌が増加し，生殖器の発育が促進され，乳房の発育，骨格の発育や発毛，皮下脂肪の増加などで，女性らしい体形が作られるいわゆる，女性の二次性徴が起こる．また，成熟女性では，プロゲステロンと共に，子宮粘膜の増殖を引き起こす．また，エストロゲンの分泌増加は女性に性欲亢進をもたらす．

黄体ホルモンのプロゲステロンは，エストロゲンと共に子宮粘膜に作用し，増殖させ，卵の子宮粘膜への着床に適した状態にさせる．プロゲステロンは子宮筋の収縮性を低下させ，妊娠を維持させる作用がある．また，プロゲステロンが分泌され続ける状態は，妊娠が続いていることを意味するため，次の排卵が抑制される．

その他の内分泌器官

上記の他にも，体内には内分泌の働きを持つ器官や組織が多く存在する．

心　臓

心房の筋肉は**心房ナトリウム利尿ペプチド（ANP）**を分泌する．ANPには，血中のナトリウムイオンを腎臓より尿中に排泄させる作用がある．

腎　臓

腎皮質にある近位尿細管と毛細血管の間にある線維芽細胞様の細胞でエリトロポエチンが作られる．エリトロポエチンにはヘモグロビン合成促進や，骨髄での赤血球生成促進作用がある．エリトロポエチンは肝臓でも合成される．

腎臓の糸球体旁装置では，血圧上昇物質であるレニンが分泌される．このレニンはアンギオテンシノーゲンを分解し，アンギオテンシンⅠに変換するタンパク分解酵素である．

【消化管ホルモン】

胃から結腸にかけて，多くの内分泌細胞が粘膜上皮中に散らばっている．これらの細胞から分泌されるホルモンは，離れた場所に作用したり，近くの細胞に働きかけたりして消化管の働きを調節している．

ガストリン：胃の幽門洞と十二指腸球部の粘膜上皮にあるG細胞で作られる．胃の固有胃腺に働きかけて，塩酸とタンパク消化酵素であるペプシンの前駆体であるペプシノーゲンの分泌を促す．また，消化管粘膜の成長を促進させる栄養作用もある．

コレシストキニン-パンクレオザイミン：略してCCK-PZあるいはCCKという．主に上部小腸（十二指腸と空腸）の粘膜上皮にあるⅠ細胞から分泌される．主要な働きは，胆嚢を収縮させ，ファーター乳頭を閉じているオッディ括約筋を弛緩させて，胆汁を十二指腸に送り込むこと，および膵液を分泌させることである．

セクレチン：ホルモンの発見はこのセクレチンに始まる．上部小腸粘膜の細胞から分泌される．セクレチンは膵臓の外分泌部導管に働きかけ，アルカリ性の膵液を分泌させる．

GIP：Gはグルコース，Ⅰはインスリン，Pはペプチドを意味する．十二指腸と空腸の粘膜上皮にあるK細胞から分泌される．胃液の分泌と胃の運動を抑制し，膵臓のランゲルハンス島からのインスリン分泌を促進する．

VIP：vasoactive intestinal peptideの略．消化管にある神経細胞から分泌される神経伝達物質である．胃液の分泌を抑制し，小腸からの水の分泌を促進する．

これら以外にも，消化管から分泌されるホルモンがあるが，詳細は専門書に譲る．これら消化管ホルモンと呼ばれるものは，同様のものが脳内にもあり，様々な生理活性を持っている．

2-12 感覚器系

感覚は，一般感覚と特殊感覚に分けられ，一般感覚には体性感覚と内臓感覚がある．
1. 体性感覚：痛覚，触覚，圧覚，温度覚，固有感覚．固有感覚（深部感覚）は骨格筋，腱，関節，靱帯からの感覚である．
2. 内臓感覚：内臓の状態（空腹，満腹，排尿，排便など）
3. 特殊感覚：嗅覚，視覚，聴覚，平衡覚，味覚

感覚器は身体の外あるいは中からの刺激を受け，この刺激を，神経を介して脳に伝える器官である．

外 皮

外皮は皮膚およびこれに付属する毛，爪，皮膚腺からなる．皮膚は身体を保護すると共に皮膚感覚（痛覚，触覚，温度覚，圧覚），体温調節，栄養の貯蔵を行っている．皮膚は表皮と真皮からなり，下層には皮下組織がある（図 2-141）．

表 皮

皮膚の最外層をなし，表面には角質層が形成されている．表皮は手掌や足底では厚いが，体幹（特に顔面）などでは薄い．表皮の深層にはメラニンを産生する細胞であるメラノサイトが存在する．

真 皮

表皮の下にある強い線維性結合組織からなり，表層の乳頭層と深層の網状層に分けられる．乳頭層は真皮が表皮に向かって乳頭状に突出した部分で，知覚神経終末（マイスネル触覚小体）を含むもの（神経乳頭）と表皮を栄養する毛細血管を含

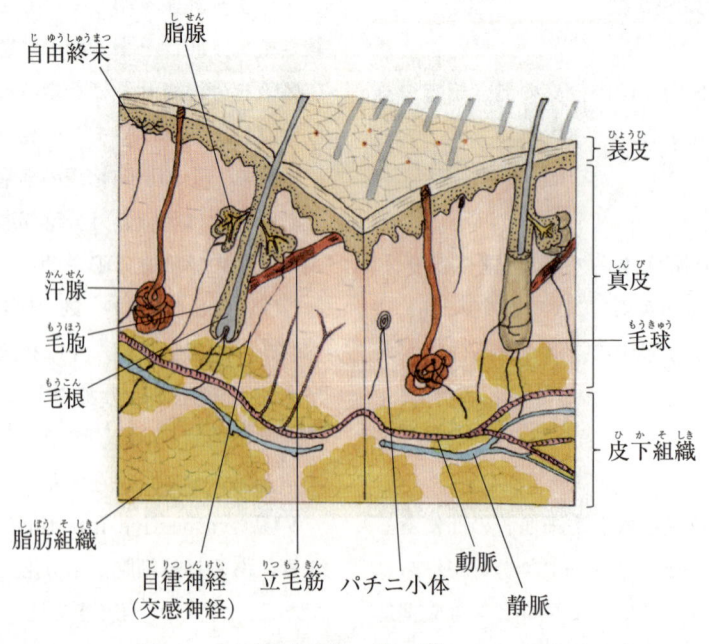

図 2-141 外 皮

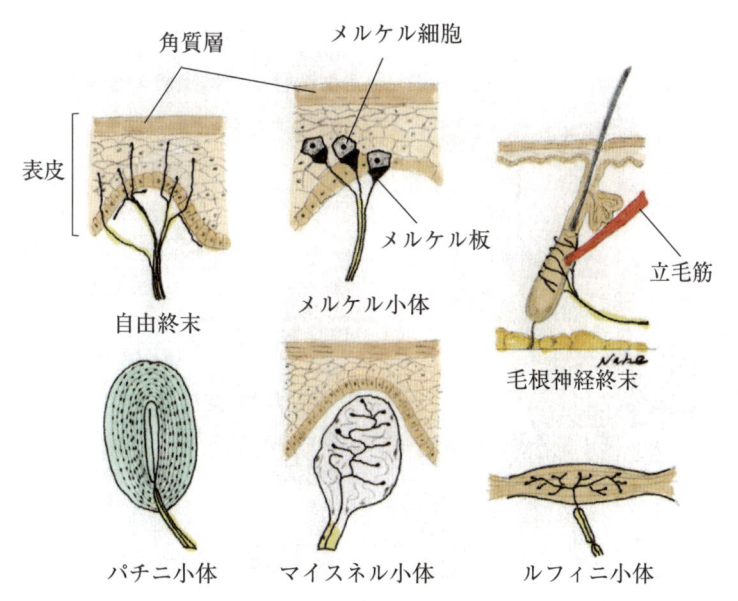

図2-142 皮膚の神経終末

むもの（血管乳頭）が区別される．

【皮膚の神経終末】（図2-142）
　皮膚には多数の感覚神経が分布しており，さまざまな終末装置を持っている．これらの終末装置は，ある特定の刺激に対して独自の感受性を持っている．
　マイスネル小体　手掌や足底の真皮乳頭内に見られる．触覚の受容器である．
　パチニ小体　ファーテル・パチニ小体ともいわれる．ほぼ全身に見られるが，特に手指や足指の皮下組織に多い．靱帯，関節などの結合組織などにも見られる．圧受容器である．
　メルケル小体　表皮に存在する触覚の受容器．
　ルフィニ小体　皮下組織に見られる．膠原線維に接着しており，腱器官（p.54を参照）と似た働きを持つと考えられている．
　自由（神経）終末　感覚神経の末端（樹状突起の終末）が表皮内で髄鞘を失い，特別な装置を持たずに裸のまま，表皮細胞間で終わっている．痛みや温度覚を感受する．特に毛包の周囲に多い．

皮下組織（図2-39）
　皮下組織は，皮膚と深筋膜の間にある層で，疎性結合組織からなり，その間に脂肪組織が分布し，体温保持，栄養貯蔵の働きをしている．また，この中に皮静脈や皮神経が走っている．顔面や頸部には皮下組織の中に骨格筋があるが，これを皮筋という．筋学の総論で述べた浅筋膜のことである．

毛（図2-141）
　毛はほとんど全身の皮膚に見られる角化物で，皮膚の保護および触覚にあずかる．皮膚の表面から突き出た部分を毛幹，皮膚の中にある部分を毛根という．毛根は毛包という袋に包まれ，皮脂腺が開口する．毛包には立毛筋が付着している．立毛筋は毛を立てるとともに皮脂腺の分泌も助ける．

■**参考**■　トリハダ
　寒冷時，恐怖時には交感神経の刺激により，立毛筋が収縮して「トリハダ」が立つ状態になる．

爪（図2-143）
　爪の表皮中にはまり込んだ部分を爪根，外に露出している部分を爪体という．爪を載せる皮膚面を爪床という．爪体の後方にある白い部分を半月

図2-143 爪

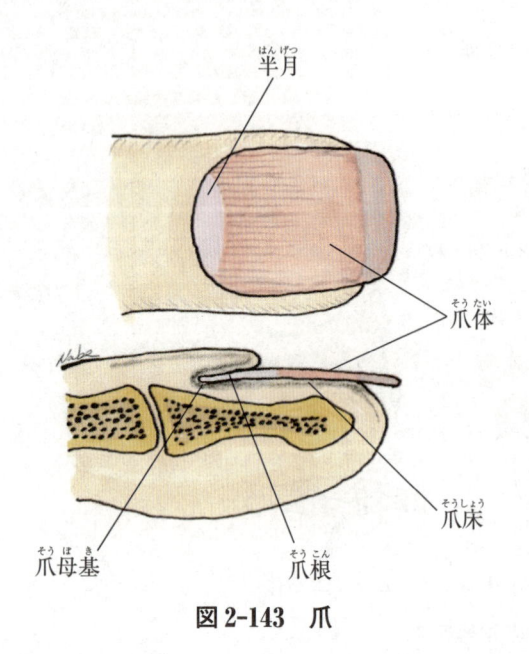

という．爪体は透明に近く，真皮に分布する血管の血液が透けて見えるため，ピンク色を呈する．そのため，爪の色は血液の酸素量をみる指標となる．

皮膚腺

汗腺と皮脂腺がある．

汗腺 エクリン汗腺（小汗腺）とアポクリン汗腺（大汗腺）の2種類がある．エクリン汗腺は毛と無関係に，全身にいたるところ（手掌，足底に最も多い）で皮膚表面に開口し，水分に富む薄い汗を分泌する．アポクリン汗腺は一定の部位（腋窩，乳頭，陰部など）に限局する．分泌物は粘稠不透明で特有の臭気を持ち，思春期になって分泌が始まる．

■参考■ ワキガ（腋臭症）
　アポクリン汗腺はアポクリン分泌（離出分泌）を行うため，分泌物に細胞質の断片（タンパク質）を含む．このため，常在細菌により分解を受けると，特有の臭気を発し，ワキガ（腋臭症）の原因となる．

皮脂腺 皮脂を分泌する腺で，頭皮に最も多く，手掌，足底にはない．皮脂腺は毛のある部位では毛包に開口しており，毛のない部位（乳頭・乳輪，小陰唇）では皮膚の表面に開口する．脂肪性の分泌物は髪や皮膚につやを与える．

■参考■ ニキビ（痤瘡　ざそう）
　皮脂腺は細胞質に多量の脂肪が充満し，そのため細胞が崩壊して，細胞全体が分泌物として放出される．この分泌様式をホロクリン分泌（全分泌）という．思春期に分泌が高まり，分泌物中の皮脂や死んだ細胞が溜まり，ニキビとなる．皮脂腺にはアクネ桿菌という皮膚の常在菌が棲んでおり，この溜まった皮脂を分解し，炎症を引き起こす（赤ニキビ）．

味覚器（図2-144）

　味覚の受容器は**味蕾**といい，ほとんどは舌の糸状乳頭を除く，茸状乳頭，葉状乳頭および有郭乳頭中にある．味蕾は味覚を司る味細胞と支持細胞からなる卵形の小体で，味孔により舌表面に開いている．また舌粘膜の味蕾のない部分でも多数の神経終末があるため，味を感じることができる．

嗅覚器　「呼吸器系」と「神経系」の項参照．

平衡聴覚器

　耳は外耳，中耳，内耳からなる．外耳，中耳は音を伝える．内耳は外耳，中耳を通って伝わってきた音を感じとる音の受容器や，体の傾きと運動速度を感じとる平衡覚の受容器を持つ．

外耳（図2-145）

　音を中耳に伝える部分で，耳介と外耳道からなる．

　耳介はいわゆる耳のことで，耳介軟骨を骨組として，その表面を皮膚に覆われる．外耳道は外耳孔から鼓膜に達する長さ約2.5 cmの管で，S字状に屈曲している．

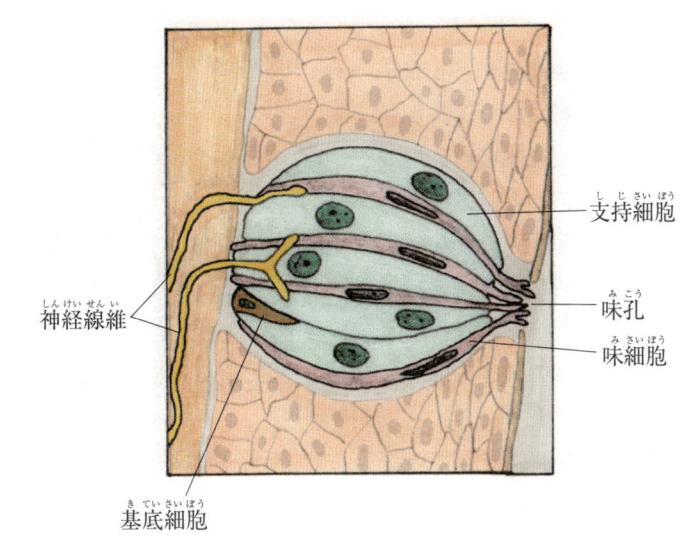

図 2-144　味　蕾

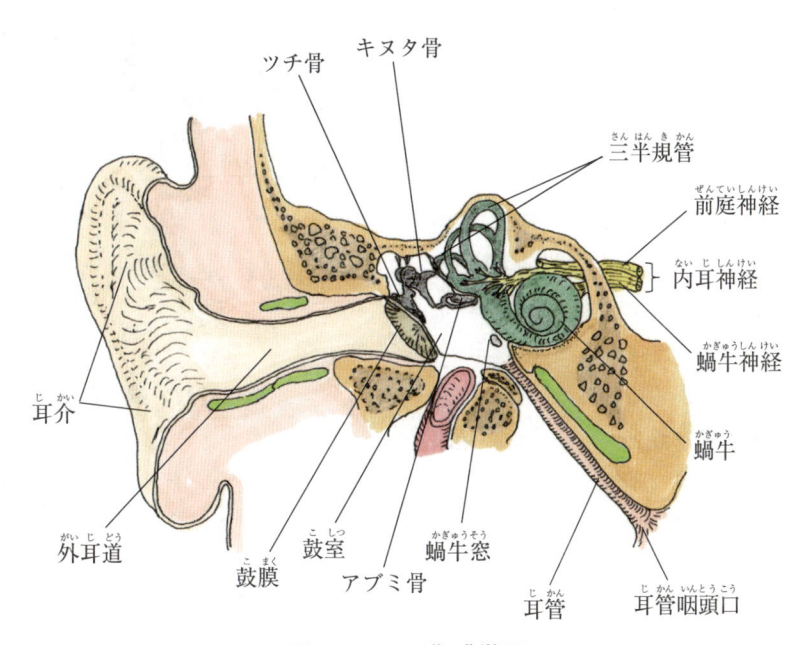

図 2-145　平衡感覚器

中耳（図 2-145）

鼓室および耳管からなる部分で，鼓室は側頭骨の中にある．鼓室内にある**ツチ骨**，**キヌタ骨**，**アブミ骨**の 3 つの耳小骨が鼓膜の振動を内耳に伝える．鼓膜は外耳道と鼓室の境をなす楕円形の薄膜で，ツチ骨は鼓膜に付着している．ツチ骨には**鼓膜張筋**（三叉神経第 3 枝の支配）が付着し，鼓膜を緊張させる．アブミ骨には**アブミ骨筋**（顔面神経支配）が付着して，内耳への音の伝達を調節している．

耳管は鼓室と咽頭鼻部を連絡する管である．耳管の咽頭開口部を耳管咽頭口という．耳管は平常閉じているが，嚥下（えんげ）運動（ものを飲み込む運動），あくびなどにより開き，鼓室の内圧と外圧を等しくして鼓膜が「ツーンとする」ような状態を直す働きがある．

内耳（図2-145）

側頭骨錐体中にあり，聴覚と平衡覚を司る部分である．内耳の構造は極めて複雑なので迷路とも呼ばれる．内耳は骨の中にできた複雑な形をした腔所（これを**骨迷路**という）と，その腔所に入るほぼ同じ形をした膜でできた**膜迷路**とからなる（図2-146）．骨迷路と膜迷路の間には外リンパを入れる．また膜迷路は中に内リンパを入れる．内耳は聴覚を司る蝸牛，平衡覚を司る前庭，半規管の3部に分かれる．

蝸牛 かたつむりの殻によく似た形をしている（図2-146, 147）．蝸牛軸には蝸牛神経由来のラセン神経節（蝸牛神経の細胞体がある）が埋まっている．蝸牛を縦断すると内腔は前庭階，蝸牛管，鼓室階の3部に分けられる．前庭階と鼓室階は外リンパを入れ，蝸牛管は内リンパを入れている．蝸牛管の床（基底板）上には音の受容器である**コルチ器**が載っている．コルチ器は内・外有毛細胞，支持細胞などからなり，その上部には蓋膜が有毛細胞の先端を覆っている．内・外有毛細胞は音刺激を電気刺激に変換する器官で，蝸牛神経の終末がここに分布している（図2-148）．

前庭 骨迷路の中央にある前庭には，互いに直角に位置する**卵形嚢**と**球形嚢**という2つの膜迷路が入っている（図2-146）．卵形嚢，球形嚢の内部には**平衡斑**という感覚受容器が入っており，前庭神経の終末が分布している．平衡斑の有毛細胞の線毛の先端には平衡砂膜というコロイド様物質が乗っている．またこの膜には炭酸カルシウムからなる**平衡砂**（耳石）という小粒子が混じっている．前庭は平衡覚のうち，位置，直線運動を受容する働きがある．

三半規管（図2-145, 146） 前庭の後方に位置し，互いに直角に交わる3つの管（前半規管・後半規管・外側半規管）からなる．それぞれの半規管の一端はふくれて膨大部を形成し，この中に**膨大部稜**という受容器を入れている．膨大部稜の有毛細胞の線毛は長く，クプラ（小帽）とよばれる

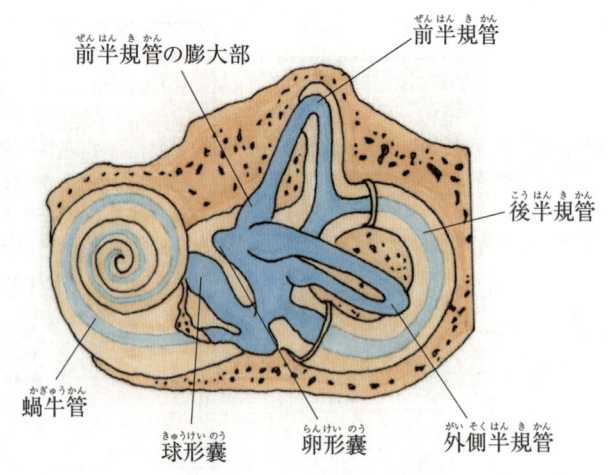

図2-146 骨迷路と膜迷路

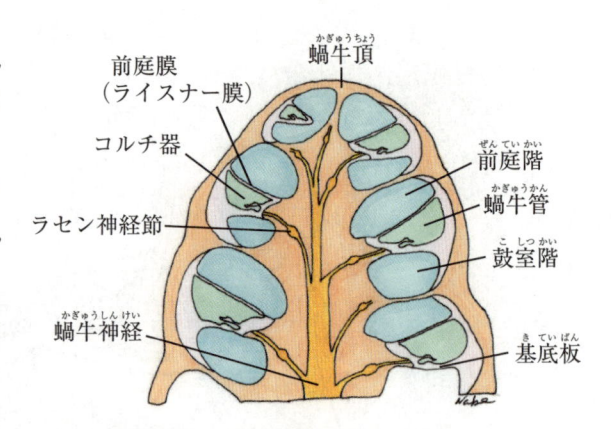

図2-147 蝸牛とコルチ器

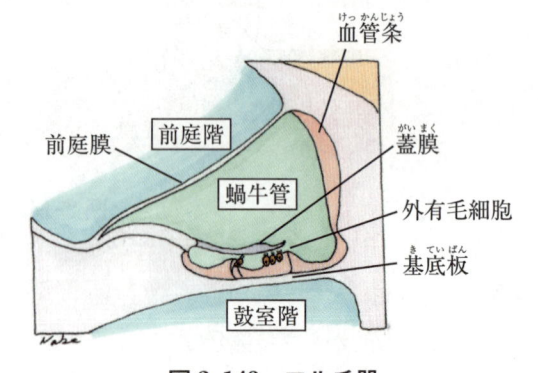

図2-148 コルチ器

ゼラチン様構造物の中に入り込んでいる．有毛細胞には前庭と同じく，前庭神経の終末が分布している．半規管は平衡覚のうち回転運動を受容する働きがある．

■参考■ めまい

内耳障害によるものは運動感（外界が回転していたり，自分が回転しているように感じる）を伴い，持続時間が短い．中枢性めまいは，運動感は伴わず，頭部の不定感，不安感を訴え持続時間が長い．

予期しないことが急に起こるとめまいを生じる．実際に外耳道に冷水を入れるとめまいを生じる．温水を入れると逆方向のめまいを生じる．

■参考■ サーファーズイヤー

長期間，冷たい水の刺激を受けると，外耳道の壁が増殖して狭くなってくる．

視覚器

視覚器は眼球とその付属器（眼瞼，結膜，涙器，眼筋）からなる．

眼球（図2-149, 150）

眼球は眼窩内にあり，その周囲はクッションの役割をする脂肪組織（眼窩脂肪体）で包まれている．眼球壁は外側から眼球線維膜（角膜，強膜），眼球血管膜（虹彩，毛様体，脈絡膜），眼球内膜（色素上皮層，網膜）からなり，この中に水晶体，硝子体，眼房水を入れている．

眼球線維膜

角膜：眼球の前を覆う直径1cm，厚さ1mmの無色透明の膜で，後方は強靱な白色不透明の強膜に移行する．いわゆる白目の部分は強膜である．強膜と角膜の移行部には強膜静脈洞（シュレム管）があり，眼房水の排導を行っている．角膜は血管を欠くが，感覚神経（三叉神経第1枝の眼神経）は豊富に分布している．

■参考■ 角膜反射

角膜を刺激すると眼瞼が反射的に閉じる現象をいう．求心路は三叉神経第1枝，遠心路は眼輪筋に分布する顔面神経である．

■参考■ 角膜移植

角膜には血管もリンパ管もないことから，免疫学的な拒絶反応が生じにくく，角膜移植は昔から可能であった．

眼球血管膜

血管に富む膜で，**ブドウ膜**ともいう．

虹彩：毛様体から起こって水晶体の前面を輪状に覆う膜で，血管，神経，色素に富んでいる．虹彩に囲まれてできる孔を**瞳孔**という．虹彩には2種類の平滑筋，つまり**瞳孔括約筋**（動眼神経に含まれる副交感神経支配）と**瞳孔散大筋**（交感神経

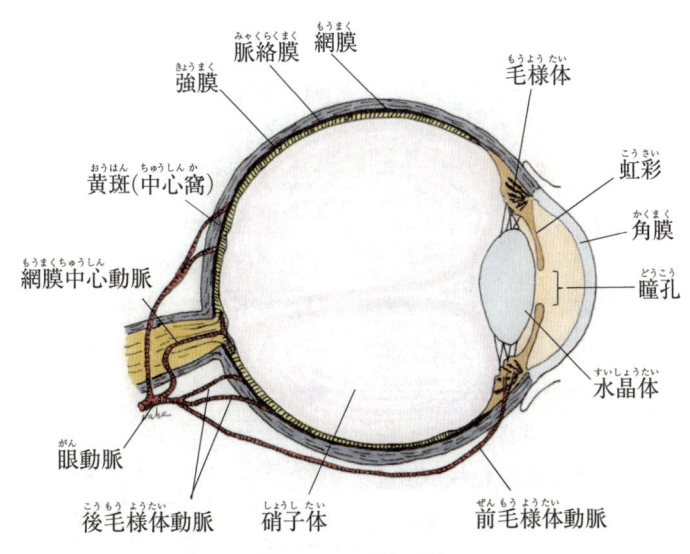

図2-149 眼球

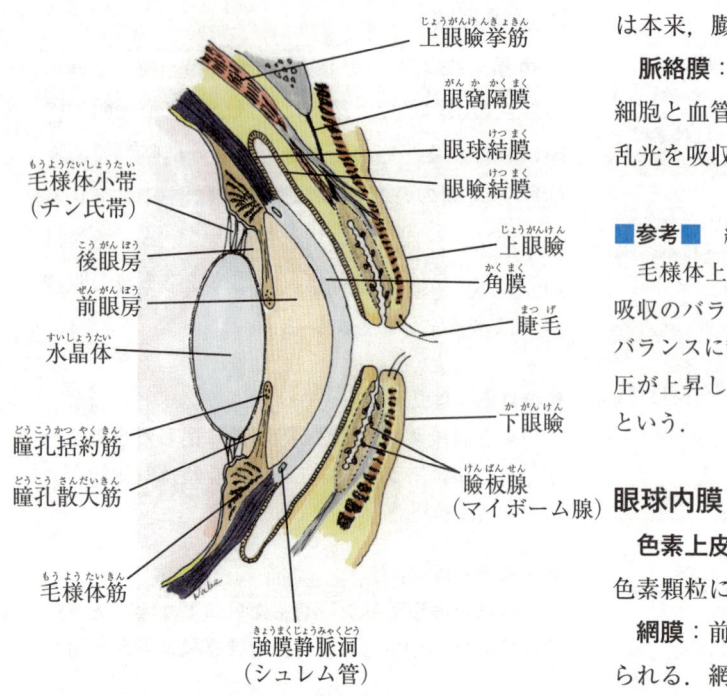

図2-150　眼球前半部

幹の上頸神経節から来る交感神経支配）があり，これらの筋により瞳孔の大きさを変えることで，眼球内に入る光の量を調節している．

■参考■　対光反射
　目に光を当てると反射的に瞳孔が小さくなる現象（縮瞳）で，脳死の判定に用いられる検査である．網膜に達した光刺激は視神経，上丘を通り，動眼神経副核，動眼神経を介して瞳孔括約筋に至る（視神経を参照）．

■参考■　瞳の色
　虹彩にある色素細胞（メラニン）の数によって黒，茶，青，緑，灰色などの瞳の色が決まる．

　毛様体：**毛様体上皮**は**眼房水**の産生と分泌をおこなう．毛様体の表面と水晶体との間には細い線維（**毛様体小帯**あるいはチン氏帯）が張っている（図2-150）．毛様体の内部には平滑筋である**毛様体筋**があり，毛様体筋が収縮すると毛様体が膨らみ，毛様体小帯がゆるんで，水晶体の厚みが増す．すなわち，近くに焦点が合うことになる．水晶体は本来，膨らもうとする性質がある．

　脈絡膜：強膜の内面にある黒褐色の膜で，色素細胞と血管に富む．眼球壁の栄養を司るほか，散乱光を吸収する働きがある．

■参考■　緑内障
　毛様体上皮での眼房水の分泌とシュレム管からの吸収のバランスがとられ眼圧が保たれている．このバランスに乱れが生じると（眼房水の循環障害），眼圧が上昇し，視野狭窄や失明に至る．これを緑内障という．

眼球内膜

　色素上皮層：眼球血管膜と網膜の間に介在し，色素顆粒に富む．

　網膜：前方の網膜盲部と後方の網膜視部に分けられる．網膜盲部は虹彩と毛様体の内面を覆う薄い膜で，この部には視細胞はなく，したがって光を感じない．網膜視部は脈絡膜の内面を覆う薄い膜で，光を感じる重要な部分である．眼球後極から内側へ3mmのところに直径1.5mmの白い輪状部があり，これを**視神経円板**（**視神経乳頭**）という．また視神経円板の外側約4mmのところに直径2mmの黄色円形の部分があり，これを**黄斑**という．黄斑の中央には**中心窩**というくぼみが見られる（図2-151）．

【視細胞】
　視細胞はその形から**錐(状)体**と**杆(状)体**に分けられる．錐(状)体視細胞は強い光と色調を感じ，杆(状)体視細胞は弱い光のみを感じる．視神経円板部には視細胞はなく，光を感じない．これを**マリオットの盲点**という．黄斑にある視細胞の大部分は錐(状)体で，物体はここに結像した時，最も鮮明に見える．

■参考■　色盲（色覚異常）
　3種類の錐(状)体視細胞があり，それぞれ青，緑，赤に対して感受性を示す．いずれか1種類の錐(状)体視細胞が欠損すると色盲（色覚異常）となる．

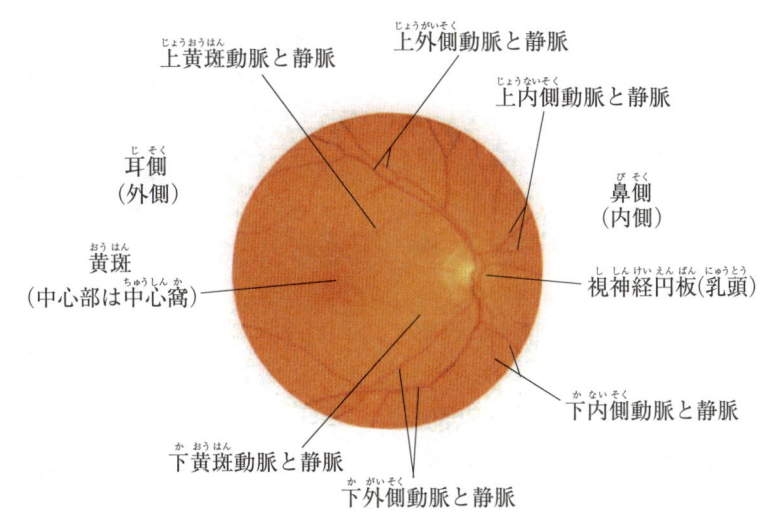

図2-151 眼底（左眼）

【眼球の血管】（図2-149）

眼球には内頸動脈から分かれる眼動脈の枝が分布する．眼動脈は2系統に分かれる．

網膜に分布する枝：**網膜中心動脈**が眼球の後方約2cmで視神経の中に入り，分布する．
血管膜に分布する枝：数本の後毛様体動脈が視神経の近くから眼球内に入り，脈絡膜に分布する．前毛様体動脈は強膜の前方から眼球内に入り，脈絡膜，毛様体，虹彩に分布する．

眼球からの静脈は，網膜→網膜中心静脈，脈絡膜→渦静脈，毛様体・虹彩→前毛様体静脈に集まり，眼静脈となり，後方は硬膜静脈洞である海綿静脈洞に，前方は顔面静脈に注ぐ．

■参考■　眼底（図2-151）

眼底鏡により眼底を見ると網膜視部が見られる．また視神経円板，黄斑と共に網膜に分布する**網膜中心動脈**の様子が見られる．これらの状態を観察することにより，網膜の疾患以外に脳腫瘍などによる頭蓋内圧亢進症（視神経円板がうっ血，浮腫状になる），糖尿病や動脈硬化（網膜中心動脈の枝の走行異常）などの疾患を診断することができる．網膜中心動脈は内頸動脈から分かれる眼動脈の枝で，網膜中心静脈と共に，視神経の中を通り，視神経円板のところから網膜に分布する．

水晶体（レンズ）

虹彩の後方にある直径1cmの両凸レンズの形をした透明の構造物である．水晶体の周辺からは毛様体小帯（チン氏帯）という細い線維が出て，毛様体に付いている（図2-149, 150）．

■参考■　白内障

水晶体が混濁する疾患で，視力障害をきたす．老人性白内障のほか，糖尿病によく続発する．

硝子体

水晶体の後ろにあるゼラチン様物質で，眼球内圧を保つ働きがある（図2-149）．角膜と水晶体および毛様体の間にある腔を眼房といい，虹彩を境にして，その前を**前眼房**，後ろを**後眼房**という．眼房水は毛様体上皮から分泌され，後眼房から虹彩と水晶体の間を通って前眼房へと流れ，ついで強膜静脈洞（シュレム管）に排導される．眼房水は角膜および水晶体を栄養する働きがある．

■参考■　網膜剥離

硝子体が老化などにより変性すると，硝子体は網膜と接していることから，網膜を引っ張り，そこに裂け目が生じ，網膜が剥離し，放っておくと失明する．眼球の打撲などでも発症し，ボクサーに多い．

眼球付属器

眼瞼（まぶた）

　眼球の前面を覆う皮膚のヒダで，上眼瞼と下眼瞼からなる．眼瞼の内面は結膜によって覆われている．眼瞼の前縁には睫毛（まつ毛）があり，内部には眼輪筋，上眼瞼挙筋，瞼板腺（マイボーム腺）などをいれる．瞼板腺は皮脂腺であり，眼瞼を保護している．

　結膜は眼球前面と眼瞼内面を覆う粘膜で，部位により眼球結膜，眼瞼結膜に分けられる．眼球結膜は透明なため，その下の強膜が透けて見える．眼瞼結膜は血管に富むため，赤味を帯びている．

■参考■　ものもらい（麦粒腫）

　瞼板腺（マイボーム腺）は皮脂腺で，長い導管を持つことから詰まりやすく，しばしば炎症（ものもらい・麦粒腫）を起こす．

涙器（図2-152）

　眼瞼の上外方にある涙腺から分泌された涙は眼球前面を流れて内眼角（目がしら）に集まり，上下の涙点から涙小管，涙嚢，鼻涙管を通って鼻腔内の下鼻道に流れ込む．涙は角膜の乾燥を防ぐ働きがあるとともに，殺菌性の酵素であるリゾチームを含んでおり，目を感染から防いでいる．

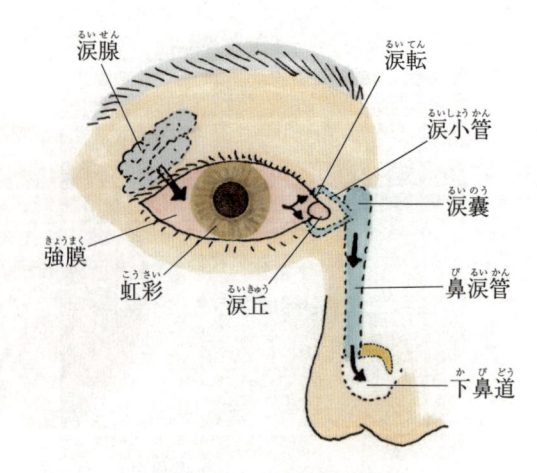

図2-152　涙器と涙路

眼筋（図2-153, 154）

　眼球を動かす6種類の骨格筋である外眼筋と上眼瞼挙筋がある．これらの筋の作用と支配神経を表2-4に示す．

表2-4　眼筋の作用

眼筋	作用	神経
内側直筋	眼球を内側に向ける	動眼神経
外側直筋	眼球を外側に向ける	外転神経
上直筋	眼球を上内方に向ける	動眼神経
下直筋	眼球を下内方に向ける	動眼神経
上斜筋	眼球を下外側に向ける	滑車神経
下斜筋	眼球を上外側に向ける	動眼神経
上眼瞼挙筋	上眼瞼を引き上げる	動眼神経

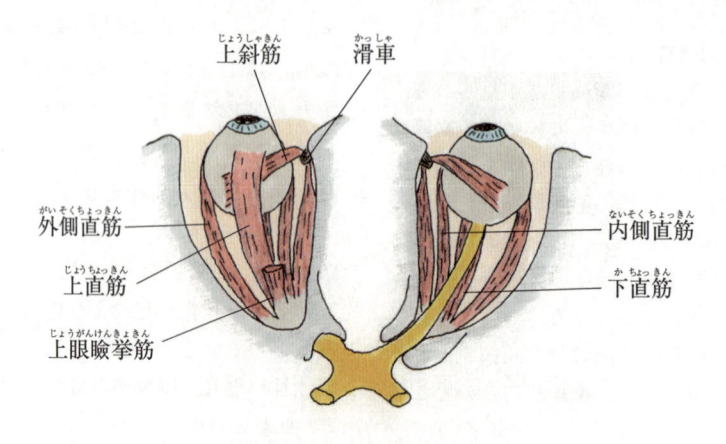

図2-153　眼筋（上面）

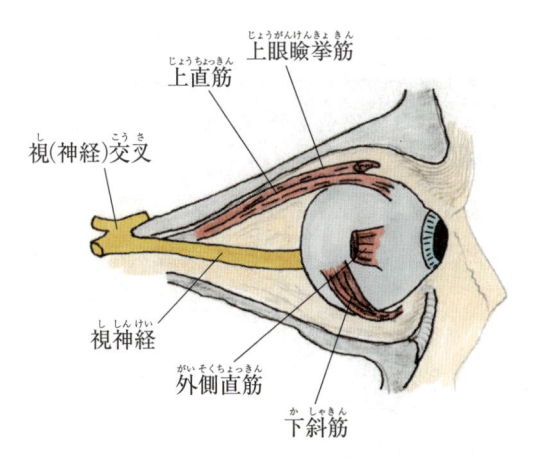

図2-154　眼筋（右外側面）

【内眼筋と外眼筋】

眼窩の中にあって，眼球の外に付着して，眼球運動を起こす筋を外眼筋という．これらは骨格筋である．これに対して，眼球の中にある瞳孔括約筋や瞳孔散大筋および毛様体筋は内眼筋と呼ばれ，平滑筋であり，自律神経で支配されている．

■参考■　斜視

外眼筋の停止の位置がずれると，両眼の視線が正しく見る目標に向かわず，いわゆる「やぶにらみ」の状態になる．これを斜視といい，2～4歳以下の乳幼児に発病する．

2-13　人体の発生

人体発生の基礎

　ヒトの発生 development は，**受精** fertilization によって始まる．卵（細胞）は，卵巣から排卵された後，約12時間以内に精子と出会えば受精が成立し得るとされており，普通それは卵管膨大部で起こる．精子と卵が合一して受精が成立すると，二倍体 diploid すなわち染色体数が46の受精卵（接合子 zygote）ができる．受精卵は，分割（初期の細胞分裂）を繰り返しながら，ゆっくりと子宮に向かって移動していき，約6日後に胚盤胞の状態で子宮内膜に着床する（図2-155）．胚盤胞を構成する細胞群は，引き続き成長と分化を繰り返し，複雑な形態形成運動の過程を経て，個体が形づくられていく．"**分化** differentiation"は，細胞が新しい形態や機能を獲得して特殊化することであり，これは発生の過程においてそれぞれの細胞や時期に特異的な遺伝子が発現することによ

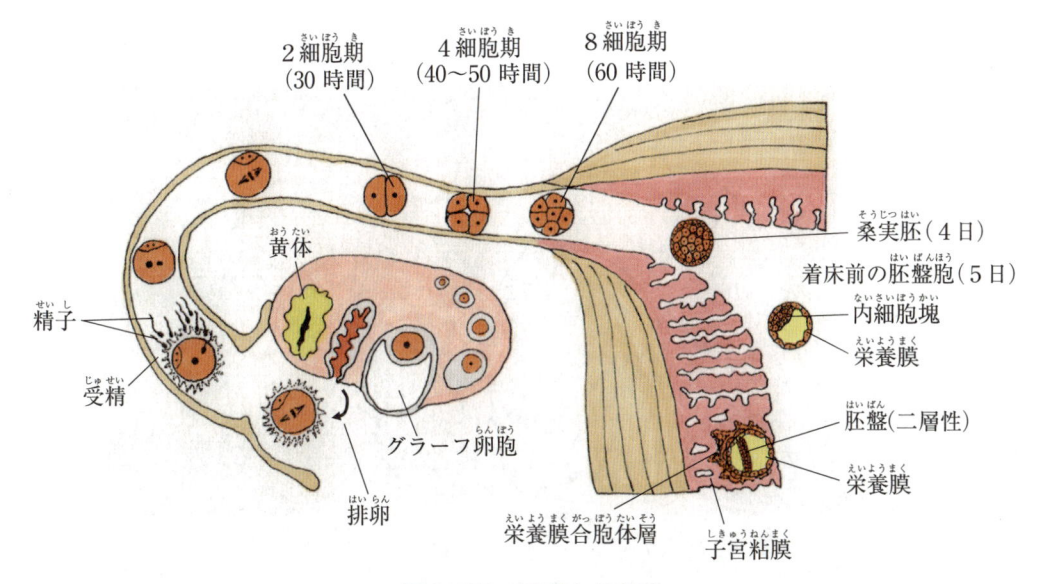

図2-155　受精から着床

っている．"**成長** growth"は細胞群または個体が大きさを増すことであり，これは（1）増殖による細胞数の増加，（2）個々の細胞の大きさの増加，（3）細胞間質の増加によって起こる．

個体の形態的な変化は発生のごく初期に顕著で，受精後第8週の終わりまでに，ほぼヒトとしての外形ができあがる（図2-156, 157）．この第8週終わりまでの個体を胚子または**胎芽** embryo といい，第9週以降出生までの**胎児** fetus と区別する．着床後約2週の間に，細胞群は将来胚子部分を形づくる胚盤を形成するが（図2-155），その間に胚盤を構成する細胞は3種類に分化する（**三層性**

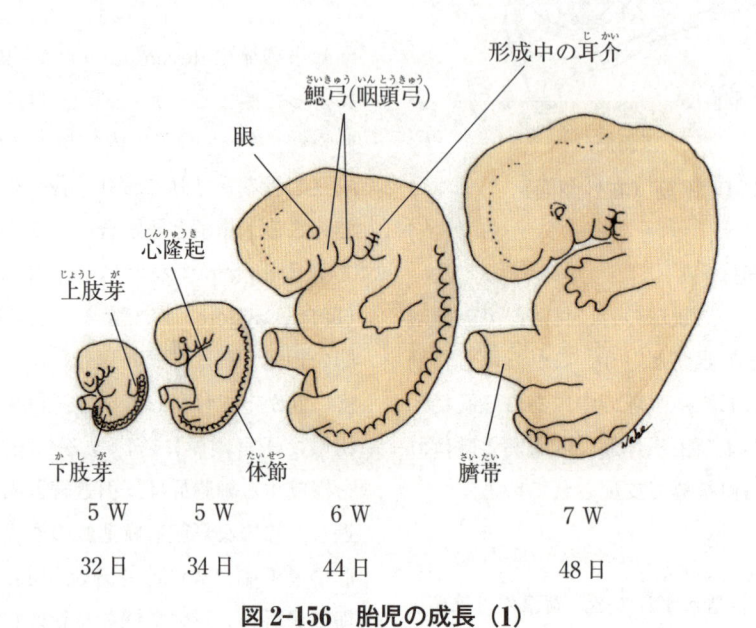

図2-156 胎児の成長（1）

図2-157 胎児の成長（2）

胚盤）．この3群の細胞を**外胚葉**，**中胚葉**，**内胚葉**と呼び，個体を構成するすべての組織はこのいずれかに由来する（表2-5）．大まかに言うと，外胚葉からは皮膚・神経系・感覚器の主部，中胚葉からは骨格系・筋系・循環系（心臓，血管，リンパ管，血液）・泌尿生殖系，内胚葉からは消化器・呼吸器・尿路が形成される．第4週に脳と脊髄の原基である神経管ができ，鰓弓（サイキュウ）（または咽頭弓）の形成など身体各部の主要な構造がつくられていく．鰓弓は頸部や顔面の形成に重要である．各種の器官の原基が形成される第3週から第8週までの間を，器官形成期と呼ぶ．この時期は，外因によって種々の先天奇形が起こりやすい感受期でもあるので，奇形発生の**臨界期**でもある．なお，一部の器官形成（口蓋の癒合，外生殖器の分化など）は，第9～10週，すなわち胎児期の初めに行われる．

胎児期には，外形に大きな変化はなく，主として胎児が大きさを増し，また各器官の成長と組織学的および機能的な分化・成熟が行われる．表2-6に胎児期の発達の特徴を示す．

ヒトの場合，平均して受精後38週間（266日）で子宮内生活を終え出生する．妊娠期間は前期，中期，後期の3期に分けられ，それぞれを第1三半期，第2三半期，第3三半期という．正（満）期産の場合，出生時の体重は平均約3200 g，身長は約50 cmである．

表 2-5 胚葉とその分化

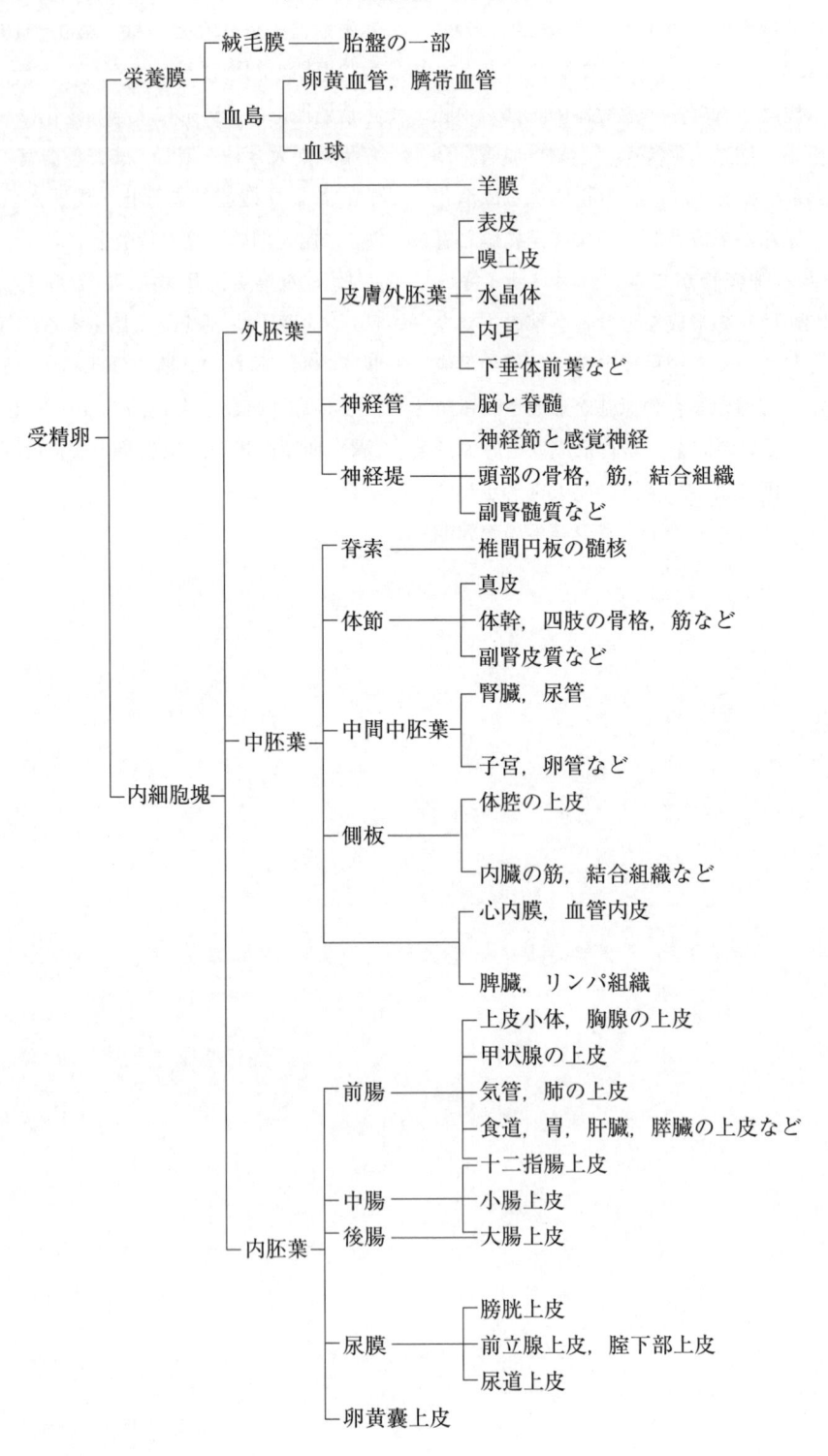

- 受精卵
  - 栄養膜
    - 絨毛膜 ── 胎盤の一部
    - 血島
      - 卵黄血管, 臍帯血管
      - 血球
  - 内細胞塊
    - 外胚葉
      - 皮膚外胚葉
        - 羊膜
        - 表皮
        - 嗅上皮
        - 水晶体
        - 内耳
        - 下垂体前葉 など
      - 神経管 ── 脳と脊髄
      - 神経堤
        - 神経節と感覚神経
        - 頭部の骨格, 筋, 結合組織
        - 副腎髄質 など
    - 中胚葉
      - 脊索 ── 椎間円板の髄核
      - 体節
        - 真皮
        - 体幹, 四肢の骨格, 筋 など
        - 副腎皮質 など
      - 中間中胚葉
        - 腎臓, 尿管
        - 子宮, 卵管 など
      - 側板
        - 体腔の上皮
        - 内臓の筋, 結合組織 など
      - 心内膜, 血管内皮
      - 脾臓, リンパ組織
    - 内胚葉
      - 前腸
        - 上皮小体, 胸腺の上皮
        - 甲状腺の上皮
        - 気管, 肺の上皮
        - 食道, 胃, 肝臓, 膵臓の上皮 など
        - 十二指腸上皮
      - 中腸 ── 小腸上皮
      - 後腸 ── 大腸上皮
      - 尿膜
        - 膀胱上皮
        - 前立腺上皮, 腟下部上皮
        - 尿道上皮
      - 卵黄嚢上皮

表 2-6 胎児期における主な発生現象

妊娠月*	発生現象
4か月	多くの骨に化骨核が出現. 頭に毛髪が現れる. 口蓋が閉鎖する. 外生殖器から男女の判別が可能となる. 羊水を嚥下し,手足の動きが活発となる.
5か月	うぶ毛が全身に生じる. 皮脂腺ができ,皮膚の表面に胎脂がたまり始める. 指紋が出現する.
6か月	鼻孔再開. 手指に爪が出現する. 乳頭が認められる.
7か月	眼瞼が再開する. 外耳道が開通する. 足指に爪が出現する. 精巣が下降する(♂). 結腸に胎便が見られる.
8か月	皮下脂肪が増し,体がまるみを帯び始める. 手の爪が指の先端に達する. 精巣が陰嚢内へ下降する(♂). 子宮外生活,おおむね可能となる.
9か月	頭毛が伸びてくる(1〜5cm). 背部以外でうぶ毛が消失し始める.
10か月	頭毛約3cmとなる. うぶ毛が消退し,背部・上腕部のみとなる. 爪が指の先端を越える. 大陰唇が小陰唇を覆う(♀).

*最終月経の初日を妊娠0日として,28日を1か月として数えた月.
妊娠10か月末は終わった日から数えて280日目にあたる.

第3章

骨格系（各論）

1 体軸性骨格

頭蓋 skull

頭蓋（トウガイまたはズガイ）は脊柱の第1頸椎と関節している．頭蓋は数多くの骨によって構成されているが，下顎骨と舌骨を除けば，成人の頭蓋骨はすべて線維性連結（縫合と釘植）でつながっており，全体として1つの骨のようである．

頭蓋を構成する骨

頭蓋は15種23個の骨からなる．これらの骨は脳を入れる頭蓋腔をつくる脳頭蓋と，顔を形づくる顔面頭蓋に分けられる．このうち舌骨は他の頭蓋骨とは離れて存在するため，頭蓋骨としないこともある．

脳頭蓋

前頭骨	1	頭頂骨	2
後頭骨	1	側頭骨	2
蝶形骨	1		
篩骨	1		

顔面頭蓋

上顎骨	2	鋤骨	1
頬骨	2	下顎骨	1
鼻骨	2	舌骨	1
下鼻甲介	2		
口蓋骨	2		
涙骨	2		

全体としての頭蓋

頭蓋の外面よりの観察

頭蓋の上面（図3-1）

頭蓋を上面から観察すると，前頭骨，左右の頭頂骨および後頭骨の一部が見える．この部分は，頭蓋腔の天井を形づくっているので，**頭蓋冠**という．頭蓋冠は頭蓋の上半分，すなわち眼窩上縁と後頭骨の外後頭隆起を結ぶ線より上の部分をさす．

冠状縫合：前頭骨と左右の頭頂骨の間の縫合．
矢状縫合：左右の頭頂骨の間の縫合．
ラムダ縫合：左右の頭頂骨および後頭骨の間の縫合で人字縫合ともいわれる．
頭頂孔：頭頂骨に見られる小孔で，頭蓋の内と外の静脈をつなぐ**導出静脈**が通る．

頭蓋の前面（図3-2）

眼窩 前面では左右に1対，眼球とその付属器（涙腺や眼を動かす筋など）を入れる眼窩がある．眼窩の前方への開口部は四角形をしているため，眼窩には上壁，外側壁，下壁，内側壁がある．
眼窩は視神経管と上眼窩裂で頭蓋腔に通じてお

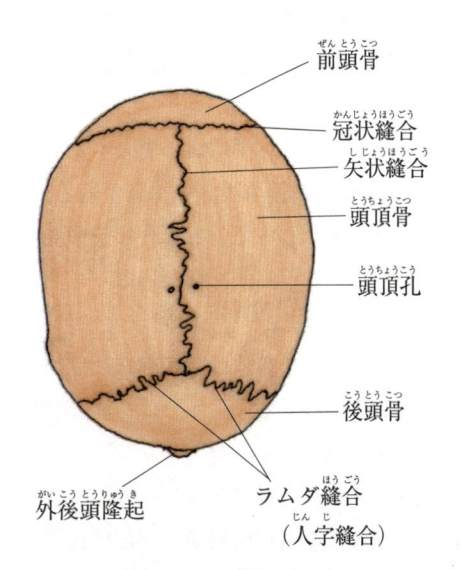

図3-1 頭蓋の上面

140　3　骨格系（各論）

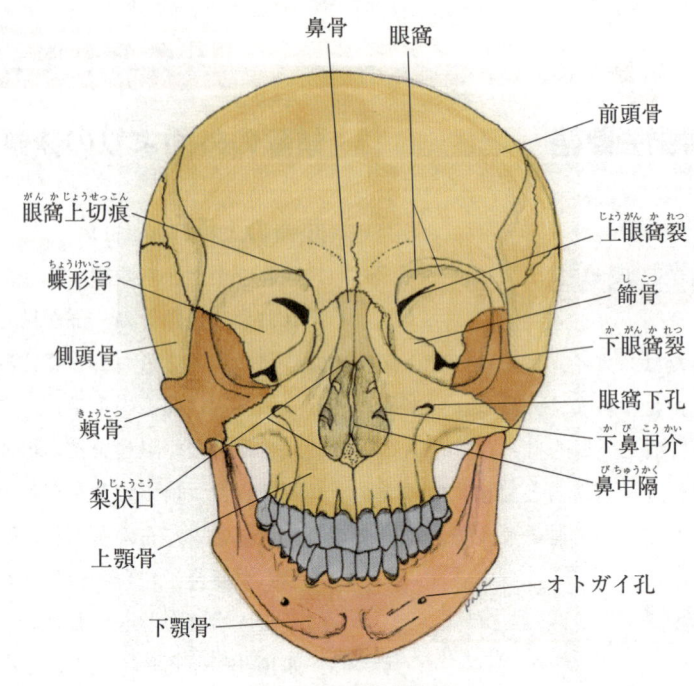

図 3-2　頭蓋の前面

り，下眼窩裂で側頭下窩と翼口蓋窩に通じている．
　上眼窩裂：眼神経，動眼神経，滑車神経，外転神経，眼静脈が通る．
　下眼窩裂：上顎神経の枝の頬骨神経，眼窩下神経と眼窩下動静脈が通る．
　視神経管：視神経と眼動脈が通る．
　涙嚢窩：眼窩の内側壁にある涙骨で作られた窪みで，涙嚢が収まる．下方は鼻涙管に続き，下鼻道に開口する．
　眼窩上孔：孔にならず切痕の場合もある（眼窩上切痕）．眼神経の枝の眼窩上神経が通る．
　前頭切痕：孔になっている場合は前頭孔という．眼窩上孔と同じく眼窩上神経が通る．

　梨状口　中央部に鼻腔（びくう）の開口部である梨状口が観察できる．生体では鼻の部分は軟骨でつくられている．
　鼻中隔：鼻腔を左右に分ける骨の板をいう．鼻中隔の上部は篩骨の垂直板で，下部は鋤骨で作られる．

　下鼻甲介：鼻腔の側壁には下鼻甲介，中鼻甲介，上鼻甲介という3つの棚状の突起が見られる．下鼻甲介は独立した1つの骨である．
　中鼻甲介と上鼻甲介：これらは篩骨の一部である．上鼻甲介は梨状口からは見ることができないが，中鼻甲介の上奥にある．それぞれの鼻甲介の

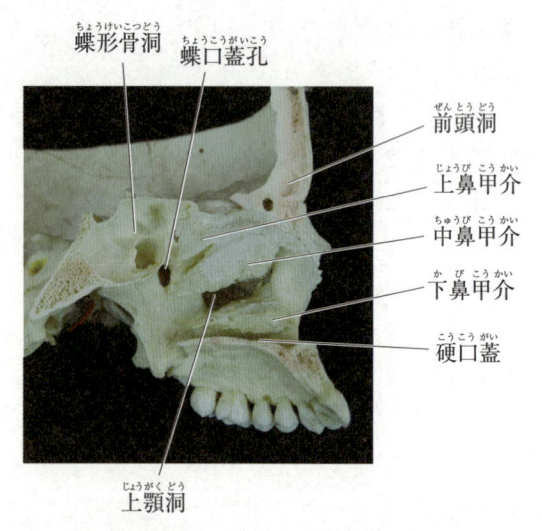

図 3-3　頭蓋の正中断面（鼻中隔は除かれている）

3 骨格系（各論） 141

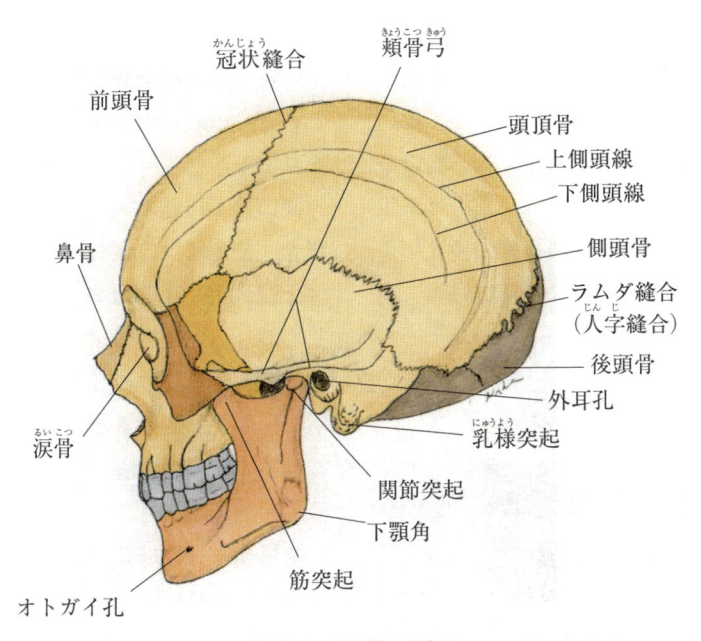

図3-4 頭蓋の側面

下には通路ができ，上鼻道，中鼻道，下鼻道という．鼻腔の奥の出口は**後鼻孔**といわれ，頭蓋の下面から観察できる．

鼻腔をとり囲んでいる前頭骨，上顎骨，篩骨，蝶形骨は含気骨（がんきこつ）で，それぞれの中には前頭洞，上顎洞，篩骨蜂巣，蝶形骨洞といわれる空洞があり，これらを総称して**副鼻腔**という．副鼻腔は鼻腔と交通している（図3-3）．

頭蓋の外側面（図3-4）

側頭骨の頬骨突起は頬骨と連結してアーチをつくっている．これを**頬骨弓**という．頬骨弓の下（深部）を側頭筋が通過する．側頭筋は大きな筋で，下側頭線で囲まれた浅い窪み全体に起始を持っている．この窪みを側頭窩という．上側頭線に着く側頭筋膜とは，側頭筋を包む厚い筋膜のことである．

側頭骨 temporal bone（図3-5）

側頭骨は扁平な魚の鱗の形に似た鱗部と，岩のような骨の塊の部分である岩様部からなる．側頭骨を頭蓋腔内面から観察して見える錐体は岩様部

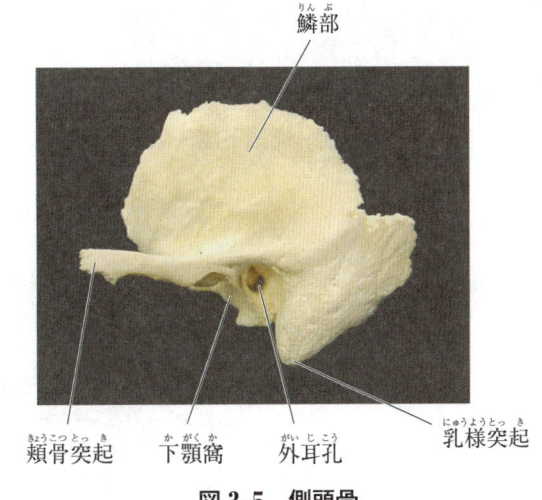

図3-5 側頭骨

に属す．外側面には外耳孔が見えるが，その奥は小さな部屋で，ツチ骨，キヌタ骨，アブミ骨が入る鼓室である．外耳孔の前方で少し凹んだところが下顎窩で，下顎骨の関節突起と顎関節（側頭下顎関節）をつくる．内耳孔からは顔面神経と内耳神経が入る．内耳神経は錐体内部にある内耳に終わっているが，顔面神経は側頭骨の中のトンネルを複雑に走り，茎乳突孔から出る．このトンネルを顔面神経管という．

側頭下窩と翼口蓋窩　下顎骨をはずせば，側頭窩の下方に深い凹みがある．これを側頭下窩という．さらに，蝶形骨と上顎骨の間には深くて狭い腔所があり，翼口蓋窩という（図3-6）．翼口蓋窩の後方には正円孔と翼突管が開き，前方は下眼窩裂によって眼窩と交通する．奥は蝶口蓋孔によって鼻腔と交通している．さらに，下方は大・小口蓋管によって口腔と交通している．

頭蓋の下面 （図3-7）

頭蓋の底を**頭蓋底**といい，その外面を外頭蓋底という．一般に下顎骨をはずした状態で外頭蓋底を見る．

硬口蓋：口腔の天井をなす部分で，前3/4は上顎骨，後1/4は口蓋骨よりなる．

上歯列弓：上顎骨には16本の歯が弓状に配列しており，上歯列弓をつくっている．

後鼻孔：鼻腔の後方への開口部で，中央は鼻中隔で区切られているため，左右1対ある．左右の後鼻孔の間の鼻中隔は**鋤骨**によってつくられている．

破裂孔：骨では孔であるが，生体では下方を軟骨で閉じられている．

外後頭隆起：後頭骨の外表面にある隆起で，体表から触れられる．外後頭隆起から両側に伸びる線が**上項線**である．

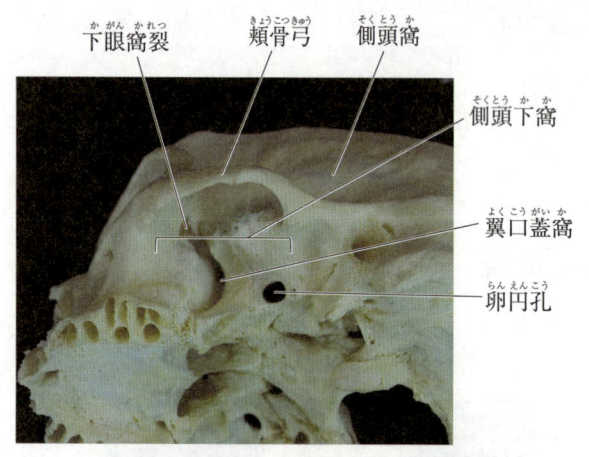

図3-6　側頭窩・側頭下窩・翼口蓋窩

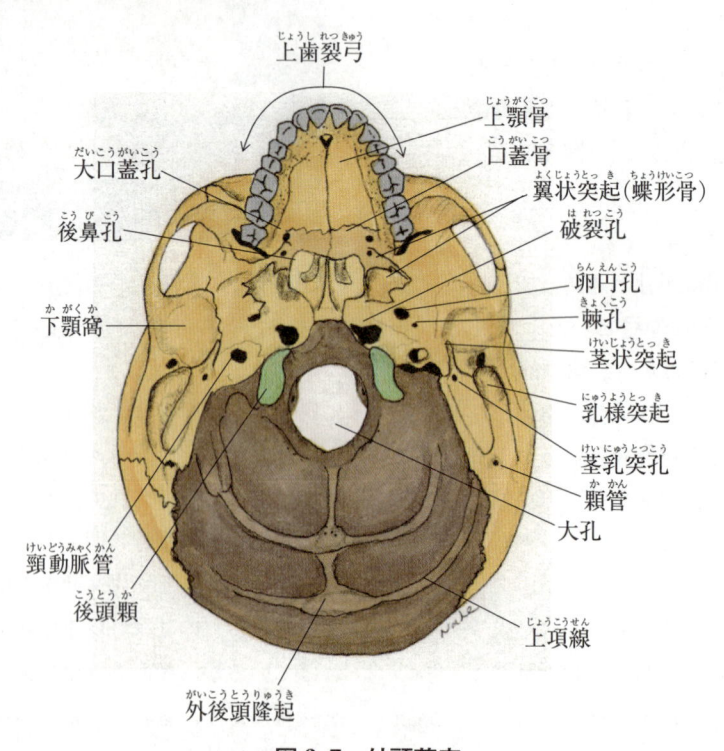

図3-7　外頭蓋底

頭蓋の内面よりの観察

頭蓋底の内面を内頭蓋底という（図3-8）．内頭蓋底は脳の下面に適合するように複雑な形をしており，頭蓋腔に出入りする神経や血管の通る孔が数多くある．内頭蓋底は3つの大きな窪みがあり，前方より前頭蓋窩，中頭蓋窩，後頭蓋窩といわれる．

前頭蓋窩 大脳の前頭葉を入れる部分で比較的浅い凹み．

中頭蓋窩 大脳の側頭葉を入れ，重要な孔が多くある．図3-8では見えないが，蝶形骨の小翼と大翼の間には上眼窩裂という細長い隙間があり，前方は眼窩に開いている．上眼窩裂は三叉神経第1枝（眼神経），動眼神経，滑車神経，外転神経，眼静脈が通る．

脳を栄養する重要な動脈である内頚動脈は，頚動脈孔から入り，頚動脈管を通り，破裂孔の所から頭蓋腔側へ入ってくる．

側頭骨の**錐体**と呼ばれる骨の塊の中には，平衡・聴覚器が収められている．すなわち，中耳の鼓室や内耳が収められている．錐体の上面で，破裂孔のすぐ外側後部にある少し凹んだ部分は三叉神経節が位置する三叉神経圧痕である．

後頭蓋窩 小脳，橋および延髄を入れる部分で，大部分は後頭骨からなる．横洞溝とS状洞溝に位置する横静脈洞やS状洞というのは脳の大きな静脈で，頚静脈孔を出ると内頚静脈となる．

篩骨 ethmoid bone

篩骨（しこつ）は蝶形骨，上顎骨，前頭骨と同じく，含気骨で，骨の中に空洞を持っている（篩骨洞）．篩骨洞は全体として蜂の巣状であるため，篩骨蜂巣（しこつほうそう）といわれる．蝶形骨の前方に位置する骨で，一部は頭蓋腔に（鶏冠と篩板），一部は眼窩の内側壁に（眼窩板），一部は鼻腔（垂直板，上鼻甲介，中鼻甲介）に出ている．

蝶形骨 sphenoid bone（図3-9）

蝶が羽を広げたような形をしている．蝶の体に当たる部分が蝶形骨体で，蝶形骨体の背面のトル

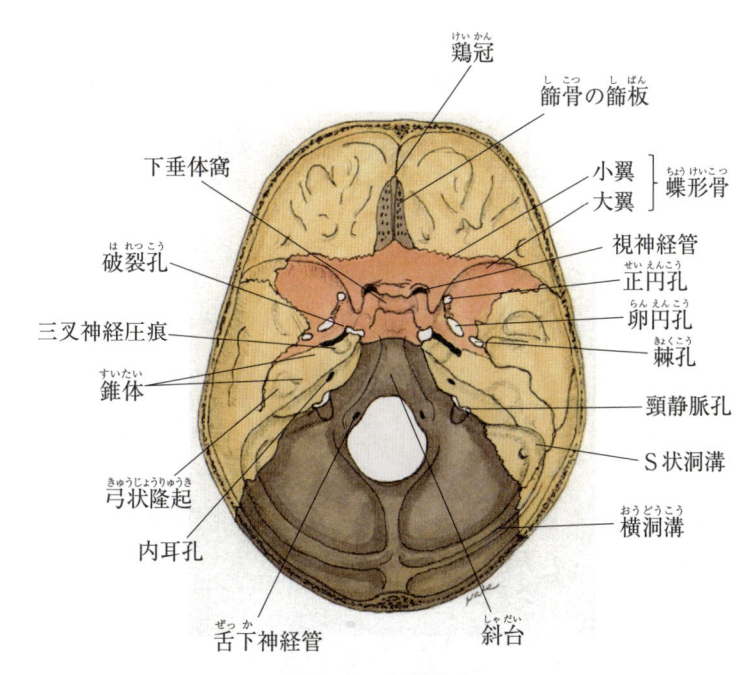

図3-8 内頭蓋底

図3-9 蝶形骨

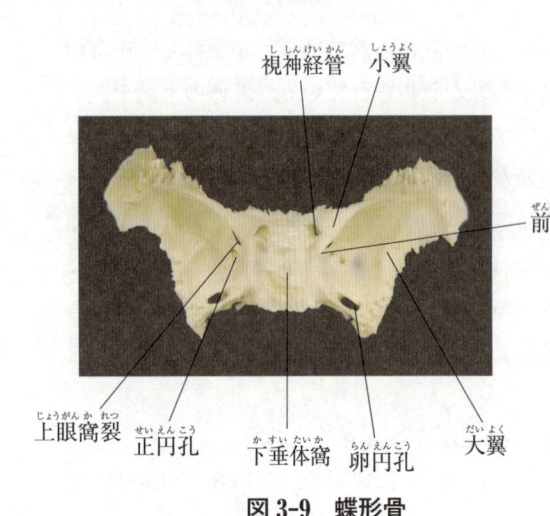

コ鞍中央部には下垂体が入る下垂体窩がある．この部は内頭蓋底のほぼ真ん中になる．蝶形骨体の内部は空洞で，蝶形骨洞といわれ，副鼻腔の1つである．蝶形骨洞は鼻腔と通じている．蝶形骨体から左右にそれぞれ小さな羽（小翼）と大きな羽（大翼）が出ている．体からは下方に蝶の足のごとく翼状突起が出ている．視神経管，上眼窩裂，正円孔，卵円孔，棘孔などはこの骨にある．

頭蓋を構成する個々の骨

頭蓋を構成する個々の骨について，すでに述べた側頭骨，篩骨，蝶形骨以外には，細かなところまで学習する必要はないが，咀嚼（そしゃく，ものをかみ砕くこと）や発語に関与する下顎骨と頸部の筋のうち，舌骨筋群としてまとめられる筋の付着に重要な舌骨については学習する必要がある．

下顎骨 mandible（図3-10，11）

頭蓋を構成する骨のうち，下顎骨だけは側頭骨と関節（側頭下顎関節または顎関節）している．

下顎骨はL字型をしており，水平部を下顎体，垂直部を下顎枝という．下顎骨は性差，年齢差が大きい骨で，男性では下顎角の突出が強い．下顎角の角度は幼時では鈍で，青年期では直角に近く，老年では再び鈍角になる．

下顎骨には，成体で16本の永久歯を入れる16個の歯槽がある．歯は全体でアーチ状をなしており，下歯列弓と呼ばれる．

咬筋粗面：下顎角の外面にある粗面で，咀嚼筋である咬筋が付く．

翼突筋粗面：下顎角の内面にある粗面で，内側翼突筋が付く．

顎舌骨筋線：口腔の底を作る顎舌骨筋が起始する．

オトガイ棘：下顎骨内面の顎舌骨筋線の前方に

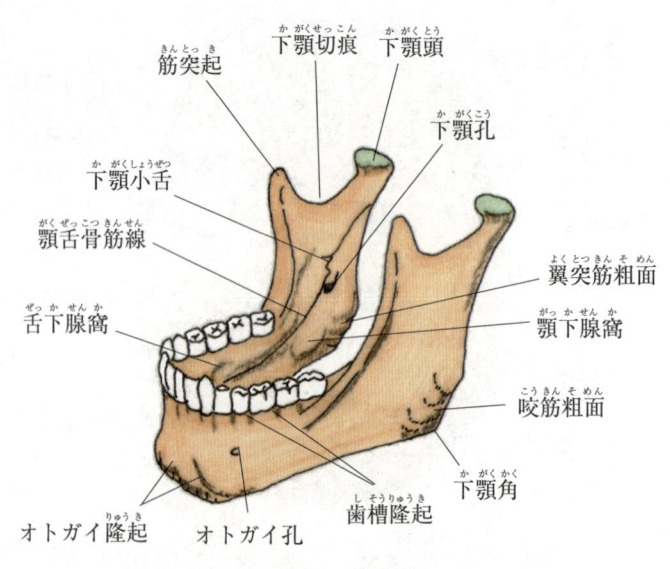

図3-10 下顎骨

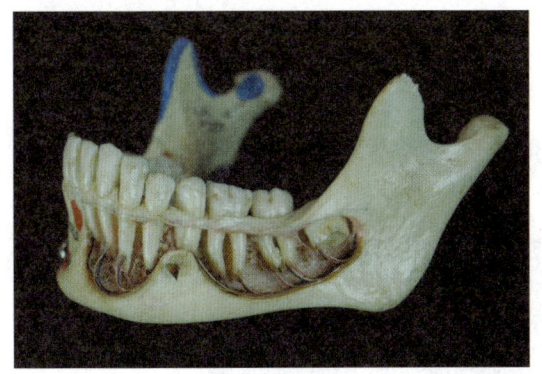

図 3-11　下顎骨
歯に分布する神経・血管を示した写真．

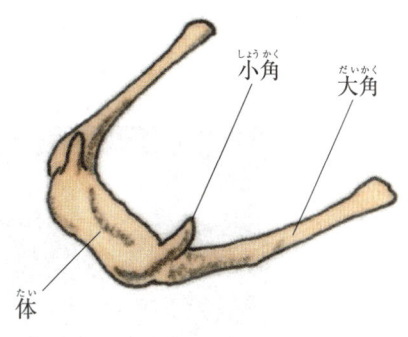

図 3-12　舌骨

は，正中に1対のオトガイ棘があり，オトガイ舌筋，オトガイ舌骨筋の起始部となっている．オトガイ棘の左・右下外側に小さな二腹筋窩と呼ばれる顎二腹筋の付着する凹みがある．

下顎管：下顎骨の中には，左右の下顎孔から始まり，左右のオトガイ孔に終わる下顎管と呼ばれるトンネルがある（図3-11）．この中には，三叉神経第3枝の下顎神経の枝である下歯槽神経と外頸動脈から分かれた顎動脈の枝である下歯槽動脈，および下歯槽静脈が通り，途中で枝分かれして下顎の歯に分布している．下歯槽神経や下歯槽動静脈の続きは，オトガイ神経，オトガイ動静脈と名を変えてオトガイ孔から出る．

舌骨 hyoid bone（図3-12）

下顎骨と，甲状軟骨（俗にいう，のどぼとけ）との間にあるU字型の骨で第3頸椎の高さに位置する．甲状軟骨と舌骨の間には，甲状舌骨膜が張っている．中央部の体と，体の両側に突出した1対の大角と小角からなる．舌骨には舌骨上筋，舌骨下筋が付着している．小角は側頭骨の茎状突起と茎突舌骨靱帯によって結ばれる．

■参考■　舌骨の触知
　舌骨体は頸の前面で，喉頭隆起の一横指上に触れられる．一横指とは指一本の幅で，約2cmである．舌骨は示指と母指ではさむと，左右に動かすことができる．頸をリラックスさせておくと，大角の先端を胸鎖乳突筋の前縁近くで触れることができる．

新生児の頭蓋（図3-13）

新生児の頭蓋には次のような特徴がある．

1. 出生時，体の中で頭部の占める割合は大きいが，中でも頭の部分が大きく，顔の部分は未発達である．

2. 出生時，頭蓋骨は完全に骨化しておらず，骨と骨の間には膜の部分が残っている．この膜性部を泉門という．泉門の中で左右の頭頂骨と未だ1つの骨とはなっていない前頭骨の間にある**大泉門**（前泉門）が一番大きい．1歳半ぐらいで閉じる．左右の頭頂骨と後頭骨の間の泉門を**小泉門**（後泉門）という．小泉門は出生後6か月から1年くらいで閉じる．泉門という膜性の部分が出産時に残っているため，胎児の頭蓋は出産時に形を少し小さくすることができる．また，生後，脳が急速に発達するのを可能にする．泉門や縫合が脳室内圧増大などによって開大し，その閉鎖が遅れると水頭症となる．逆に早く閉じすぎて，骨の癒合が起こると脳の発育障害が起こる．

■参考■　長頭と短頭
　頭蓋骨は，人種や個人による形の差が大きい．長頭とは，頭を上から見た場合，前後の長さが幅に比べて長いものをいう．先史時代から現代にかけて，しだいに長さが短く，幅が広くなる短頭化が起こっているといわれる．

大泉門
後側頭泉門

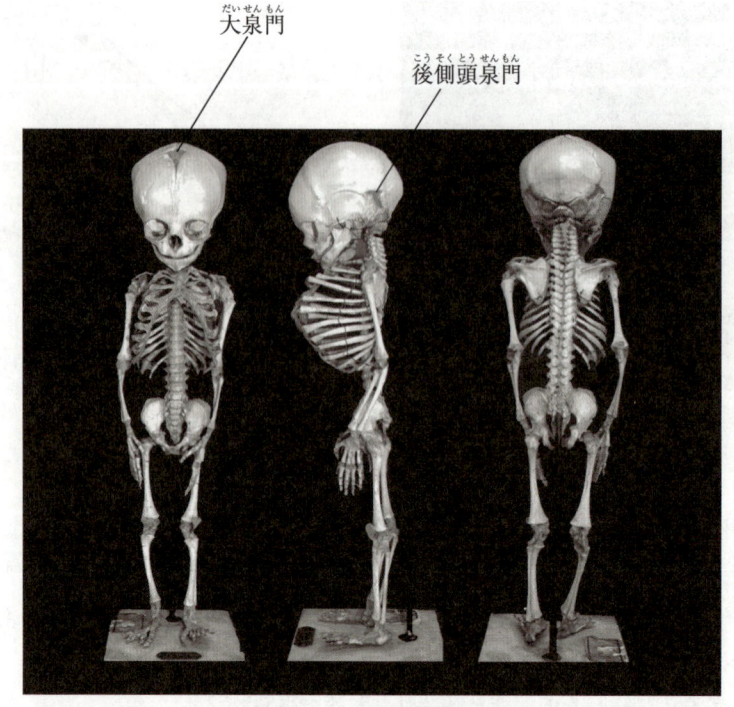

図 3-13　新生児の骨格

脊柱 vertebral column

脊柱（せきちゅう）は多くの椎骨が重なってできる骨格である．

脊柱の形（図3-14）

脊柱は前方より見るとほぼまっすぐであるが，側方から見ると弯曲している．頸部では前方への軽い凸弯（前弯）が見られ，胸部では後方へ凸弯している（後弯）．腰部は前弯を示し，仙骨の岬角（こうかく）から尾骨先端に向かっては再び後弯を示す．このような弯曲は直立歩行に適応するためにできるもので，頸部と腰部の弯曲は生まれたときには見られない．頸部の弯曲は赤ん坊の首がすわる頃（生後3～6か月）に発達し，腰部の弯曲は歩行を始めるころ（生後12か月前後）にできる．胸部と仙骨部の弯曲は胎生期にすでに見られるのでこれを第一次弯曲といい，頸部，腰部の弯曲は第二次弯曲と呼ばれる．

脊柱の構成

脊柱を構成する椎骨は，7個の頸椎，12個の胸椎，5個の腰椎，5個の仙椎，3～4個の尾椎に分類される（図3-14）．

頸椎から腰椎までの椎骨を真椎（しんつい）という．5個の仙椎，3～4個の尾椎は25～30歳の間に癒合してそれぞれ仙骨，尾骨という1個の骨になるので仮椎（かつい）という．

■参考■　側弯症
脊柱が前から見て側方に弯曲し，かつ捻転した状態である．①姿勢の悪さによるもの（機能的側弯），②椎骨や肋骨の先天異常によるものや，③原因は不明であるが，乳幼児期，学童期，思春期に出現するもの（構築性側弯症）などがある．

図 3-14　脊柱（左側面）

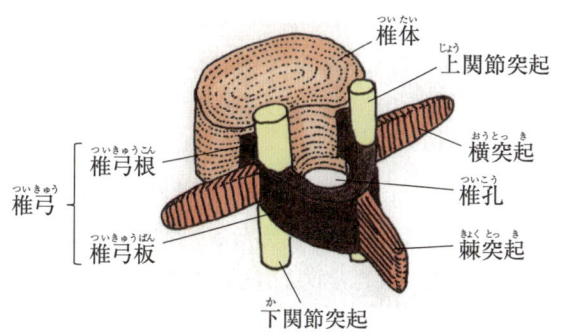

図 3-15　椎骨の基本構造（1）

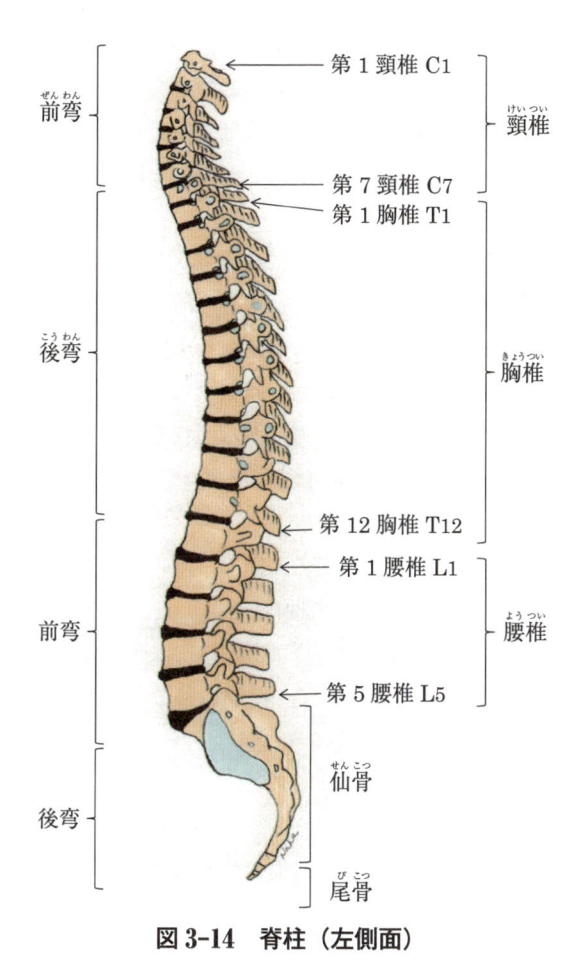

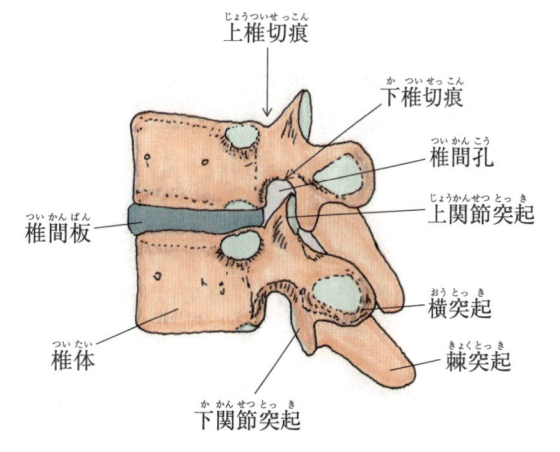

図 3-16　椎骨の基本構造（2）

■参考■　後弯症
　頸胸椎移行部に主たる後弯部があるものや，脊柱全体に及ぶ後弯は神経筋疾患に多く，胸椎部や胸腰椎移行部に限局する後弯は老人性に多い．成長期における少年の，主として胸椎領域に現れる後弯症はScheuermann病といわれる．

椎骨の一般的特徴（図 3-15，16）

　椎骨を構成する共通の基本構造は，椎骨の前部を占め，円柱状で体重を支える**椎体**と，椎体から後方へ向かって出るアーチ状の**椎弓**，それと椎弓から出る7つの突起，すなわち1本の**棘突起**，1対の**横突起**，1対の**上・下関節突起**である．
　椎弓には**椎弓根**と**椎弓板**が区別できる．椎弓と椎体に囲まれる大きな孔を**椎孔**という．椎孔を連ねてできる管が**脊柱管**で脊髄を入れる．
　椎弓根の上部には上椎切痕という浅い切れ込みがあり，下には下椎切痕という深い切れ込みがある．隣り合う椎骨の上椎切痕と下椎切痕が合わさって**椎間孔** intervertebral foramen をつくる．ここは脊髄に出入りする脊髄神経が通る．
　椎体と椎体の間には，線維軟骨でできた椎間（円）板がある．

個々の椎骨

　一般的特徴に加えて，脊柱の各領域をつくる椎骨には特徴がある．

頸椎 cervical vertebrae
　7個の頸椎（C1～C7と略す）が脊柱の頸部を

構成する．頸椎には3つの機能がある．
1. 頭部を支持し，安定性を持たせる．
2. 頸椎の間の関節により，頭部に可動性を与える．
3. 脊髄を入れて保護し，椎骨動脈の通路となる．
　頸椎の病変は上肢の筋力低下，反射や知覚の変化，疼痛といった症状を引き起こす．

頸椎の一般的特徴（図3-17）

　頸椎は横突起に孔があることから他の椎骨と容易に区別がつく．

椎体　小さな横長の卵円形をしているが，上面は浅く凹んでいる．

棘突起　短く，先が二股になっている．項靱帯が付着する．

横突起　頸椎の横突起には，横突孔が開いており，ここを椎骨動脈が通る．横突起の先端に前結節，後結節がある．

脊髄神経溝　第3～7頸椎横突起にある溝で，前結節と後結節の間にある．椎間孔から出た脊髄神経が通る．

特殊な頸椎

　第1，第2および第7頸椎は，他の頸椎とは違った特徴を持っている（図3-18，19）．

第1頸椎（環椎，アトラス atlas）（図3-18，19）
　椎体がなく丸い形をしているので環椎という．両側の関節面を持ったところは全体として骨の塊のように見えるので**外側塊**という．環椎の上には頭蓋骨が乗る．

前弓　外側塊より前方にある弓状の部分．前方に前縦靱帯の付く前結節がある．前弓の後面中央部に第2頸椎歯突起との関節面（歯突起窩）がある．環椎は歯突起の周りを回転する．

後弓　外側塊より後方にある弓状の部分．後方には棘突起に相当する後結節があり，小後頭直筋の起始となる．

外側塊　左右とも上の関節面（窩）は後頭骨の後頭顆と関節する（環椎後頭関節），下の関節面は第2頸椎の上関節面と関節する（外側環軸関節）．また外側塊内面に，環椎横靱帯が付着する小さな粗面がある．

第2頸椎（軸椎，アキシス axis）（図3-18，19）
　第1頸椎が頭蓋と共に回旋するときの軸になっているので軸椎という．椎体から上方へ直立する歯突起を持つのが特徴である．

歯突起　尖った上端には歯尖靱帯が付着する．前面の関節面は第1頸椎の歯突起窩と関節する（正中環軸関節）．後面を環椎横靱帯が横切って通

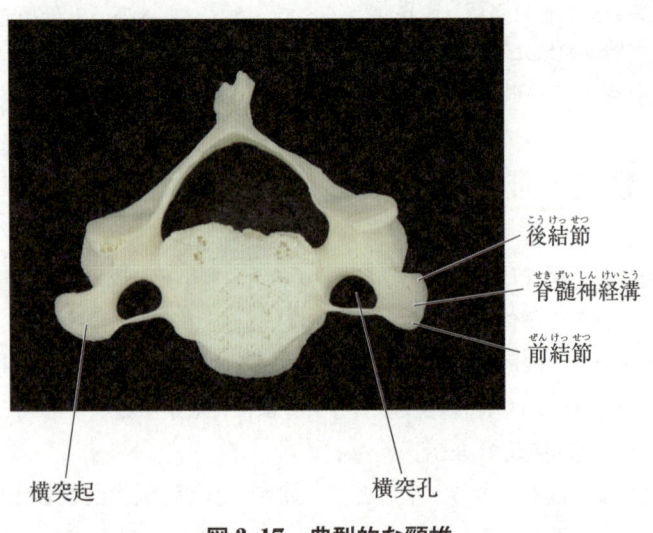

図3-17　典型的な頸椎

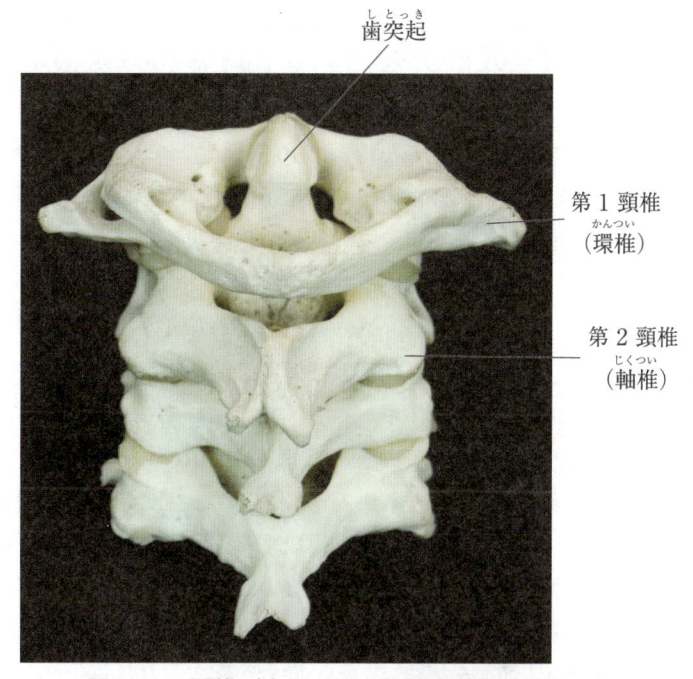

図3-18 頸椎（上の4つの頸椎を後面から観察）

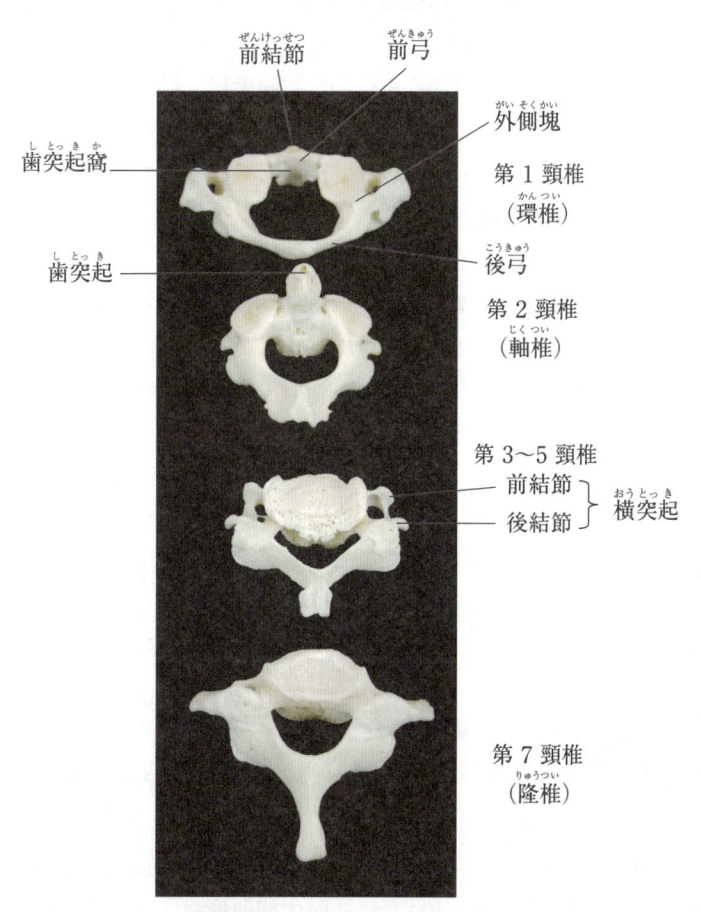

図3-19 頸椎（上方から）

り，歯突起を固定している．

第7頸椎（隆椎 prominens）（図3-19）

棘突起は頸椎中で最も長く，二股になっていない．頭を前屈した時に容易に触知できる．隆椎の棘突起をまず確認することで，他の椎骨を同定できる．

【触知】頭蓋骨の底部より頸椎の生理的前弯に注意しながらC2からT1まで触知する．第7頸椎と第1胸椎の棘突起の区別は，頭を回旋させて動くのが第7頸椎である．

胸椎 thoracic vertebrae（図3-20）

12個の胸椎（T1〜T12と略す）が脊柱の胸部を構成する．特徴として肋骨との関節面を持つ．椎体は下の胸椎になるほど大きさを増す．胸椎部の脊柱管は特にT4〜9の間で狭くなっている．

上肋骨窩・下肋骨窩 いずれも椎体の側面にある浅いくぼみ．隣り合う胸椎の上下の肋骨窩が，1つの肋骨頭と関節をつくる．

横突肋骨窩 第1〜10胸椎の横突起外側端にある凹み．肋骨の肋骨結節と関節をつくる．

第1, 10, 11, 12胸椎には，肋骨との関節において次のような特徴がある．

第1胸椎
　第1肋骨のための完全な円形の関節面と，第2肋骨のための下肋骨窩を持つ．
第10胸椎
　第10肋骨のためのほぼ完全な円形の関節面を持つ．横突肋骨窩はあるが，下肋骨窩はない．
第11, 12胸椎
　それぞれ第11, 12肋骨のための完全な円形の関節面を椎体に持つが横突肋骨窩はない．

腰椎 lumbar vertebrae（図3-21）

5個の腰椎（L1〜L5と略す）が脊柱の腰部を構成する．胸椎より大きく，肋骨との関節面を持たないことで区別できる．第5腰椎では特に肋骨突起が太く，強力な腸腰靱帯が付着する．

肋骨突起 これは退化した肋骨であるため肋骨突起という．しかし，横突起と記載されることもある．

乳頭突起・副突起 乳頭突起は上関節突起の後端にある小さな突起．副突起は，肋骨突起の基部後面にある小さな突起．これらの突起は，本来の横突起が退化したものである．

仙骨 sacrum（図3-22, 23, 24）

5個の仙椎（S1〜S5）と，それらの間にある椎間円板と肋骨の退化したものが癒合して，1個の仙骨を形成する．形は逆三角形で，後方に向かって弯曲する．骨盤の後壁をつくる．

仙骨底 仙骨の上面で，第1仙椎の椎体上面にあたる．前縁の強く前方へ張り出した部分を岬角という．

仙骨尖 仙骨の下端の小さな面で尾骨と接する．

前仙骨孔 仙骨前面に見られる4対の孔．仙骨神経前枝が出る．

横線 左右の前仙骨孔を結んでいる4本の線．5個の仙椎椎体の癒合線にあたる．

正中仙骨稜 仙椎の棘突起にあたる．

中間仙骨稜 仙椎の関節突起にあたる．上方へ

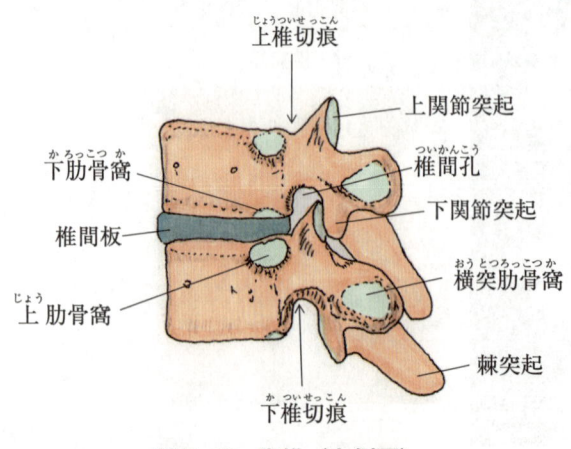

図3-20　胸椎（左側面）

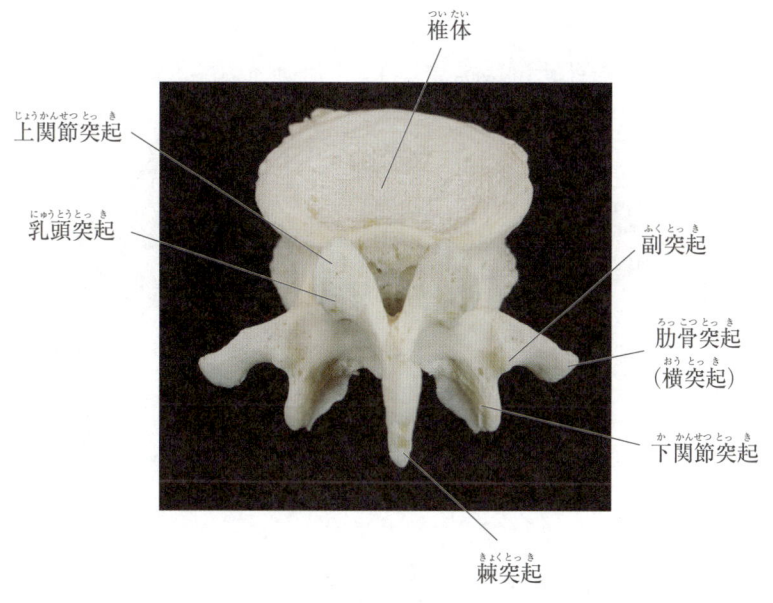

図 3-21 腰椎（後上方から）

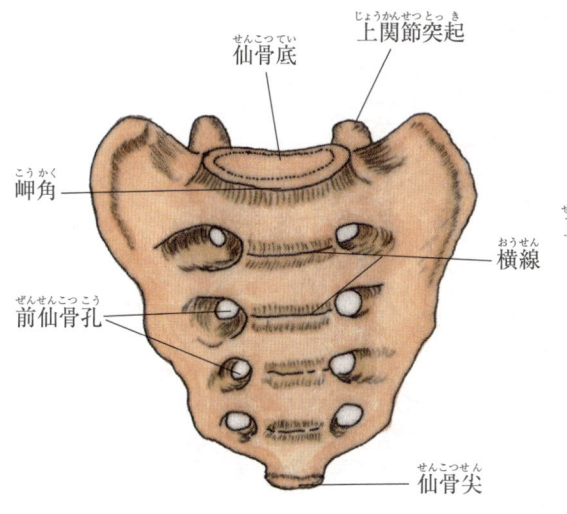

図 3-22 仙骨（前面）

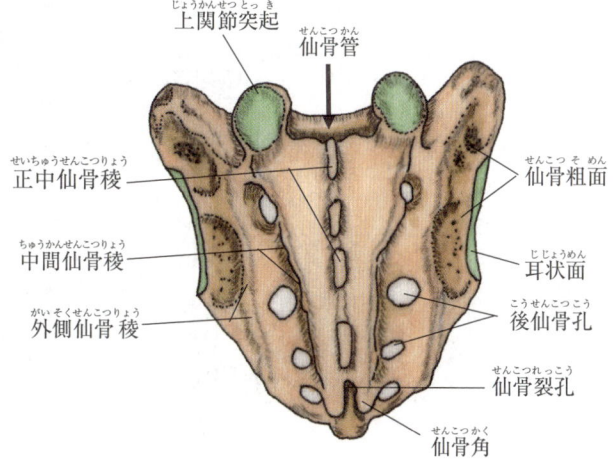

図 3-23 仙骨（後面）

の延長上に，仙骨の上関節突起がある．

外側仙骨稜　後仙骨孔の左右外側にある波状のたかまり．仙椎の横突起にあたる．

後仙骨孔　仙骨後面に見られる左右4対の孔．仙骨神経後枝が出る．

仙骨管　仙骨の中を走る脊柱管の一部．脊柱管の最下部に相当する．

仙骨裂孔　仙骨後面で，正中仙骨稜の下端に向かって深く切れ込んだ裂孔．仙骨管の下口にあた

る．

耳状面　仙骨の両側にある耳介状の粗い関節面で，腸骨の耳状面と仙腸関節を形成する．

尾骨 coccyx（図3-25）

3〜4個の尾椎をあわせて尾骨という．第1尾椎は，その上面で仙骨尖と関節する（多くの場合，線維軟骨結合）．

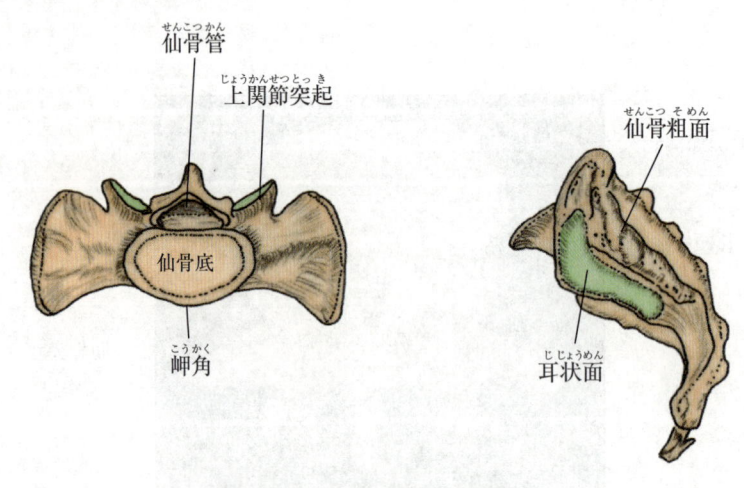

図 3-24　仙骨（上面と側面）

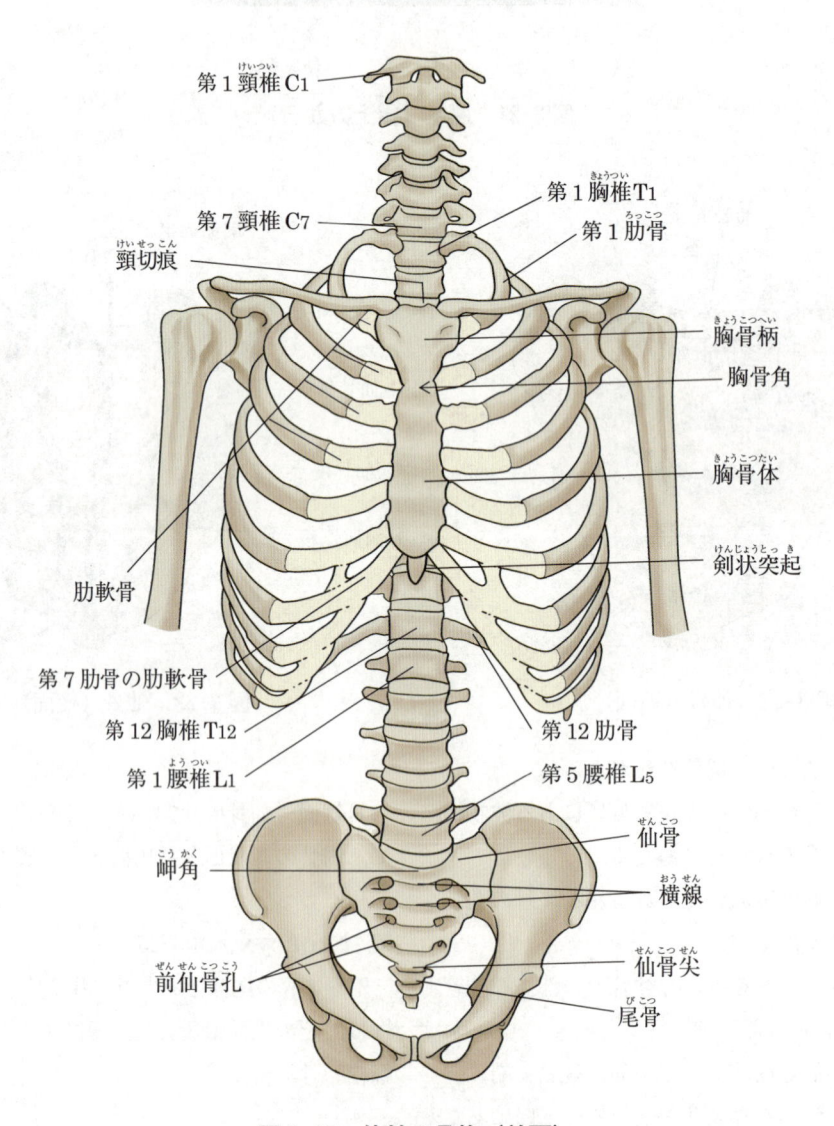

図 3-25　体幹の骨格（前面）

図 3-26 骨格（後面）

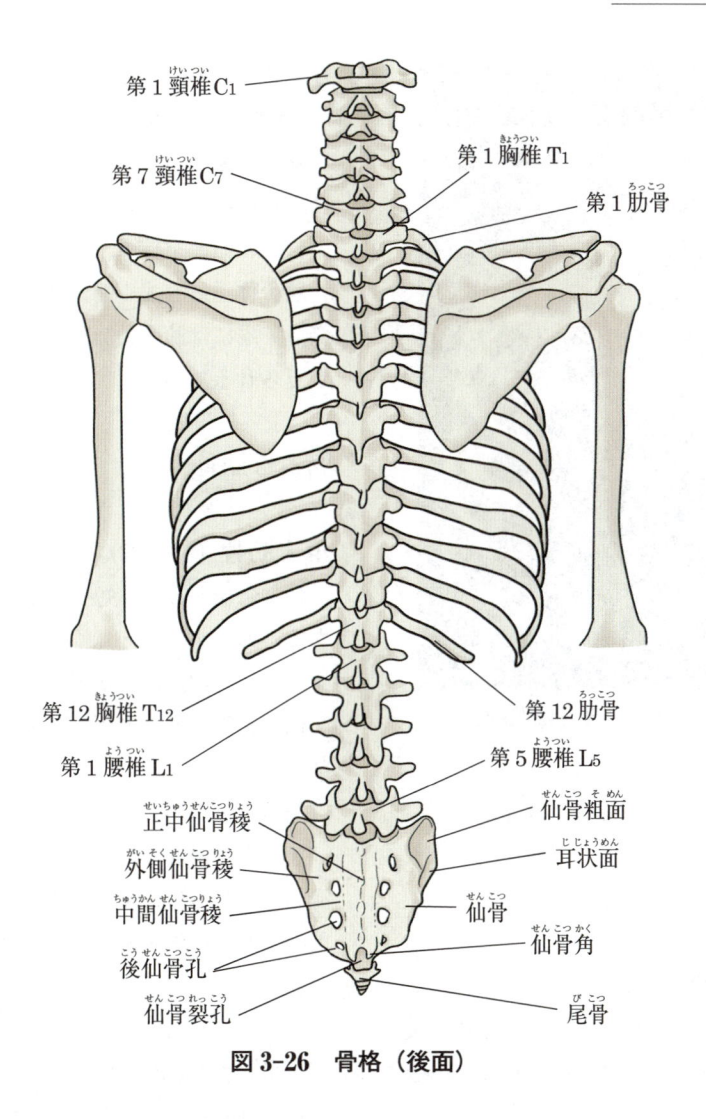

胸郭 thorax

　胸部を形づくっている骨格を胸郭（図 3-25, 26, 27）いい，内部に心臓や肺などを入れて保護している．胸郭は 12 個の胸椎，12 対の肋骨と肋軟骨および 1 個の胸骨で構成されている．胸郭の出入り口は胸骨柄，第 1 肋軟骨，第 1 肋骨および第 1 胸椎で囲まれた部分で，**胸郭上口**という．

　胸椎　胸椎については脊柱の項を参照．

肋骨 rib

　全部で 12 対の肋骨を次のように分ける．

　真肋（しんろく）　1 番目の肋骨から 7 番目までの肋骨は自分の肋軟骨で胸骨と結合しているので真肋と呼ぶ．真肋は上から下に行くに従って長くなる．

　仮肋（かろく）　8 番目の肋骨から 12 番目まで肋骨を仮肋と呼ぶ．このうち第 8, 9, 10 番目の肋骨はそれぞれの肋軟骨が合し，それが第 7 肋骨の肋軟骨を介して胸骨と結合している．

　遊離肋　仮肋のうち第 11, 12 番目の先端には

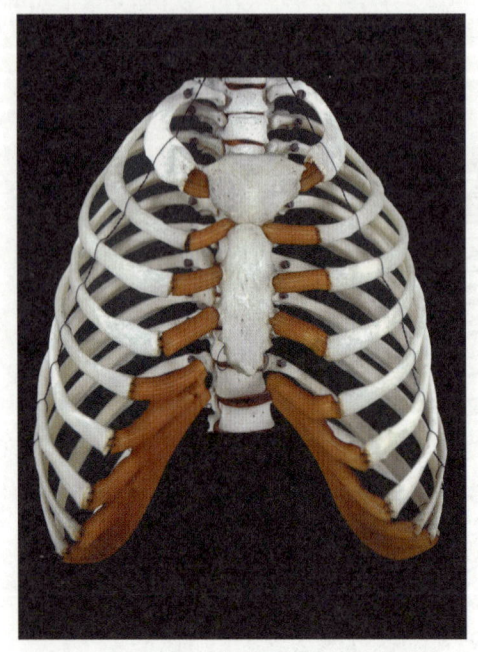

図 3-27 胸郭（茶色い部分は肋軟骨）

肋軟骨が見られるものの，胸骨とは連結しておらず，遊離しているので遊離肋，浮遊肋（ふゆうろく）または自由肋と呼ばれる．

肋骨の一般的特徴（図 3-28）

第3〜10肋骨は典型的な形をしており，頭，頸，結節，体を持つ．肋骨は第7, 8番目が最も長い．

肋骨頭　頭はクサビ形をしており胸椎の椎体と連結するための2つの関節面を持つ．2つの関節面は肋骨頭稜（関節内靱帯が付く）と呼ばれる小隆起によって分けられている．

肋骨頸　頭と結節の間．

肋骨結節　頸と体の移行部後面にある隆起で，胸椎横突起と関節する関節面と，外側肋横突靱帯の付く粗面とを持つ．

肋骨体　最も強く曲がる所を**肋骨角**という．内側面下端には肋間動静脈と肋間神経が通る**肋骨溝**が見られる．

特殊な肋骨

第1肋骨（図 3-29）

最も弯曲が強く，短く，幅広い．上面と下面がある．頭は小さく，丸く，第1胸椎の椎体と関節する1つの関節面しか持たない．

前斜角筋結節　上面に見られる前斜角筋の停止部．

鎖骨下静脈溝　この上を鎖骨下静脈が通る．

鎖骨下動脈溝　鎖骨下動脈が通る．鎖骨下動脈溝のすぐ後方には中斜角筋が停止する粗面がある．前斜角筋と中斜角筋の間を腕神経叢が通ることは重要である．

第2肋骨（図 3-29）

第1肋骨の2倍ほどの長さで，同じような弯曲を示す．

前鋸筋粗面　前鋸筋の一部が起こる粗面．

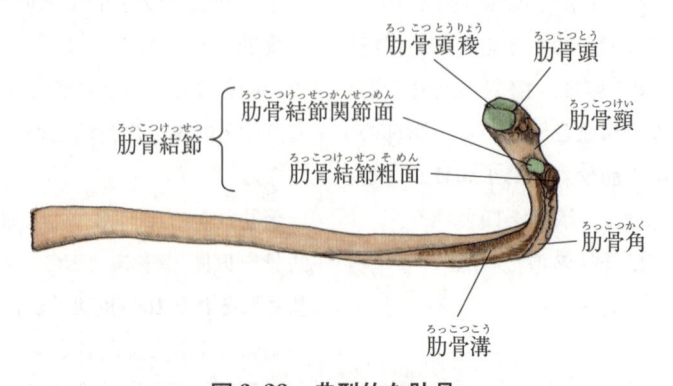

図 3-28　典型的な肋骨

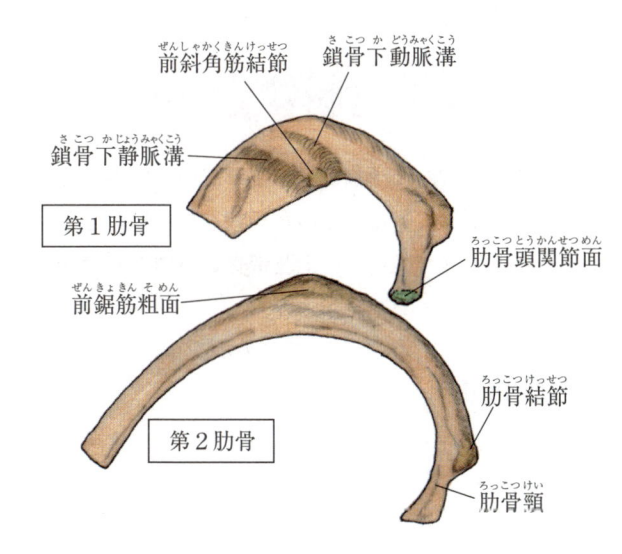

図 3-29　第 1 肋骨と第 2 肋骨（右上面）

第 11, 12 肋骨
頭の関節面は 1 つで，肋骨結節はない．

■参考■　頸肋（けいろく）と腰肋（ようろく）

　第 7 頸椎に肋骨が 1 ％弱の頻度で見られることがある．これを頸肋と呼び，その先端は遊離していたり，第 1 肋骨または胸骨に付着したりする．これはしばしば頸部圧痛の原因となる．腰椎にも同様に肋骨の見られる場合があり，頸肋の場合よりも頻度が高い．レントゲン写真を見る場合，腰肋を第 12 肋骨と間違えることもあるので注意が必要である．

肋軟骨 costal cartilage （図 3-25, 27）

　各肋骨の先端には，ガラス（硝子）軟骨である肋軟骨があり，胸郭の動きに柔軟性を与えている．第 1 〜 7 番目の肋軟骨は胸骨と結合している．第 8 〜 10 番目の肋軟骨は上位の肋軟骨と結合しており，**肋骨弓**をなしている．左右の肋骨弓がつくる角は胸骨下角で，成人では約 70 〜 80°である．第 11 および 12 番目の肋軟骨の先端は遊離している．肋軟骨は老齢になるに従いカルシウムが沈着し，柔軟性を欠いてもろくなる．

胸骨 sternum （図 3-30）

　胸郭の前部にある扁平で細長い骨で，胸骨柄，胸骨体および剣状突起の三部からなる．胸骨柄の下縁は関節面で，線維軟骨と靱帯によって胸骨体と関節している．これは老年になると骨化する．

　頸切痕　胸骨柄の上縁の弓状の切れ込み．

　鎖骨切痕　頸切痕の両側にある，鎖骨と関節するためのくぼみ（胸鎖関節）．

　胸骨角 sternal angle　胸骨柄と体との連結，すなわち胸骨柄結合は体表面にわずか突出しており，皮下にたやすく触れられる．これは**ルイ角**とも呼ばれ，臨床的に肋骨の番号を知るのに重要な目安となる．

　胸骨体　前方に向かってわずかに凸で，前面では 3 本の隆起線が見られる．第 3 番目の隆起線部には胸骨孔が見られることもある．両側面には第 2 〜 7 肋軟骨のための関節面（肋骨切痕）がある．

　剣状突起 xiphoid process　形はさまざまで，二股であったり，孔が開いていたりする．剣状突起の骨化は 40 歳前後と遅く，また胸骨体との癒合は普通起こらない．

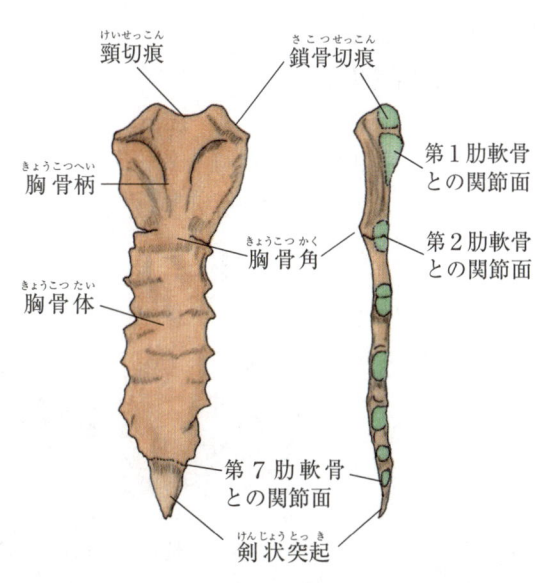

図 3-30　胸骨（左：前面，右：左側面）

参考 鳩胸と漏斗胸

胸骨全体，あるいは特にその下半分が突出した胸郭を鳩胸といい，先天異常として見られるほかに，胸椎後弯が増強した場合にも見られる．胸骨下部と剣状突起が陥凹している胸郭を漏斗胸といい，先天異常として見られるほかに，肋骨の過成長によっても起こる．

❷ 付属性骨格

付属性骨格の分類

付属（性）骨格は，四肢（上肢と下肢）を作る骨である．次のように分類される．

- 上肢骨
  - 上肢帯骨
    - 鎖骨，肩甲骨
  - 自由上肢骨
    - 上腕骨，
    - 前腕骨（橈骨と尺骨）
    - 手の骨（手根骨，中手骨，指骨）
- 下肢骨
  - 下肢帯骨
    - 寛骨
  - 自由下肢骨
    - 大腿骨
    - 下腿骨（脛骨と腓骨）
    - 足の骨（足根骨，中足骨，趾骨）

上肢骨

上肢の本質的な役割は手を使っていろいろな作業をすることにある．そのため骨も自由に動けるように連結されている．上肢帯骨と自由上肢骨からなる．

上肢帯骨

骨格と自由上肢骨との間を連結する骨で，鎖骨と肩甲骨がこれに属する．

鎖骨 clavicle （図3-31）

胸骨と肩甲骨との間にあるS字状に弯曲した骨で，胸骨と関節する胸骨端と肩甲骨の肩峰と関節する肩峰端がある．内側では前方に凸，外側では後方に凸である．

胸骨関節面 関節円板を介して胸骨柄と関節する面．

肋鎖靱帯圧痕 下面に見られる粗な浅い陥凹で肋鎖靱帯が付着する．陥凹ではなく少し隆起している場合もある．

肩峰関節面 肩甲骨の肩峰と関節する面．

円錐靱帯結節 下面後部に見られる結節．円錐靱帯が付着する．

菱形靱帯線 円錐靱帯結節から前外方に続く線状の粗面．菱形靱帯が付着する．

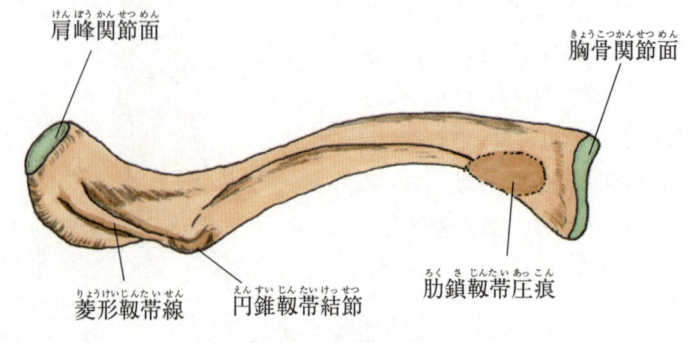

図3-31 鎖 骨

■参考■　鎖骨骨折

鎖骨は膜性骨化により，生体で最も早く骨化する骨であるので分娩時に骨折しやすい．分娩時以外にも鎖骨は折れやすい骨で，子供では肩鎖関節のすぐ内側の，成人では鎖骨の外1/3の骨折が多い．

肩甲骨 scapula（図3-32, 33）

胸郭の背側にある扁平な三角形の骨で，第2肋骨から第7ないし8肋骨の範囲にある．

関節窩　肩甲骨の外側角，すなわち肩甲骨頭の部分に見られる卵円形の凹みで，上腕骨との関節面．

烏口突起 coracoid process　烏口突起には小胸筋，烏口腕筋，上腕二頭筋短頭の腱が付着するほか，烏口肩峰靱帯，円錐靱帯，菱形靱帯も付着する．鎖骨肩峰端の下で触知できる．

肩甲棘　肩甲骨後面で，後方に向かって突出した部分．これにより後面は上方の棘上窩と下方の棘下窩に分けられる．

肩峰 acromion　肩甲棘は外側に向かうにつれて大きくなり，肩峰を形づくる．肩峰には鎖骨の肩峰端と関節する肩峰関節面がある．

自由上肢骨

肩から肘までを上腕，肘から手首までを前腕，手首から先を手という．上腕には上腕骨，前腕には橈骨と尺骨，手には手根骨，中手骨，指骨がある．

上腕骨 humerus（図3-33, 34, 35）

上腕骨は上肢では最大の骨である．頭，頸，体，顆を区別する．顆は，関節面を持つ大きく膨らんだ骨端のことである．本来の上腕骨頸は，解剖頸で，外科頸は上腕骨近位において骨折しやすい部位で，この部の骨折は腋窩神経を損傷する危険がある．

大結節　棘上筋，棘下筋，小円筋が停止する．

小結節　肩甲下筋が停止する．

結節間溝　大結節と小結節の間の溝．上腕二頭筋長頭の腱が走る．

大結節稜　大結節の下方に続く粗な骨稜．大胸筋が停止する．

小結節稜　小結節の下方に続く粗な骨稜．大円

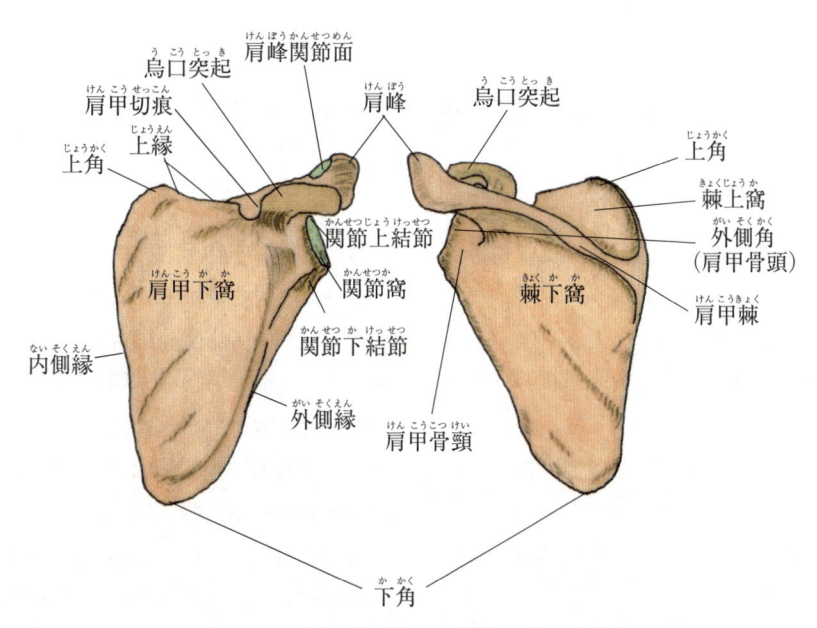

図3-32　肩甲骨（左：前面，右：後面）

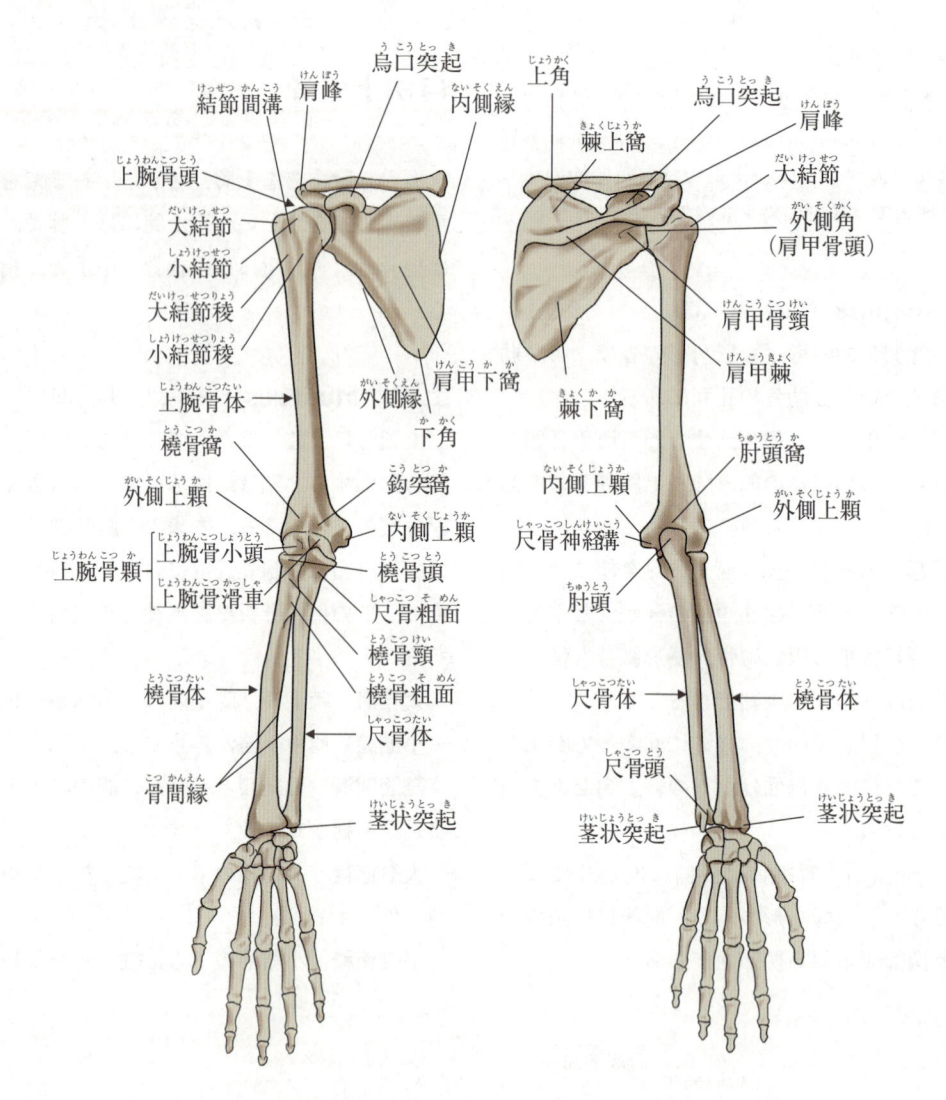

図 3-33　上肢の骨格（左：前面，右：後面）

筋と広背筋が停止する．

橈骨神経溝　上腕三頭筋外側頭と内側頭の付着部の間にあたる．橈骨神経が通る．

上腕骨顆　上腕骨の遠位端で，大きく広がった関節面を持つ部分．関節面は内側の滑車と外側の小頭とに分けられる．

上腕骨滑車　尺骨の滑車切痕と関節する（腕尺関節）．

上腕骨小頭　橈骨頭上面の凹んだ関節面と関節する（腕橈関節）．

鈎突窩　肘を屈曲したときに尺骨の鈎状突起が入る．

肘頭窩　肘を伸展したときに尺骨の肘頭が入る．

橈骨窩　肘を屈曲したときに橈骨頭が入る．

内側上顆 medial epicondyle　肘関節の内側側副靱帯が付着する．また円回内筋と多くの前腕屈筋群の共同腱の起始となる．

尺骨神経溝　内側上顆の後ろに見られる浅い溝．尺骨神経が通る．

外側上顆 lateral epicondyle　肘関節の外側側副靱帯が着く．また回外筋と前腕伸筋の共同腱が起始する．

■参考■ 上腕骨骨折
　外科頸における骨折の場合は腋窩神経損傷が，中央部における骨折では橈骨神経損傷が，内側上顆の骨折では尺骨神経の損傷が起こることがある．

橈骨 radius（図3-33, 36, 37）

　前腕の2本の骨のうち，外側（母指側）に位置する．頭，頸，体に区分される．
　橈骨頭　近位端で，上面には上腕骨小頭と関節する凹んだ関節窩があり，周囲は尺骨の橈骨切痕と関節，あるいは輪状靱帯で囲まれる**関節環状面**がある．
　橈骨頸　橈骨頭の下で急に細くなる所．
　橈骨粗面　頸の下方内側にある隆起．上腕二頭筋腱が停止する．
　橈骨体　三角柱状で，前縁，後縁，骨間縁の3つの縁と前面，後面，外側面の3つの面がある．
　骨間縁　尺骨の骨間縁との間に張る前腕骨間膜が付く．
　手根関節面　手根骨と関節する面．前後の稜で2部に分かれ，外側部は舟状骨と，内側部は月状

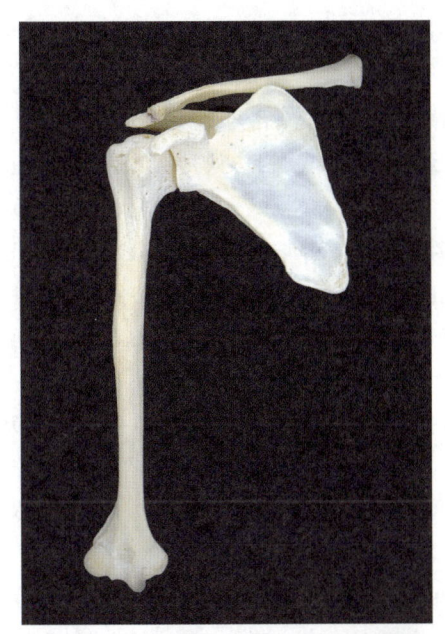

図3-34　上肢帯骨と上腕骨（右前面）

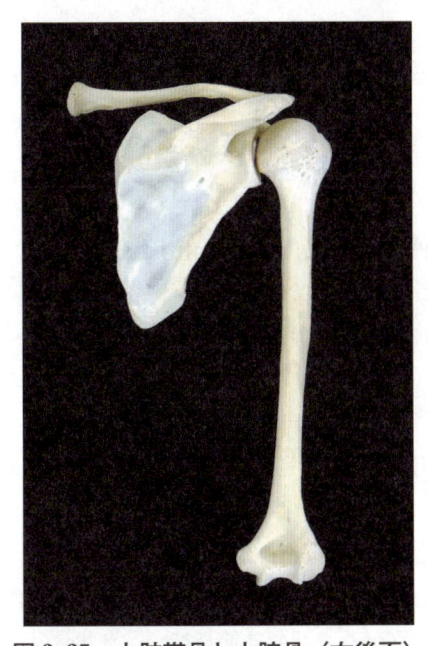

図3-35　上肢帯骨と上腕骨（右後面）

■参考■ ファニーボーン funny bone
　上腕骨内側上顆はぶつけると手指がジンとしびれる．そこで「おかしな骨」ということで funny bone といわれる．上腕骨は humerus だが，英語で面白いことをさす humorus と発音が似ていることから来ているらしい．

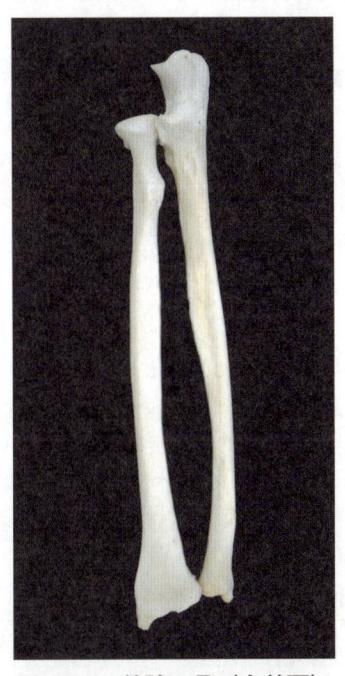

図3-36　前腕の骨（右前面）

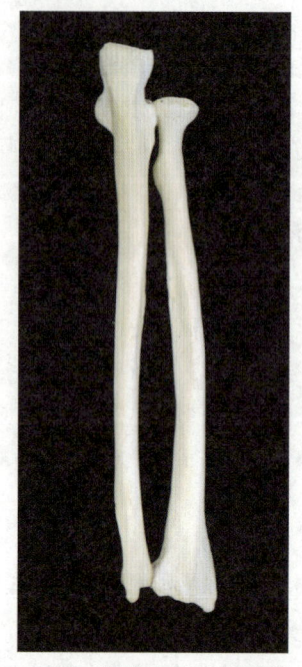

図3-37　前腕の骨（右後面）

骨と関節をつくる．

尺骨切痕　橈骨遠位端内側にある関節面．尺骨頭と関節する（遠位橈尺関節）．

茎状突起 styloid process　遠位端外側で下方に突出した部分．基部には腕橈骨筋の腱が，先端には外側手根側副靱帯が付着する．

後結節 dorsal tubercle　遠位端後面にある結節で，**リスター結節**ともいう．示指と中指の間を通る延長線上に位置し，体表から触れられる．結節の小指側の溝には長母指伸筋の腱が，母指側には短橈側手根伸筋の腱が通る．

■**参考**■　橈骨骨折
　手をついて倒れたときなどに橈骨遠位端の骨折が起こる．全骨折の10％ぐらいを占め，高年齢者に多い．この場合，尺骨の茎状突起の骨折を伴いやすい．最も多いのがコーレス骨折で，フォーク状の変形が現れる．

尺骨 ulna （図3-33, 36, 37）

前腕2本の骨のうち内側（小指側）に位置する．橈骨よりも長く橈骨と反対に近位端が大きい．小さな遠位端が尺骨頭である．

滑車切痕　上腕骨滑車と関節する．

肘頭 olecranon　肘を伸展したとき，上腕骨の肘頭窩にはまる．上腕三頭筋の腱が停止する．

鈎状突起　滑車切痕下端で前上方への突出．肘を屈曲したとき，これが上腕骨の鈎突窩にはまる．

尺骨粗面　鈎状突起の下方にある粗な隆起．上腕筋が停止する．

橈骨切痕　鈎状突起の外側に見られる関節面．橈骨の関節環状面と関節する．

回外筋稜　橈骨切痕の後端より下方へ走る骨稜．回外筋が起こる．

骨間縁　橈骨との間に張る前腕骨間膜が付着する．

関節環状面　尺骨頭の前外側にある関節面．橈骨の尺骨切痕と関節する．

茎状突起 styloid process　尺骨頭内側部から下方への約1cmの突出．内側手根側副靱帯が付着する．

手根骨 carpus or carpal bones

8つの小さな骨が手根部を構成しており，遠位と近位の2列に並んでいる（図3-38, 39）．

♪♪　近位列の骨は，内側（小指側）から，父さんの月収（豆状，三角，月状，舟状）と覚える．

舟状骨 scaphoid　近位列の骨のうち最大で，月状骨と共に橈骨手根関節をつくる．掌側には屈筋支帯が付く舟状骨結節を持つ．舟状骨は"解剖学的嗅ぎタバコ入れ（タバチュール）"（p.284参照）で皮下に触知できる．

豆状骨 pisiform　三角骨の掌側に位置する骨で，手根骨近位列の骨に含まれるが，本来は尺側手根屈筋腱の中にある種子骨である．この骨は容易に皮下に触れることができる．

大菱形骨 trapezium　第1中手骨と**鞍関節**（母

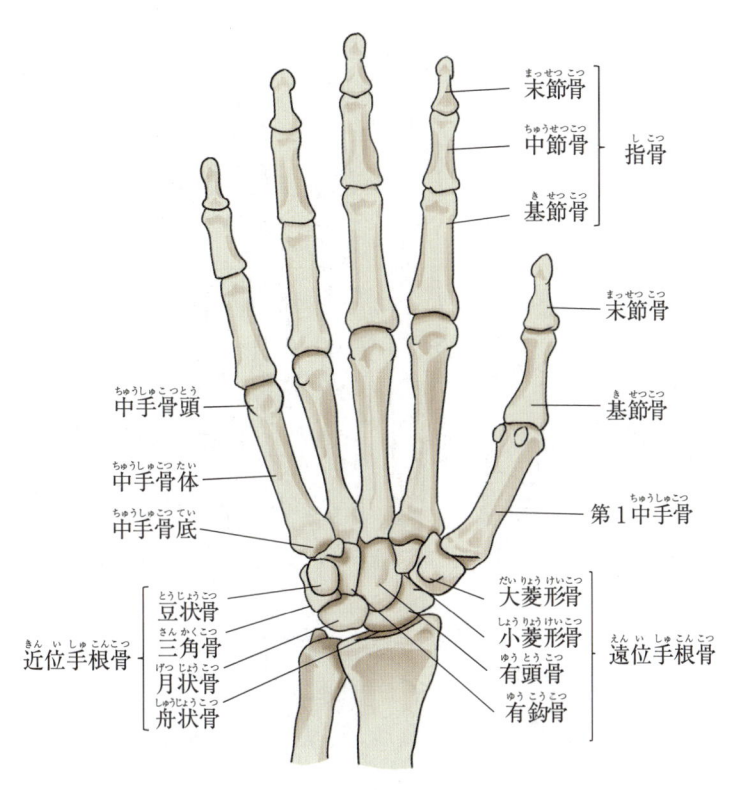

図3-38 手の骨（1）（右前面）

指の手根中手関節 CM 関節）をつくる．掌側には大菱形骨結節がある．

有鈎骨 hamate　掌側に大きな鈎と呼ばれる突起を持つ．

■参考■　骨折・脱臼しやすい手根骨
　手根骨の中で最も骨折しやすいのは舟状骨で，手掌を下にして母指側から着地したような場合に起こりやすい．最も脱臼しやすいのは月状骨である．転倒時に手を伸ばして手首を過伸展させたときなど，月状骨が手根管側に脱臼し，正中神経を障害することがある．

【手根溝】（図3-40）
　8つの手根骨は数多くの靱帯で結合され，全体として手掌側に凹んだ形をしている．手掌側の外側は舟状骨と大菱形骨の結節で，内側は豆状骨と有鈎骨鈎で盛り上がっており，それぞれ**外側手根隆起**，**内側手根隆起**と呼ばれる．手根溝は，内側・外側手根隆起の間に張る屈筋支帯によって**手根管**となる．手根管は母指を含めた指に行く屈筋腱（浅指屈筋と深指屈筋の腱と長母指屈筋の腱）と正中神経が通る（筋系 p.276，【手根管】参照）．

中手骨 metacarpal bones（図3-38，39）

　遠位手根骨と指骨の間にある骨で5本ある．外側（母指側）より内側（小指側）に向かって番号（第1～5中手骨）がつけられている．頭，体，底を区別する．

指骨 phalanges（図3-38，39）

　全部で14個である．母指以外の指には近位より，基節骨，中節骨，末節骨の3個ある．母指には中節骨がない．

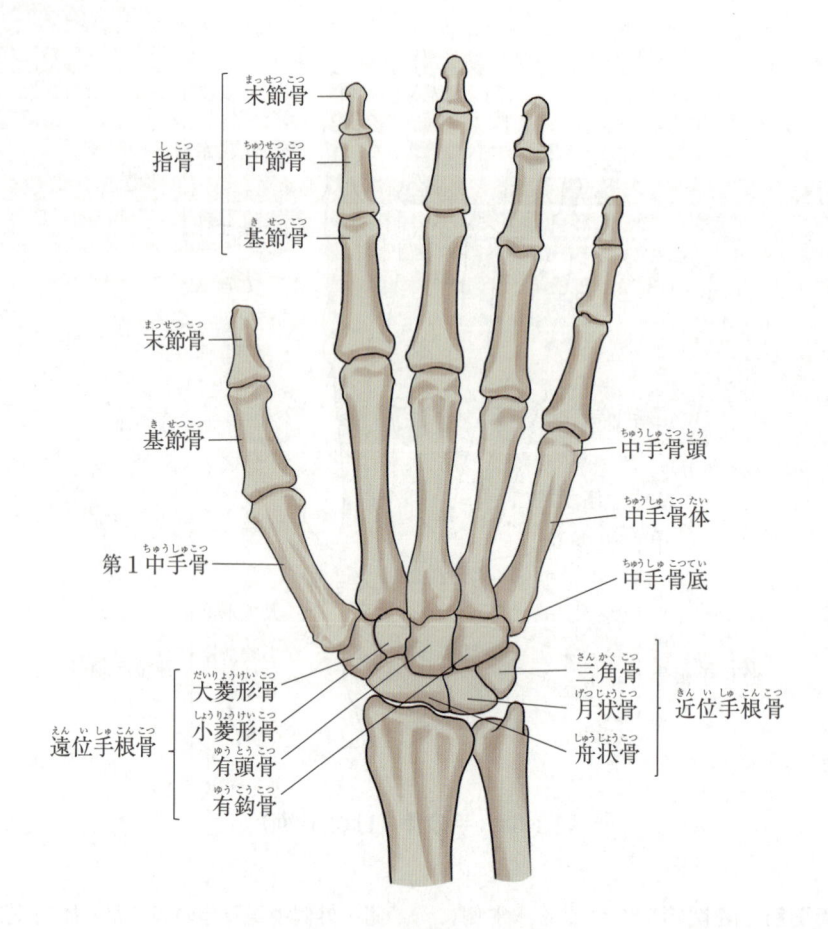

図 3-39　手の骨（2）（右背面）

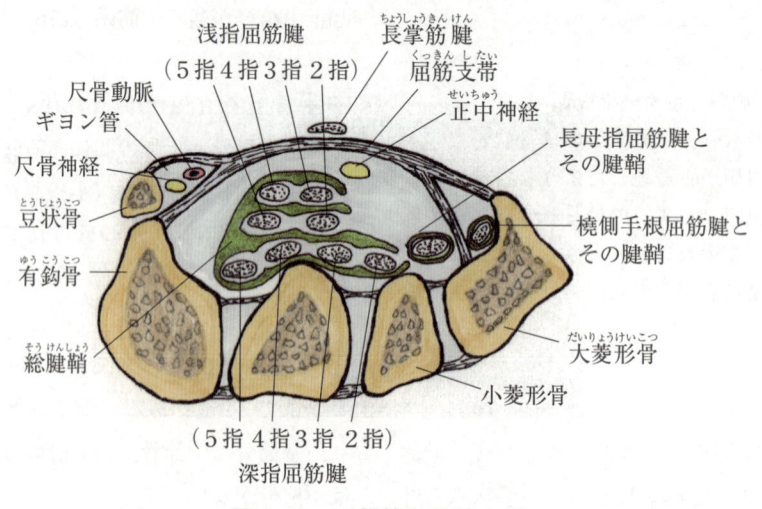

図 3-40　手根管と屈筋支帯

下肢骨

下肢の本質的な役割は立って歩いたり，走ったりすることである．そのために体重を支えることが必要で，上肢に比べ太く大きい．また，ぐらつかないようにするため，上肢に比べ運動性は制限されている．下肢帯骨と自由下肢骨からなる．

下肢帯骨

軸骨格と自由下肢骨との間を連結する骨で，寛骨がこれにあたる．

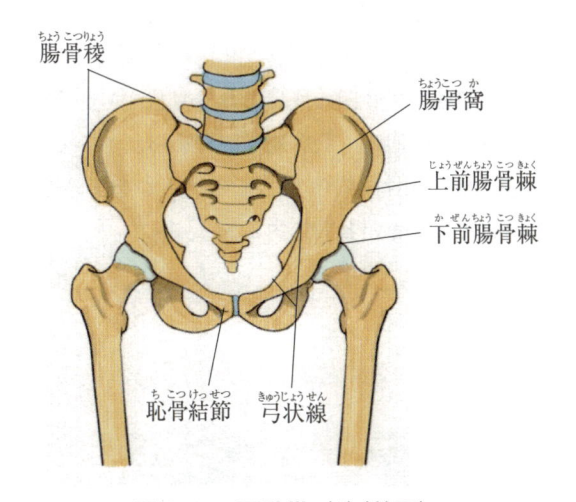

図 3-41　下肢帯（1）（前面）

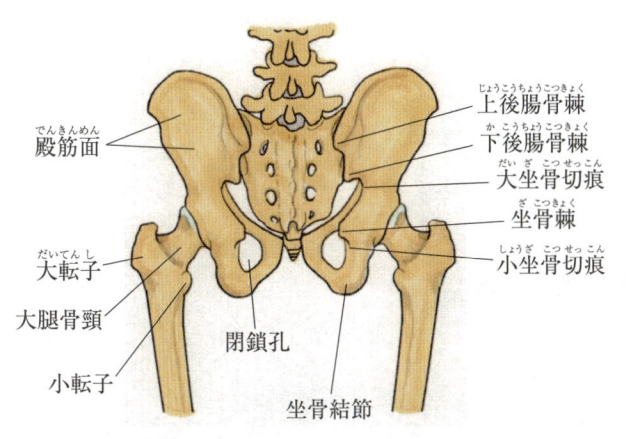

図 3-42　下肢帯（2）（後面）

寛骨 hip bone（図 3-41, 42, 43, 44）

殿部にある大きく不規則な形をした骨である．この骨は腸骨，坐骨，恥骨の 3 つの骨が 15 〜 17 歳ぐらいに癒合してできる．3 つの骨の癒合は，寛骨の外面中央部にある大きな円形の窪み，すなわち寛骨臼とその周囲で起こり，Y 字形をなしている．

腸骨 ilium

腸骨は寛骨の上半をつくる骨で，上部は扁平で腸骨翼と呼ばれ，下部の寛骨臼をつくる部分を腸骨体という．

腸骨稜　腸骨の上縁を指す．凸形に緩やかにカーブを描いている．前方は上前腸骨棘に始まり，後方は上後腸骨棘に終わる．外側の境界を外唇，内側の境界を内唇という．

上前腸骨棘　鼡径靭帯が付着する．皮下に容易に触知できる．

上後腸骨棘　腸骨稜後端にあたる．

後殿筋線　中殿筋と大殿筋の起始部の間にある線．

前殿筋線　大坐骨切痕中央部から起こり，上前方へ向かう．小殿筋と中殿筋の起始の間にある線．

下殿筋線　判別しにくいが，大坐骨切痕前縁近くから前方に向かう．小殿筋の起始部の下にある線．

腸骨窩　腸骨翼内面の凹んだ大きな面．

弓状線　前方は恥骨櫛，後方は仙骨岬角へと続く線．大骨盤と小骨盤の境界をなす．

耳状面　腸骨窩の後方にある大きな関節面で，形が耳介（耳たぶ）に似ていることから名付けられた．仙骨の耳状面と仙腸関節を形成する．

腸骨粗面　耳状面の上後方にある粗面で，後仙腸靭帯が付着する．

腸恥隆起　腸骨と恥骨の癒合部にあたる高まり．

下前腸骨棘　腸骨前縁において，寛骨臼のすぐ上方にある突出．

下後腸骨棘　大坐骨切痕上端の突出．

大坐骨切痕　下後腸骨棘と坐骨棘の間の大きな切痕．

坐骨 ischium

坐骨は寛骨の後下部をつくる骨で，坐骨体と坐骨枝とに区分される．坐骨体は寛骨臼の部分から坐骨結節までをいい，坐骨枝はこれに続き上前方で恥骨下枝とつながる．

坐骨棘　大・小坐骨切痕を分ける鋭く突出した部分．仙棘靱帯が付着する．

小坐骨切痕　坐骨棘の下方にある小さく緩やかな切痕．

坐骨結節　小坐骨切痕の下にある大きな高まり．腰をかける場合，イスに触れるのはこの部位である．大腿を屈曲すると触知できる．

恥骨 pubis

恥骨は寛骨の前下部をつくる骨で，体，上枝，下枝に分けられる．恥骨体は寛骨臼を構成する部分で，体から恥骨結合部までを上枝，これより下後方に向かい坐骨枝と結合する部分を下枝という（恥骨結合部を体とし，これより上方に向かう部分を上枝，下方に向かう部分を下枝とする場合もある）．

恥骨結節　恥骨上枝上にある小さい突起で，鼠径靱帯が付着する．

恥骨櫛　恥骨結節から弓状線へ続く骨稜．

恥骨稜　恥骨結合面上端から恥骨結節へ伸びる鋭い骨稜．

【寛骨臼】acetabulum（図 3-44）

寛骨臼は腸骨，恥骨，坐骨からできている寛骨外側面の深い大きな窪みである．大腿骨頭を入れ，股関節を形成する．

寛骨臼切痕　寛骨臼の下方にある切痕で，大腿骨頭靱帯が付着する．

寛骨臼窩　寛骨臼の底にあり，月状面で囲まれた深い円形の凹み．脂肪組織で埋められている．

月状面　寛骨臼内のC字形の滑らかな関節面．この面が大腿骨頭と関節する．

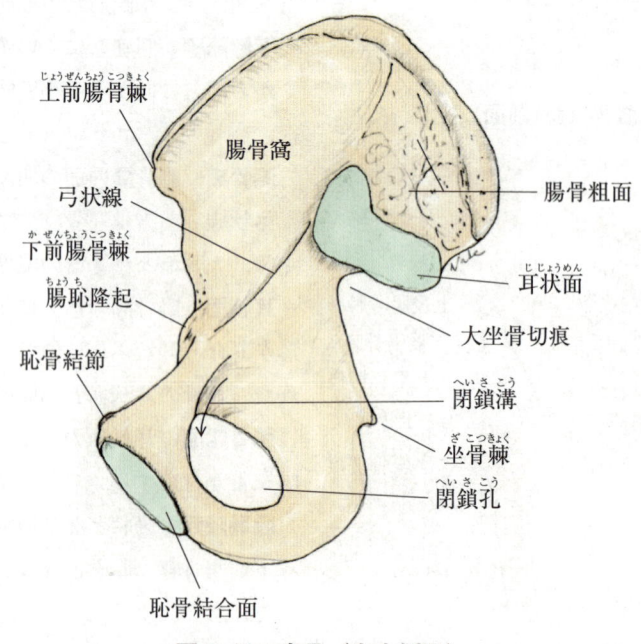

図 3-43　寛骨（右内側面）

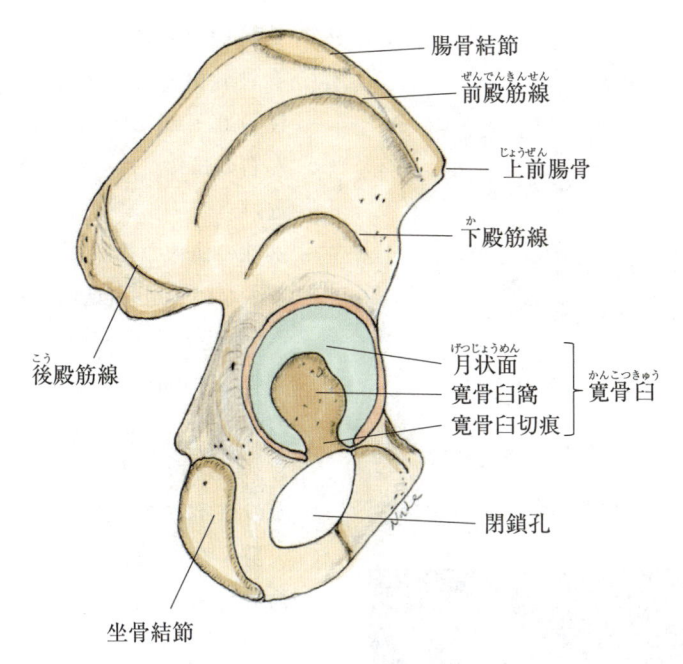

図 3-44　寛骨（右外側面）

【閉鎖孔】obutulator foramen（図 3-43）
　恥骨と坐骨に囲まれた大きな孔．生体では一部，閉鎖管を除いて閉鎖膜という強靱な膜が張っている．
【閉鎖溝】　閉鎖孔上方にある溝．閉鎖神経および閉鎖動静脈が通る．閉鎖膜によって，閉鎖管となる．

骨盤 pelvis（図 3-45, 46, 47）

　仙骨，尾骨および左右の寛骨から形成される．上部の**大骨盤**と下部の**小骨盤**とに分けられる．大骨盤と小骨盤を分けるのは，岬角から弓状線に沿って恥骨結合にいたる**分界線**である．特に小骨盤で囲まれた内腔を骨盤腔といい，骨盤内臓器（子宮，卵巣，直腸，前立腺など）を入れる．
　骨盤上口　小骨盤の上方への開口部で分界線により囲まれたところ．
　骨盤下口　小骨盤の底面．尾骨尖端，恥骨弓，坐骨結節を結んだ不規則な線で囲まれる．
　恥骨下角　男性骨盤においては鋭い角度をなすが，女性骨盤では鈍角である．恥骨下角は弓状を描くことから**恥骨弓**ともいう．

骨盤の計測

　産科学上の目的で，骨盤のいろいろな径や結合線の長さを計測する．

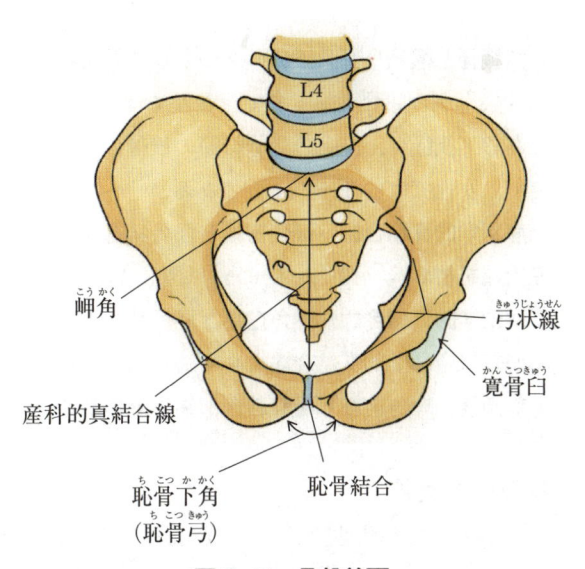

図 3-45　骨盤前面

図 3-46　骨盤後面

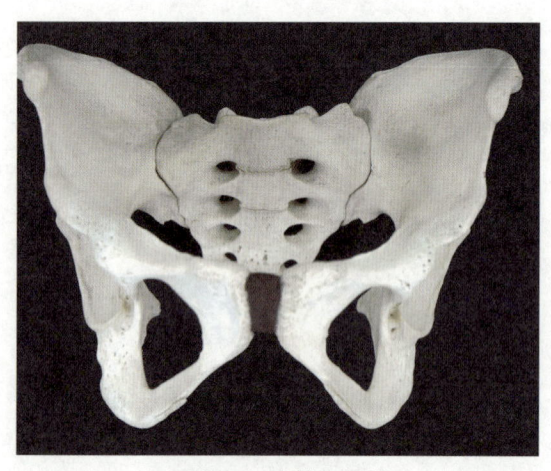

図 3-47　女性の骨盤

前後径と横径　骨盤下口の2つの径で前後径は尾骨尖端から恥骨下部までで，女性では約10cmである．横径は，左右の坐骨結節の後部の間の長さで，女性では約9〜10cmである．
産科学的真結合線　岬角前端と恥骨結合後面の最内端を結ぶ線（10.5〜12.0cm）（図3-45）．
解剖学的真結合線　岬角前端と恥骨結合上縁を結ぶ線（産科学的真結合線よりも約0.5cm長い）．
対角径　岬角前端と恥骨結合下端までの長さ．

骨盤の男女差

○ 全体として女性骨盤が，よりかよわい．
○ 女性骨盤の方が，小骨盤は浅く，骨盤上口，骨盤下口の口径は各方向とも大きい．
○ 女性骨盤の方が恥骨弓の角度が大きい（女性；80〜85°，男性；50〜60°）．
○ 左右の腸骨翼は，女性骨盤の方がより直立に近い．
○ 女性の仙骨の幅は広く低く，弯曲度が男性より少ない．尾骨は動きやすく，分娩時には後ろに押されて骨盤下口はさらに広げられる．
○ 寛骨臼は男性の方が大きく，その直径は寛骨臼の先端から恥骨結合までとほぼ同じ（1：1）である．しかし，女性では寛骨臼が小さく，その割合は1：1以上である．
○ 大坐骨切痕の角度は女性が男性よりも大きく，約75°，男性では約50°である．

自由下肢骨

　腸骨稜から大腿骨大転子までを殿（しり）といい，大部分下肢帯の骨である寛骨により形づくられる．大転子から膝までを大腿，膝から足首までを下腿，足首から先を足という．大腿には大腿骨，下腿には脛骨，腓骨，足には足根骨，中足骨，趾骨がある．また膝関節の前部に膝蓋骨がある．

大腿骨 femur（図3-48, 49）

　人体中で最大，最長の骨である．近位端，体および遠位端に分けられる．

近位端

大腿骨頭　寛骨臼と股関節をつくる関節面を持つ．頭の頂上近くには大腿骨頭窩という凹みがあり，大腿骨頭靱帯が付着する．
大腿骨頸　大腿骨頭の外側縁を取りまく，細くくびれた部分．大腿骨頭から頸に続く長軸と大腿骨体の長軸とは120〜130°の角をなす（頸体角）．
大転子　大腿骨の上外側にある大きな隆起で，体表から容易に触知できる．外側面には中殿筋，小殿筋，梨状筋が停止する．大転子の内側面には

転子窩という凹みがあり，そこに外閉鎖筋の腱が付着する．

小転子　大腿骨近位端の下内側にある隆起で腸腰筋（大腰筋と腸骨筋）が停止する．

転子間稜　大腿骨後面において，大転子から小転子にかけて斜めに走る骨稜．転子間稜の中央部には大腿方形筋が付着する**方形筋結節**がある．

転子間線　大腿骨前面において，大転子から小転子へ向かって斜走する粗く低い骨稜．

■**参考**■　大腿骨頸部骨折

高齢の女性によく見られる骨折．大腿骨の頸部は関節包内にあるため，さまざまな問題が生じる．

大腿骨頸部骨折では，大腿骨頭の血流が途絶えることが多い．大腿骨頸部や頭は，成人ではほとんど，大腿深動脈から出る内側大腿回旋動脈の枝の太い上支帯動脈と外側大腿回旋動脈の枝である細い下支帯動脈で栄養されている．これらが頸部骨折や股関節脱臼のときに切れる．大腿骨頭は，大腿骨頭靱帯の中を走る閉鎖動脈の枝でも栄養されているが，これだけでは十分ではなく，大腿骨頭は壊死に陥る．

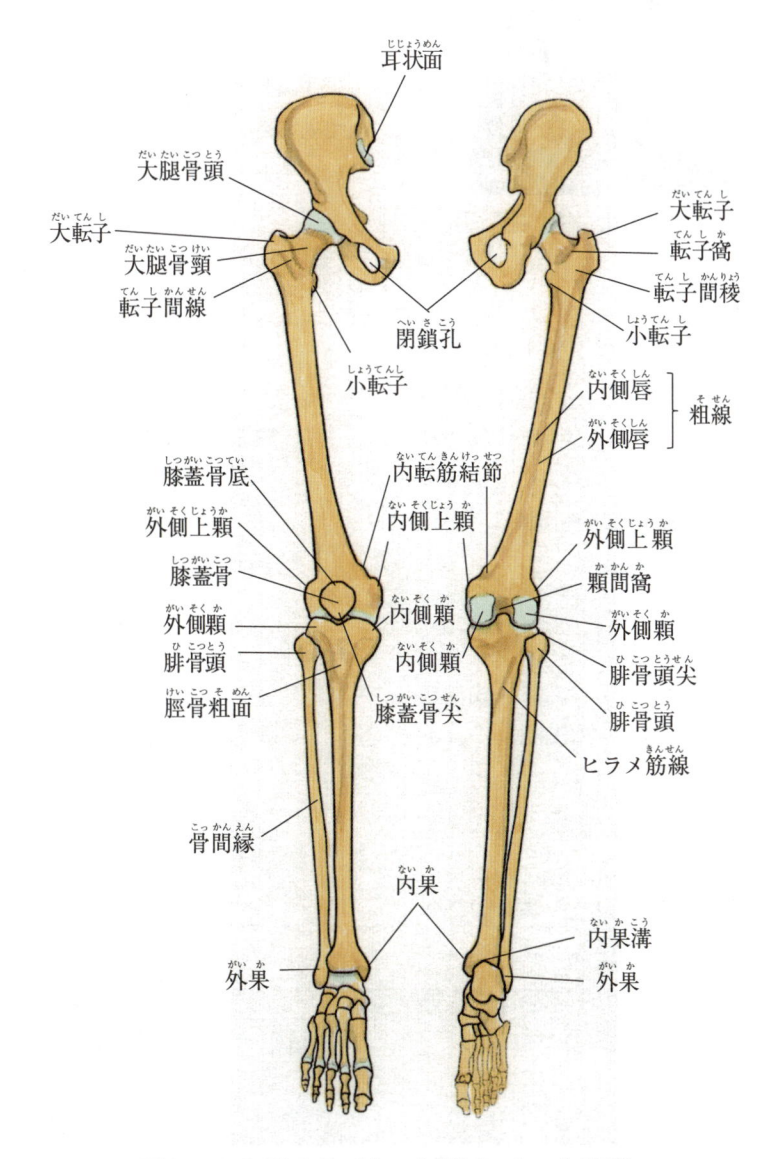

図 3-48　下肢の骨（左：右前面，右：右後面）

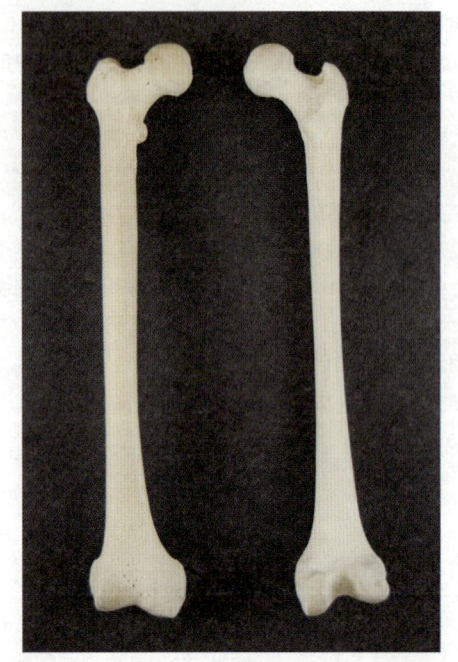

図3-49 大腿骨（左：右前面，右：右後面）

大腿骨体

粗線 大腿内転筋群の大部分が停止し，内・外側広筋および大腿二頭筋短頭が起こる骨稜．粗線は内側唇と外側唇の2本の線からなり，下方へ行くにつれて，それぞれ内方および外方へ分離する．内側顆に向かう線を内側顆上線，外側顆に向かう線を外側顆上線という．

遠位端

大きくふくらんだ2つの突出．すなわち内側顆と外側顆が見られる．内側顆と外側顆は，それぞれ脛骨と関節するための関節面を持っていて，膝関節を形成する．これらの関節面は前方で大きく広がった膝蓋面に続く．

内側上顆 内側顆関節面の上方で，緩やかに突出したかたまり．腓腹筋内側頭が起こる．

外側上顆 外側顆関節面の上方にある小さな低いかたまりで腓腹筋外側頭，膝窩筋が起こる．

膝蓋骨 patella （図3-48）

大腿四頭筋腱の中に含まれる大きい種子骨（人体中で最大）である．栗の実を逆さまにした形をしていて，とがった方が下方を向く．後面は大腿骨との関節面で，外側と内側の関節面に分けられ，外側の関節面のほうが広い．膝蓋骨は脛骨や腓骨とは関節しない．

脛骨 tibia （図3-48, 50, 51, 52, 53）

下腿の2本の骨のうち内側にある太く，大きな骨で，体重のほとんどを支える．近位端は大腿骨と，遠位端は距骨と関節する．脛骨は体と近位端および遠位端に分けられる．

近位端 近位端は遠位端よりも大きく，上面にほぼ平らに広がった大腿骨との関節面を持つ膨大部である脛骨顆がある．脛骨顆は内側顆と外側顆に分けられる．

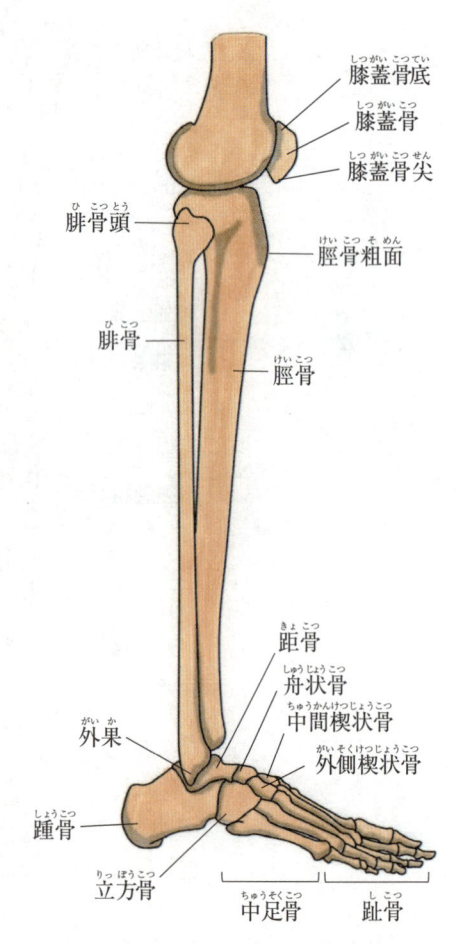

図3-50 下肢の骨（右外側面）

顆間隆起 脛骨の内側顆と外側顆の間に見られる関節面中央の隆起（図 3-53）．

顆間結節 顆間隆起は内側および外側の上方へ突出した2つの高まりからなる．それが顆間結節で，それぞれ内側顆間結節，外側顆間結節という（図 3-53）．

顆間区 顆間隆起の前後にある粗な凹み．顆間隆起の前にある凹みを**前顆間区**といい，前十字靱帯が付着する．後ろにある凹みを**後顆間区**といい，後十字靱帯が付着する（図 3-53）．

腓骨関節面 脛骨外側顆の強く後外方へ張り出した下面にある，腓骨頭との関節面（脛腓関節）．

脛骨粗面 脛骨前縁の上端にある，盛り上がった粗面．膝蓋靱帯が付着する．

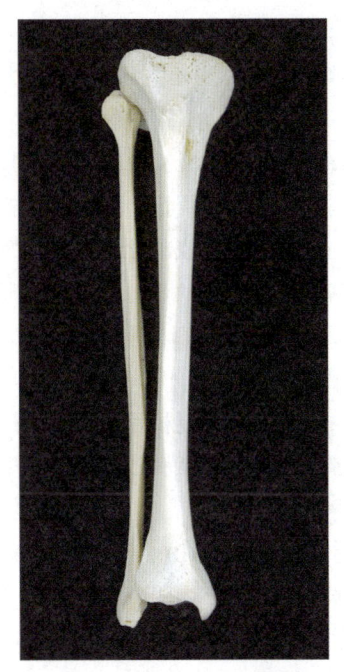

図 3-51　下肢の骨（右前面）

■参考■　オスグッド病
成長痛ともいわれる病気で，正確にはオスグッド-シュラッター Osgood-Schlatter 病という．スポーツをする小学校高学年から高校生にかけて見られる．脛骨の成長期には脛骨の骨端と骨幹の間に軟骨の板（骨端軟骨とか成長軟骨と呼ばれる）があるが，この前方表面に膝を伸ばす働きをする大腿四頭筋の腱から続く膝蓋靱帯が付着しているため，炎症が起こり，疼痛が生じる．

脛骨体

骨間縁 脛骨外側縁は骨間縁ともいわれ，細い明瞭な隆起線である．腓骨の骨間縁との間に強靱な下腿骨間膜が張っている．

■参考■　スネ
脛骨の前縁は「向こうズネ」といわれ，前方に突出している．ここはまた，弁慶ほどの者でもここを打つと跳び上がるくらい痛いというので「弁慶の泣き所」といわれる．これは，下腿前面の皮膚と脛骨の間にはクッションの役割をする皮下組織がほとんどなく，外力が直接に感覚神経に富んだ骨膜に伝わるからである．

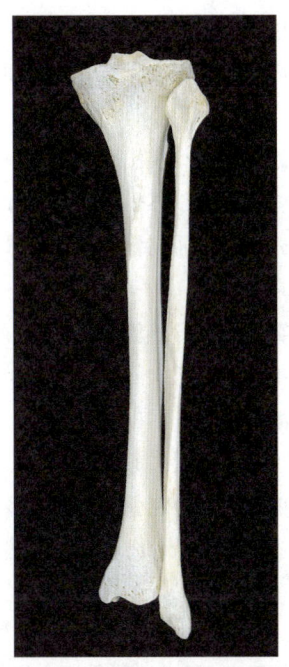

図 3-52　下腿の骨（右後面）

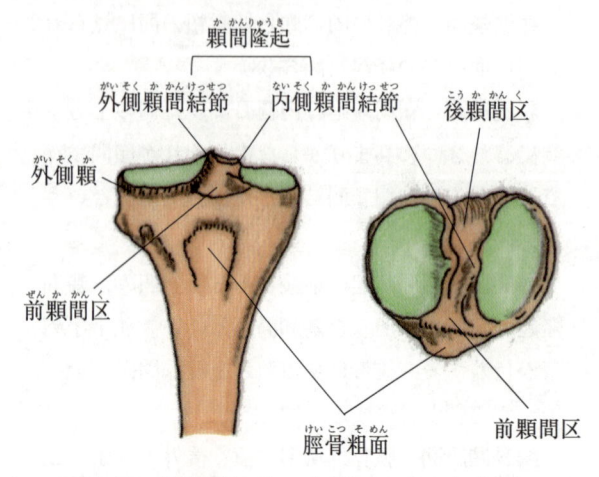

図3-53 脛骨頭（左：右前面，右：右上面）

遠位端 遠位端は近位端に比べて小さく，腓骨と距骨に対する関節面を持っている（距腿関節）．

腓骨切痕 脛骨外側縁下端の三角形の凹みで，腓骨と接する．この切痕は腓骨下端の関節面とは接しないことに注意．

腓骨 fibula（図3-48, 50, 51, 52）

脛骨の外側にあり，脛骨よりずっと細い．腓骨の上端に脛骨との関節面が見られる．腓骨は大腿骨とは関節しない．近位端の頭と体および遠位端の外果を区別する．

腓骨頭 上内方に脛骨との関節面を持つ（脛腓関節）．

骨間縁（図3-48） 上方では，しばしば前縁と密着し，あるいは不明瞭である．下方に伸びるにつれて前縁とは分離し，しばらく平行に走った後，外果先端に終わる．脛骨の骨間縁との間に下腿骨間膜が張っていて，前方の伸筋群と後方の屈筋群を分ける．

外果 lateral malleolus（図3-48） 腓骨下端で外前方および下方へ突出した部分．その内側面には距骨との関節面である外果関節面と，後距腓靱帯および踵腓靱帯が付着する外果窩がある．

【腓骨の左右の判別】外果窩を後ろから見たとき，外果関節面が左にあれば右の腓骨，右にあれば左の腓骨である．

足根骨 tarsus or tarsal bones（図3-54, 55）

7個の骨からなり，距骨，踵骨，立方骨，舟状骨，内側・中間・外側楔状骨がある．このうち距骨のみが下腿骨と関節する．手根骨と同様に近位列と遠位列に分けられるが，内側にある舟状骨は中間に位置する．

したがって，近位の足根骨は距骨と踵骨で，遠位の足根骨は3つの楔状骨と立方骨である．

距骨（きょこつ）talus（図3-54, 55）

脛骨，腓骨，踵骨との関節面を持ち，脛骨および腓骨と共に足関節を形成する．

距骨滑車 距骨体上部の3面の関節面で囲まれ，上方へ大きく隆起した部分全体を指す．それぞれ，内側の脛骨の内果関節面，外側の腓骨の外果関節面，そして中央の脛骨の下関節面に対する関節面である．この距骨滑車と下腿骨で足関節を形成している．

距骨後突起 後方へ突出した幅広い凹凸のある突起．内側結節および外側結節という2つの突出と，その間の長母趾屈筋腱が通る長母趾屈筋腱溝という溝からなる．

距骨外側突起 距骨外側面下端にある，外側方へ突出した小さな突起．

踵骨関節面 距骨下面にある踵骨との関節面で前，中，後踵骨関節面に分かれている．

距骨溝 前および中踵骨関節面と後踵骨関節面との間を走る溝で，踵骨溝と共に**足根洞**を形成する．

踵骨（しょうこつ）calcaneus（図3-54, 55）

踵骨は足根骨中最大の骨で，かかとを形づくる．距骨と立方骨が関節する．

踵骨隆起 踵骨後部で大きくふくらんだ部分全体をいう．その後下端は内側と外側から下方に向

けて突出部があり，それぞれ内側突起，外側突起という．

距骨関節面　踵骨の上面に3つの関節面，つまり，前，中，後距骨関節面があり，距骨の踵骨関節面とそれぞれ関節する．

載距突起　内側に平たく突出した部分．この下面に，長母趾屈筋の腱を通す長母趾屈筋腱溝が前後に走る（踵骨の長母趾屈筋腱溝は距骨の長母趾屈筋腱溝に続いている）．

踵骨溝　中距骨関節面と後距骨関節面とを分けている溝．

腓骨筋滑車　踵骨外側面のほぼ中央にある小さな高まり．その後下方に長腓骨筋腱溝という浅い溝があり，その中を長腓骨筋の腱が腓骨筋滑車を支点にして走っている．短腓骨筋は腓骨筋滑車の上方を走る．

立方骨関節面　踵骨の前面にある関節面で，この面で立方骨と関節する．

舟状骨（しゅうじょうこつ）navicular

前の凸面は内側，中間，外側楔状骨と関節する（時として立方骨とも関節する）．後面は距骨と関節する．内側下面に舟状骨粗面があり，後脛骨筋の腱が付着する．

立方骨 cuboid

踵骨と第4および5中足骨の間にあり，足の外側に位置する．踵骨，外側楔状骨，第4および5中足骨に対する関節面を持つ．下面には，外側から内側へ前部を横切って走る長腓骨筋腱溝がある．

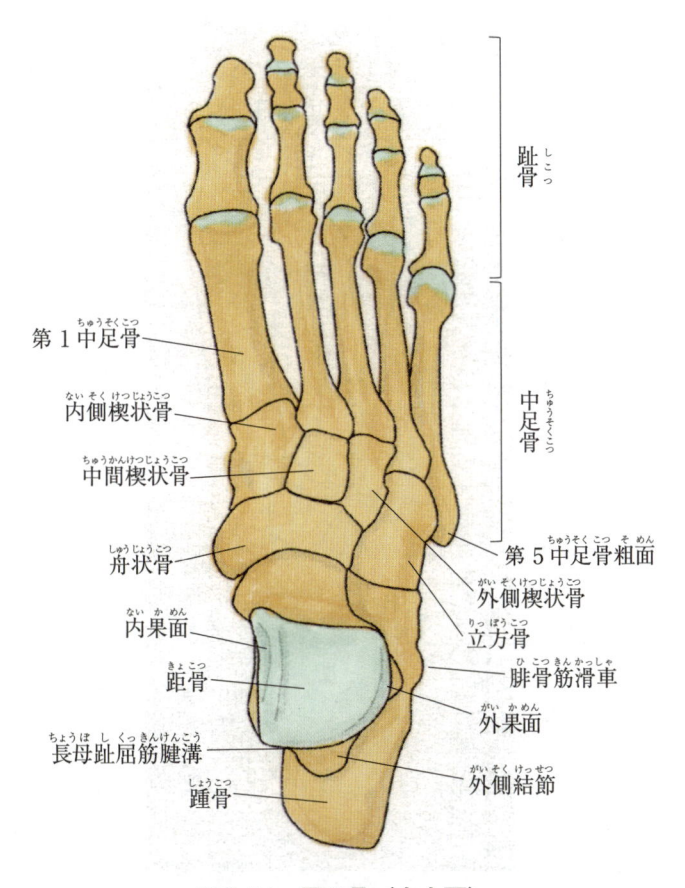

図3-54　足の骨（右上面）

楔状骨（けつじょうこつ）cuneiforms

舟状骨と第1～3中足骨の間にある3個の骨．足の内側から順番に，内側楔状骨，中間楔状骨，外側楔状骨という．

中足骨 metatarsus（図3-54, 55）

5個の骨からなり，足根骨の前方に並んでいる．内側から番号がつけられている（第1～5中足骨）．遠位部を頭，近位部を底，その間の細長い部分を体という．第2～5中足骨では体から頭に向かって細くなる点が中手骨と著しく異なる．

趾骨 phalanges（図3-54, 55）

手の指骨と全く同じ形状で，数と一般的な配列も同様である．つまり，第2～5趾には基節骨，中節骨，末節骨があるが，第1趾は中節骨を欠く．足の趾骨間には骨癒合の見られることがある．特に第5趾の中節骨と末節骨の間に多く見られる．

■参考■ 外反母趾（がいはんぼし）

母趾が中足趾節関節において小趾側に強く屈曲した状態をいう．この変形は，必ずしも先の細い靴の使用によるものではない．常に外反足を伴い，扁平足様となる．母趾の外反によって母趾外転筋は過度に引き延ばされる．

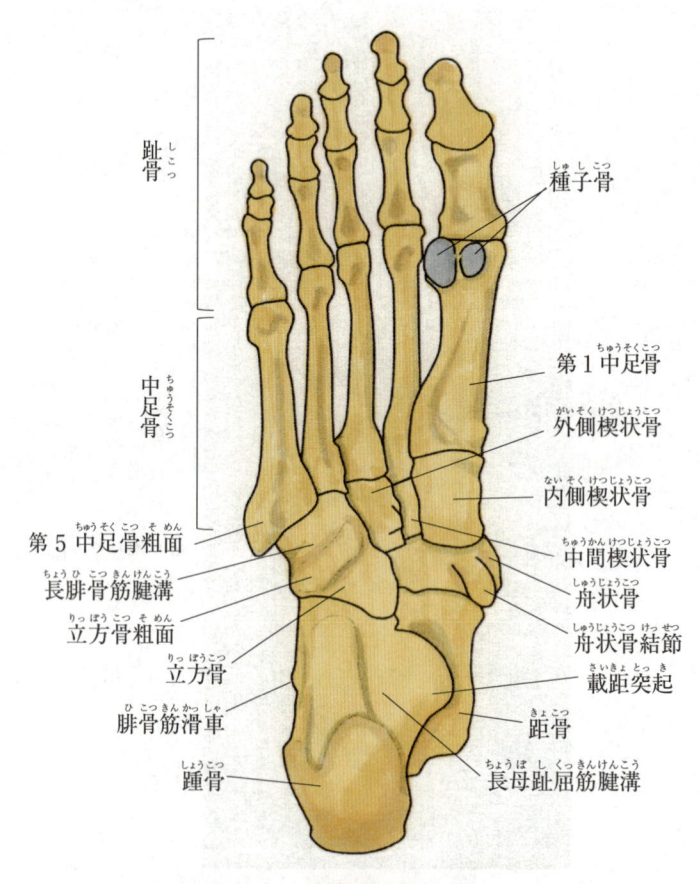

図3-55　足の骨（右下面）

筋の付着

　骨格筋は，それぞれの筋の腱や腱膜で大部分，骨に付着する．筋の腱は必ずしも骨に付着するばかりではなく，他の筋の腱に付着したり，関節包に付着したり，軟骨に付着する場合もある．付着には筋学のところで学ぶように起始と停止がある．筋学の学習には個々の筋の起始，停止をしっかりと確認することが重要であるが，付着部位（付着する場所）を文章で理解することはなかなか困難である．ここでは，主要な筋の起始停止を図示したので，筋学の学習の際に大いに利用して欲しい．

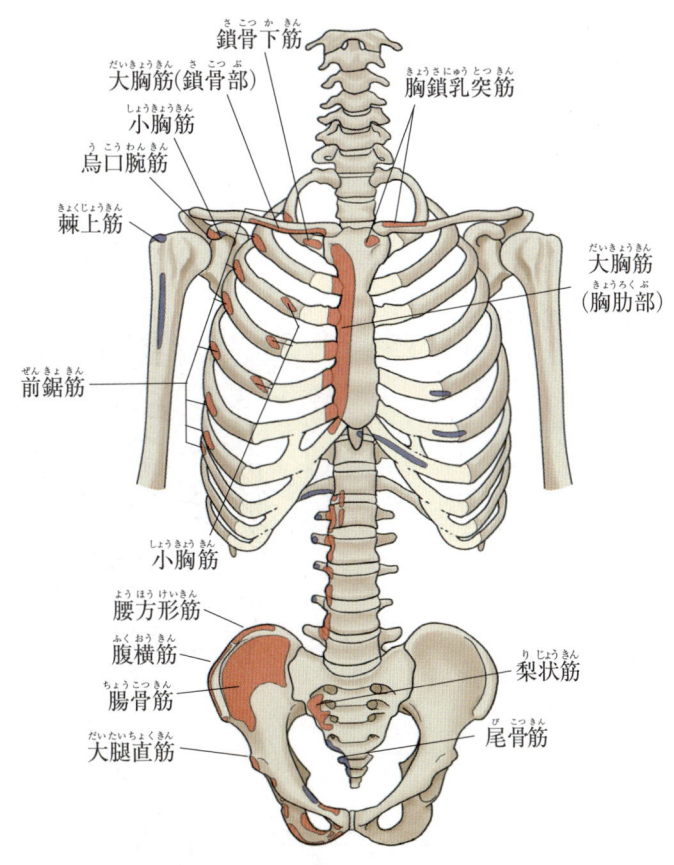

図 3-56　筋の付着（前面）
赤は起始，青は停止．

図 3-57　筋の付着（後面）

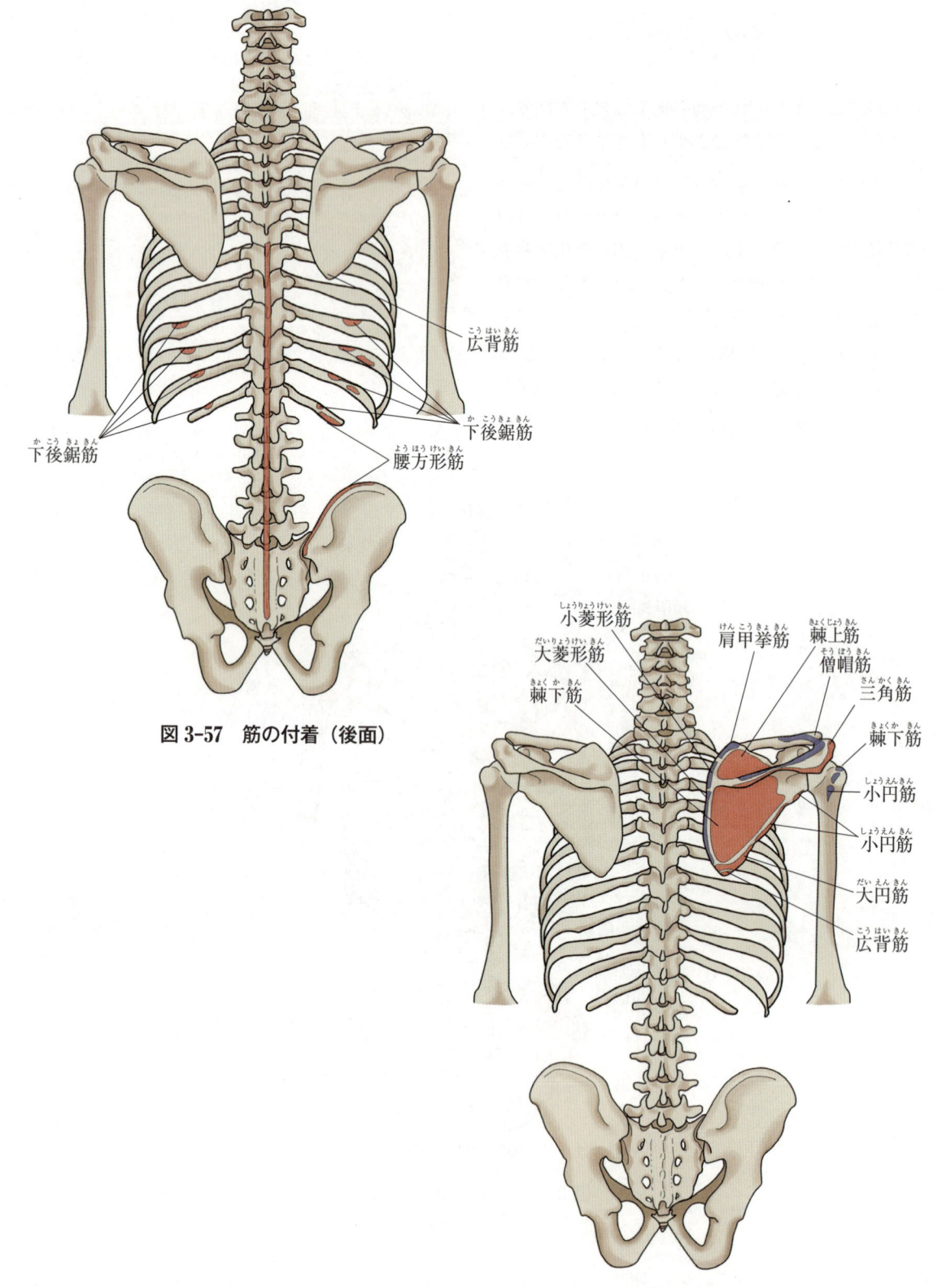

図 3-58　上肢の筋の付着（後面）

3 骨格系（各論）　175

図 3-59　上肢の筋の付着（右前面）
赤は起始，青は停止．

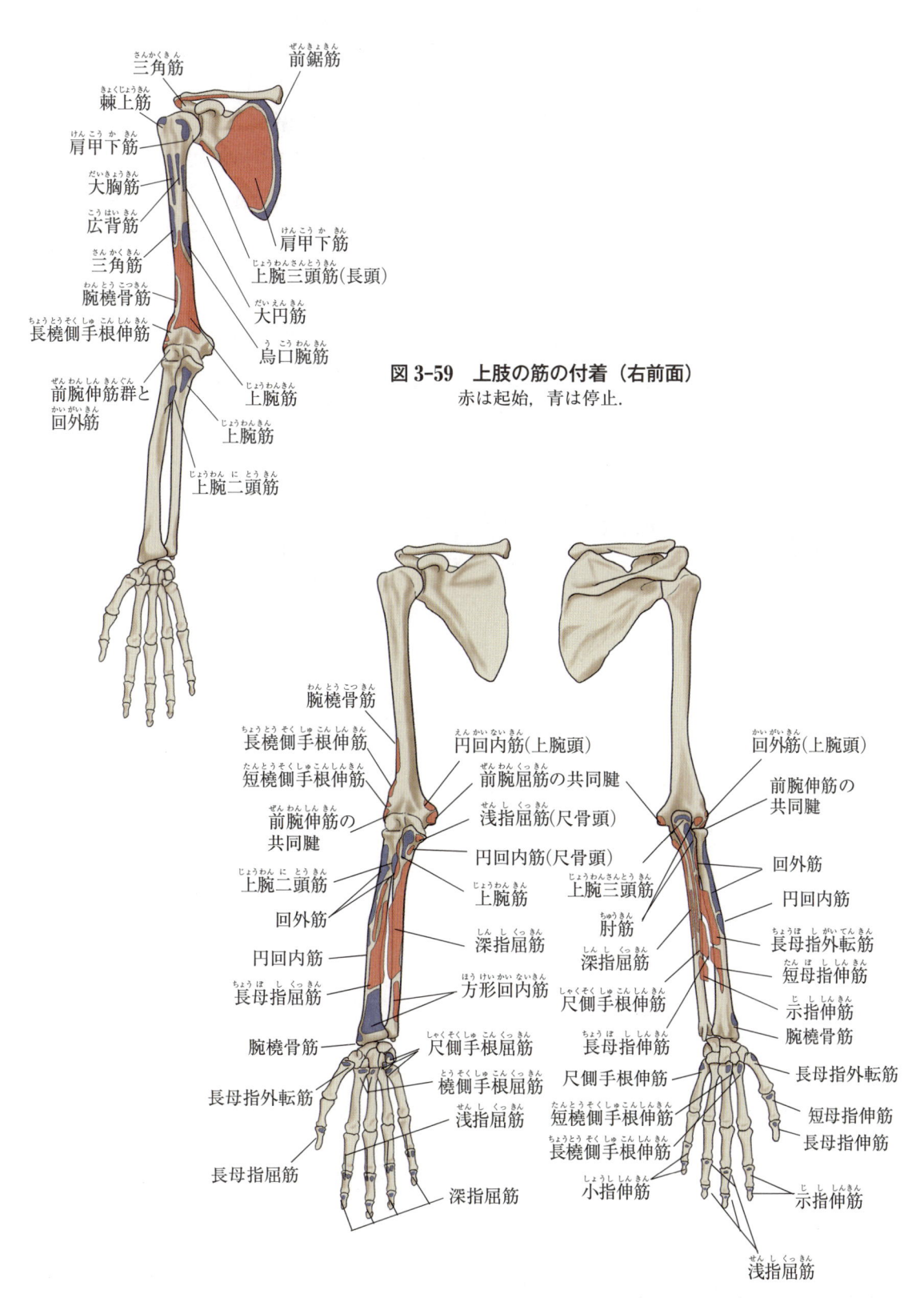

図 3-60　上肢の筋の付着（左：右前面，右：右後面）
赤は起始，青は停止．

176 3 骨格系（各論）

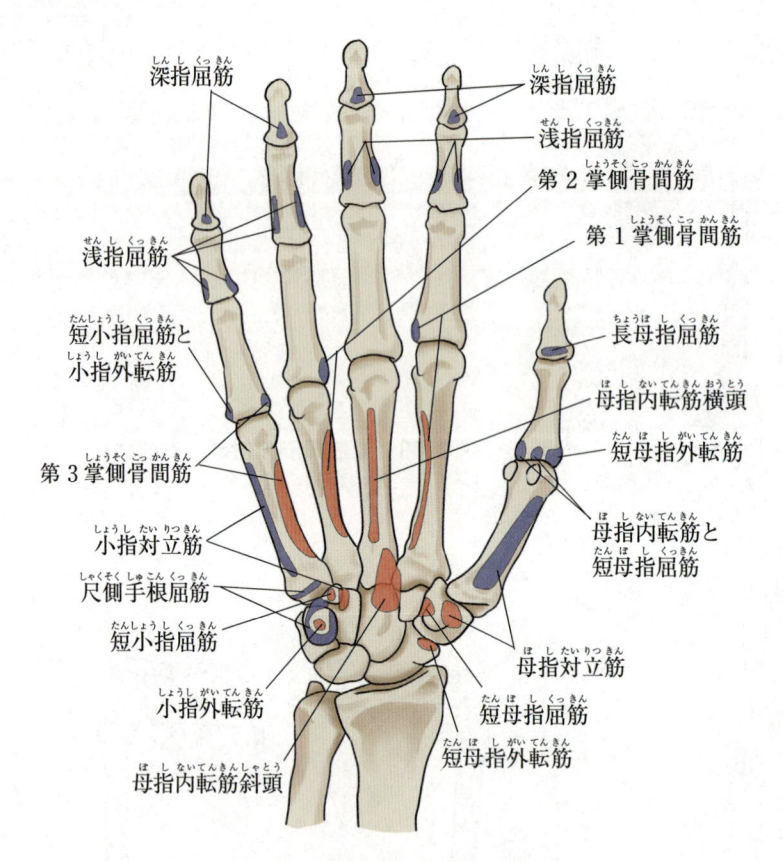

図 3-61 筋の付着（右：手掌面）
赤は起始，青は停止．

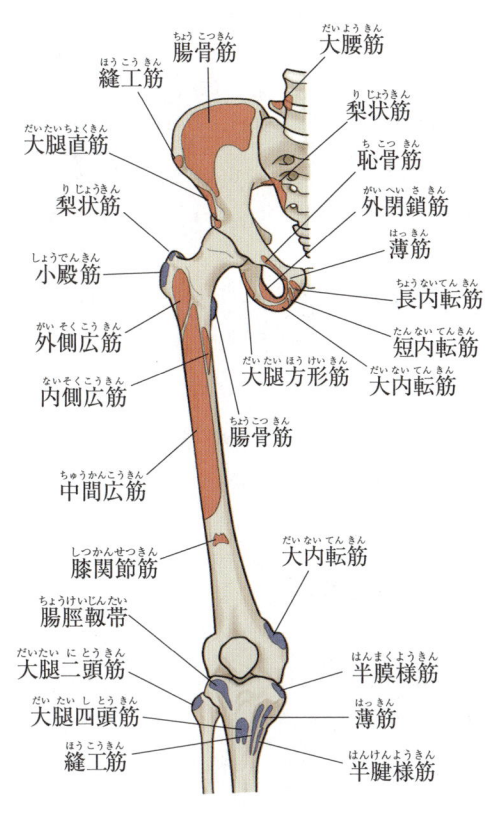

図 3-62　下肢の筋の付着（右前面）
（赤は起始，青は停止）

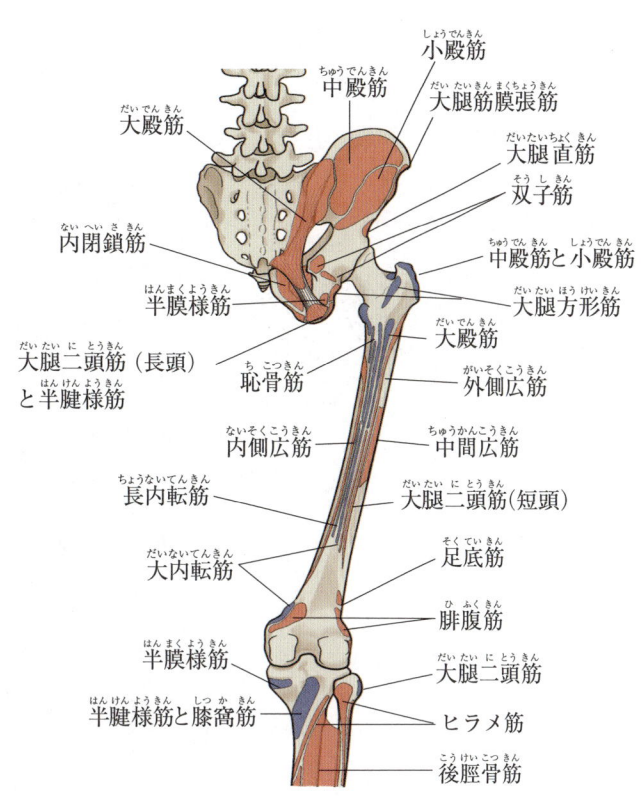

図 3-63　下肢の筋の付着（右後面）

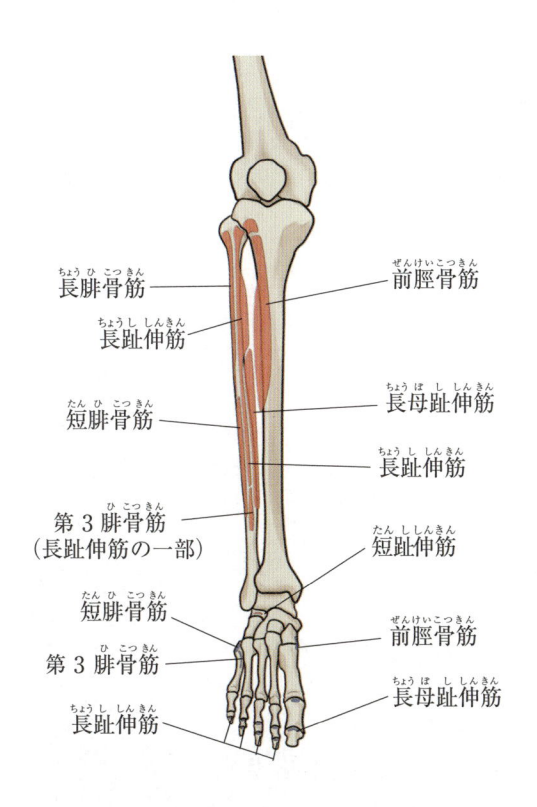

図 3-64　下肢の筋の付着（右前面）

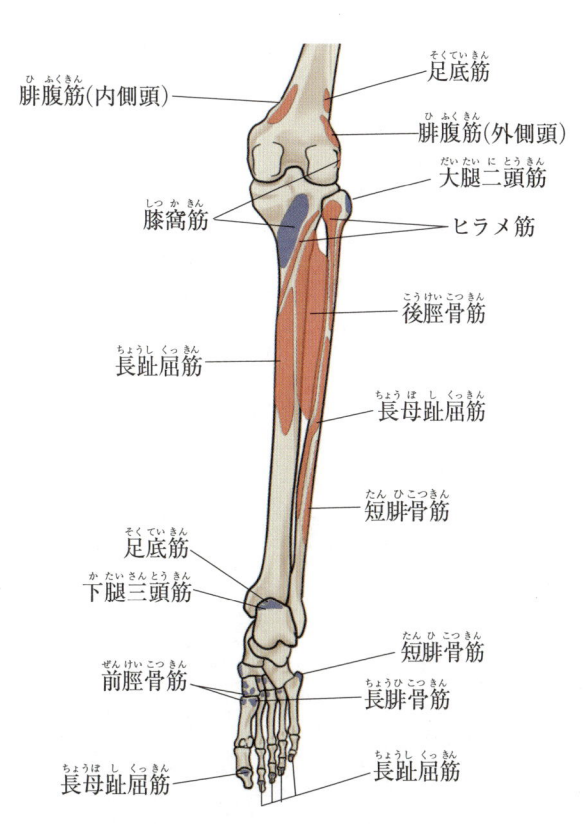

図 3-65　下肢の筋の付着（右後面）

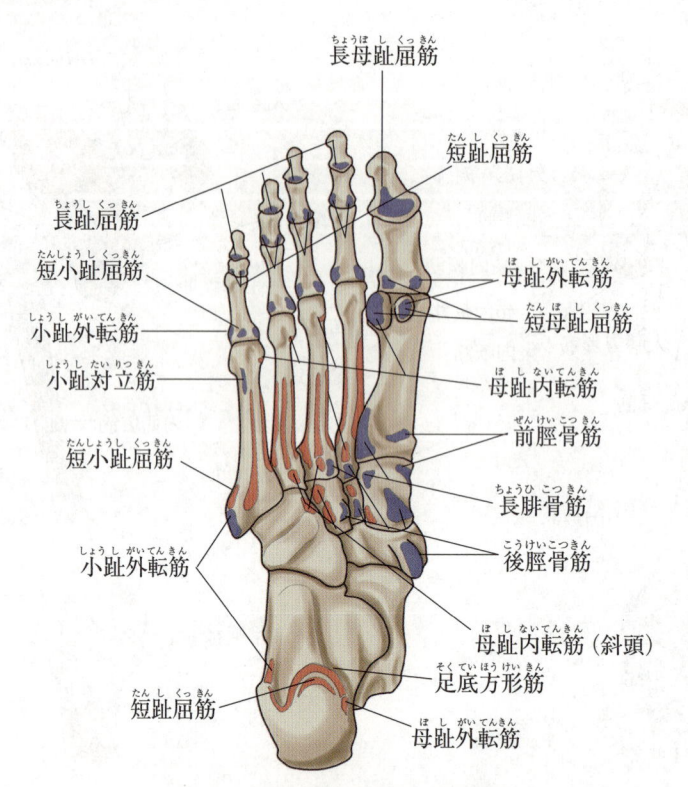

図 3-66　足の筋の付着（右足底）
骨間筋の付着には名称が記されてない．

第4章

関節と靱帯（各論）

① 頭蓋骨の連結

舌骨と下顎骨を除いて，頭蓋を構成する骨は線維性連結に属する縫合と釘植で連結している．舌骨は一般に頭蓋を構成する骨に分類されているが，直接他の頭蓋骨とは連結せず，靱帯（茎突舌骨靱帯）によって側頭骨と結ばれている．頭蓋では下顎骨のみが滑膜性連結（関節）により連結している．

側頭下顎関節 temporomandibular joint

側頭下顎関節（図4-1, 2）は**顎関節**とも呼ばれる．側頭骨の下顎窩および関節結節と下顎骨関節突起との関節である．双顆関節に分類されてい

る．いずれの関節面も線維軟骨で覆われる．

関節円板 顎関節は関節円板を持ち，関節円板は関節腔を上下の2つに分けている．関節円板の

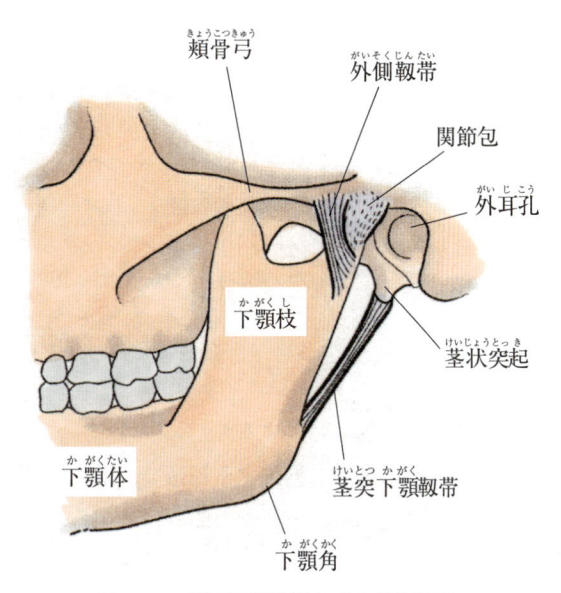

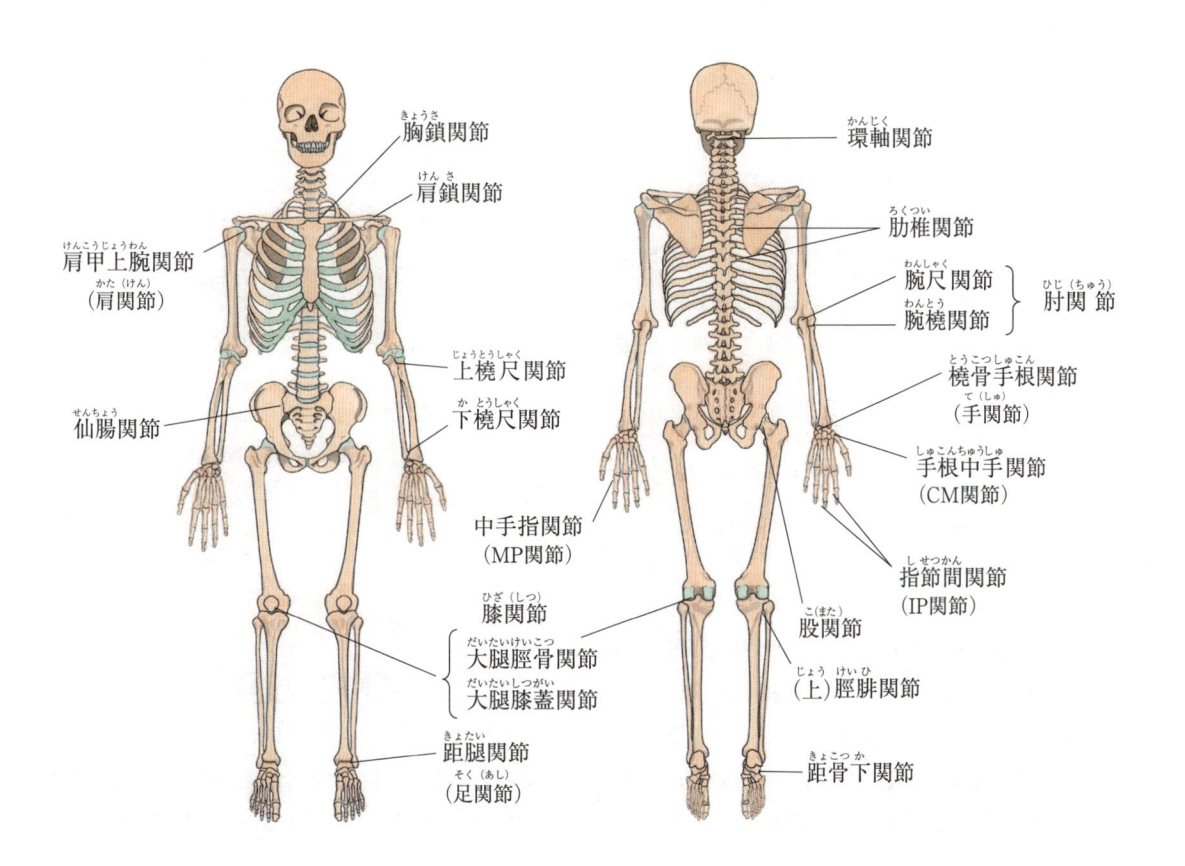

図4-1 側頭下顎関節（左外側面）

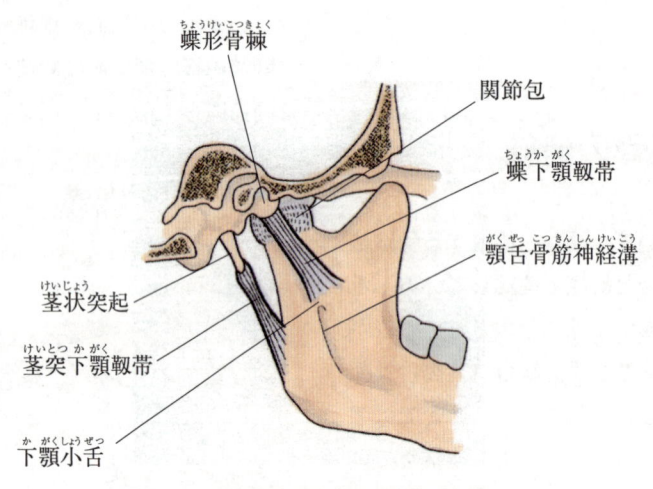

図 4-2　側頭下顎関節（左内側面）

前部に外側翼突筋が付着する.

外側靭帯　顎関節を補強する靭帯で，上方は頬骨弓の結節に，下方は下顎骨の頸に付着する.

蝶下顎靭帯　顎関節の内面で，関節包からは完全に離れている．上方は蝶形骨棘，下は下顎孔の上部（下顎小舌）に付着する．関節包との間を顎動脈が通る．

茎突下顎靭帯　茎状突起と下顎枝後縁下部の間にある．

【下顎骨の動き】（図 4-3）

臼歯をかみあわせた時の位置では，上顎の切歯が下顎の切歯の少し前に位置する．この状態から口を開けるときは下顎が下方に下がると同時に前方に出る．

顎関節には2つの部分がある．1つは下顎頭と関節円板との間，1つは関節円板と下顎窩の間である．口を開いたり（下制）閉めたり（挙上）する運動の際，下顎頭は関節円板の下で蝶番のように動く．これに対して，前突および後退運動は関節円板と下顎窩の間で起こり，関節円板が前方あるいは後方に滑る．開口では，下制と前突が共に起こる．下制には顎二腹筋とオトガイ舌骨筋が主に働き，挙上には側頭筋，咬筋，内側翼突筋が働く．前突には外側翼突筋が，後退にはオトガイ舌

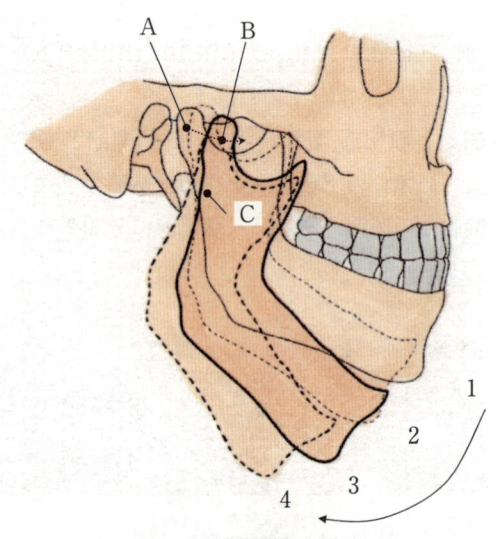

図 4-3　顎関節の動き

骨筋，顎舌骨筋，側頭筋後部と咬筋の深部が働く．

■**参考**■　外耳道に指を入れ，前方に押しつけ，ゆっくり口を開閉すると下顎頭の動きが触診できる．顎関節の開閉は 35〜40 mm である．

❷ 脊柱の連結

環椎と軸椎の間を除いた可動椎間（仙骨および尾椎以外の椎骨間）は同じように連結している．

椎骨間の連結には，異なった連結様式が混在している．すなわち，椎体間は軟骨性連結で，上・下の関節突起間は滑膜性連結（関節）である．

基本的には上下に連なる2個の椎骨と，その間に介在する軟部組織を機能単位として理解することが大切である．

椎体間の連結（図4-4〜8）

椎体は前縦靱帯，後縦靱帯および椎間板によって連結されている．そのため，個々の椎骨は互いにわずかに動くだけであるが，個々の運動を合わせると脊柱全体として，大きな運動となる．

椎間(円)板 intervertebral disc（図4-6）

椎体の間にあり，衝撃を吸収する役割と，隣りあう椎体をつなぐ役割を持つ．椎間板の中心部には**髄核**（胎生期の脊索）と呼ばれる非常に弾性に富む半ゼラチン状の組織があり，その周囲を線維軟骨でできた**線維輪**が取り巻いている．

頸椎と腰椎での椎間板は前部が厚くなっている．これが頸椎および腰椎部での脊柱の前弯をつくっ

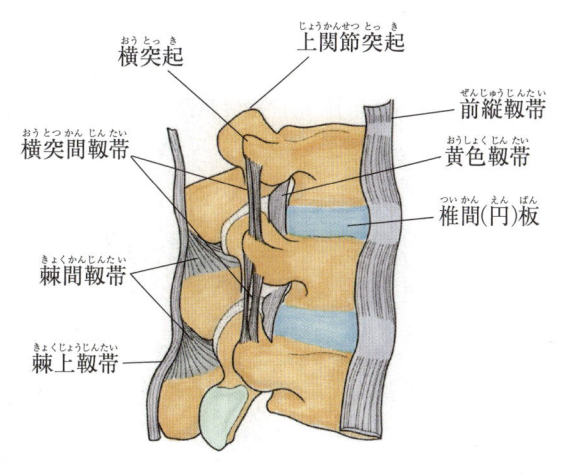

図4-4　椎骨の連結（1）（胸椎部）

ている．胸椎部では一定の厚みをしており，脊柱のこの部での後弯は椎体の形によるものである．

【椎間板ヘルニア】

椎間板の髄核が突出すること．線維輪は前方に比べ，後方がより薄いので，ヘルニアは後方，すなわち脊柱管側に向かって起こりやすい．腰椎を初め，頸椎や胸椎でも発生する．

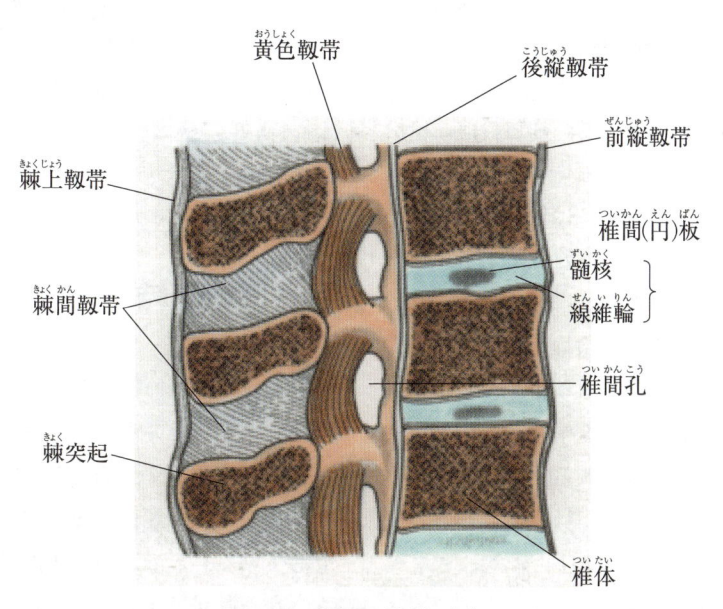

図4-5　椎骨の連結（2）（胸椎部の正中矢状断面）

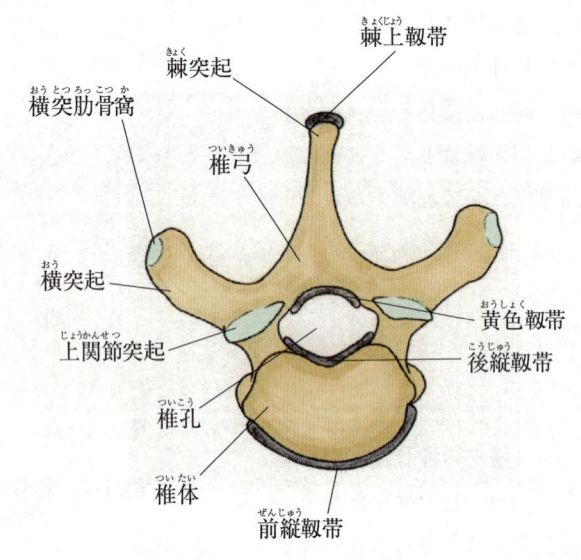

図 4-6　椎骨間の靱帯

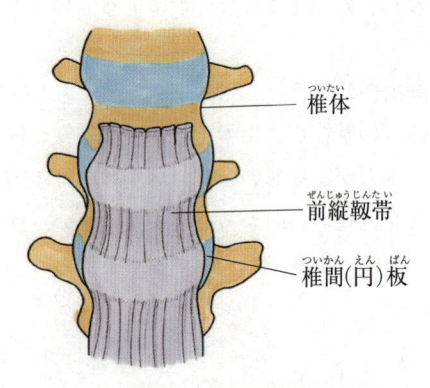

図 4-7　前縦靱帯

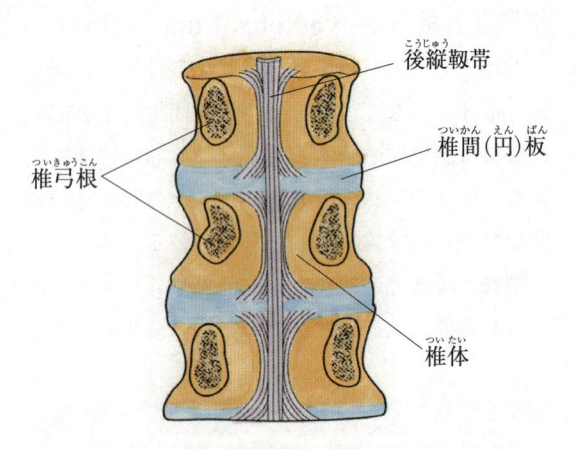

図 4-8　後縦靱帯（椎弓を切除した脊柱後面）

　前縦靱帯　環椎から仙骨まで，椎体の前面に沿って上下に走る帯状の靱帯．椎体の上部と下部には付着するが，椎体の中央部には付着していない．椎間板とはゆるく付着しているだけである．靱帯の幅は下にいくほど広くなる．

　後縦靱帯　脊柱管の中で，環椎から仙骨まで，椎体の後面に沿って上下に走る靱帯．後縦靱帯は中央部が強く，線維輪の後部を補強している．脊柱の運動はこの靱帯で抑制される．靱帯の幅は下にいくほど狭くなる．

【**ルシュカ関節**（鉤椎関節）】
　第3～7頸椎では隣りあう椎体が，椎間板の外側部で接しており，滑膜性の小関節を形づくっている．動きはほとんどない半関節である．

椎弓間の連結

　椎弓は，上関節突起と下関節突起との間に**椎間関節**をつくっている．椎間関節は平面関節である．
　関節包はゆるく，隣りあう椎骨の関節突起の縁に着いている．頸椎部では他の部位よりもゆったりしている．このため，頸椎部では他の部位より大きな運動ができる．
　関節包は頸部から腰部に行くにつれて，次第に

強靱になる．また，椎間関節面は，頸椎，胸椎，腰椎の各部でそれぞれ異なった向きを持っており，それぞれの部位で運動の方向性が異なる（図4-9）．

棘上靱帯 第7頸椎から仙骨までの棘突起の先端を結ぶ．深層では棘間靱帯に続いている．頸部では項靱帯となる．

項靱帯 後頭骨の外後頭隆起および外後頭稜と第7頸椎棘突起の間に張る左右2枚からなる靱帯．このため，頸椎の棘突起の先端は2股になっている．頸背部の両側の筋を分ける中隔となる．深層では棘間靱帯に続いている（図4-10）．

黄色靱帯 環椎から第1仙椎までの隣りあう椎骨の椎弓板を結んでいる．黄色の弾性線維からなり，その弾性は直立姿勢を保持するのに役立つ（図4-5，11）．

図4-10　項靱帯

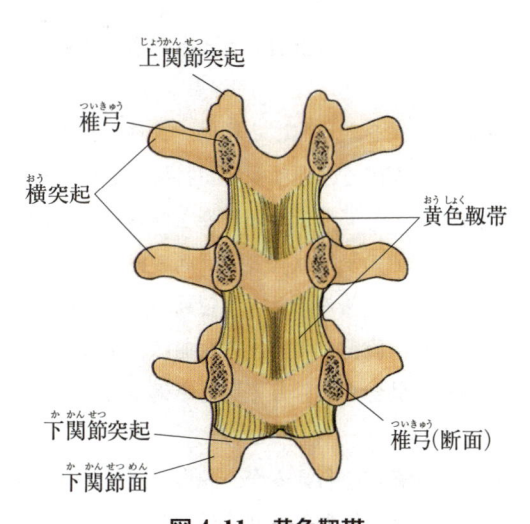

図4-11　黄色靱帯

棘間靱帯 隣りあう棘突起の間を結ぶ．腰椎以外でのこの靱帯の強度は弱い．

横突間靱帯 隣りあう横突起の間を結ぶ．頸部や腰椎部では大部分，横突間筋に置き換わっている．

【脊柱の動き】
脊柱全体の動きは，各椎骨間の動きが総合されたものである．各椎骨間の動きは小さくとも，全体としては大きな動きとなる．各椎骨間の動きは椎間板の厚さ，関節面の向き，棘突起の形と傾き方，周囲の靱帯などにより異なる．

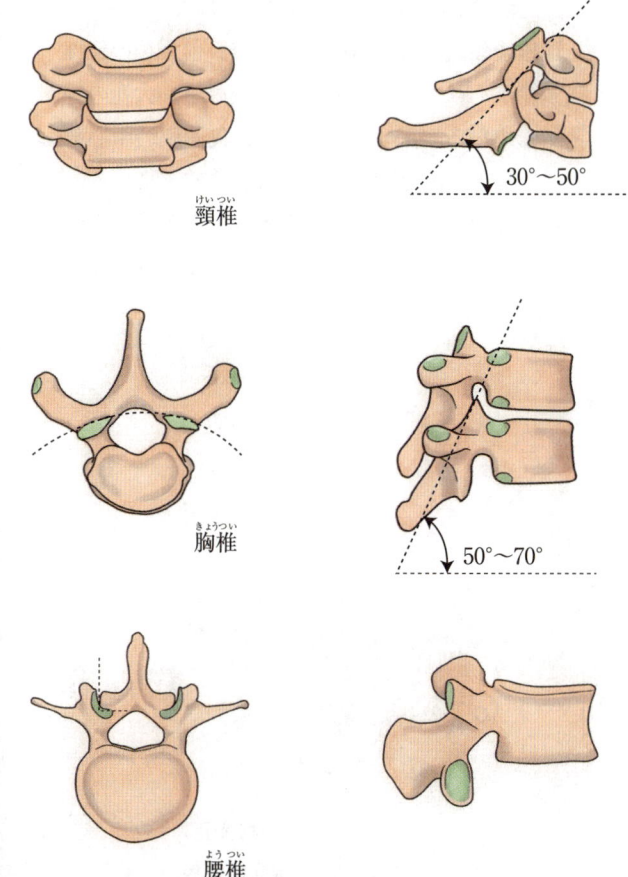

図4-9　椎骨関節面の向きの違い

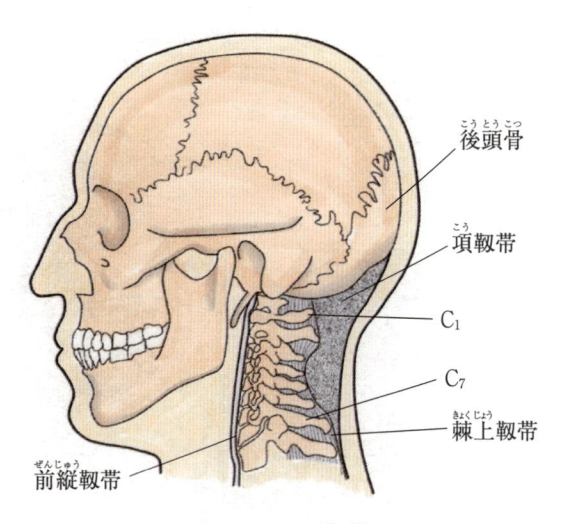

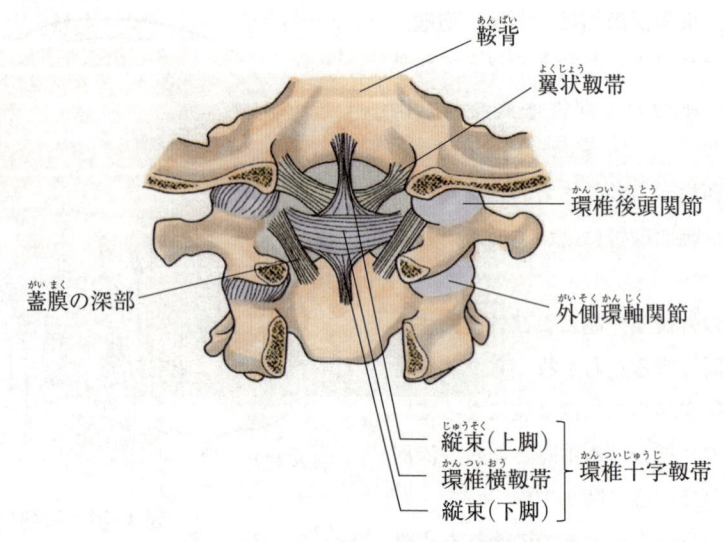

図4-12 環椎後頭関節と環軸関節
（後面：大孔を開き，環椎と軸椎の椎弓と棘突起を切り取った図）

屈曲 脊柱を前に曲げる運動．脊柱の動きの中で最も範囲が広く，頸椎領域が特に大きい．運動は後縦靱帯，棘間靱帯および棘上靱帯により制限される．屈曲の制御は脊柱起立筋の緊張による．

伸展 脊柱を後ろに反らす運動．頸椎と腰椎領域が大きい．胸部での伸展や屈曲は，椎間板が薄く，胸椎は肋骨と胸骨とで胸郭を構成しているので，小さい．

側屈 全領域で行えるが，頸椎と腰椎領域で最も自由に行える．側屈と回旋は通常同時に起こる．

回旋 全領域で行えるが，頸椎領域で大きく，上部胸椎領域でも比較的大きい．しかし，腰椎領域での回旋は非常に少ない．

節包は後頭顆を包み，ゆったりしている（図4-12）．運動は頭部の屈曲，伸展，側屈である．

環椎後頭膜 黄色靱帯の続きで，前と後の環椎後頭膜がそれぞれ環椎の前弓と後弓を，大孔の縁と結んでいる（図4-13）．前環椎後頭膜の中心部は前縦靱帯の続きで厚くかつ弾性に富んでいる．後環椎後頭膜は，左右両側とも椎骨動脈溝の上では欠けており，ここを椎骨動脈と第1頸神経が通る．

❸ 脊柱と頭の連結

環椎後頭関節 atlanto-occipital joint

環椎外側塊上面にある上関節窩と後頭骨の後頭顆の関節で左右1対あり，楕円関節に属する．関

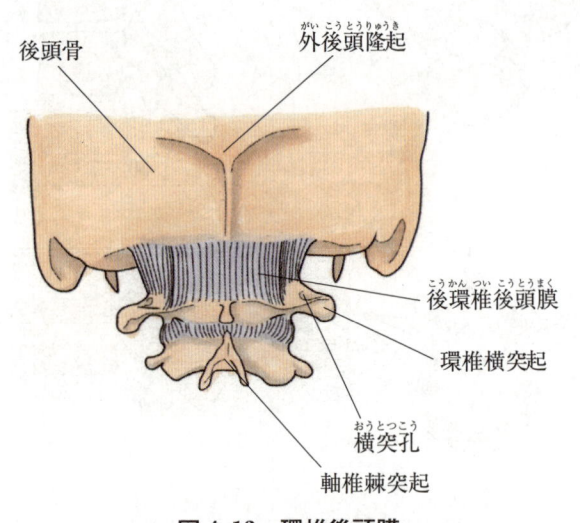

図4-13 環椎後頭膜

環軸関節 atlanto-axial joint

環椎と軸椎の間の関節で，外側環軸関節と正中環軸関節がある．頭部は，軸椎の歯突起を軸として回転する（図4-12, 14, 15）．

外側環軸関節 左右に一対ある．環椎の下関節窩と軸椎の上関節突起の間の関節で平面関節である．関節包は薄くてゆるい．

正中環軸関節 車軸関節である．環椎の前弓後面の歯突起窩と歯突起前関節面との間，および環椎横靱帯と歯突起後関節面との間にそれぞれ独立した関節腔がある．

環椎十字靱帯 環椎横靱帯は環椎の左右の外側塊を結ぶ．この靱帯は歯突起の後ろを走り，歯突起を固定している．環椎横靱帯から後頭骨と軸椎椎体の後面に向かって，上脚および下脚が伸びている．環椎横靱帯と上脚および下脚をあわせると十字形をなすので，環椎十字靱帯という（図4-12）．

歯尖靱帯 環椎十字靱帯の上脚のすぐ前で，歯突起の先端から大孔の前縁に着く．

翼状靱帯 歯突起先端の両側から，上方外側に向かう短く強い靱帯で後頭顆の内側に着く．環軸関節での回旋運動を制限する．

蓋膜 環椎十字靱帯および翼状靱帯は，後方を

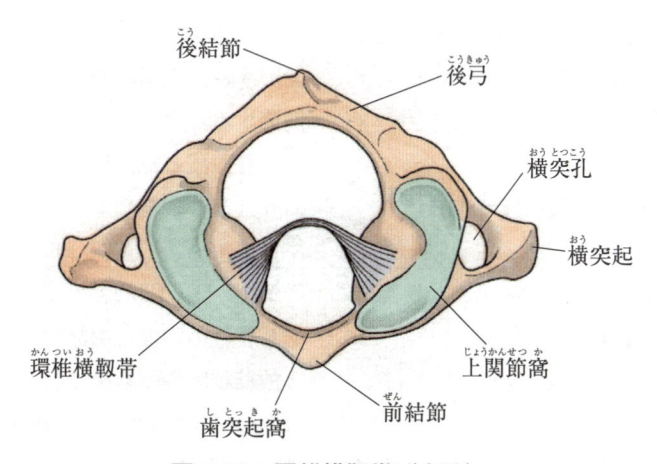

図4-14　環椎横靱帯（上面）

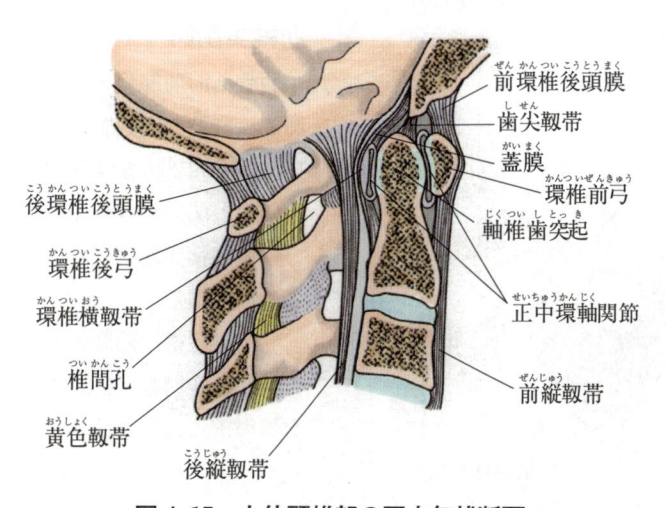

図4-15　上位頸椎部の正中矢状断面

この膜で覆われている．これは後縦靱帯の上方への続きである．

【頭の動き】
頭の屈曲と伸展は後頭骨と環椎の間の関節（環椎後頭関節）で行われ，また一側への側屈もこの関節で行われる．

頭の回旋の大部分は環軸関節で行われるが，この動きは翼状靱帯の働きで制約される．

❹ 胸郭の連結

胸郭の後面では，12対の肋骨が12個の胸椎と連結している．一方，前面では，10対の肋骨が肋軟骨で胸骨と連結している．

肋椎関節 costovertebral joint

胸椎と肋骨との関節で，肋骨頭関節と肋横突関節よりなる（図4-16, 17）．

肋骨頭関節

第1, 11, 12肋骨を除く肋骨の頭には肋骨頭稜によって分けられた上下2つの関節面がある．

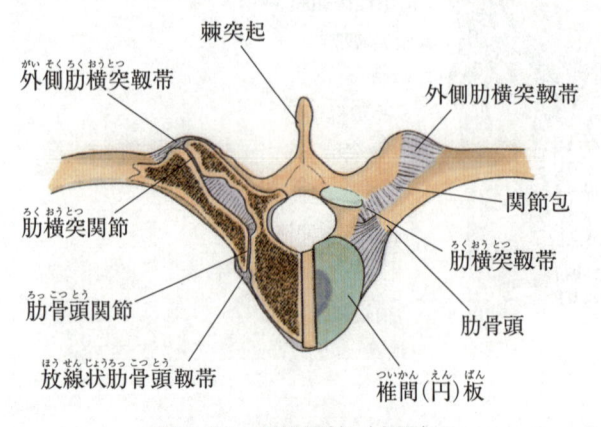

図4-16 肋椎関節（上面）

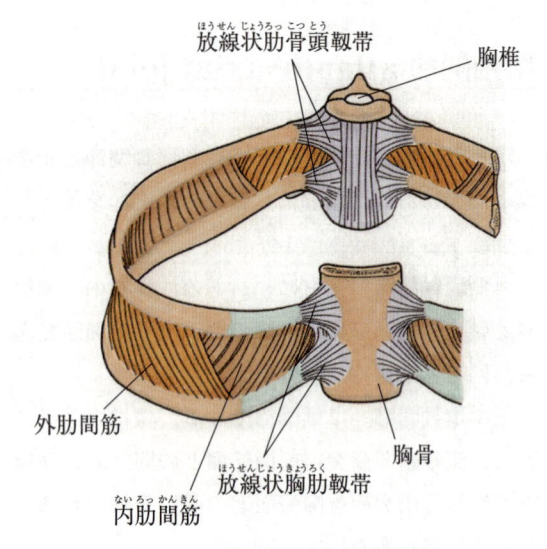

図4-17 肋椎関節と胸肋関節

下関節面は肋骨と同じ番号の胸椎の上肋骨窩と関節する．上関節面は1つ上の胸椎の下肋骨窩と関節する．

肋骨頭稜と椎間板の間には関節内靱帯が張っており，この靱帯によって関節腔は完全に二分されている．

第1, 11, 12肋骨の頭は1つの関節面を持ち，同じ番号の胸椎と関節する．

放線状肋骨頭靱帯 肋骨頭関節の関節包の前部は関節包を補強するため肥厚しており，放線状肋骨頭靱帯といわれる．

肋横突関節

肋骨結節関節面と胸椎横突起の横突肋骨窩との関節．胸椎と同じ番号の肋骨が対応している（第11肋骨と12肋骨は横突起との関節はない）．この関節の関節包は多くの靱帯で補強されている．

外側肋横突靱帯 肋骨結節と胸椎横突起の先端との間に張る．

肋横突靱帯 肋骨頸と胸椎横突起との間に張る．

上肋横突靱帯 肋骨頸の上縁と，上位の胸椎横突起の下縁の間に張る．

胸肋関節 sternocostal joint（図4-17, 18）

　第1〜7肋骨，すなわち真肋は肋軟骨を介して胸骨と連結している．ゆえに軟骨結合である．

　第1肋軟骨は直接胸骨と連結（軟骨結合）している．第2〜7肋軟骨は胸骨側面の関節面との間に小さな関節腔をつくって関節しているが，この関節腔は年をとるにつれてなくなっていく．しかし第2番目だけは生涯残る．

　第2番目の胸肋関節は胸骨柄と体にまたがっており，関節内靱帯を持つ．関節腔はこの関節内靱帯によって2つの腔に分けられている（図4-18）．

　また，第2番目の胸肋関節はちょうど胸骨角のレベルにあたる．胸骨角の部分は前方に突出しており，容易に触知できる．このことを記憶しておくと肋骨の番号を知るのに便利である．

　放線状胸肋靱帯　胸肋関節の前にある靱帯で，肋軟骨と胸骨の間にある．

軟骨間関節 interchondral joint

　第5〜9肋軟骨では，隣りあう肋軟骨同士の間に滑膜性連結の軟骨間関節がある（図4-18）．

胸骨結合 sternal joint（図4-18）

　胸骨柄結合（きょうこつへいけつごう）　胸骨柄と胸骨体との連結で最初は硝子軟骨で結合されているが，早い時期に線維軟骨に代わる．まれに関節腔を持つこともある．老年に至るまで骨化することは少ない．

　胸骨剣結合（きょうこつけんけつごう）　胸骨体と剣状突起の間の結合で軟骨結合である．骨化は遅く，まれに老年まで残る．

【胸郭の動き】（図4-19）

　胸郭は肋骨が前方では胸骨と，後方では胸椎と連結した弾力性に富むカゴと見なせる．

　胸郭の呼吸運動（胸式呼吸）の時の動きは，肋

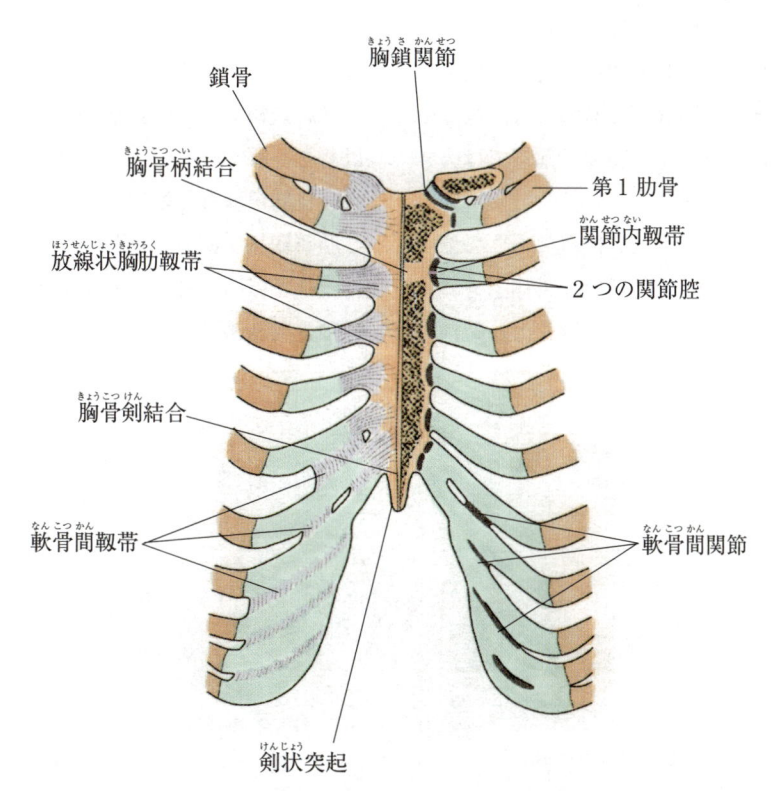

図4-18　胸肋関節と肋骨結合

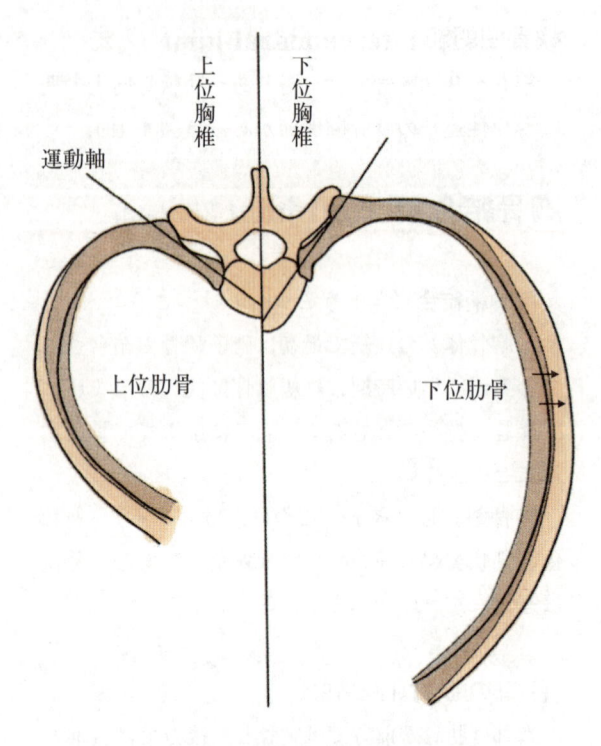

図4-19 胸部の動き
吸気により矢印方向に移動する．

椎関節の可動性と肋軟骨の弾性による．
　吸気時の胸郭拡大は肋骨頭関節と肋横突関節を結んだ直線を軸とした肋骨頸の回転により起こる．この部での動きは小さいが，肋骨の前端では大きな動きとなる．
　肋骨の前端は後端よりも低い位置にあるので，肋骨体が挙上されると肋骨前端は前外側上方に持ち上げられる．また，上位肋骨では主として前後径が，下位肋骨では横径が増大する．
　呼気はこれらの動きの復元運動で，ほとんど自動的に生じる（筋系の呼吸運動の項p.255を参照）．

❺ 上肢帯の連結

　上肢帯は鎖骨と肩甲骨からなり，肩鎖関節で連結している．上肢帯と体幹とは胸鎖関節で結合するだけであり自由上肢の運動性を拡大している．

胸鎖関節 sternoclavicular joint

　鎖骨の胸骨端と胸骨柄の鎖骨切痕および第1肋軟骨の上面とで構成される鞍関節である（図4-20）．
　鎖骨の関節面は線維軟骨で覆われている．鎖骨と胸骨の関節面の間には，ほぼ円形をした関節円板があり，関節腔を2つに分けている．
　前胸鎖靱帯と後胸鎖靱帯　関節包の前面と後面は著しく厚くなっており，それぞれ前胸鎖靱帯および後胸鎖靱帯と呼ばれる．
　肋鎖靱帯　鎖骨下面にある肋鎖靱帯圧痕と第1肋軟骨との間の短く非常に強い靱帯．
　鎖骨間靱帯　両側の鎖骨を胸骨上で結ぶ靱帯．

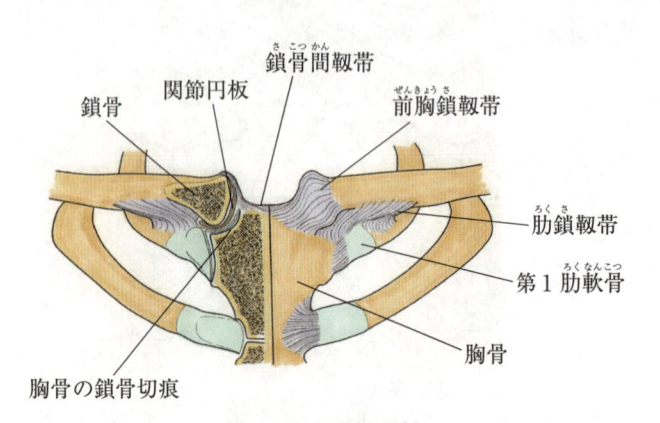

図4-20　胸鎖関節

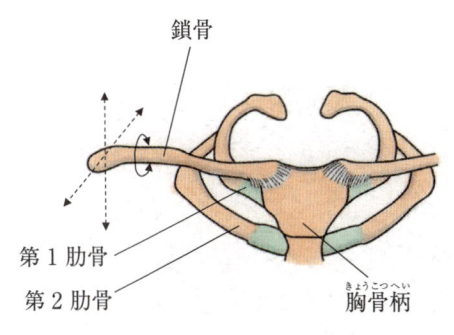

図 4-21 胸鎖関節の動き

【胸鎖関節の動き】(図 4-21)

　胸鎖関節では鎖骨が前後方向，上下方向に動き，わずかな回転運動も可能で，肩の運動の中心となっている．鎖骨と胸骨の間にある関節円板は，鎖骨の運動を大きくしている．

肩鎖関節 acromioclavicular joint

　鎖骨と肩甲骨の肩峰との間の関節で，平面関節である（図 4-22）．鎖骨と肩甲骨，両方の関節面は線維軟骨で覆われている．この関節は，まれに関節円板を持つこともあるが，大部分では上部に一部だけ見られる．接触面積の狭い平面関節なので，滑り運動の範囲は小さいが，関節包はゆるく回旋は比較的大きい．この関節は，僧帽筋が停止し，三角筋が起始することで安定性が増している．

　肩鎖靱帯　関節包を補強している靱帯で，上および下肩鎖靱帯に分けられる．

　烏口鎖骨靱帯　鎖骨と肩甲骨の烏口突起を結ぶ強い靱帯．肩鎖関節とは離れているが，鎖骨と肩甲骨をつなぐ重要な靱帯である．菱形靱帯と円錐靱帯に分けられている．

　菱形靱帯　烏口鎖骨靱帯の前部の線維束で，鎖骨の菱形靱帯線と烏口突起の間にある．

　円錐靱帯　烏口鎖骨靱帯の後部の線維束で，鎖骨の円錐靱帯結節と烏口突起の間にある．

【上肢帯の動き】

　鎖骨は胸骨および肩甲骨と連結している．鎖骨の動きは常に肩甲骨の動きを伴っている．また，肩甲骨の動きは普通，肩関節での上腕骨の動きを伴う．それゆえ，肩関節の動きや上肢帯の筋の作用を理解するためにも，上肢帯の動きを知っておくことが大切である．

　肩鎖関節では肩甲骨が前後方向に動くことができる．さらに鎖骨を中心として肩甲骨が回転できる．この運動は胸鎖関節での動きが加わることによってさらに大きくなる．

【肩甲骨の動き】

　肩甲骨の動きは，挙上と下制，外転と内転，上方回旋と下方回旋の 3 つに分類される．

肩甲骨の挙上と下制 (図 4-23)

　肩甲骨の挙上とは，俗にいう肩をすぼめる運動

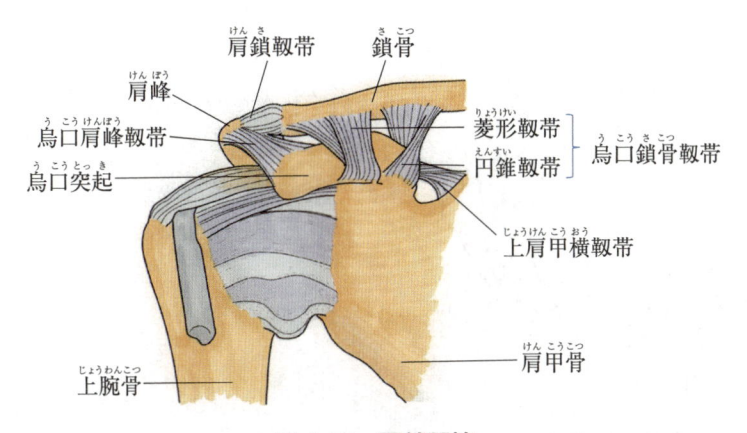

図 4-22　肩鎖関節

で，肩関節の運動を考える必要はない．肩甲骨を挙上するのは僧帽筋上部と肩甲挙筋である．

挙上された肩甲骨を元の位置に戻すのが下制である．下制には前鋸筋の下部および小胸筋が働くが，重力がこれを助ける．

肩甲骨の外転と内転（図 4-24）

肩甲骨の外転（前方突出）は肩甲骨が胸郭の後方から外側方に向かって移動する動きである．外転の主動筋は前鋸筋と小胸筋である．広背筋の上部も肩甲骨の外転に際し，肩甲骨下角を肋骨に向かって押し付けるように働く．

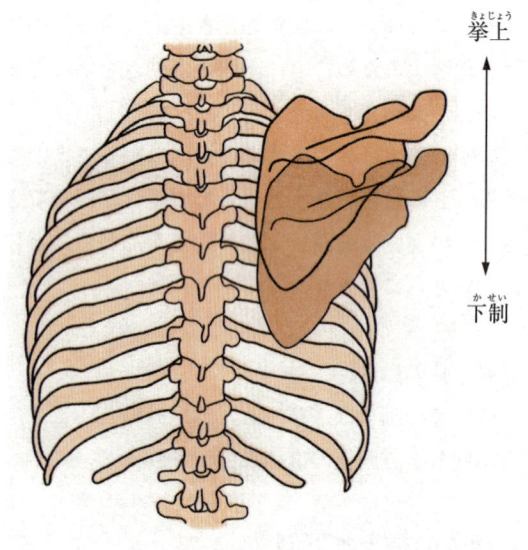

図 4-23 肩甲骨の動き（1）

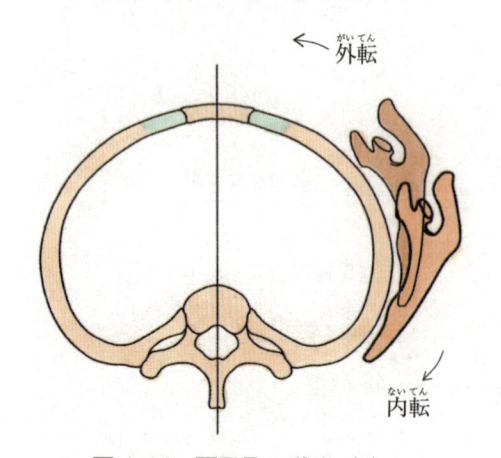

図 4-24 肩甲骨の動き（2）

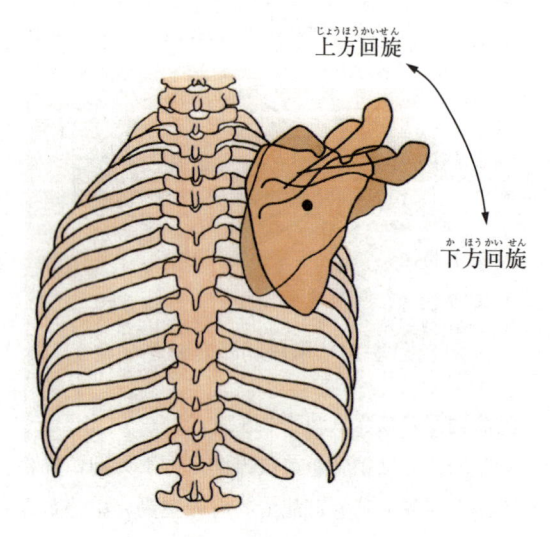

図 4-25 肩甲骨の動き（3）

内転（後方突出）は左右の肩甲骨を引き寄せるような運動である．僧帽筋と大・小菱形筋が主動筋である．

肩甲骨の上方回旋と下方回旋（図 4-25）

上方回旋は肩甲骨の関節窩を上方に向ける運動である．上方回旋により，腕を外転して頭の上にまで上げることができる．上方回旋は肩関節での上腕の外転が 30°になったときに始まる．この運動では僧帽筋の上部と前鋸筋の下部が主動筋である．

下方回旋は上方回旋した肩甲骨が元に戻る運動である．下方回旋は主として重力によってなされるが，僧帽筋，前鋸筋がしだいに伸びることによりなされる．つまり，僧帽筋，前鋸筋の緊張を徐々にゆるめることで，重力による下方回旋の早さを調節する．もし，筋の力が必要な場合は，肩甲挙筋，菱形筋および少なくとも最初の時期には小胸筋が主動筋である．

❻ 自由上肢の連結

肩関節（肩甲上腕関節）shoulder joint

　肩甲骨の関節窩と上腕骨頭の半球状の関節面とで構成される球関節である（図4-26〜32）.

　上腕骨頭の関節面は関節窩の2〜3倍もあり，人体中，最大の可動性を有する反面，不安定である（脱臼しやすい）．そのため，関節唇や筋，靱帯が安定に大きな役割を果たしている．

　関節唇　肩甲骨関節窩の周囲を取り巻く線維軟骨．関節窩を深くし，また骨縁を保護する役割を持つ．

　関節包　関節唇を越えて関節窩の周囲と上腕骨の解剖頸に付着する．非常にゆったりしているため，運動範囲を広げるうえで都合がよい．上肢を下垂したときには関節包の下部はかなりたるんでいる．関節包のなかを上腕二頭筋の長頭の腱が通る（図4-28）．この腱は滑膜に囲まれている．関節包には一部，肩甲下滑液包と交通する孔がある．

　関節上腕靱帯　関節包の内面には肥厚部があり，これを関節上腕靱帯と呼ぶ．この靱帯はさらに上・中・下の関節上腕靱帯に分けられる．関節包の前面を補強している（図4-29）．

　烏口上腕靱帯　烏口突起と上腕骨の大結節上部の間にある．関節包の上部を補強している．

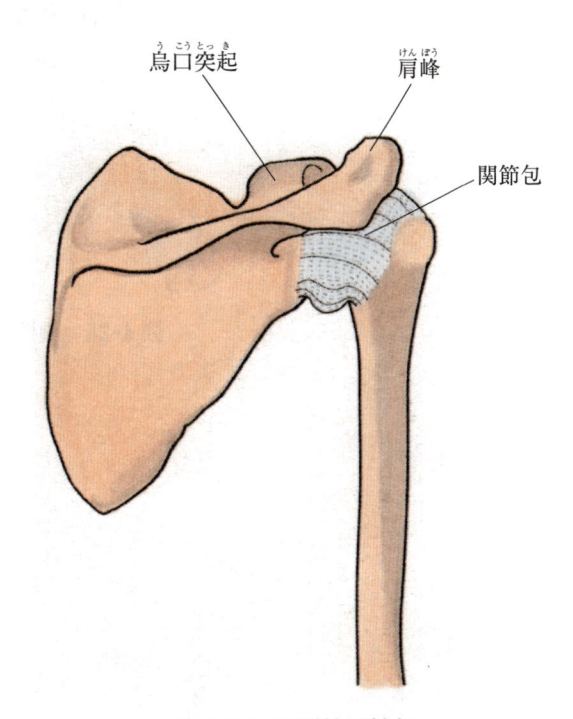

図4-27　肩関節関節包

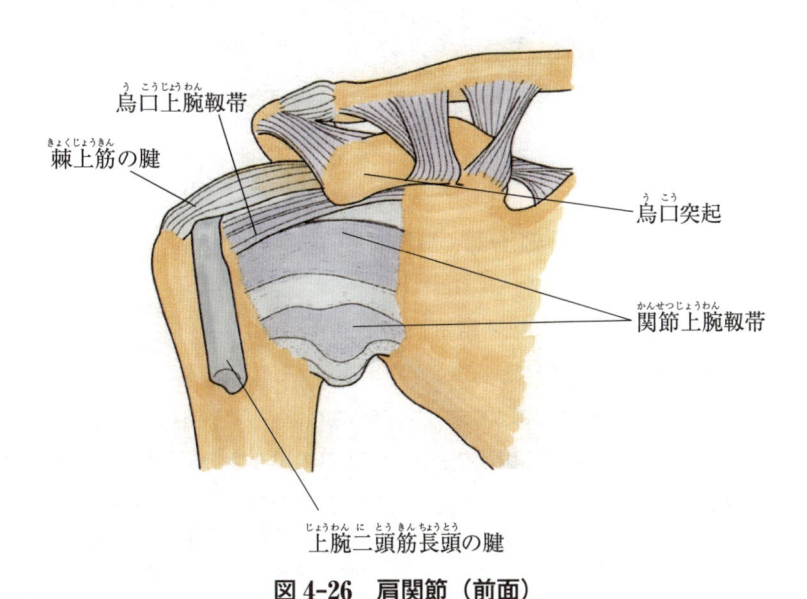

図4-26　肩関節（前面）

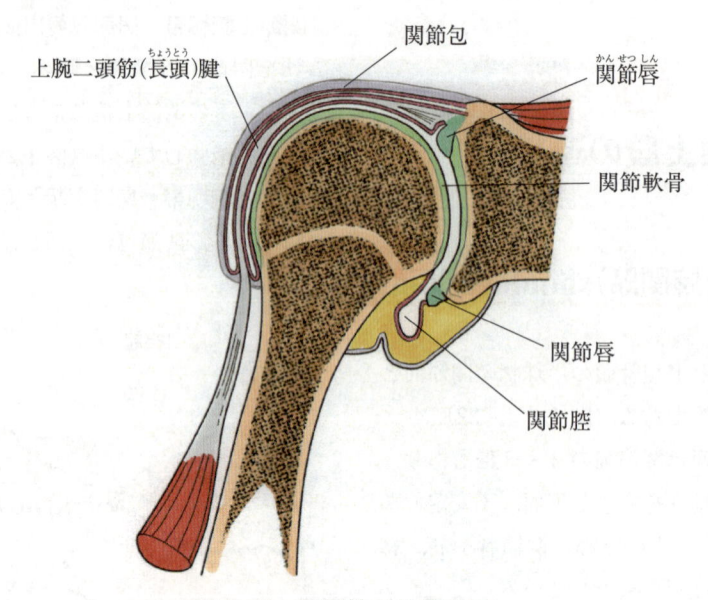

図 4-28 肩関節（前額断面）

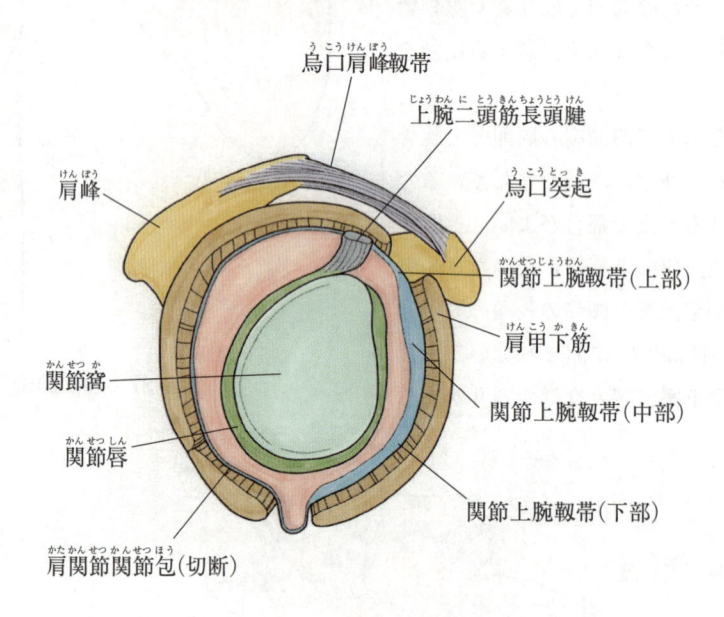

図 4-29 肩関節と関節窩

烏口肩峰靱帯 烏口突起と肩峰の間に張る靱帯で，関節包からは離れている．この靱帯と烏口突起および肩峰とで肩関節の上部を補強している．

上腕横靱帯 上腕骨の大結節と小結節の間に張る靱帯で，上腕二頭筋長頭の腱を支えている．

■**参考** 肩の第 2 関節（上腕上方関節）
　三角筋と烏口肩峰アーチ（烏口突起，烏口肩峰靱帯，肩峰でつくられる）で構成される天井の下を，棘上筋の腱を含む肩関節の関節包と上腕骨頭が関節のような運動を行う．これらの間には十分な広さはなく，三角筋下滑液包や肩峰下滑液包が存在し，機能的な関節となっている（図 4-30）．

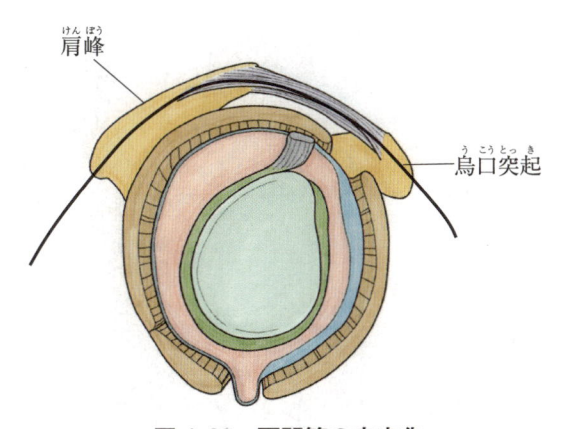

図 4-30　肩関節の安定化
肩峰・烏口肩峰靱帯・烏口突起がつくるアーチ．

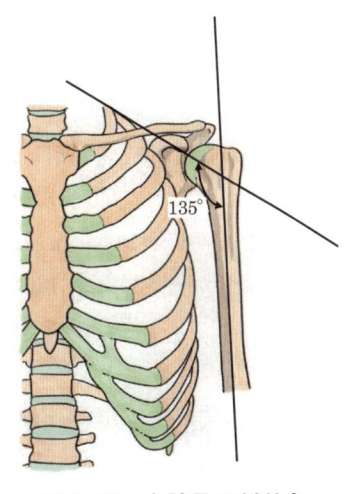

図 4-31　上腕骨の斜体角

【肩関節の動き】

　肩関節はあらゆる運動ができるが，その基本的な運動は，1. 屈曲と伸展，2. 外転と内転，3. 内旋と外旋，4. 分回しである．

　肩関節の動きを理解するには次の事項を知る必要がある．

●**上腕骨頭の関節面の向き**（図 4-31）　上腕骨頭の関節面は，水平に対して 45°上方を向いている（垂直からだと 135°となり，これを頸体角という）．これにより，上腕骨の上方への可動域が広げられている．

●**上腕骨頭の後捻**（図 4-32）　上腕骨下端の内側上顆と外側上顆を結んだ軸に対し，上腕骨頭の軸は 20°後方に向いている〔後捻角（こうねんかく）という〕．このことは，上腕骨を体の前へ持っていく運動，すなわち手を体の前で使うことに有利となる．

●**肩甲骨関節窩の向き**　前外側を向いていることにより，上腕骨の頸体角と後捻角と相まって上肢を身体の前で使いやすくしている．

1. 屈曲と伸展

　上腕を前方に上げる運動を屈曲といい，後方に

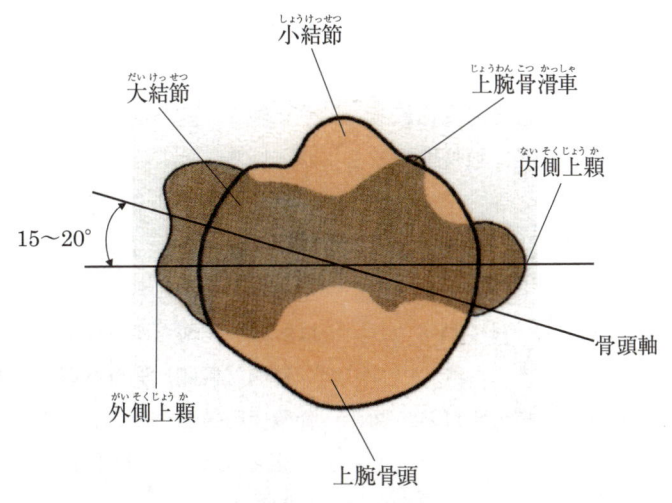

図 4-32　上腕骨の後捻
（左上腕を上から見た図）

上げる運動を伸展という．

2．外転と内転

上腕を外側方に上げるのを外転，体幹に近づけるのを内転という．肩関節での外転は上腕骨大結節が烏口突起にぶつかるため90°までであるが，これに肩甲骨の上方回旋が加わると120°まで上がる．さらに上腕骨が外旋すると180°まで上がる．

3．内旋と外旋

肘関節を屈曲した状態で，前腕を内方に動かしたとき，上腕骨は内旋する．外方に動かすのを外旋という．肘関節を伸ばした状態では，前腕の回内・回外運動が同時に生じてしまうため，屈曲させる．

4．分回し

分回し運動は，上記1～3の複合運動である．

【肩関節の安定化】

- 肩関節は大きな動きが可能である反面，非常に不安定な（脱臼しやすい）関節である．
- 肩関節の関節窩は浅い．しかし，上方へは烏口突起，肩峰およびその両者を結ぶ烏口肩峰靱帯がつくるアーチによって脱臼しにくくなっている（図4-30）．
- その他の方向への補強は，回旋筋腱板（p.267参照）を構成する4つの筋（肩甲下筋，棘上筋，棘下筋，小円筋）によってなされる．
- 上腕二頭筋と上腕三頭筋が肩関節と肘関節にまたがっていることは腕の運動に際し，肩関節を安定化させる上で重要な意味を持つ．
- 前方への安定性は，肩甲下筋によってなされる．

肘関節 elbow（cubital）joint

肘関節は腕尺関節と腕橈関節で構成される（図4-33～37）．

注：これらに上橈尺関節を加える場合もある．

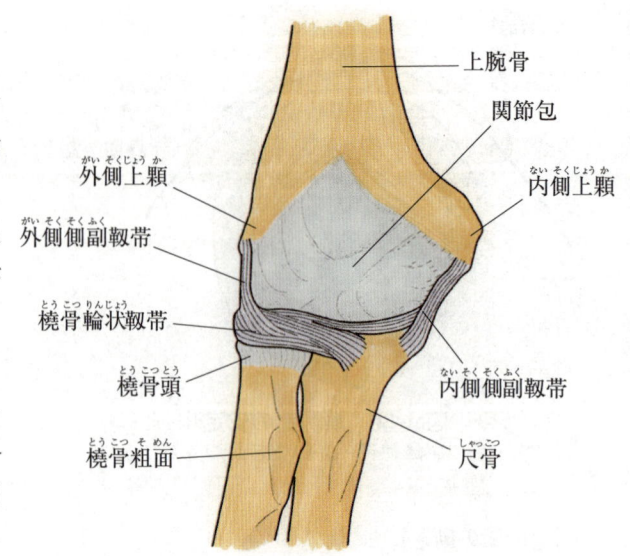

図4-33 肘関節（1）（右前面）

腕尺関節 上腕骨滑車と尺骨の滑車切痕との関節で，蝶番関節である．

腕橈関節 上腕骨小頭と橈骨頭の小窩との関節である．骨だけで見た場合，腕橈関節は球関節の形をしている．しかし，橈骨と尺骨の間には橈骨輪状靱帯があるため自由な運動ができず，顆状関節に分類するのが最適と考えられる．

関節包 関節包は，腕尺関節，腕橈関節，上橈尺関節を完全に包むが，前と後ろは弱く，両側は外側および内側側副靱帯で補強されている（図4-33）．

滑膜 関節包内面はもちろんであるが，このほか上腕骨の鈎突窩，橈骨窩，肘頭窩も滑膜で覆われている．

滑膜ヒダが非常に発達しており，ヒダの中には脂肪組織が多く含まれる．肘を伸ばしたときにはこれが橈骨窩と鈎突窩を満たし，肘を曲げたときは肘頭窩を満たす（図4-35）．

外側（橈側）側副靱帯 上腕骨外側上顆と，橈骨輪状靱帯およびこれを超えた尺骨外側縁との間に張っている．橈骨には付着していない（図4-34）．

内側（尺側）側副靱帯 前・後の二部とそれら

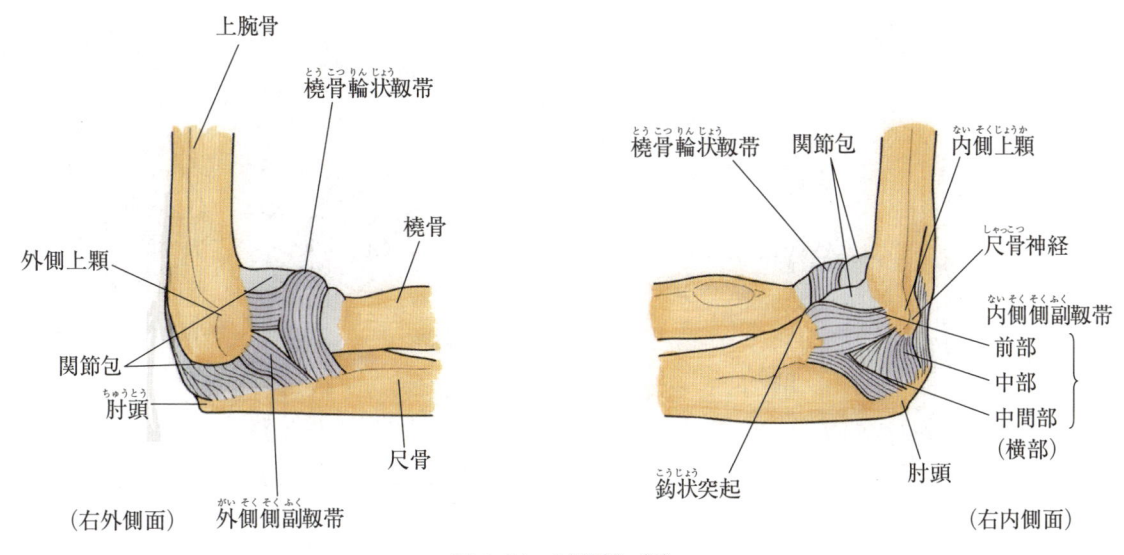

図 4-34　肘関節（2）

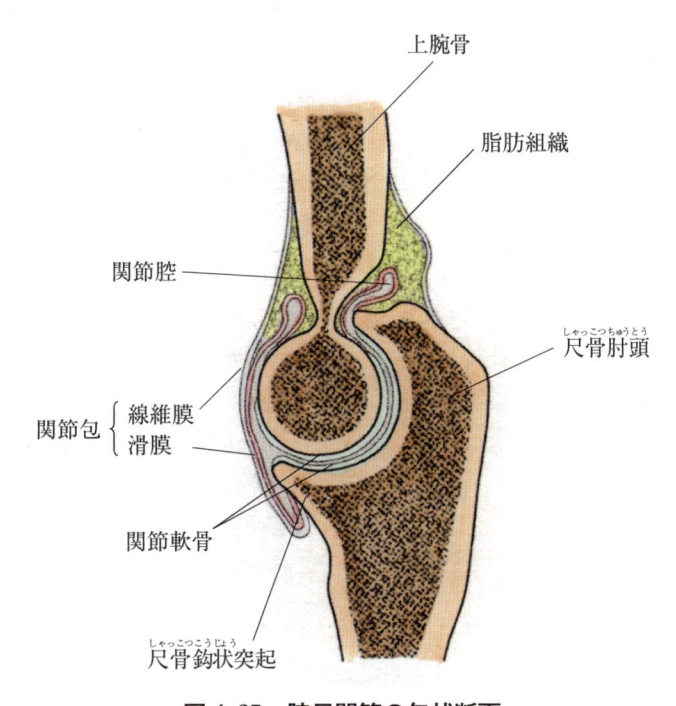

図 4-35　腕尺関節の矢状断面

を結ぶ中間部（横部）からなる．前部は上腕骨内側上顆と尺骨鈎状突起内側縁の間，後部は上腕骨内側上顆と肘頭の内側縁の間，中間部は肘頭と鈎状突起の間にそれぞれ張っている（図4-34）．

【肘関節の動き】
　腕尺関節が蝶番関節のため，屈曲と伸展のみが可能である．上腕骨滑車にある溝が上腕骨の長軸に対して斜めであるので，肘を屈曲させたとき，尺骨は上腕骨の内側に位置する．このことは物を口に運ぶ運動に都合がよい．蝶番関節を構成する2つの骨が，互いの軸とずれた動きをする場合，特にラセン関節と呼ぶことがある．

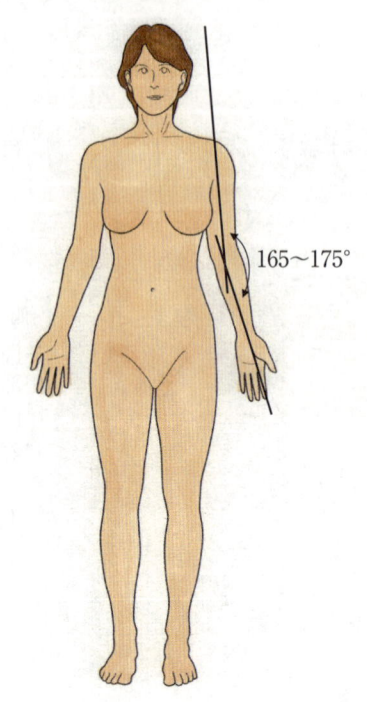

図 4-36　運搬角

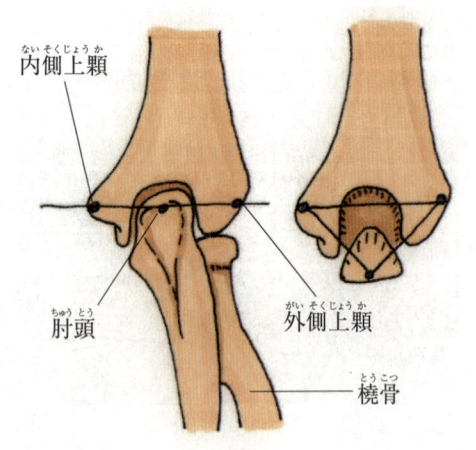

図 4-37　ヒュータ線とヒュータ三角

【運搬角】

　肘偏位角あるいは肘角ともいう．前腕骨の長軸は上腕骨の長軸の延長上にはなく橈側に偏位している．そのため，前腕回外位で肘を伸展したとき，上腕と前腕は 165（女性）〜 175（男性）°の角をつくる（図 4-36）．

■参考■　外反肘と内反肘
　運搬角（肘偏位角）が正常より減少した状態を外反肘といい，正常より増加した状態を内反肘という．

【ヒュータ線とヒュータ三角】（図 4-37）

　上腕骨の内側上顆，外側上顆と肘頭が肘を伸ばしたときには一直線となるが，肘を曲げたときは三角状となる．肘関節後方脱臼ではこれらが乱れる．

橈尺関節 radioulnar joint（図 4-38）

　橈骨と尺骨の間の関節で，上（近位）橈尺関節と下（遠位）橈尺関節に分けられる．いずれも車軸関節である．

上橈尺関節 proximal radioulnar joint

　尺骨にある橈骨切痕と橈骨頭の関節環状面とで構成される．関節包ならびに関節腔は，腕尺関節，腕橈関節と共通である．

　橈骨輪状靱帯　尺骨の橈骨切痕の前縁と後縁に着く輪状の靱帯．上方は広く下方はすぼんでおり，中にはまる橈骨頭が下に抜けないようになっている．この靱帯の内側面は軟骨性で，上部には外側側副靱帯が付着する．

下橈尺関節 distal radioulnar joint

　尺骨の遠位端，すなわち尺骨頭と橈骨にある尺骨切痕とで構成される．

　関節円板　上橈尺関節では橈骨輪状靱帯が橈骨と尺骨をしっかり結びつけており，下橈尺関節では尺骨の茎状突起と橈骨との間にある三角形の関節円板が両者をしっかり結びつけている．
　関節円板の橈骨側は橈骨の関節軟骨に続いており，橈骨手根関節面を広くしている．

【橈骨体と尺骨体の間の連結】（図 4-38）

　両者の間は前腕骨間膜による靱帯結合である．前腕骨間膜は前腕の筋の付着部ともなる．
　斜索　尺骨粗面の外側から下外側に向かって走り，橈骨粗面のすぐ下に着く小さい線維束．

4 関節と靱帯（各論）　199

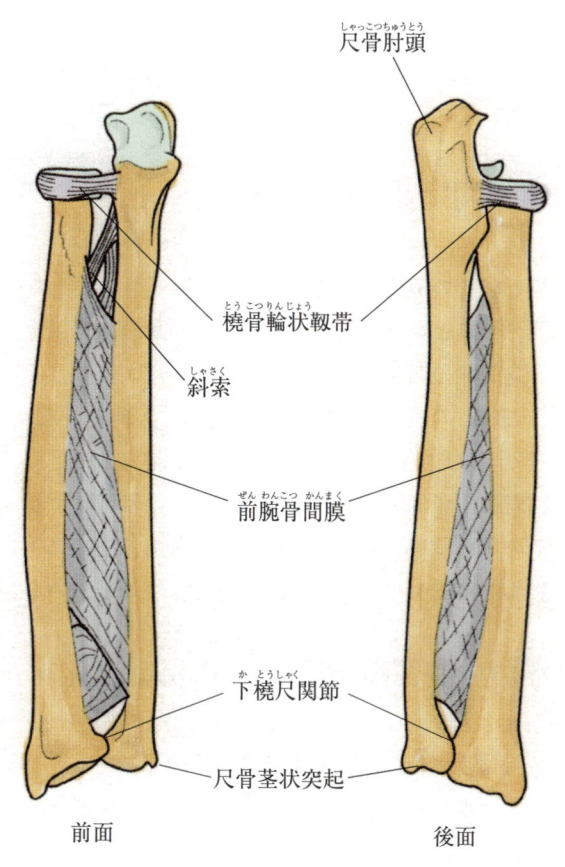

図4-38　橈尺関節（右）と前腕骨間膜

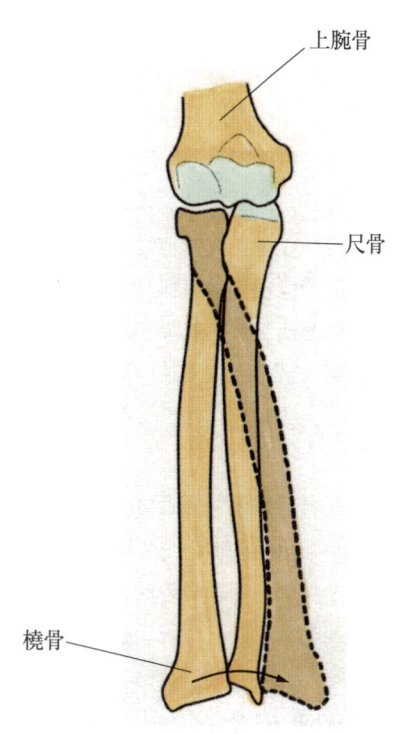

図4-39　橈尺関節の動き（右）
実線は回外位，破線は回内位．

前腕骨間膜　橈骨と尺骨のそれぞれの骨間縁の間に張っている強い線維の膜．特に中央部が厚い．前腕骨間膜は前腕深層筋の付着部ともなる．また，回外の主たる制動組織であり，回外位で緊張する．

【橈尺関節の動き】（図4-39）
　回内および回外が可能．この運動を考える場合，上腕の回旋運動が起こらないようにするため，上腕を体側につけ，肘関節を直角に曲げることが大切である．
　回内，回外運動に際して，尺骨は腕尺関節で固定されるため，橈骨の動きが主体となる．上橈尺関節では，橈骨輪状靱帯と尺骨の橈骨切痕とで囲まれた輪の中で，橈骨頭が回り，下橈尺関節では尺骨頭の周りを橈骨が回る．この結果，回内運動の終わりでは橈骨は尺骨の前を斜めに横切る．

7 手の連結

手の連結は次のようなグループに分けられる．
1. 手根の関節：橈骨手根関節（手関節）
　　　　　　　　手根間関節
　　　　　　　　手根中央関節
　　　　　　　　豆状骨関節
2. 中手の関節：手根中手関節（CM関節）
　　　　　　　　中手間関節
3. 手指の関節：中手指節関節（MP関節）
　　　　　　　　指節間関節（IP関節）

橈骨手根関節（手関節）radiocarpal joint（wrist joint）（図4-40, 41）

　橈骨下端の関節面と，それに連続して尺側にあ

る関節円板を関節窩とし，舟状骨，月状骨，三角骨を関節頭とした楕円関節である．

尺骨と手根骨は関節円板により隔てられているので，尺骨はこの関節には参加していない．また，近位手根骨のうち，豆状骨も参加していない．

手関節の関節包は，<u>掌側橈骨手根靱帯</u>，<u>掌側尺骨手根靱帯</u>，<u>背側橈骨手根靱帯</u>で補強されている．さらに，橈骨と尺骨の茎状突起から手根骨の間に，<u>外側手根側副靱帯</u>と<u>内側手根側副靱帯</u>がある．これらは手関節の橈側と尺側を補強している．

【TFCC】三角線維軟骨複合体

TFCC（triangular fibrocartilage complex）は尺骨遠位端と尺側の手根骨の間に存在する構造物で，下橈尺関節および尺骨と手根骨の間を安定化させる働きがある．TFCCは，橈骨手根関節の関節円板と周囲の靱帯などから構成されている．

【橈骨手根関節の動き】

楕円関節であり二軸性で，掌屈（屈曲），背屈（伸展）と橈屈（外転），尺屈（内転）が可能である．また，その複合運動である，分回し運動も行える．

手根間関節 intercarpal joint

手根骨の近位列にある舟状骨，月状骨，三角骨間の関節と遠位列の大菱形骨，小菱形骨，有頭骨，有鉤骨間の関節（図4-40, 41, 42, 43）．

これらの個々の関節は，平面関節である．関節腔は狭いうえ，それぞれの手根骨を結ぶ骨間手根間靱帯，背側手根間靱帯，掌側手根間靱帯によりその動きは著しく制限されている．関節腔は，手根中央関節や手根中手関節の腔とも交通している．

手根中央関節 midcarpal joint（図4-41）

近位手根骨と遠位手根骨の間の関節である．橈側では舟状骨が凸となって大菱形骨，小菱形骨と関節し，尺側では有頭骨と有鉤骨が凸となって舟

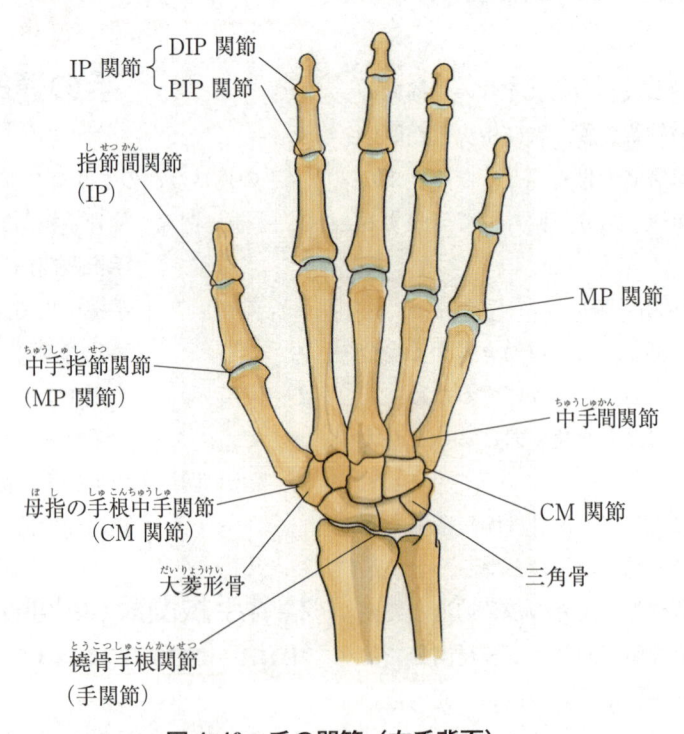

図4-40 手の関節（右手背面）

状骨，月状骨，三角骨と関節している．関節腔は，手根の中央をS字状にうねっている．

注：広い意味で手根間関節といえば，ここで述べた手根間関節と手根中央関節を含む．

【手根間関節と手根中央関節の動き】

手根間関節と手根中央関節は，橈骨手根関節の動きと共同する．これら関節の連動した動きがいわゆる手関節の外見上の動きをなしている．

背屈では，橈骨手根関節が35°，手根中央関節が50°を受け持ち，合計85°の運動が可能である．掌屈では，橈骨手根関節が50°，手根中央関節が35°を受け持つ．1つの手根骨の動きが悪くなっても，著しく手関節の動きが制限される．

豆状骨関節

三角骨と豆状骨との間の平面関節．豆状骨と有鉤骨の鉤を結ぶ豆鉤靱帯，豆状骨と第5中手骨底を結ぶ豆中手靱帯がある．

手根中手関節 carpometacarpal joint (CM関節)

母指の手根中手関節（母指のCM関節）

第1中手骨と大菱形骨との間にある鞍関節．関節包は広くゆるく，他の手根中手関節より独立しており，可動性が大きい（図4-40, 41）．靱帯としては，大菱形骨と第1中手骨底を結ぶ外側，背側および掌側手根中手靱帯がある．

2～5指の手根中手関節

遠位手根骨と第2～5中手骨との関節．第2中手骨が大菱形骨，小菱形骨および有頭骨と，第3中手骨は有頭骨と，第4中手骨は有頭骨および有鉤骨と，そして第5中手骨は有鉤骨と，それぞれ関節している．

関節包は共通で関節腔は互いに交通している．遠位列の手根骨と第2～5中手骨底を結ぶ背側および掌側手根中手靱帯がある．

【母指の手根中手関節の動き】

典型的な鞍関節で，屈曲・伸展，外転・内転ができ，その複合である分回し運動も行える．また，

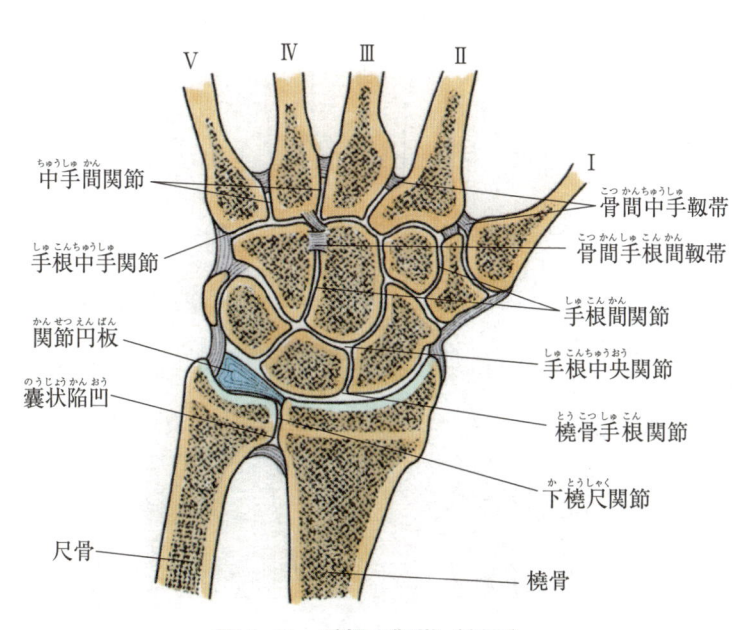

図4-41　手根の靱帯（断面）

対立・復位においても重要な働きをする.

【2～5指の手根中手関節の動き】
　第2～第5指全体として，手指の運動の時，わずかに動く．中でも第5指に対応する手根中手関節は，他に比べてよく動く．

中手間関節 intermetacarpal joint

　第2～5中手骨底の間につくられる平面関節で，関節包，関節腔は手根中手関節と共通である（図4-40，41）．
　第2～5中手骨間を結ぶ骨間中手靱帯がある．

中手指節関節 metacarpophalangeal joint

　略して**MP関節**という．中手骨頭と基節骨底の間の顆状関節である（図4-40）．第1指～5指までそれぞれ独立した関節包，関節腔を持っている．

　側副靱帯　それぞれの関節の両側にある．
　掌側靱帯　関節包の掌側にある．

　深横中手靱帯　第2～5中手骨頭の間にある靱帯で，隣り合う中手骨を結び合わせている．母指にはこの靱帯がないため，第1中手骨はよく動く．

【中手指節関節の動き】
　骨だけで見た場合，この関節は球関節である．しかし，靱帯などにより，回旋はできない．よって，屈曲と伸展，外転と内転，それらの複合運動が行える．
　側副靱帯は屈曲位で緊張して側方への安定性を増す．伸展位ではゆるむため，外転と内転ができる．
　母指のMP関節での運動は屈曲と伸展だけであり，母指の外転と内転（解剖用語ではそれぞれ伸展と屈曲）はCM関節で行われる．

　注：2～5指のMP関節での外転・内転は第3指の中央を通る線から離れる運動が外転で，近づく運動が内転である．したがって，第3指は母指側にも小指側にも外転する．

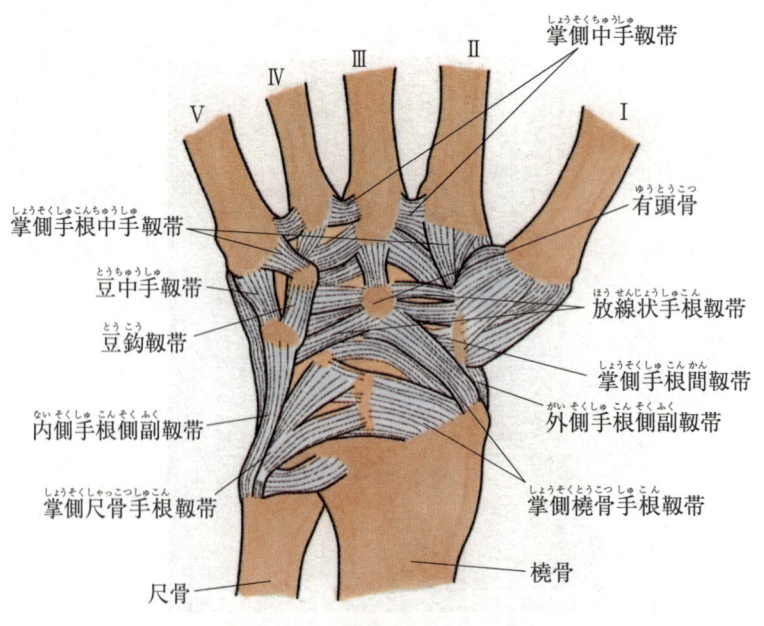

図4-42　手の靱帯（1）（右手掌面）

4 関節と靱帯（各論） *203*

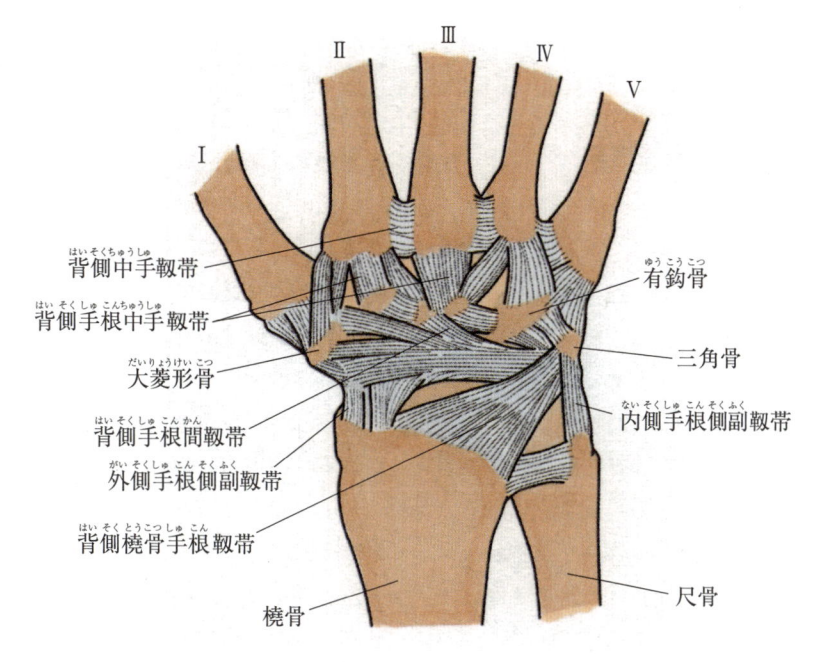

図4-43 手の靱帯（2）（右手背面）

手の指節間関節 interphalangeal joint

　略して **IP 関節**という．各指の指節骨間の関節で，蝶番関節である（図4-44）．母指以外では**近位指節間関節（PIP 関節）**と，**遠位指節間関節（DIP 関節）**に分けられる．

　両側に側副靱帯があり，関節包の掌側には掌側靱帯がある．

【指節間関節の動き】

　蝶番関節で屈曲，伸展のみを行う．側副靱帯はこの関節の側方への安定性を補強している．

　中指，薬指，小指の屈伸軸は斜め方向であり，屈曲すれば橈側に傾く．この運動により，物体の把握をより強力にできる．

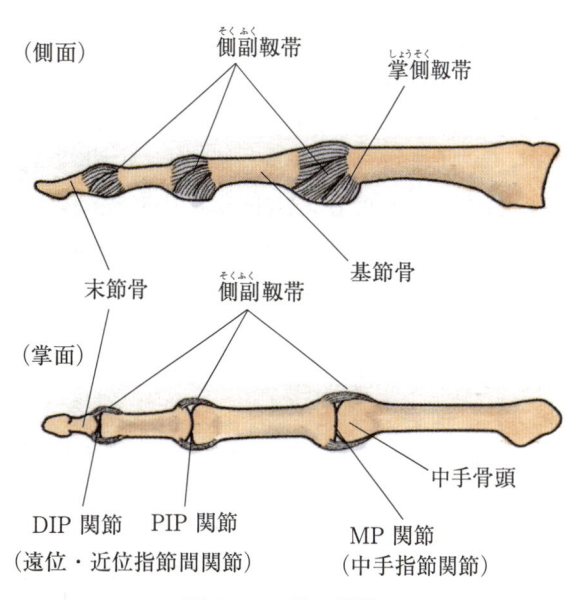

図4-44 指の関節

8 下肢帯の連結

下肢帯と自由下肢との関係は，上肢帯と自由上肢の関係と似ているが，役割が違うため，その構造もかなり異なっている．

上肢では運動しやすい構造であるのが，下肢では安定した構造となっている．たとえば，上肢帯（肩甲帯）は左右別々に独立して動くことができるのに対して，下肢帯（骨盤帯）は別々に動くことができない．下肢の連結は，体重を支持しながら，歩行を中心とした運動が行える構造となっている．

寛骨の連結

成人の寛骨は，腸骨，坐骨および恥骨が癒合してできた骨である．思春期（通常15～16歳）までは腸骨，坐骨，恥骨が軟骨結合により連結され，その後，骨結合により連結されて1つの寛骨となる．寛骨内の靱帯としては，閉鎖膜と鼡径靱帯がある．

閉鎖膜 坐骨と恥骨に囲まれる閉鎖孔に張る靱帯性の膜で，上部に閉鎖神経と閉鎖動静脈を通す閉鎖管が開いている（図4-45）．

鼡径靱帯 inguinal ligament 上前腸骨棘と恥骨結節の間にある靱帯で，外腹斜筋腱膜の下縁となる．この靱帯の下は，腹腔あるいは骨盤腔と大腿前面との交通孔である．外側の筋裂孔と内側の血管裂孔に分けられる．筋裂孔には大腰筋，腸骨筋，外側大腿皮神経，大腿神経が，血管裂孔には大腿動脈，大腿静脈，，（恥骨筋），リンパ管などが通る（図4-45, 46）．

恥骨結合 pubic symphysis

左右の寛骨は，恥骨結合面で連結している（図4-45）．結合面の間に恥骨間円板が存在する線維軟骨結合である．通常は，ほとんど可動性のない結合である．しかし女性では妊娠・出産時期にその結合力がゆるんで，いくらかの動きが見られる．恥骨結合の上方は上恥骨靱帯，下方は恥骨弓靱帯によりそれぞれ補強されている．

仙腸関節 sacro-iliac joint

仙骨の耳状面と腸骨の耳状面がつくる平面関節である．関節面は不規則に凹凸しており，靱帯で

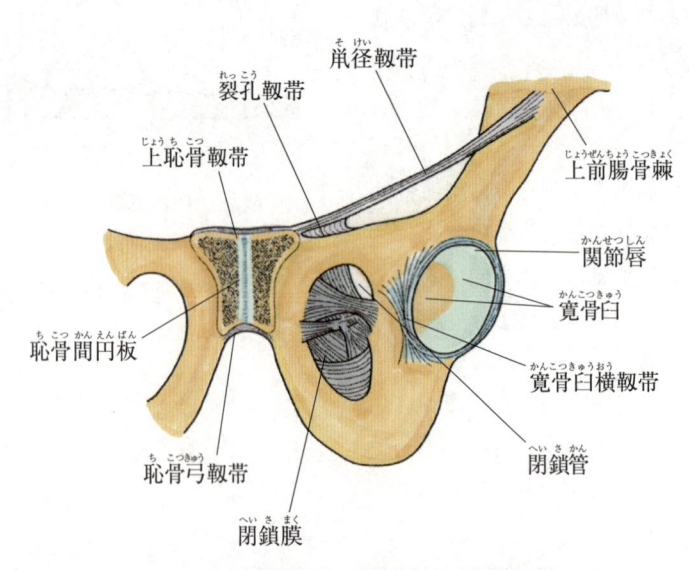

図4-45 恥骨結合（断面）と鼡径靱帯

強固に連結して動きは非常に小さい．
　この関節を経て，脊柱からの加重が下肢に伝えられるので，運動性以上に固定性，安定性が要求される．
　仙腸関節のみを独立して随意的に動かすことはできず，脊柱や股関節の動きに連動した受動的な動きである．
　仙腸関節も恥骨結合と同様，女性ホルモンやリラキシンの働きで，妊娠・出産時期に結合力がゆるむ．
　以下，主な靱帯を列挙する．
　前仙腸靱帯　関節包をその前面より補強している．
　後仙腸靱帯　関節包後面の補強を行う．
　骨間仙腸靱帯　仙骨粗面と腸骨粗面との間の，短く強い靱帯．
　腸腰靱帯　第5腰椎の肋骨突起（横突起）と腸骨稜の間を結合している．
　仙結節靱帯　尾骨および腸骨稜後縁と坐骨結節の間にある．仙骨下部の後方移動を防ぎ，仙腸関節を安定させる（図4-46，47）．
　仙棘靱帯　仙骨，尾骨と坐骨棘の間にある．働きは仙結節靱帯と同じ（図4-46，47）．

【半関節】
　仙腸関節の関節面は不規則で平面ではないが，わずかの滑り運動だけが可能なので平面関節に分類されている．仙腸関節はしばしば半関節であるといわれるが，これは関節の動きからの不動関節，半関節，可動関節の分類によっている．半関節は「わずかに動く関節」の意味である．

【仙腸関節の動き】
　仙腸関節ではわずかの仙骨の前後方向への回旋運動が起こる．この運動軸は仙骨の岬角から垂直に5～10cm下方とされている．この動きは体幹の前屈と後屈に伴う．さらに，腸骨の耳状面に対して仙骨の耳状面が前後方向に滑る運動もある．老齢になれば骨結合し，運動性を失う場合もある．
　種々の原因により，関節が不安定となり，腰痛

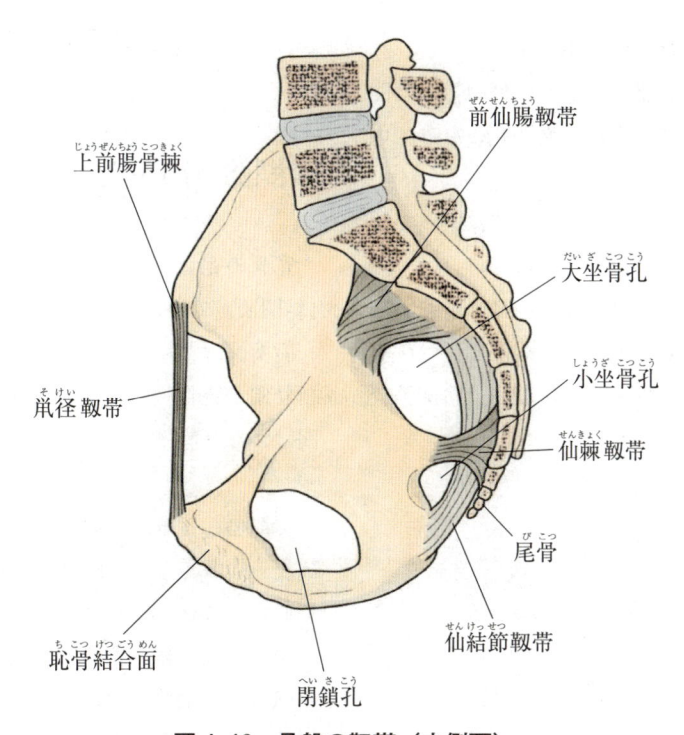

図4-46　骨盤の靱帯（内側面）

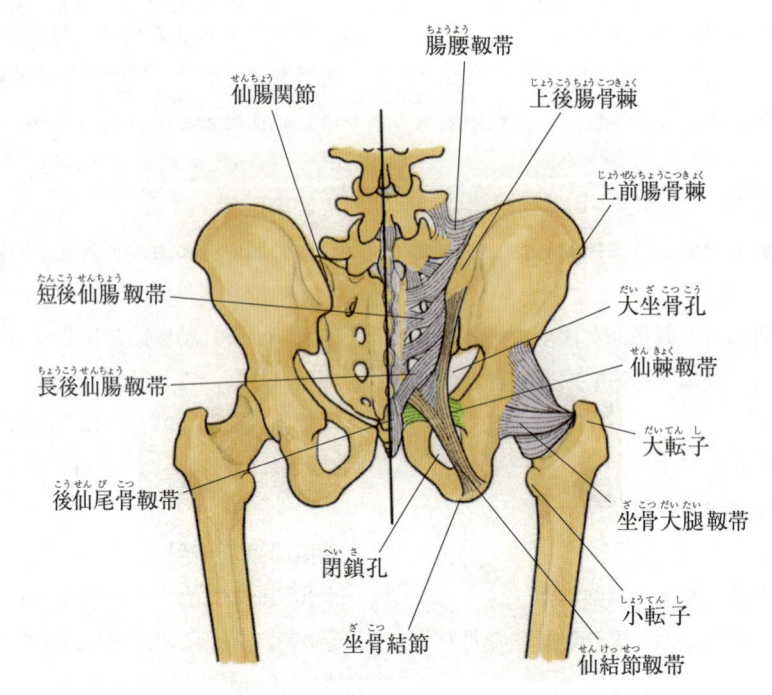

図4-47　骨盤の靱帯（後面）

の原因ともなる．これらから，リハビリテーション医学において，治療対象となる．

【大坐骨孔と小坐骨孔】（図4-46, 47）

大坐骨孔　寛骨の大坐骨切痕と仙棘靱帯とで囲まれたところ．骨盤腔と殿部の交通孔となっている．

大坐骨孔はここを通り抜ける梨状筋によって梨状筋上孔と梨状筋下孔に分けられる．

小坐骨孔　寛骨の小坐骨切痕と仙棘靱帯および仙結節靱帯とで囲まれたところ．殿部と坐骨直腸窩との交通孔となっている．内閉鎖筋，陰部神経，内陰部動静脈が通る．

9 自由下肢の連結

股関節 hip joint（図4-48～51）

寛骨の寛骨臼と大腿骨頭でつくられる臼状関節（球関節）である．

股関節は典型的な球関節（肩関節）に比べ，大腿骨頭が寛骨臼に完全に入るために，その運動範囲はかなり制限される．

関節唇　寛骨臼の周縁にある線維軟骨で，関節窩を一層深くし，大腿骨頭が抜けにくいようにしている．また，関節窩周縁を保護する役割もある．

寛骨臼横靱帯　寛骨臼切痕の上部を横切っている靱帯で，関節唇の続きである．この靱帯の下にできた孔から閉鎖動脈の枝が関節内に入る．

関節包 寛骨臼の周囲から，前面では大腿骨頸を包み，後面では大腿骨頸の上方を包むようにある．大腿骨頸部は滑膜で覆われている．

腸骨大腿靱帯（ビゲロウのY靱帯） 股関節の前方にある非常に強い靱帯．下前腸骨棘から，2部に分かれて転子間線に付着する．股関節の伸展を制限する（図4-48）．

恥骨大腿靱帯 恥骨上枝と，腸骨大腿靱帯の内側付着部の間にある三角形の靱帯．股関節の伸展と外転を制限する（図4-48）．

坐骨大腿靱帯 股関節の関節包の後方を補強する靱帯．股関節伸展を制限する（図4-48）．

輪帯 関節包の深部で，大腿骨頸を取り巻く輪状の靱帯で，大腿骨頭が寛骨臼から抜けないようにしている．

大腿骨頭靱帯 寛骨臼切痕の周囲と，大腿骨頭窩を結ぶ（図4-49）．この靱帯の強さは個体によりさまざまである．屈曲した大腿を内転すると緊張し，外転すると弛緩する．大腿骨頭への細い血管（閉鎖動脈の枝）を入れている．この靱帯は関節包内に存在し，周囲は滑膜に覆われている．

【股関節の運動】

股関節は多軸性関節である．

屈曲と伸展 股関節屈曲とは，大腿を前方に上げる運動である．屈曲の可動域は膝関節の状態によって異なる．膝関節伸展位ではハムストリングスの緊張で，90°まで，膝関節屈曲位では，大腿前面が腹部まで接触する．伸展は靱帯により制限を受けるため，屈曲に比べて明らかに小さい．股関節伸展の可動域も膝関節の状態で変わり，伸展位では20°，屈曲位では大腿直筋の緊張により，約10°となる．

外転と内転 外転は大腿を側方に開く運動．外転の制限は，主に恥骨大腿靱帯の緊張による．

外旋と内旋 直立し，膝関節を屈曲した状態で下腿を内方に向けると大腿は外旋する．外旋は腸骨大腿靱帯，恥骨大腿靱帯によって制限される．内旋は坐骨大腿靱帯によって制限される．

分回し 上記の運動の複合運動である．

【頸体角と前捻角】（図4-50）

頸体角 大腿骨頸部と大腿骨幹部とは約125°の角度を持っている．頸体角は，出生時150〜

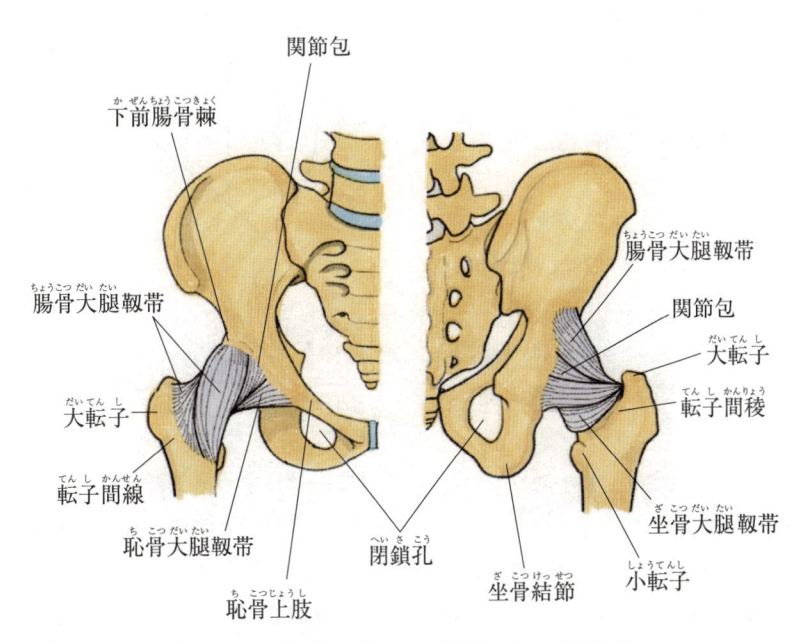

図4-48 股関節（左：右前面，右：右後面）

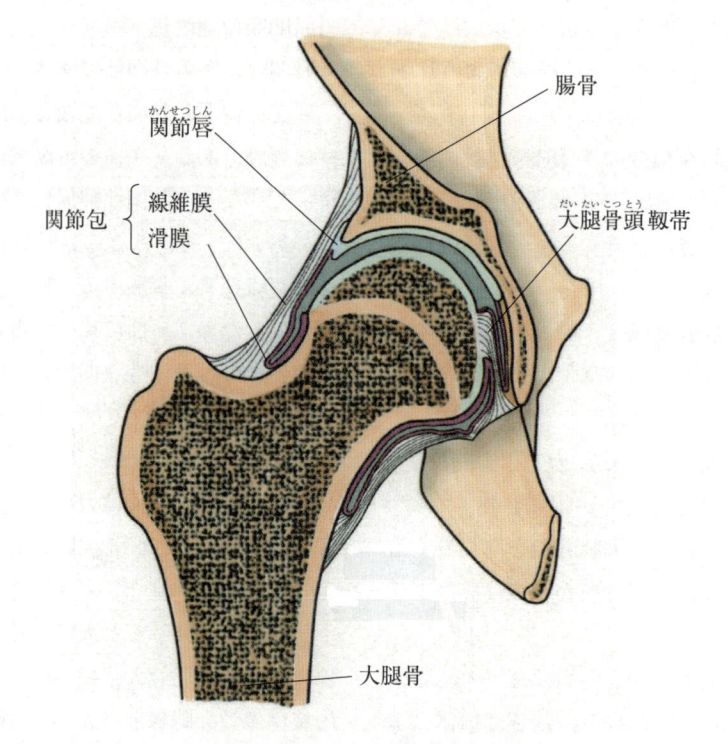

図 4-49　股関節（右前面の断面）

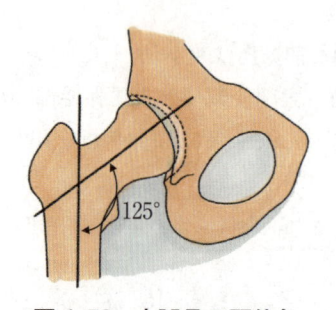

図 4-50　大腿骨の頸体角

160°で，徐々に減少する．頸体角が成人で120°以下なら内反股で，135°以上なら外反股と呼んでいる．

前捻角（ぜんねんかく）　大腿骨頭は外側顆と内側顆を結んだ顆間軸より 10〜15°前方に向いている．

【ヤコビー線（稜上平面）】
　左右の腸骨稜上端を結んだ線．第4腰椎の棘突起が線上に位置する（図1-6）．

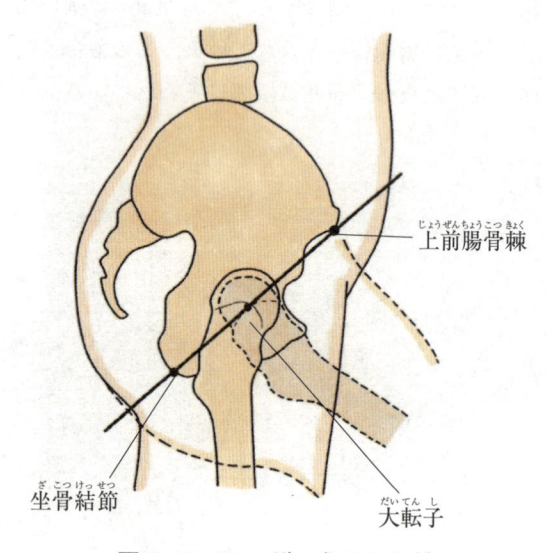

図 4-51　ローザ・ネラトン線

【ローザ・ネラトン線】（図4-51）
　上前腸骨棘と坐骨結節を結ぶ線をいう．股関節を45°屈曲すると，正常では大転子先端がこの線上に位置する．

膝関節 knee joint（図4-52〜59）

大腿骨，脛骨，膝蓋骨との間の関節である．大腿脛骨関節と大腿膝蓋関節からなる．

腓骨は膝関節には参加しないが，膝関節に関わる靱帯や筋の付着部となる点で重要である．

大腿脛骨関節

大腿骨下端と脛骨上端との間の関節．この関節は蝶番関節に分類されることもあるが，大腿骨内側顆と脛骨内側顆，大腿骨外側顆と脛骨外側顆によって作られる2つの顆状関節が複合した双顆関節である．

関節包 大腿骨関節面と脛骨関節面の周縁に付着する関節包は後面と側面を覆うが，前面は膝蓋骨および膝蓋靱帯となっている．腓骨は関節包の外にある．

関節包の膝蓋骨両側は内側および外側広筋の腱膜である内側および外側膝蓋支帯によって補強され（図4-52），後面は斜膝窩靱帯と弓状膝窩靱帯で補強されている（図4-53）．

関節半月 menisci of knee joint（図4-54, 55, 56）

大腿骨外側顆と内側顆，脛骨の外側顆と内側顆の間には線維軟骨の板である関節半月（外側半月と内側半月）がある．半月は脛骨の中央部に向かってC型をしている．

外側半月も内側半月もその周縁は厚く中心部は薄い．

○ **外側半月**：周縁は関節包の線維膜に付着．脛

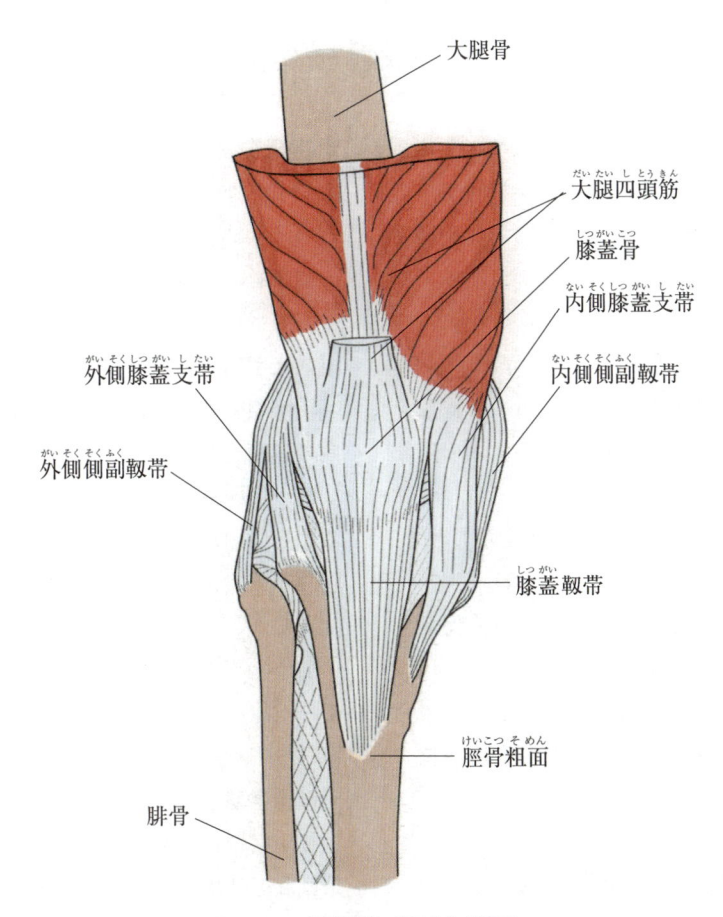

図4-52 膝関節（1）（右前面）

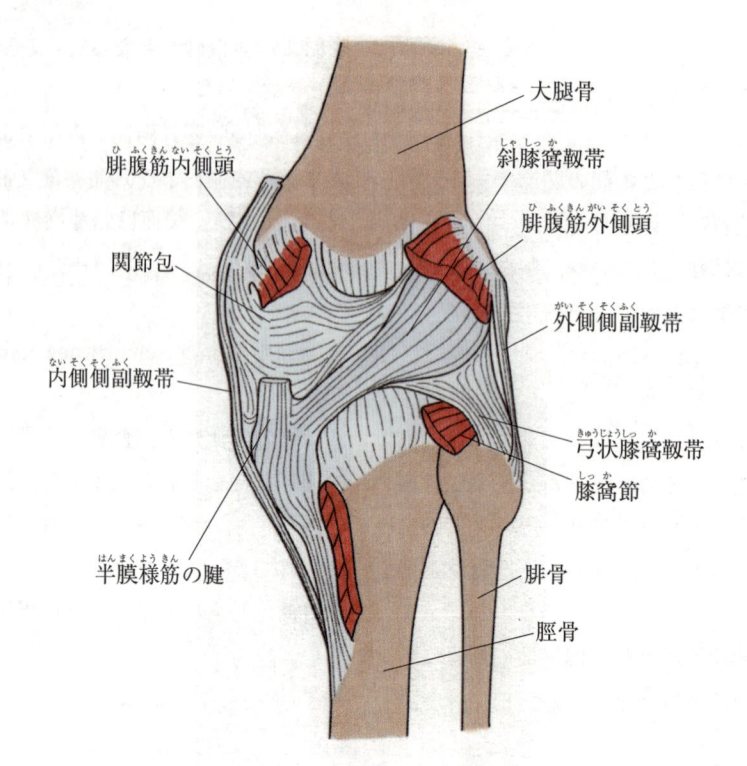

図 4-53　膝関節 (2)(右後面)

骨上面の外側顆間結節に付着.
○ 内側半月：周縁は関節包の線維膜に付着. 脛骨上面の外側顆間結節に付着. 内側側副靱帯に付着.

【関節半月の役割】
① 大腿骨と脛骨の適合性を増す.
② より大きな接触面を得ることによって荷重を分散させるとともに，大腿骨と脛骨間の衝撃を吸収する.
③ 半月板が大腿骨と脛骨の間に介在することで，滑液の層が2重になり，摩擦の軽減に役立つ.
④ 膝関節の可動域を増す. 内側半月は内側側副靱帯にしっかりと付着しており，可動性は少ないが，外側半月は外側側副靱帯とは付着しておらず可動性が大きく，膝関節が屈曲位になると約 12 mm 後退する.

十字靱帯 cruciate ligament（図 4-55, 56, 57）
脛骨の前顆間区から大腿骨外側顆に至るものを**前十字靱帯（ACL）**といい，脛骨の後顆間区から大腿骨内側顆に至るものを**後十字靱帯（PCL）**という. 両靱帯が交差し十字形になるので，2つの靱帯をあわせて膝十字靱帯と呼んでいる.

【前十字靱帯の機能】
　十字靱帯の主な役割は，大腿骨と脛骨の前後方向の過剰な動きを防ぐことである.
　前十字靱帯は脛骨の上で大腿骨が後方に移動するのを防ぐ. また，屈曲するときに脛骨の上で大腿骨が後方に転がるのを制限し，回転する運動に変える.
　前十字靱帯は，膝伸展位で緊張，軽度屈曲でゆるみ，屈曲とともに緊張する.

【後十字靱帯の機能】
　後十字靱帯は前十字靱帯よりも強い. 後十字靱帯は膝を伸展するときに，脛骨の上で大腿骨が前方に転がるのを制限し，回転する運動に変える.

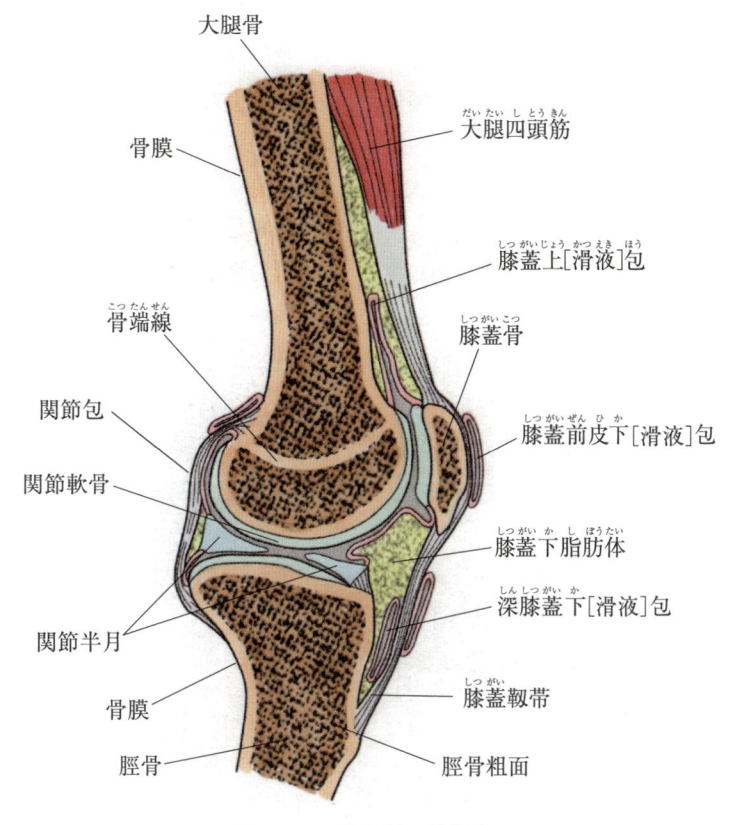

図 4-54　膝関節（断面）
膝関節腔と膝蓋上包は交通している．

また，脛骨の上を大腿骨が前方に移動するのを防ぎ，膝の過伸展を抑える．
　膝伸展位で緊張，軽度屈曲でゆるみ，屈曲とともに緊張する．

　滑膜　滑膜は関節包の内面を覆っているが，前方および後方では線維膜から離れて関節腔内に入り込んでいる．前方ではこれがヒダとなり，それぞれ左右の**翼状ヒダ**と正中部の**膝蓋下滑膜ヒダ**をつくっている．後方のものは十字靱帯の前で反転している．よって両十字靱帯は関節包の滑膜と線維膜の間に存在している．

側副靱帯 collateral ligament（図 4-55）

　内側側副靱帯は，大腿骨内側上顆から，脛骨内側顆と一部は関節包の線維膜の中へ放散し，内側半月に付着する扁平な，幅の広い靱帯である．主な機能は，1) 膝関節の内側にかかる力（外反ストレス）に対する補強，2) 下腿の外旋運動時に緊張し，外旋を制限，3) 膝関節伸展時に緊張し，伸展運動を補助的に制限するなどである．

　外側側副靱帯は，大腿骨外側上顆より腓骨頭に付着する円柱状の靱帯である．この靱帯は外側半月に付着しない．膝窩筋腱は膝関節の関節包の中で，大腿二頭筋腱の一部は関節包の外で脛骨外側顆と外側側副靱帯の間を通っている．外側側副靱帯は膝関節の外側を補強する．

　膝関節には生理的外反があり，内側での負担が大きいことから，内側側副靱帯が大きく強く，さらに鵞足（がそく）を構成する筋によっても補強されている．しかし，膝関節安定に最も重要な筋は大腿四頭筋であり，特に内側および外側広筋下

部が重要である．

膝蓋靱帯 patellar ligament　大腿四頭筋腱の続きで，膝蓋骨の下部から起こり，脛骨粗面に停止する（図 4-52, 54, 55）．

膝蓋支帯 patellar retinaculum（図 4-52）

内側膝蓋支帯　内側広筋の腱よりなる．
外側膝蓋支帯　外側広筋腱と大腿直筋腱の一部によって形成される．

膝蓋支帯は膝蓋靱帯と共に膝蓋骨を保持する．中でも，側方動揺阻止に役立つ．

斜膝窩靱帯 oblique popliteal ligament　半膜様筋腱の下端から起こり，膝関節包の後方を斜め上外方へ向かい，大腿骨の外側顆後面に付着する．関節包の後面を補強する（図 4-53）．

弓状膝窩靱帯　大腿骨外側後面から起こり，膝窩筋腱の上を横切り腓骨頭尖に停止する．関節包後面を補強する（図 4-53）．

膝横靱帯 transverse ligament　内・外側半月の前縁を結んでいる（図 4-55）．

後半月大腿靱帯　外側半月後方から大腿骨内側顆の内面に至る靱帯（図 4-57）．

滑液包　膝関節の周囲には多数の滑液包が認められる．なかでも膝蓋骨の上で大腿四頭筋の腱に覆われている膝蓋上包 suprapatellar bursa は大きく，膝関節腔と交通している．膝蓋上包は大腿骨遠位端上での大腿四頭筋の自由な動きを可能にしている．

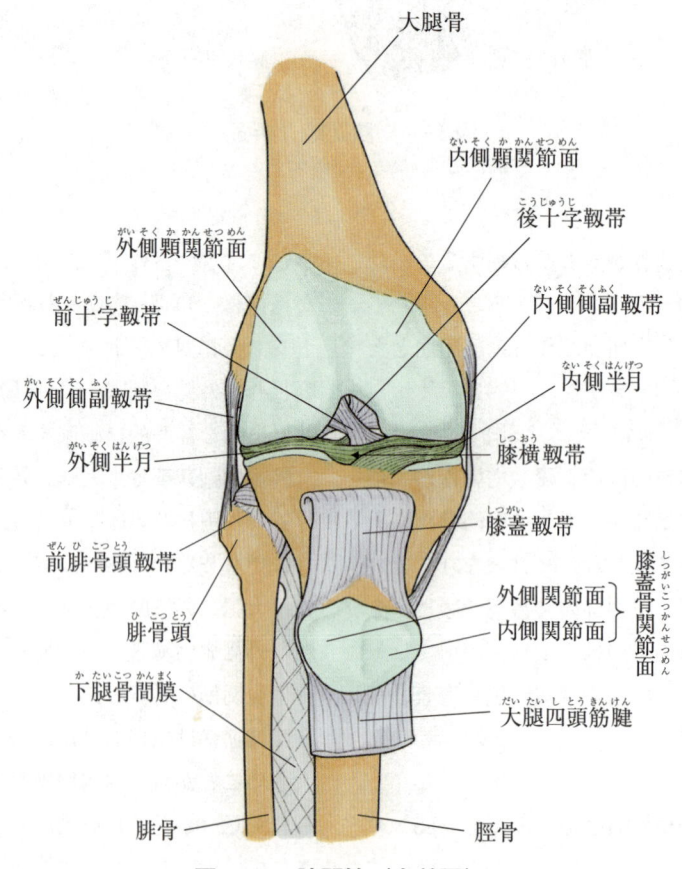

図 4-55　膝関節（右前面）
大腿四頭筋腱を切って，下方へひるがえしてある．

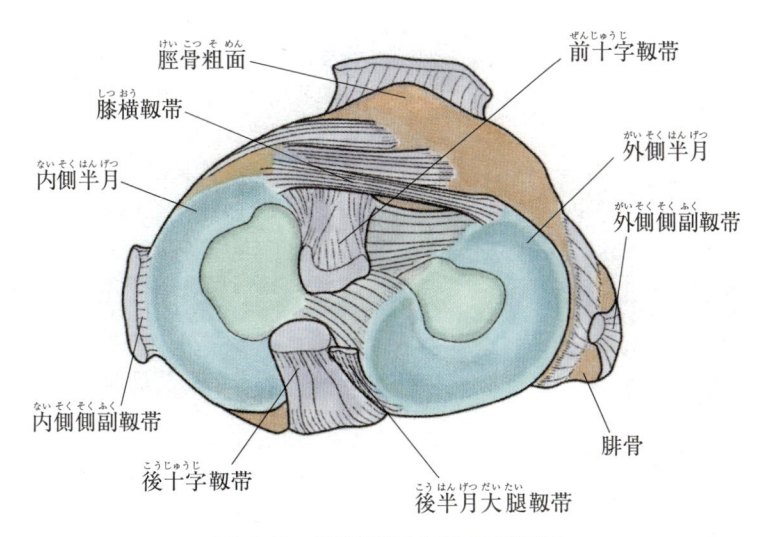

図 4-56　関節半月と膝十字靭帯

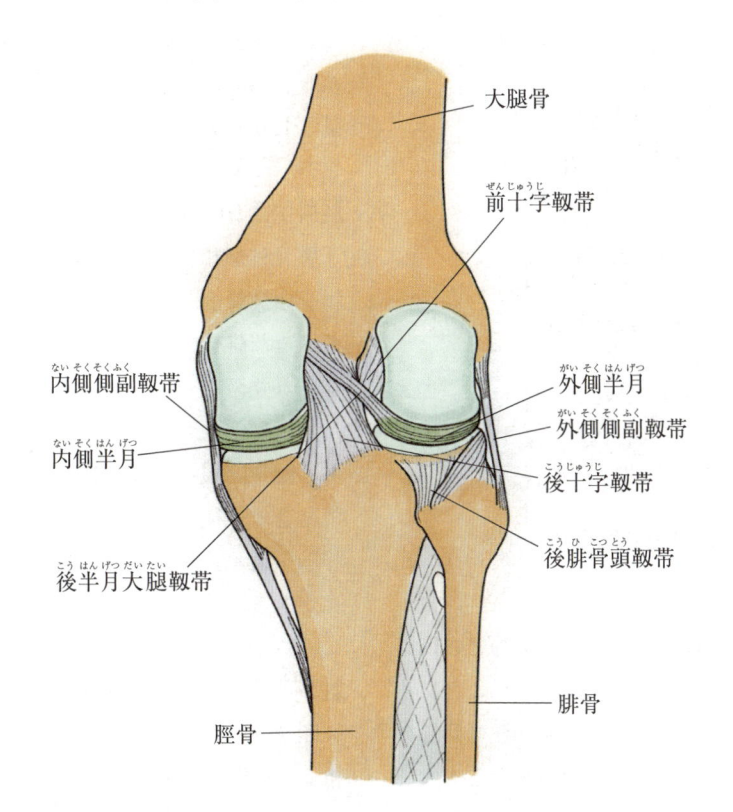

図 4-57　膝関節（右後面）

【大腿脛骨関節の動き】（図 4-58）
　屈曲と伸展が主な運動である．ただし，屈曲位では脛骨の回旋も可能になる．
　この関節の屈伸運動では，特異的な動きが見られる．膝関節を伸展する場合，最終伸展域（膝を伸ばし切る手前）20°あたりで大腿骨が5°程度内旋（あるいは脛骨が外旋）する．この運動は，終末強制回旋運動あるいは"膝をしめる"と呼ばれている．屈曲開始時には膝窩筋の働きで逆の運動が起こる．

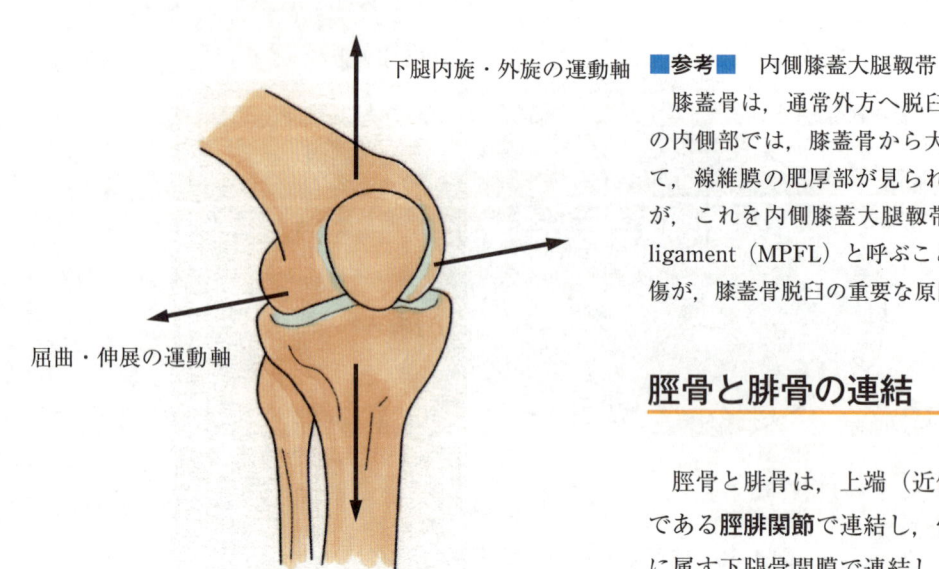

図 4-58　大腿脛骨関節の運動軸

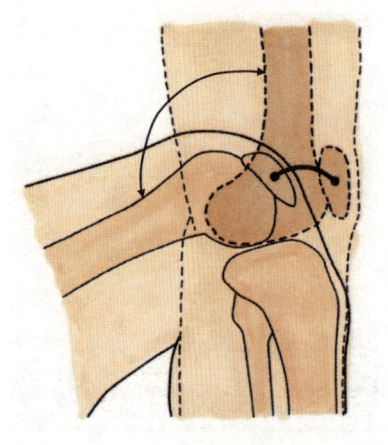

図 4-59　大腿膝蓋関節の動き

大腿膝蓋関節

　大腿骨の膝蓋関節面と膝蓋骨の関節面との間の関節である．膝蓋骨は脛骨と関節しないことに注意すべきである．大腿膝蓋関節は大腿脛骨関節の動きに伴ってのみ動き，関節包や靱帯なども大腿脛骨関節と共有である．

【大腿膝蓋関節の動き】（図 4-59）
　大腿脛骨関節の屈曲に伴って，膝蓋骨は大腿骨の膝蓋関節面の中心溝を滑る．膝蓋骨は膝蓋靱帯により脛骨に固定されているため，脛骨粗面を支点とした前後への振子運動をする．

■参考■　内側膝蓋大腿靱帯

　膝蓋骨は，通常外方へ脱臼する．膝関節の関節包の内側部では，膝蓋骨から大腿骨内側上顆に向かって，線維膜の肥厚部が見られる．解剖学名にはないが，これを内側膝蓋大腿靱帯 medial patellofemoral ligament（MPFL）と呼ぶことがある．この靱帯の損傷が，膝蓋骨脱臼の重要な原因と考えられている．

脛骨と腓骨の連結

　脛骨と腓骨は，上端（近位端）では滑膜性連結である脛腓関節で連結し，骨幹部では線維性連結に属す下腿骨間膜で連結し，下端（遠位端）ではこれも線維性連結に属す脛腓靱帯結合によって連結している．全体にこれらの連結では，わずかな動きしかない．

脛腓関節 tibiofibular joint（上脛腓関節）（図 4-60）

　脛骨外側顆にある腓骨関節面と，腓骨頭にある腓骨頭関節面との間の平面関節である．関節包は，前面で前腓骨頭靱帯に，後面で後腓骨頭靱帯に補強され強靱なものになっている．

　下腿骨間膜　脛骨と腓骨の骨幹部を連結する靱帯結合の一種である．骨間膜の上部には前脛骨動静脈を通す孔があり，下端にも腓骨動静脈を通す孔がある（図 4-60）．

脛腓靱帯結合（下脛腓関節）（図 4-60, 61）

　脛骨の腓骨切痕と腓骨下端の外果関節面上部の粗面との間．前面は前脛腓靱帯で，そして後面は後脛腓靱帯により結合される靱帯結合である．
　腓骨の外果関節面は足根骨の距骨との関節面で，脛骨に対する関節面ではないことに注意する．

【脛骨と腓骨の動き】
　腓骨の上端は膝関節に関与していない．事実，膝関節の動きに伴って，上脛腓関節の動きはない．

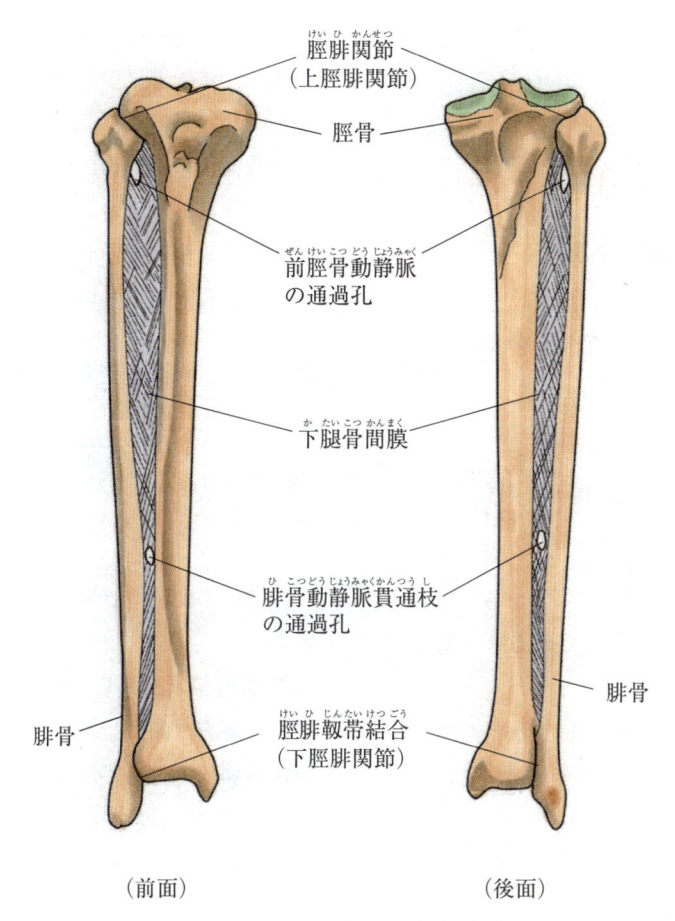

図 4-60 脛骨と腓骨の連結（右）

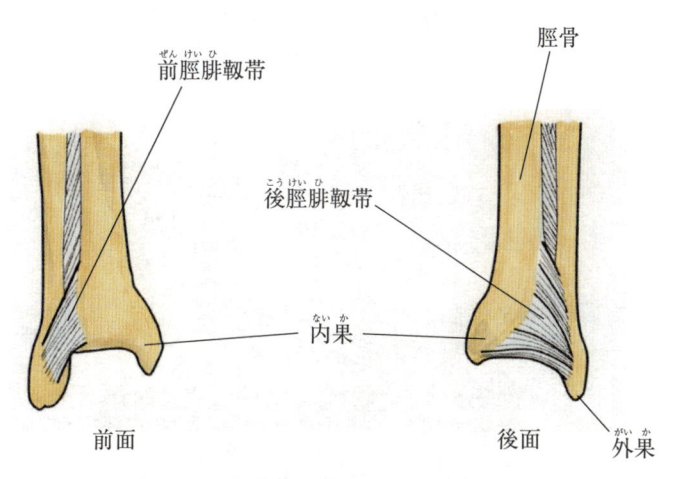

図 4-61 脛腓靱帯結合（下脛腓関節）

しかし，足関節（距腿関節）の動きに伴ってわずかな動きが認められる．距骨の関節面である距骨滑車面の幅は，前方が後方より少し広くなっている．そのため，足関節背屈時に脛腓靱帯結合がゆるむことで，背屈が十分行える．この時に腓骨はごくわずかに外旋しながら上方へ移動し，上脛腓

216　4　関節と靱帯（各論）

関節では上方への腓骨の滑りが起こる．足関節底屈時には逆の動きが生じる．

❿ 足の連結

足の連結には以下のようなものがある．
距腿関節（足関節）
足根間関節：距骨下関節
　　　　　　距踵舟関節 ｜横足根関節
　　　　　　踵立方関節 ｜
　　　　　　楔舟関節
　　　　　　楔立方関節
中足の関節：足根中足関節（足のCM関節）
　　　　　　中足間関節
足趾の関節：中足趾節関節（足のMP関節）
　　　　　　趾節間関節（足のIP関節）

距腿関節（足関節）talocrural (ankle) joint

脛骨と腓骨が作る関節窩（足関節天蓋）に距骨がはまり込んでできる蝶番関節（ラセン関節）である．

脛骨下端関節面と内果関節面が距骨の滑車と内果面に，腓骨外果関節面が距骨の外果面と関節する．

距骨滑車には前後に走る浅い溝があり，脛骨の下関節面にはそれに対応する隆起があって，運動の方向を規制している．距骨は，下腿から垂直に加えられた力を水平に置かれた足に伝達する．

■参考■　下横脛腓靱帯
　後脛腓靱帯の下端は脛骨の下端と内果を外果と結んでおり，この部分を特に下横脛腓靱帯という．脛骨と腓骨が作る関節窩の後部を，この靱帯がさらに深くしている．

足関節の関節包は多数の靱帯により補強されている．

内側靱帯（三角靱帯）　（図4-62，63）脛骨内果から下方へ向かって三角形に放散する．この付着する部位によって，前脛距部（距骨の前部に着く），脛舟部（舟状骨に着く），脛踵部（踵骨の載距突起に着く），後脛距部（距骨の後部に着く）に分けられる．関節包の内側を補強する（図3-75，76）．

外側靱帯　腓骨から3つの分れた靱帯からなる（図4-63，64）．

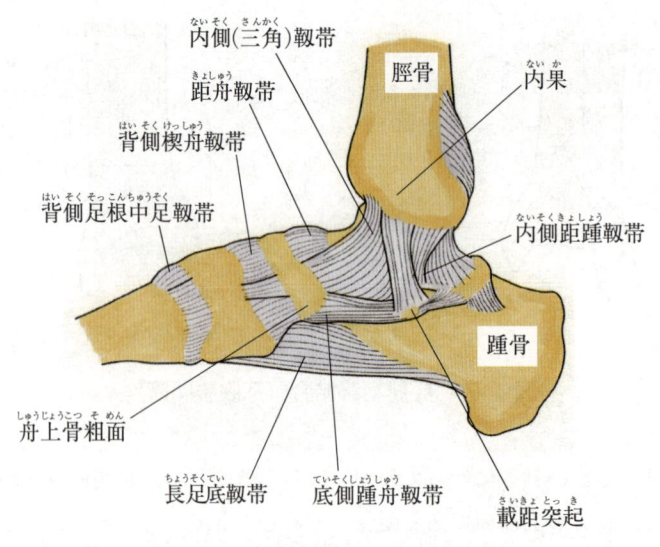

図4-62　足部の靱帯（右内側面）

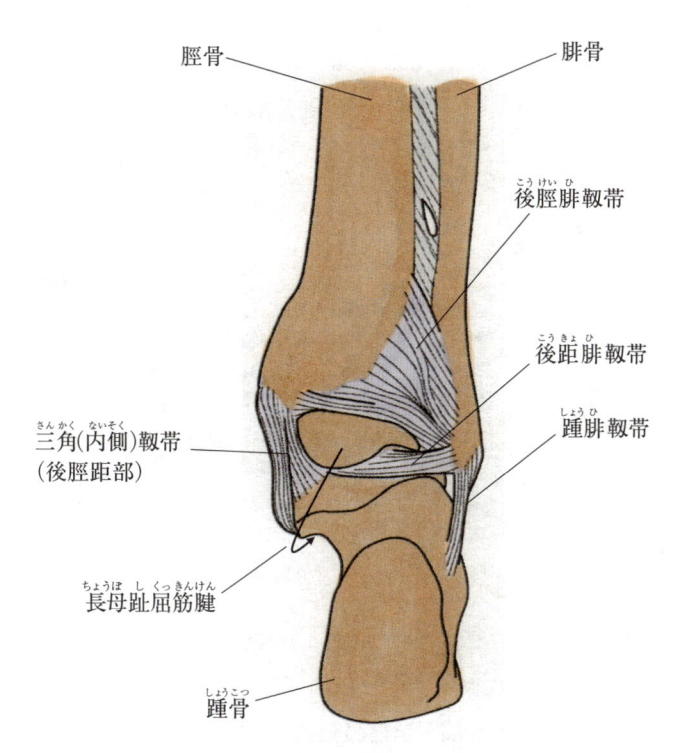

図4-63 足部の靱帯（右後面）

前距腓靱帯 外果から距骨頸の外側へ張る．関節包の外側を補強する．

後距腓靱帯 外果窩から距骨後部の外側結節に張る．関節包の後部を補強する．

踵腓靱帯 外果から踵骨の外側面に張る（図4-63，64）．

【距腿関節の動き】

蝶番関節で，背屈と底屈が可能である．ただし，距骨滑車関節面は，前部が後部より広くなっているため，脛腓靱帯結合の動きを伴う（【脛骨と腓骨の動き】参照）．

背屈位では距骨滑車の幅の広い部分が関節窩としっかり接するので，内転・外転はできないが，底屈位ではゆるむのでわずかの内転・外転ができる．

距腿関節以外の，足の中にある関節で重要なのは，距骨下関節と横足根関節（踵立方関節と距舟関節）である．足の「内がえし」と「内がえし」はこれらの関節で行われる．

他の足根間関節や足根中足関節および中足間関節は，靱帯によって強固に結合されており，動きは小さい．

足では屈曲と伸展が中足趾節関節と趾節間関節でできる．

距骨下関節 subtalar joint（図4-65）

距骨と踵骨の関節面は前後に2つあるが，後ろのものを距骨下関節という．前のものは距踵舟関節に属す．関節包は薄く，内・外距踵靱帯および骨間距踵靱帯によって補強されている．骨間距踵靱帯は足根洞内にある．

注：臨床的には距骨と踵骨の前後2つの関節を合わせて距骨下関節という．機能的には2つの関節は同時に働くが，関節包は離れている．

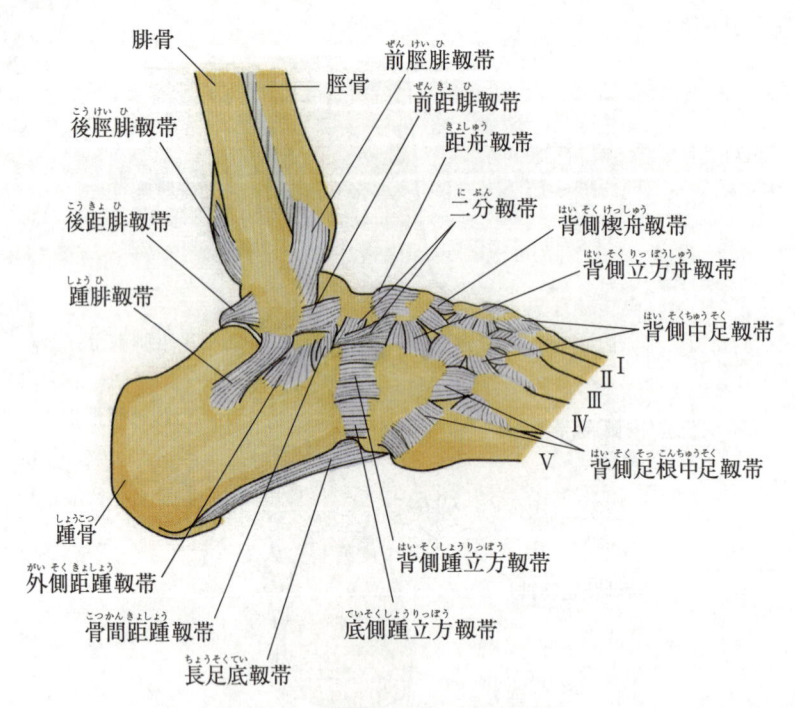

図 4-64　足部の靱帯（右外側面）

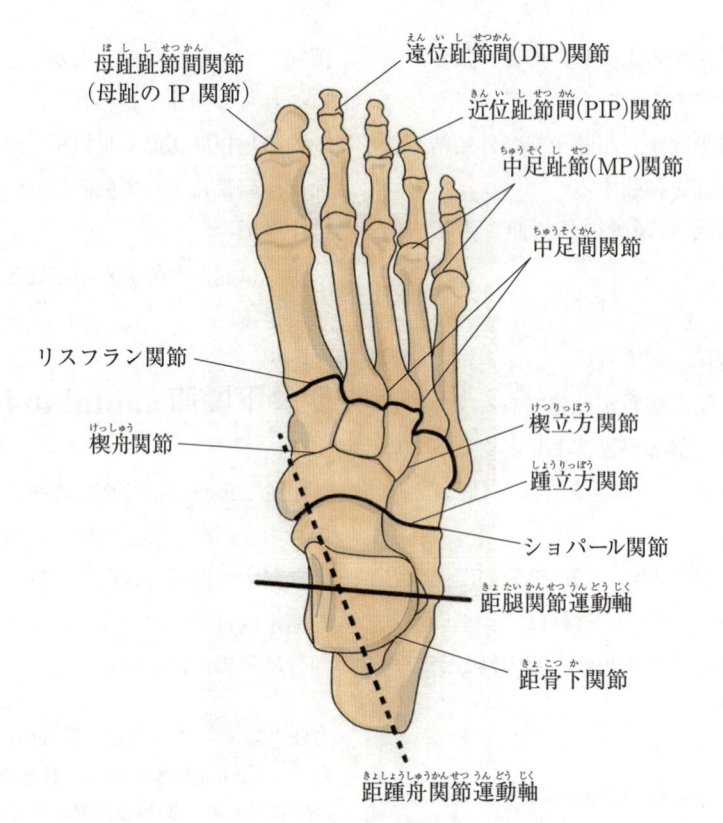

図 4-65　足の関節

【足根洞】

　踵骨の上面にある中と後距骨関節面の間には踵骨溝がある．この溝は踵骨の上にある距骨下面の距骨溝と合わさって足根洞を作る．足根洞の外側で距骨下関節が触れられる．

距踵舟関節 talocalcaneonavicular joint

　距骨，踵骨および舟状骨の間にできる関節で，距骨と舟状骨の関節（距舟関節）および踵骨と舟状骨の関節（踵舟関節）を合わせたものである．
　この関節の背面は距舟靱帯，足底は底足踵舟靱帯，外側は二分靱帯で結合されている．

【距骨下関節と距踵舟関節の動き】

　1．下肢に加重をかけない場合（足を地面から離した場合），滑り運動と回旋運動が距骨下関節と距踵舟関節で行える．
　踵骨を内側に回旋させると足の内側を上げ，外側を下げる運動，すなわち「内がえし」と呼ばれる運動となる．これは主に距骨下関節で行われる．運動軸は図4-65に示したように，踵骨の後ろから距骨に向かって斜め内上方に向かう．
　距骨に対する踵骨の動きは横足根関節の動きを伴う．内がえしの時には，距骨に対して舟状骨が回旋し，立方骨は足底に向かって動く．
　内がえし運動を最大に行うと，底屈を伴う．反対に外がえしの場合は，背屈を伴う．
　2．足を地面に付けて，加重がかかっているときには，遠位列の足根骨と中足骨は距骨に対して回内・回外する．回外は足の内側と母指が足底側に回旋する運動で，回内はその反対である．

　注：回内・回外運動は内がえし・外がえし運動の一部である．

■参考■　跳躍関節
　距骨下関節と距踵舟関節はいつも一緒に作用するため，両関節を合わせて下跳躍関節という．この場合，距腿関節は上跳躍関節と呼ばれる．

踵立方関節 calcaneocuboid joint

　踵骨と立方骨との間の鞍関節である（図4-65）．関節腔は独立しており，二分靱帯，長足底靱帯，底側踵立方靱帯などで補強されている（図4-64）．
　二分靱帯　Y字型をした強い靱帯．踵骨の上面から2つに分れて，立方骨と舟状骨に着く（図4-64）．
　長足底靱帯　踵骨の底面から深部では立方骨に浅部では第2から4の中足骨に着いている．浅部と深部の間を長腓骨筋の腱が通過する．この靱帯は，足の外側縦足弓を保つ最も強大な構造物である．
　底側踵立方靱帯（短足底靱帯）　長足底靱帯よりも深いところにある短い靱帯で，これも足の外側縦足弓を支持する．

楔舟関節 cuneonavicular joint（図4-65）

　舟状骨と内側，中間，外側楔状骨との間の平面関節．各々の楔状骨間の関節は楔間関節と呼ばれる．

立方舟関節 cuboideonavicular joint（図4-66）

　立方骨と舟状骨の関節で，通常は線維性の連結であるが，平面関節を作ることもある．

楔立方関節 cuneocuboid joint（図4-65, 66）

　外側楔状骨と立方骨の間の平面関節である．

【楔舟関節・立方舟関節・楔立方関節・楔間関節の動き】

　足の回内と回外に伴うわずかの動きができるだけである．

【踵骨と舟状骨を結合する靱帯】

踵骨と舟状骨の間には骨と骨との直接の関節面はない．しかし，2つの骨は靱帯によって強固に結合されていて，底足踵舟靱帯の上面は線維軟骨で覆われており，これが関節面となっている．

底足踵舟靱帯（ばね靱帯 spring ligament）（図4-67）踵骨の載距突起と舟状骨を結ぶ強い靱帯．足の内側縦足弓を支持する．ばね靱帯と呼ばれるが，弾力性を持っているわけではない．

■参考■ 横足根関節

踵立方関節と距舟関節は足根の中央部を横切るように並んでいるため，横足根関節と呼ばれる．この関節はまたショパール関節ともいう．

足根中足関節 tarsometatarsal joint （図4-65）

足のCM関節で，リスフラン関節とも呼ばれる．足根骨遠位列と中足骨との間の平面関節である．

内側楔状骨と第1中足骨の間の関節包だけは独

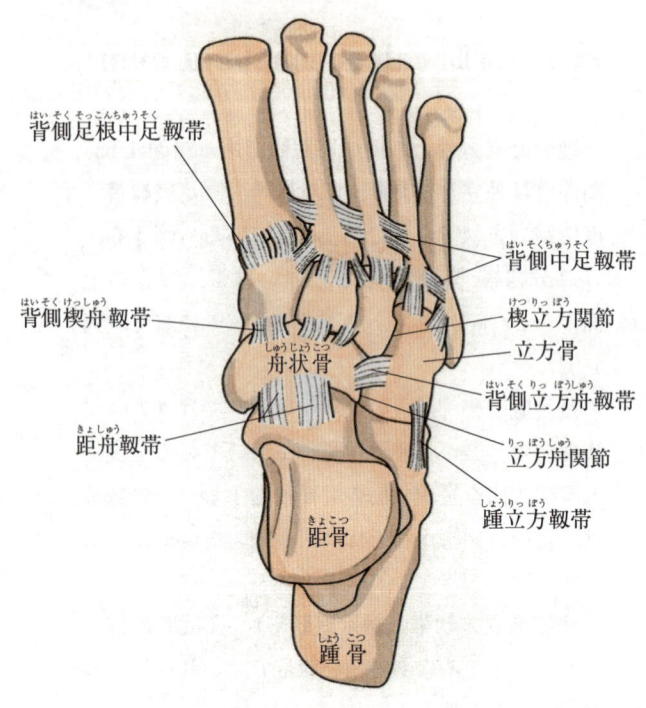

図4-66 足の靱帯（右上面）

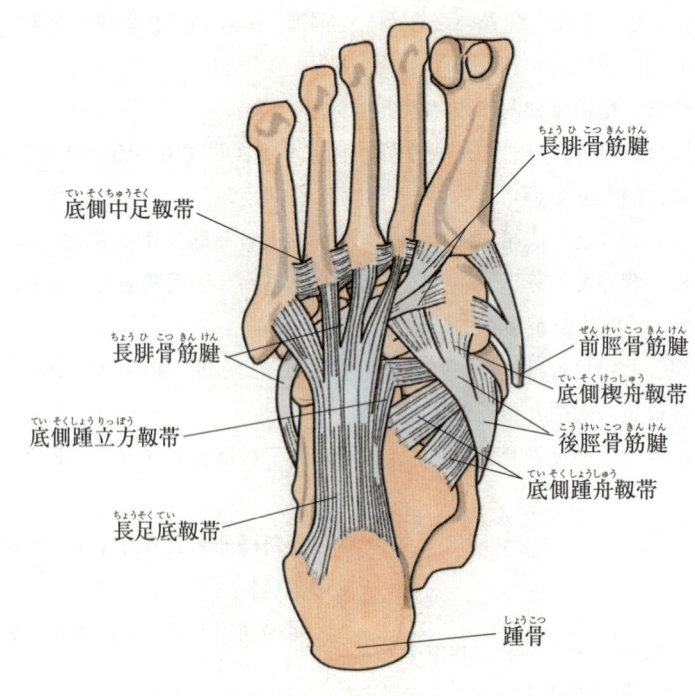

図4-67 足底の靱帯（右）

立している．背側および底足の足根中足靱帯と骨間楔中足靱帯で結合されている．

足根中足関節の動きは屈曲・伸展と回旋運動が可能な，内側楔状骨と第1中足骨の間を除いて非常に小さい．

中足間関節 intermetatarsal joint（図4-65）

隣接する第1～5中足骨底の間にある平面関節で，動きは小さい．

第1中足骨を含め，それぞれの中足骨頭の間は，4つの非常に強い**深横中足靱帯**で結ばれている．

中足指節関節 metatarsophalangeal joint

足の**MP関節**．第1～5中足骨と各趾骨との間の顆状関節．関節包はゆるいが，伸筋腱膜や側副靱帯，底側の靱帯などにより補強されている．

基本的には手の中手指節関節と同じで，屈曲・伸展と母指のMP関節を除いて，外転と内転が可能であるが，可動域は異なる（p.11～14の表1-1を参照）．特に外転と内転はわずかである．

手のMP関節の外転・内転は第3指を通る軸を中心とするが，足では第2趾を軸とすることに注意する．

趾節間関節 interphalangeal joint（図4-65）

足のIP関節．足趾の各趾節骨間の蝶番関節である．基節骨と中節骨との間の関節を近位趾節関節（PIP関節）といい，中節骨と末節骨との間の関節を遠位趾節関節（DIP関節）という．

母趾は基節骨と末節骨だけであるので，母趾趾節間関節（母趾のIP関節）という．

靱帯は，両側面に側副靱帯が存在し，運動は屈曲と伸展のみである．

【足弓】plantar arch

足には瞬間的に非常に大きな加重がかかる．また足底は凸凹のある地面に対して適当な荷重配分を行い，安定して身体を支持しなければならない．足は靱帯で結合された多くの骨で構成されているので，うまく形を変えて，衝撃を吸収している．

さらに足底には足根骨と中足骨とで作られる3種類の足弓（アーチ）がみられ，これらによって，足は扁平な板状から，弾力のある板へと変化している．これらのアーチは骨の配列，靱帯，筋で形成・支持されている．

内側縦足弓 medial longitudinal arch（図4-68）

足底内側は，踵（かかと）から第1中足骨頭まで，地面に接していない．ここに高いアーチ（いわゆる，つちふまず）が作られている．アーチを作るのは踵骨，距骨，舟状骨，3個の楔状骨および第1～3中足骨である．アーチの頂上は距骨頭である．

内側縦足弓の支持には，底側踵舟靱帯や足底腱膜，後脛骨筋，前脛骨筋，長腓骨筋，長母趾屈筋，長趾屈筋および多くの足底の短い筋が働いて

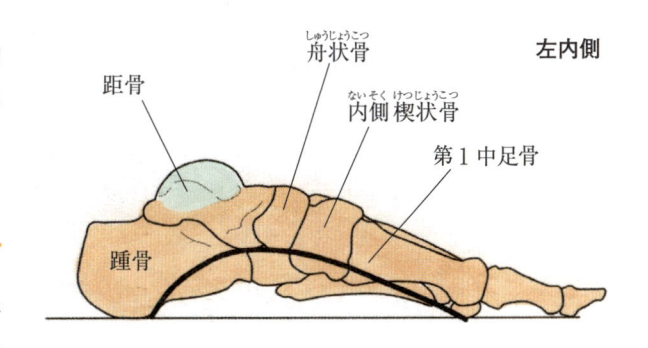

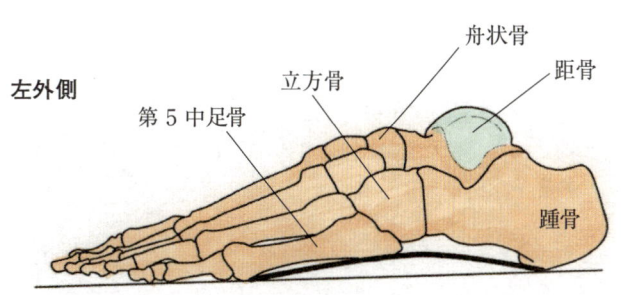

図4-68 縦足弓（上：内側縦足弓，下：外側縦足弓）

外側縦足弓 lateral longitudinal arch（図 4-68）

足底外側の低いアーチで，踵骨，立方骨，第 4，5 中足骨からなる．頂上は踵立方関節のあたりである．

外側縦足弓の支持には，長足底靱帯，底足踵立方靱帯（短足底靱帯）などの靱帯と共に，長腓骨筋や小趾にいく足底の筋が働いている．

横足弓 transverse arch（図 4-69）

遠位列足根骨（3 つの楔状骨と立方骨）と 5 つの中足骨により形成される横方向のアーチ．

横足弓を支持するのは，深横中足靱帯や足底の靱帯，腓骨筋や後脛骨筋である．

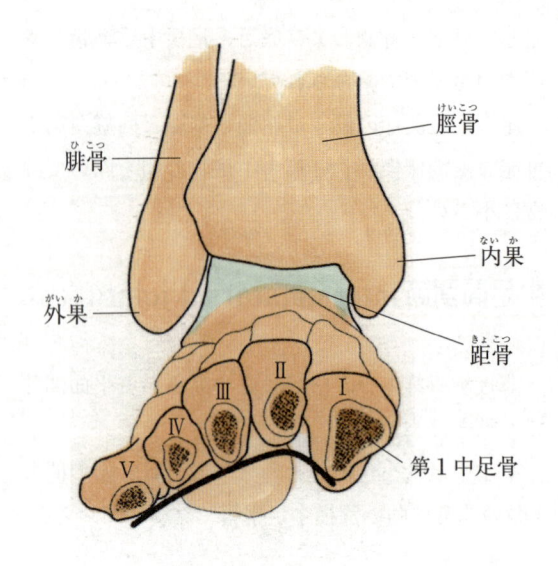

図 4-69　横足弓（右）

第5章

筋系（各論）

무용
(민중 가극)

1 頭部の筋

頭部の筋は顔の筋と咀嚼筋に分けられる．

顔の筋（図5-1）

○ 顔の筋は表情筋と呼ばれる．
○ ほとんどの顔の筋は骨や筋膜から起こり，顔面の皮膚に付着する皮筋である．
○ 顔の筋は口，目，鼻，耳の周囲にあり，収縮することにより皮膚を動かし顔の表情を変える．
○ すべての表情筋は，**顔面神経**（第7脳神経）により支配される．

【皮筋】 skin muscle

通常，骨に付着を持つ骨格筋は，深筋膜に包まれている．しかし，頭頸部では，皮下組織の中に骨格筋が存在する．これらの筋は皮膚に付着を持ち，収縮すると皮膚を張ったり，シワを作ったりすることで表情を変える働きを持つ．皮筋は頭頸部だけではなく，上肢にも見られる（短掌筋）．

頭蓋表筋

頭蓋冠を覆う筋で後頭前頭筋と側頭頭頂筋がある．

後頭前頭筋 occipitofrontalis　額の部分にある前頭筋 frontalis と後頭部にある後頭筋 occipitalis および両者を結ぶ中間腱である帽状腱膜とからなる．前頭筋は，驚いたときに眉を上げたり，不機嫌なときに額に横じわをよせる．

側頭頭頂筋 temporoparietalis　前頭筋と耳介との間に見られる筋．

口角下制筋 depressor anguli oris

口角（口の両側）を下げる．

大頬骨筋 zygomaticus major

頬骨から口角にひろがり，笑うときに口角を上外側に引き上げる．

上唇挙筋 levator anguli oris

眼窩下縁から上唇の皮膚に着く．上唇を引き上げる．少数の人々は，チンパンジーがするように，この筋を使って上唇を反転させることができる．

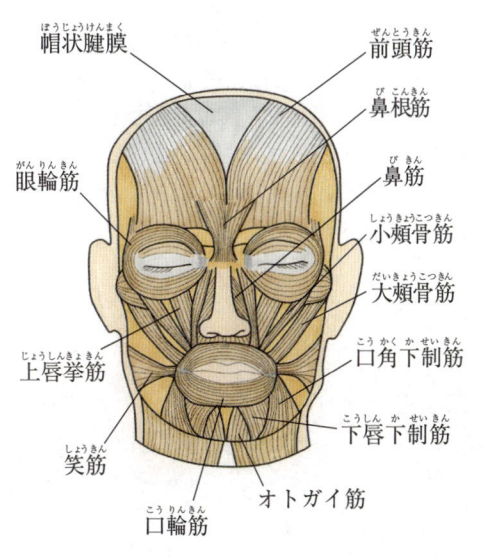

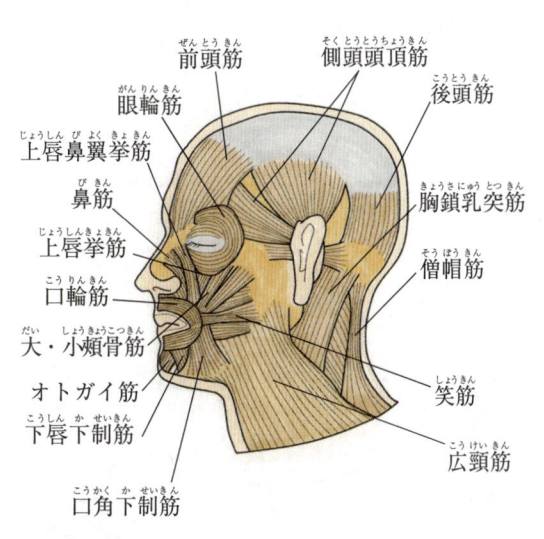

図5-1 頭部の筋

口輪筋 orbicularis oris

口を閉じる働きをする括約筋．その筋線維は口裂を取り囲む．口を閉じたり，口唇をすぼめたりして発音や咀嚼のときに重要な役割を果たす．

■参考■ 口輪筋

特に両唇音（(p)，(b)，(m)，(w)）に関係する．

頬筋 buccinator（図5-2）

咀嚼時に，歯に対して頬を圧縮することを補助する薄い扁平な筋である．これは，歯のかみ合わせ面に食物を押し込む．また臼歯へ頬を押しつけることにより，吸うときにも使われる．頬筋はトランペット奏者がトランペットを吹くときに使われるのでその名前がある（buccinatorはラテン語でラッパ演奏者の意味である）．

眼輪筋 orbicularis oculi

眼の括約筋であり，収縮すると目を閉じる．眼輪筋がすべて収縮すると眼は強く閉じられて，まわりの皮膚にしわができる．

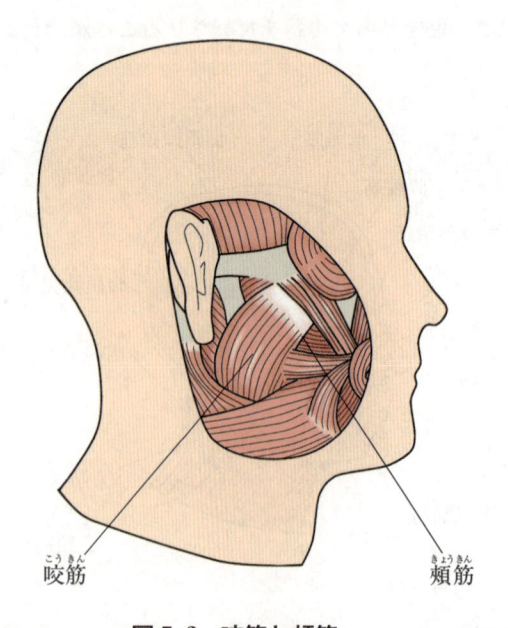

鼻根筋 procerus

後頭前頭筋に続く小さな薄い筋で，鼻根部の皮膚に停止する．眉を下方内側部に引き，鼻背の上部に横しわをつくる．まぶしい太陽光線を防ぐときに働く．

鼻筋 nasalis

鼻筋は，横部と鼻翼部とからなる．横部は，外鼻孔を圧縮する．鼻翼部は，外鼻孔を広げる．

笑筋 risorius

大きさは様々であり，名称とは違って，笑う表情とは関係がない．

【表情筋の特徴】

表情筋は横紋筋であり，骨格筋と同じ構造を持っているが，いくつかの特徴がある．
① 眼輪筋を除いて，筋紡錘がない．
② 1つの運動ニューロンが支配する筋線維の数は非常に少ない．
③ 支配神経が障害を受けても，変性しにくい．
④ 錐体路による意識的な運動に加え，錐体外路を使った感情による運動が生じる．

■参考■ 喜怒哀楽（図5-3）

ヒトは表情筋を使って，喜び，怒り，悲しみ，楽しさなど，心の状態を顔に表す．他にも不平や不満，満足，恐怖，傷みなどを表現することができる．いつも心に不平や不満などを抱いていると，その表情が常に顔に現れ，次第にいわゆる顔立ちまで変化するようになる．

図5-2 咬筋と頬筋

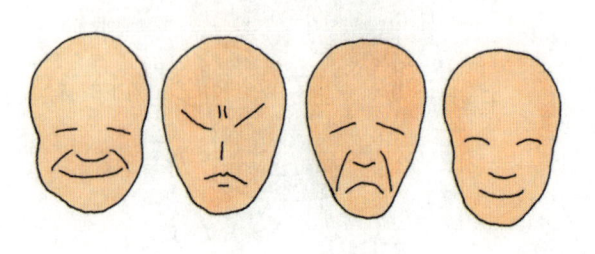

図5-3 喜怒哀楽

咀嚼筋

○ 咀嚼筋は頭蓋骨から起こって，下顎骨に付着する筋で，側頭下顎関節（顎関節）を運動させる．
○ すべて三叉神経第3枝である**下顎神経**の枝で支配される．

側頭筋 temporalis（図5-4）

広い扇状の筋で，側頭部を覆う強力な咀嚼筋である．
【起始】側頭窩および側頭筋膜
【停止】下顎骨の筋突起
【神経】下顎神経（の枝の深側頭神経）
【作用】下顎骨を引き上げ，口を閉じる．また，後側の筋は下顎骨を後退させる．
【触知】側頭骨外側面から前下方に向かい，頬骨弓の深部を通り，下顎骨の筋突起にいたる．停止部付近は，頬骨弓と咬筋に覆われるため，触知困難である．こめかみ部では歯を食いしばったり弛緩させたりして容易に確認できる．

咬筋 masseter（図5-4）

四角形の筋で，下顎骨の下顎枝と筋突起の外側部を覆う．

【起始】頬骨弓（下縁および内面）
【停止】下顎骨の下顎枝（外側面），咬筋粗面
【神経】下顎神経（の枝の咬筋神経）
【作用】下顎骨を引き上げ，歯をくいしばり，下顎骨の前方への突出を補助する．

外側翼突筋 pterygoideus lateralis（図5-5）

短くて厚い筋で，2つの起始を持っている．
【起始】
　上頭：蝶形骨大翼（側頭下面）
　下頭：蝶形骨翼状突起（外側板の外面）
【停止】下顎骨の頸，顎関節の関節円板
【神経】下顎神経（の枝の外側翼突筋神経）
【作用】両側共に働いて，下顎骨を前に引き，顎を下げる．交互に働いて，下顎骨を左右に動かす．

内側翼突筋 pterygoideus medialis（図5-6）

下顎骨の下顎枝の深部に位置する．
【起始】浅頭：翼状突起外側板（外側面）
　　　　深頭：翼状突起外側板（内側面）
【停止】下顎角内側面（翼突筋粗面）
【神経】下顎神経（の枝の内側翼突筋神経）
【作用】下顎骨を引き上げたり，突出したりの補助をする．一方だけ働くと反対側に顎を引く．筋が交互に働くと，かみ砕く働きをする．

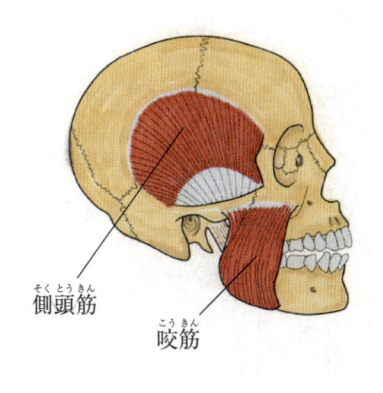

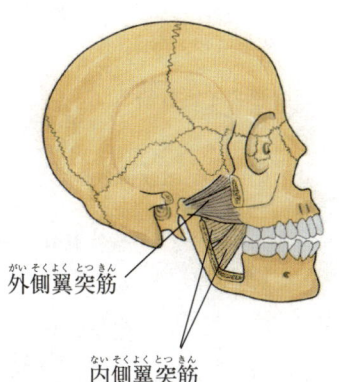

図5-4　咀嚼筋

2 舌・口蓋・咽頭・喉頭の筋

これらの筋は咀嚼，嚥下，発声に関係する．

舌の筋

- 舌は正中部にあって，舌骨から起こる線維性中隔（舌中隔）で左右に分けられている．
- それぞれの半分には，舌の外から入ってくる4つの外舌筋と筋全体が舌の中にある4つの内舌筋がある．
- 舌の筋は口蓋舌筋を除き，第12脳神経である舌下神経で支配されている．

内舌筋（図5-5）

舌中隔で分けられた左右にそれぞれの内舌筋がある．舌中隔は強い腱膜で，舌体と舌尖では粘膜下の舌腱膜に続く．舌腱膜は舌の筋と強く付着している．

上縦舌筋 superior longitudinal
舌根の上部から起こり，舌の先端（舌尖）に付着する．舌の粘膜のすぐ下にある．

下縦舌筋 inferior longitudinal
舌根の下部から起こり，舌尖に付着する．

横舌筋 transverse lingual
舌中隔から起こり，舌の背部と外側に付着する．

垂直舌筋 vertical lingual
舌の背部から起こり，舌の下部に付着する．

【内舌筋の作用】
内舌筋は舌の形を変える．上・下縦舌筋は舌を短くする．上縦舌筋は舌尖を持ち上げる．下縦舌筋は舌尖を下に向ける．横舌筋は舌を細く伸ばす．垂直舌筋は舌を平べったくする．

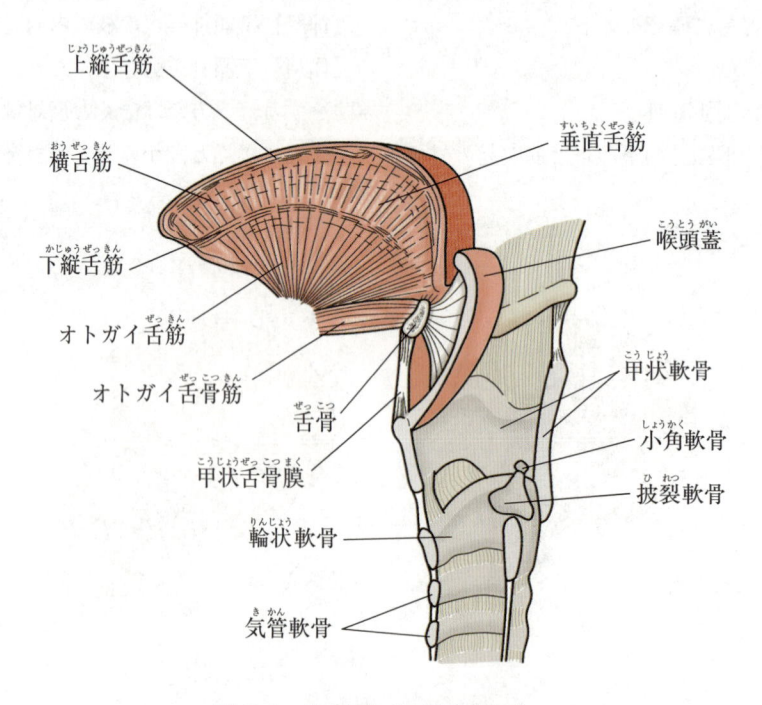

図5-5 内舌筋（正中矢状面）

外舌筋 (図5-6)

頭蓋骨や舌骨など，舌の外から舌の中に入ってくる筋．

オトガイ舌筋 genioglossus

下顎骨のオトガイ棘から起こり，舌の下面から扇状に背面に向かい，舌の背面全体に付着する．下部の筋線維は舌骨の体に付着する．

この筋は舌を引き下げる．筋の後部は舌を口の外まで突き出す．筋の前部は突き出した舌を引き戻す．左右の筋が働いて，舌の中央部をへこませたり，さらにチューブ状にしたりする．片方の筋だけが働くと，舌を反対側に向ける．

この筋が麻痺すると舌根が喉の奥に落ち込むようになり，気道をふさぐ．

舌骨舌筋 hyoglossus

舌骨の小角，大角と体から起こり，ほぼ垂直に上に向かい，茎突舌筋より内側の側面に付着する．舌を引き下げる作用がある．舌骨舌筋のうち，小角から起こる筋線維は舌の内部に行く．この小さな筋束を小角舌筋 chondroglossus と呼ぶことがある．

茎突舌筋 styloglossus

側頭骨の茎状突起から起こり，下前方に向かい，舌の横で，そのまま斜めに舌に入る筋束と前方に向かう筋束に分かれる．斜めの筋束は舌骨舌筋の筋線維と混じり合う．前方に向かう筋束は舌の背外側に向かい，舌骨舌筋の前方で下縦舌筋と混じる．

茎突舌骨筋は舌を上あるいは後方に引く．

口蓋舌筋 palatoglossus

この筋は口蓋の筋に分類されることもある．軟口蓋から起こり，舌の側面に付着する．口蓋舌筋は舌根を引き上げ，そして左右の口蓋舌弓を近づけることで，口腔と咽頭の間を閉じる．

【神経】口蓋舌筋だけは他の舌筋とは異なり，副神経の延髄根から，迷走神経を経て咽頭神経叢に

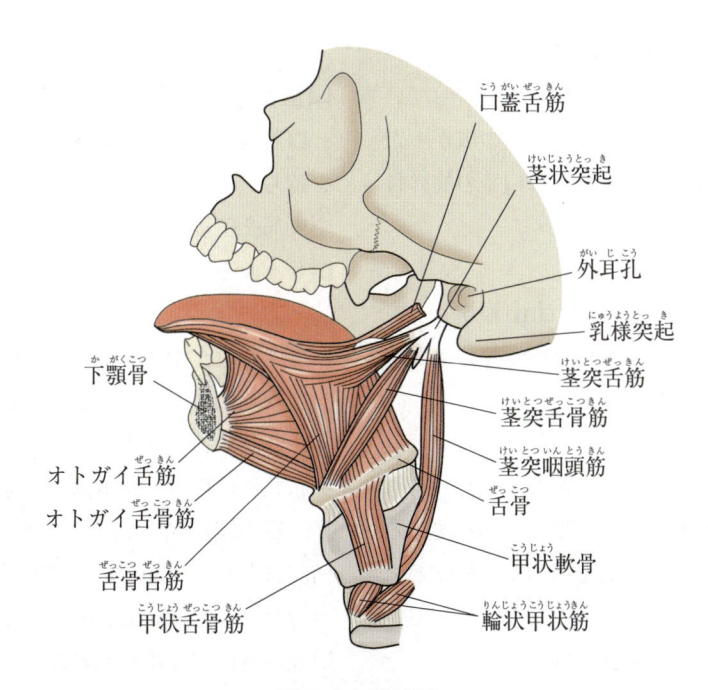

図5-6 外舌筋

達する神経線維によって支配されている．

他の舌筋は第12脳神経である舌下神経に支配される．

■参考■ 舌

内舌筋と外舌筋の運動を組み合わせると，無数の舌の構えができ，口腔の大きさ・形を共鳴器官としてさまざまに変化させられる．これにより，バラエティーに富んだ音の産出を可能にし，舌が最も可動性のある構音器官と呼ばれるゆえんである．

■参考■ 舌の異常

舌小帯短縮症，小舌症，巨舌症（いずれも先天的）．舌の異常が構音に与える影響は大きい．

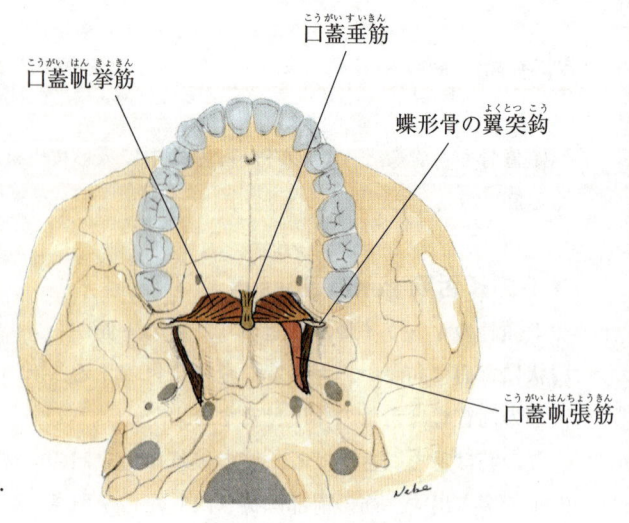

図 5-7　口蓋の筋

口蓋の筋

口蓋とは口腔の天井のことで，前2/3を硬口蓋，後1/3を軟口蓋という．舌の先を口蓋に押しつけ，後方にたどっていくと柔らかくなる部位が軟口蓋である．軟口蓋の最後方中央部からは口蓋垂（俗にいう「のどちんこ」）が下垂している．

【口蓋腱膜】palatine aponeurosis

軟口蓋の中にあり，硬口蓋の後縁に付着している腱膜．これは左右の口蓋帆張筋の腱の広がったもので，軟口蓋を補強するとともに口蓋の筋の付着ともなっている．

口蓋帆挙筋 levator veli palatini（図5-7～9）

口蓋帆（こうがいはん）挙筋は側頭骨の下面から起こり，口蓋腱膜に付着する．

この筋の主な作用は軟口蓋の後部を持ち上げることである．嚥下のとき，軟口蓋が緊張し，持ち上げられ，さらに左右の口蓋帆挙筋の間が狭まることで咽頭の鼻部と後部の間を閉じる（鼻腔と口腔の間を閉じる）．この筋は今まで考えられていた耳管咽頭口を開口する働きはほとんどない．

口蓋帆張筋 tensor veli palatini（図5-7～9）

口蓋帆挙筋の起始の前方の側頭骨の下面と蝶形骨翼状突起内側板の外側（舟状窩）から起こり，翼突鈎を引っかかりとして直角に曲がり，口蓋腱膜に入る．

この筋の主な作用は耳管咽頭口を開口させることである．また，この筋は軟口蓋の前部を緊張させる．

口蓋垂筋 uvulae（図5-7, 9）

口蓋垂の中にある小さな筋で左右ある．口蓋垂を持ち上げ，軟口蓋に引きつけることで軟口蓋の中央部を圧迫し，口蓋帆挙筋が鼻腔と口腔の間を閉じるのを助ける．

口蓋咽頭筋 palatopharyngeus（図5-9）

口蓋咽頭弓の中にある．口蓋腱膜や硬口蓋から起こり，最初は外側に，それから下方に向かい，甲状軟骨の後縁と咽頭側壁に付着する．

左右の筋が働いて，咽頭を前内方に引き上げる．同時に左右の口蓋咽頭弓が近づく．

【神経】下顎神経で支配される口蓋帆張筋を除き，口蓋の筋は副神経の延髄根から，迷走神経を経て咽頭神経叢に達する神経線維によって支配されている．

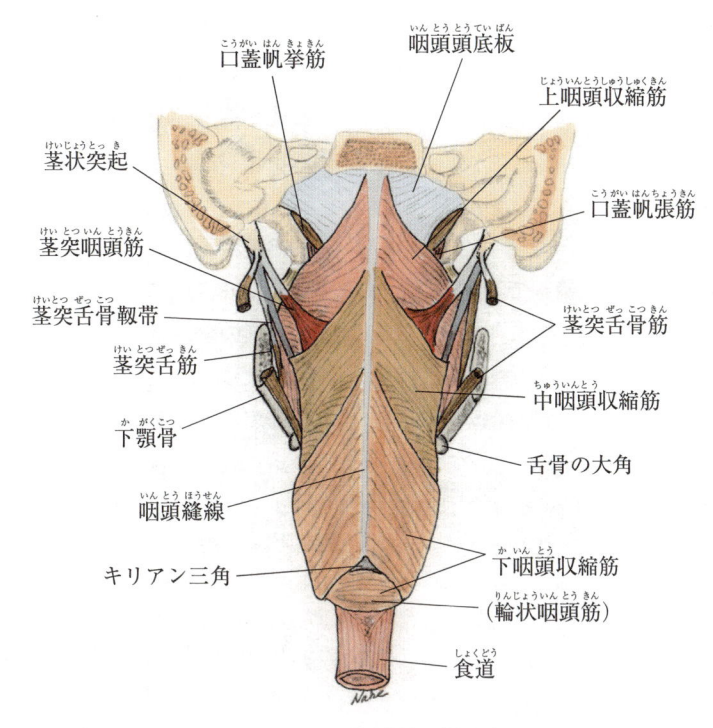

図5-8 咽頭収縮筋（後面）

■参考■ 鼻咽腔閉鎖機能

主に口蓋帆挙筋と口蓋垂筋によって，軟口蓋を後上方に挙上させ，咽頭後壁と密着させて，口腔と鼻腔の間の流気をせき止める．構音動作とこの閉鎖運動がうまく協応しなければ開鼻声となる．また風邪で鼻詰りのときは，軟口蓋が下がっていても鼻へ流気が行かないので「ハダガツバテイバス（鼻が詰まっています）」といった具合に鼻音（(m)，(n)，(ŋ)）の代わりに，((b)，(d)，(g)) を産出してしまう（俗にいう鼻声）．

上記の筋以外に，上咽頭収縮筋，口蓋咽頭筋，口蓋舌筋，口蓋帆張筋の合計6つの筋が関係する．

■参考■ 口蓋の異常

口蓋裂（先天的異常）．口蓋の異常が構音に与える影響は大きい（鼻咽腔閉鎖機能不全など）．

咽頭の筋

咽頭は鼻腔，口腔，喉頭の後ろを構成する筋と膜とでできた漏斗型をしたチューブである．下方は食道に移行する．筋は上，中，下の3つの咽頭収縮筋と茎突咽頭筋，耳管咽頭筋がある．口蓋咽頭筋が咽頭の筋として分類されることもある．

上咽頭収縮筋 superior constrictor（図5-8）

上咽頭収縮筋と頭蓋底の間は，咽頭頭底板という結合組織性の膜が張っている．

【起始】蝶形骨の翼状突起内側板
　　　　翼突下顎縫線
　　　　下顎骨の顎舌骨筋線（後部）

翼突下顎縫線は，頰筋と上咽頭収縮筋の間にある腱組織で，上は翼突鈎に，下は下顎骨内面に付着している．

【停止】咽頭縫線

咽頭縫線は咽頭の後正中部にある腱組織で，左右の咽頭収縮筋の付着となっている．上は後頭骨の咽頭結節に付着している．

【神経】咽頭神経叢

中咽頭収縮筋 middle constrictor（図5-8）

3つの咽頭収縮筋は上と中，中と下がそれぞれ

一部ずつ重なっている．中咽頭収縮筋は上の一部が上咽頭収縮筋を覆っており，下の一部は下咽頭収縮筋によって覆われている．

【起始】茎突舌骨靱帯
　　　　舌骨の小角と大角
【停止】咽頭縫線
　左右の中咽頭収縮筋が，咽頭縫線で合する．
【神経】咽頭神経叢

下咽頭収縮筋 inferior constrictor（図5-8）

3つの咽頭収縮筋の中で最も厚い．この筋の下部は輪状咽頭筋 cricopharyngeus といわれ，食道の入り口を閉じる括約筋として作用する．

【起始】甲状軟骨の外側面の斜線
　　　　輪状軟骨の側面
【停止】咽頭縫線
【神経】咽頭神経叢に加え，上喉頭神経および下喉頭神経（反回神経）からの枝によっても支配されている．

【咽頭収縮筋の作用】
　咽頭収縮筋は括約筋として，また食物を食道の方に運ぶ蠕動運動を行う．詳細については嚥下運動の項を参照．

【咽頭神経叢】
　咽頭の外側壁にある．この神経叢は舌咽神経，迷走神経の咽頭枝からできている．咽頭収縮筋の運動線維は副神経の延髄根から迷走神経を経て咽頭神経叢に達する神経線維である．舌咽神経は咽頭の感覚線維を含む．

■参考■　キリアン三角とツェンカー憩室（図5-8）
　下咽頭収縮筋斜走部と輪状咽頭筋の間に見られる三角部（Killian 三角）．この三角部が弱く，食道内部の圧力が上昇すると，後方に向かって膨れ出し，憩室を作ることがある．これをツェンカー（Zenker 憩室）という．発症すると嚥下困難をきたす．

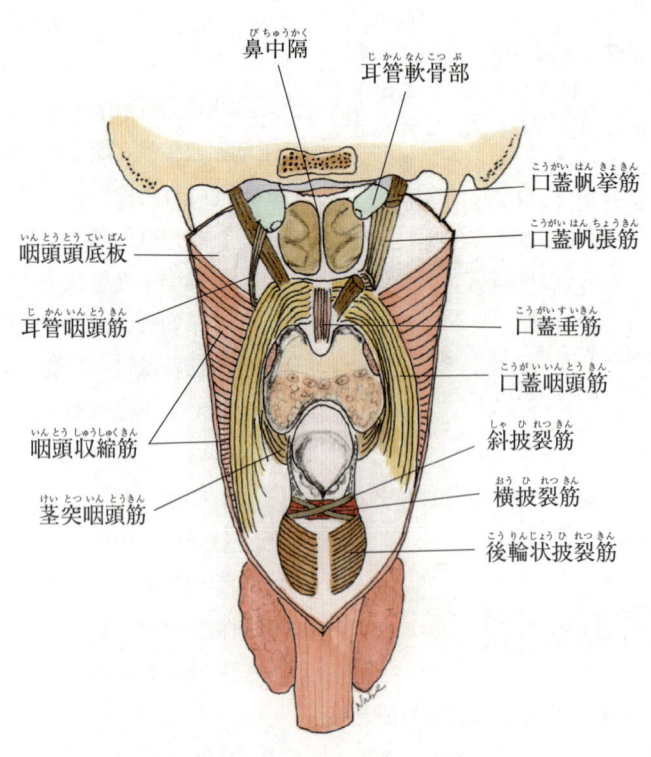

図5-9　咽頭と喉頭の筋
咽頭縫線で切断し，左右に開いた図．

■**参考** 咽頭の筋間隙（図 5-10）

　上咽頭収縮筋と中咽頭収縮筋の間の広い間隙から外舌筋や神経，血管が口腔に向かって入る（図 5-10 の①）．

　中咽頭収縮筋と下咽頭収縮筋の間には甲状舌骨膜が張っているが，これを貫いて迷走神経の枝である上喉頭神経の内枝と上喉頭動・静脈が喉頭に入る（図 5-10 の②）．

　下咽頭収縮筋の下縁からは迷走神経の枝である半回神経の続きである下喉頭神経と下喉頭動・静脈が喉頭に入る（図 5-10 の③）．

茎突咽頭筋 stylopharyngeus（図 5-10）

【起始】茎状突起
【停止】甲状軟骨
　上咽頭収縮筋と中咽頭収縮筋の間から入り込み，甲状軟骨の上縁と後面に付着する．舌咽神経は，この筋の後ろから外側に回り込み，上と中の咽頭収縮筋の間を通って舌に行く．
【神経】舌咽神経
【作用】嚥下や話すときに，咽頭を持ち上げる．

耳管咽頭筋 salpingopharyngeus（図 5-9）

【起始】耳管の軟骨部
【停止】甲状軟骨の後縁と咽頭側壁
　口蓋咽頭筋と混ざり合い，甲状軟骨の後縁と咽頭側壁に付着する．
【神経】咽頭神経叢
【作用】咽頭の外側上部を引き上げる．

【**嚥下（えんげ）**】swallowing, deglutition（図 5-11）

　嚥下の第 1 相（口腔期）　嚥下の始まりは随意的で，まず舌の前部が硬口蓋に押しつけられ，すばやく後部へと伝わる．この運動で，舌尖の後ろにあった食塊が後ろに押される．このとき，軟口蓋は舌背に垂れ下がり，食塊を保持する．この舌の動きは特に上縦舌筋と横舌筋によってなされる．同時に舌骨はオトガイ舌骨筋，顎舌骨筋，顎二腹筋，茎突舌骨筋によって前上方に引き上げられる．舌根部は茎突舌筋によって上後方に引かれ，左右の口蓋舌弓は口蓋舌筋によって近づけられ，食塊は咽頭口部へと送られる．ここから反射的な嚥下

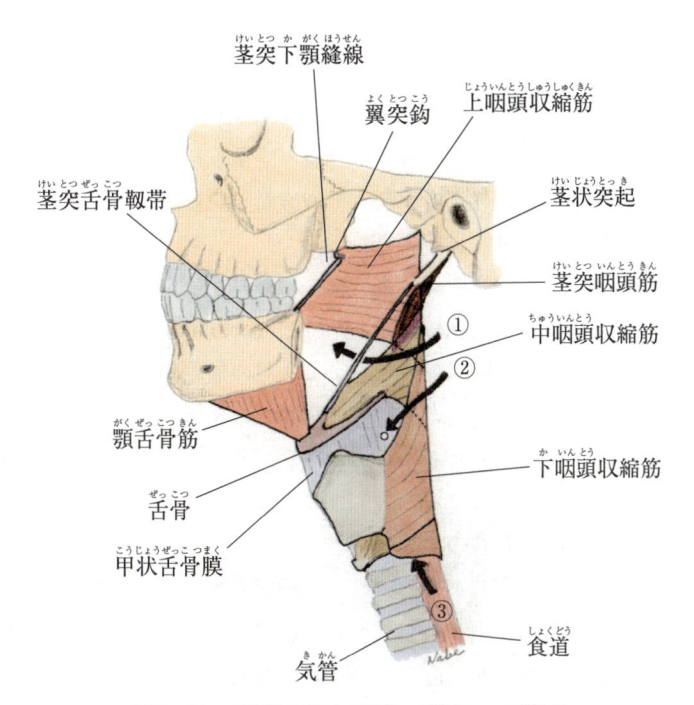

図 5-10　咽頭の筋と咽頭・喉頭への通路

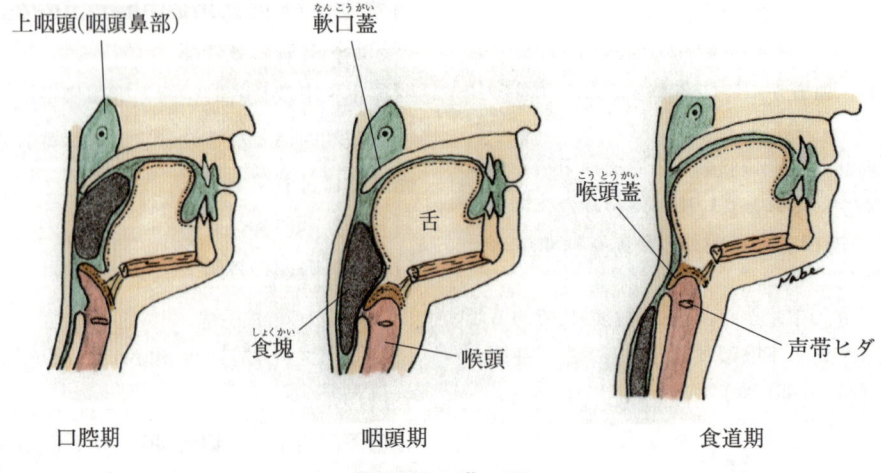

図5-11 嚥下

上咽頭（咽頭鼻部）／軟口蓋／舌／食塊／喉頭／喉頭蓋／声帯ヒダ

口腔期　咽頭期　食道期

の第2相が始まる．

　液体を飲むときは，舌の内在筋が液体を口中で後方に強く押し込み，次いで顎舌骨筋が舌根を咽頭口部に向かって膨らませ，液体を咽頭口部に送る．

嚥下の第2相（咽頭期）　軟口蓋は口蓋帆挙筋によって引き上げられ，口蓋帆張筋によって緊張し，口蓋咽頭筋と上咽頭収縮筋の上部とで咽頭後壁にしっかりと押しつけられる．これで食塊が咽頭鼻部に入るのを防ぐ．その間に喉頭と咽頭は茎突咽頭筋，耳管咽頭筋，甲状舌骨筋，口蓋咽頭筋によって舌骨の後ろまで引き上げられる．同時に披裂喉頭蓋筋，斜披裂筋，甲状披裂筋によって左右の披裂喉頭蓋ヒダは近づき，披裂軟骨は前上方に引き上げられ，食塊が喉頭に入るのを防ぐ．重力と上・中咽頭収縮筋の作用によって食塊は喉頭蓋の上を滑り落ちる．これは，同時に喉頭蓋で喉頭の入り口に蓋をすることになる．このとき，口蓋咽頭筋が収縮し，咽頭を持ち上げるとともに，咽頭後壁を下方が広くなるように斜めにすることで食塊を下方に押しやる．この時，左右の披裂喉頭蓋ヒダが近づいていて，披裂喉頭蓋ヒダの側方が広くなることから，食塊はこの部に入り込む．披裂喉頭蓋ヒダはこの間緊張を保ち，かつ直立しているが，これは後輪状披裂筋やヒダの中にある筋によってなされる．

嚥下の第3相（食道期）　下咽頭収縮筋の働きで，食塊は食道へと運ばれる．

喉頭の骨格

　喉頭は気管の出入口にあたり，通過する空気の流れを利用して声をつくり出す．喉頭は軟骨で骨組みがつくられており，軟骨は互いに関節していて喉頭の筋によって動く．この動きが声門の状態を変化させ，声の質が変わる．

　喉頭の骨組み（骨格）は，軟骨でつくられている．ここでは，喉頭の筋を理解するために，喉頭の骨格について述べる．

　1つの**甲状軟骨** thyroid cartilage，**輪状軟骨** cricoid cartilage，**喉頭蓋軟骨** epiglotic cartilage と1対の**披裂軟骨** arytenoid cartilage，および小角軟骨と楔状軟骨（麦粒軟骨）によって喉頭の骨格ができている（図5-12，13）．これらの軟骨の間には2つの滑膜性の連結が見られる．

　輪状甲状関節　輪状軟骨と甲状軟骨の間の関節．この関節で甲状軟骨が前後に動く．この動きは左右の披裂軟骨と甲状軟骨との間に張る声帯靱帯の緊張度を変える．

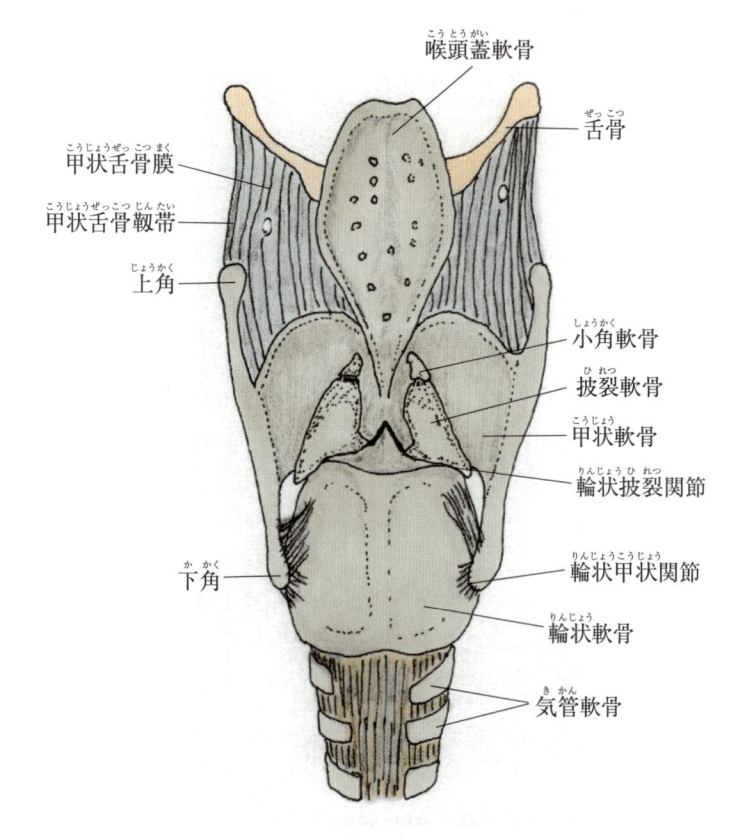

図 5-12　喉頭の骨格（後面）

輪状披裂関節　この関節では，左右の披裂軟骨が輪状軟骨の上で，お互い近づいたり，遠ざかったりする滑り運動，回旋運動，前後への滑り運動などが起こる．

喉頭の膜と靱帯

喉頭の軟骨は靱帯や膜で結ばれている．

甲状舌骨膜（図 5-13, 14）　喉頭の外にある靱帯状の膜で，甲状軟骨と舌骨の間に張っている．中央部は厚く，正中甲状舌骨靱帯という．また，外側部も厚く［外側］甲状舌骨靱帯といわれ，この靱帯の中に楔状軟骨（麦粒軟骨）がある．舌骨には舌骨筋群が付着しており，甲状軟骨は舌骨からぶら下がっていることになる．よって，舌骨筋群の作用は間接的に喉頭にも及ぶ．

甲状喉頭蓋靱帯（図 5-15）　喉頭蓋軟骨は甲状軟骨の後面中央部に結びつけられている．

輪状甲状靱帯と輪状気管靱帯：輪状軟骨はこれらの靱帯で甲状軟骨と気管に結びつけられている．

声帯靱帯（図 5-15）　左右の披裂軟骨の声帯突起と甲状軟骨との間に張る声帯靱帯．表面を喉頭粘膜で覆われ，声帯ヒダとなる．

四角膜（図 5-16）　喉頭蓋軟骨の外側縁，披裂喉頭蓋ヒダ，室ヒダ（前庭ヒダ），披裂軟骨前縁の間に張る膜．四角膜の下縁は強くなっており，室靱帯という．声帯靱帯の上部で平行して走っている．室靱帯とこれを覆う粘膜が室ヒダである．

舌骨喉頭蓋靱帯　喉頭蓋軟骨とそれを覆う粘膜を合わせて喉頭蓋という．これと舌骨を結ぶ靱帯．

■**参考**■　喉頭腔

喉頭の内腔を喉頭腔という．喉頭腔の中頃に，前後に走る2対のヒダがある．そのうち下内側にある1対が声帯ヒダ（声帯 vocal fold）である．声帯ヒダの縁を声帯唇，左右の声帯唇の間を声門裂といい，声門裂と声帯ヒダを合わせて声門という．声帯ヒダの中には，声帯靱帯，声帯筋が入っている．

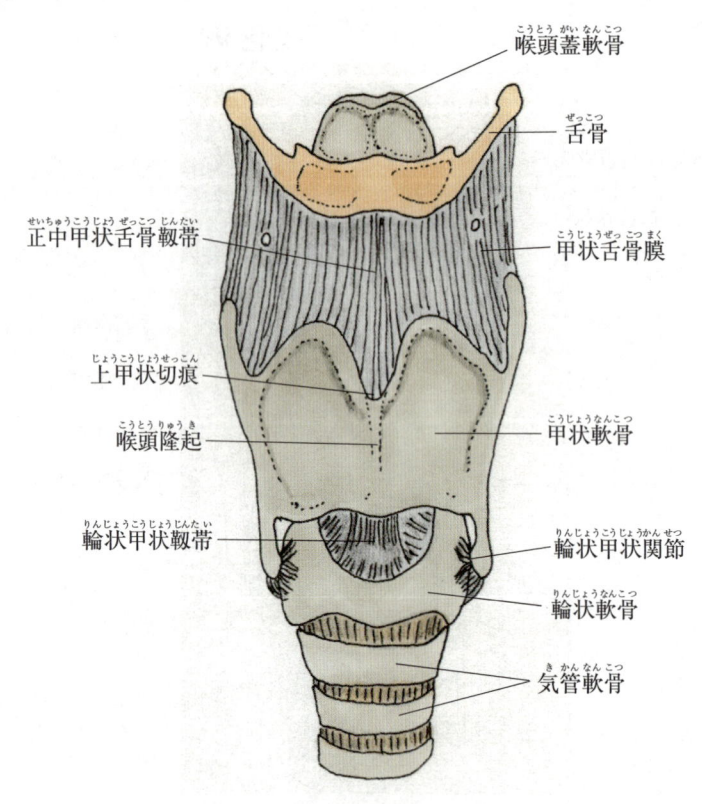

図 5-13 喉頭の骨格（前面）

喉頭の筋

喉頭の筋は内在筋と外来筋に分けられる．

外来筋

喉頭全体を動かす筋群．喉頭全体を引き下げる筋には，舌骨下筋である肩甲舌骨筋，胸骨舌骨筋，胸骨甲状筋がある．引き上げるのは茎突舌骨筋，顎二腹筋，顎舌骨筋，オトガイ舌骨筋などの舌骨上筋と茎突咽頭筋がある．甲状舌骨筋は舌骨を引き下げ，甲状軟骨を引き上げる（これらの筋については，舌骨筋の項を参照）．

内在筋

喉頭の個々の動きに関与する筋で，声帯ヒダの緊張度や長さ，および左右の声帯ヒダの間隙，すなわち声門裂の広さを変える．以下，喉頭の内在筋について述べる．

輪状甲状筋 cricothyroid（図 5-14）

輪状軟骨から起こり後方に向かうが，下部の斜めに走る筋束と，上前部のやや垂直に走る筋束とに分かれ，甲状軟骨に付着する．

後輪状披裂筋 posterior cricoarytenoid （図 5-17, 18）

輪状軟骨の後部から起こり，同じ側の披裂軟骨の筋突起後部に付着する．声門を開く．

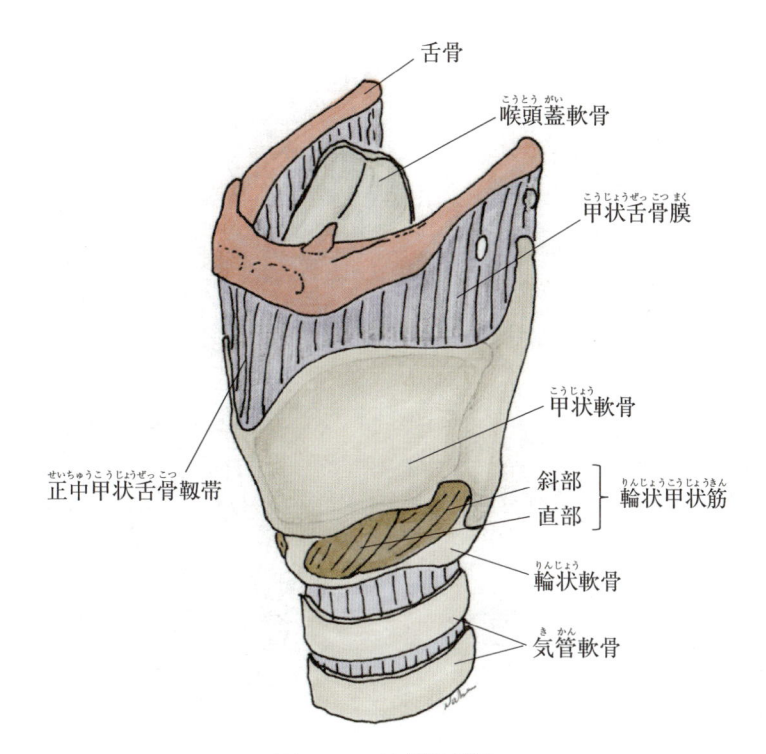

図 5-14　輪状甲状筋

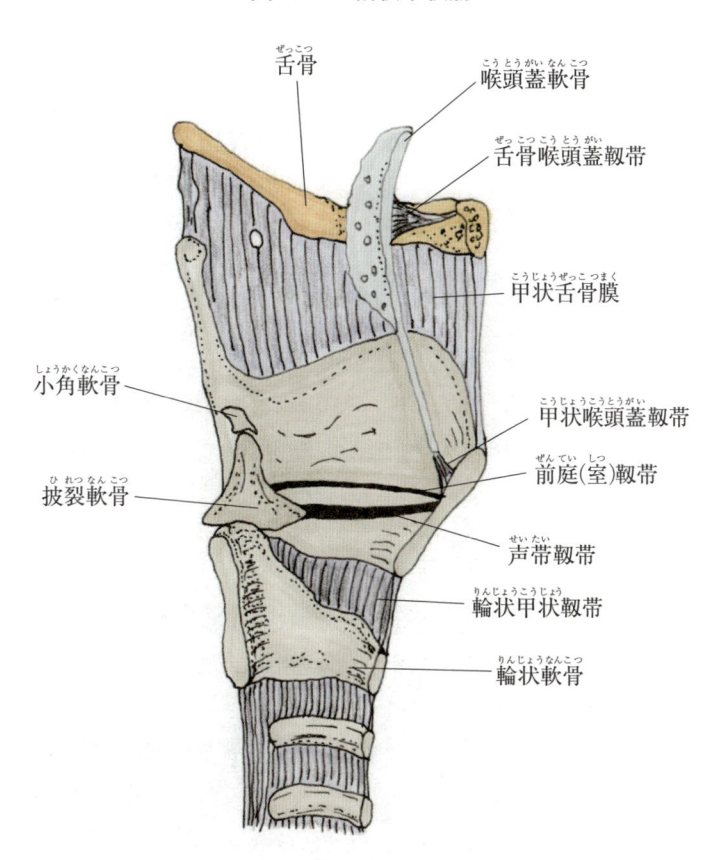

図 5-15　喉頭の膜と靱帯（1）

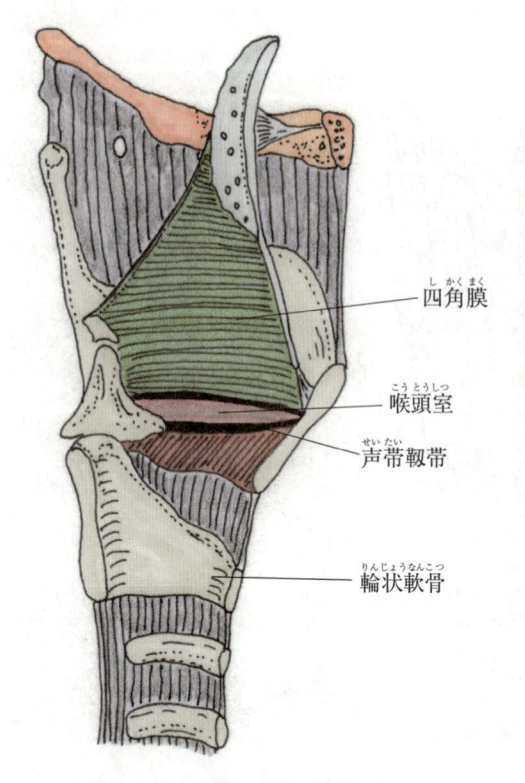

図 5-16　喉頭の膜と靱帯（2）

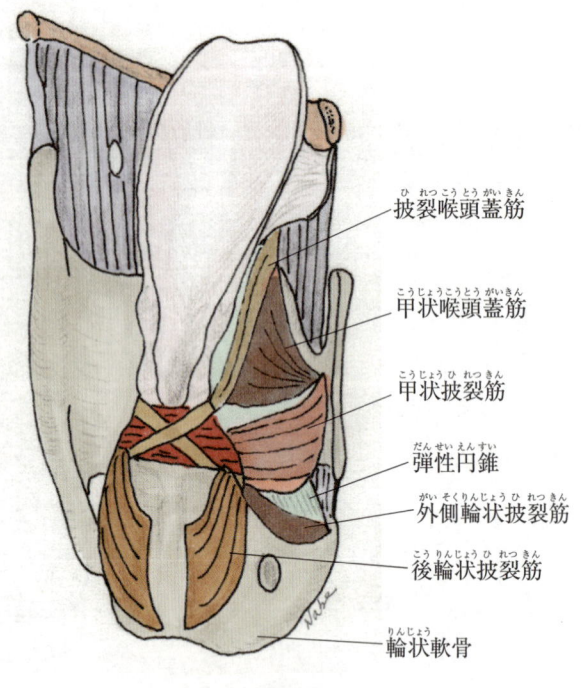

図 5-17　喉頭の筋（1）

外側輪状披裂筋 lateral cricoarytenoid
（図 5-17）

　輪状軟骨の外側から起こり，斜め後方に走り，同側の披裂軟骨の筋突起前部に付着する．声門を閉じる．

横披裂筋 transverse arytenoid （図 5-18）

　喉頭の筋で，この筋だけが1対ではなく，1つである．左右の披裂軟骨の後部を結ぶ．声門を閉じる．

斜披裂筋 oblique arytenoid （図 5-18）

　横披裂筋の表面にあり，交叉する2つの筋束がある．声門を閉じる働きがある．この筋の一部は喉頭蓋の上端に向かって伸び，披裂喉頭蓋筋と呼ばれる．この筋を覆う粘膜が披裂喉頭蓋ヒダをつくっている．
　披裂喉頭蓋筋は喉頭蓋を引き下げて，喉頭の入り口を狭くし，食物が喉頭に入るのを防ぐ．

甲状披裂筋 thyroarytenoid

　甲状軟骨の後面から起こり，披裂軟骨の筋突起に付着する．この筋の下部は披裂軟骨の声帯突起に付着し，声帯靱帯のすぐ外側に位置している．この部を特に**声帯筋** vocalis という．

【喉頭内在筋の神経】

　喉頭内在筋のすべては第10脳神経である迷走神経で支配されている．喉頭に行く迷走神経の枝には上喉頭神経と下喉頭神経（反回神経）の2つある．
　輪状甲状筋だけが上喉頭神経で支配され，その他の喉頭内在筋は下喉頭神経で支配されている．

【喉頭内在筋の作用】

　その主な作用から3つのグループに分けられる．
声門裂を開閉する筋：
　　後輪状披裂筋，外側輪状披裂筋，

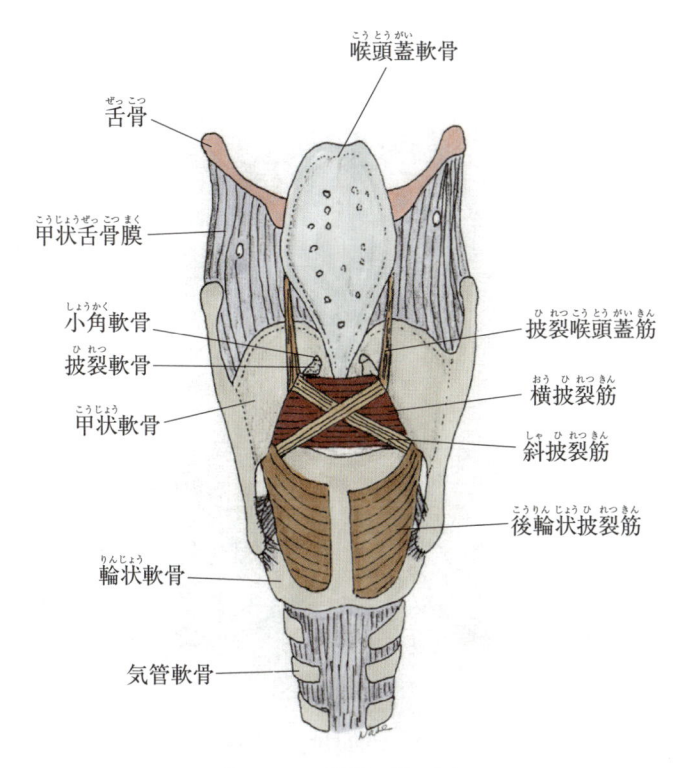

図 5-18 喉頭の筋 (2)

横披裂筋, 斜披裂筋
声帯靱帯の緊張度を調節する筋:
　　輪状甲状筋, 後輪状披裂筋,
　　甲状披裂筋（声帯筋を含む）
喉頭の入り口を開閉する筋:
　　斜披裂筋, 披裂喉頭蓋筋, 甲状喉頭蓋筋

声門裂の開閉（図 5-19, 20）
○ 後輪状披裂筋は声門裂を開く唯一の筋で, 輪状披裂関節で披裂軟骨を外旋させる（声帯ヒダを外転させる）.
○ 外側輪状披裂筋は披裂軟骨を内旋させる（披裂軟骨の筋突起を前方に回転させる）ことで声門裂を閉じる.
○ 横披裂筋と斜披裂筋は左右の披裂軟骨を近づけ, 声門裂を閉じる（声帯ヒダの内転）.

声帯靱帯の緊張度の調節
○ 輪状甲状筋は甲状軟骨を前下方に引くことで

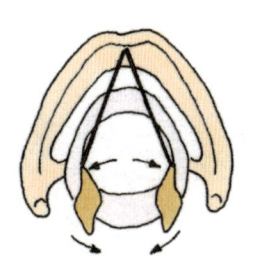

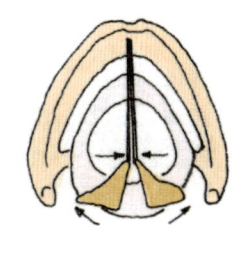

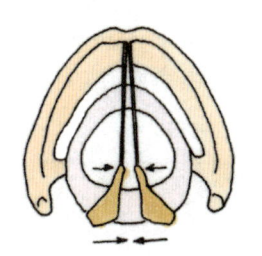

後輪状披裂筋　　　外側輪状披裂筋

横披裂筋と斜披裂筋

図 5-19 声門裂の開閉

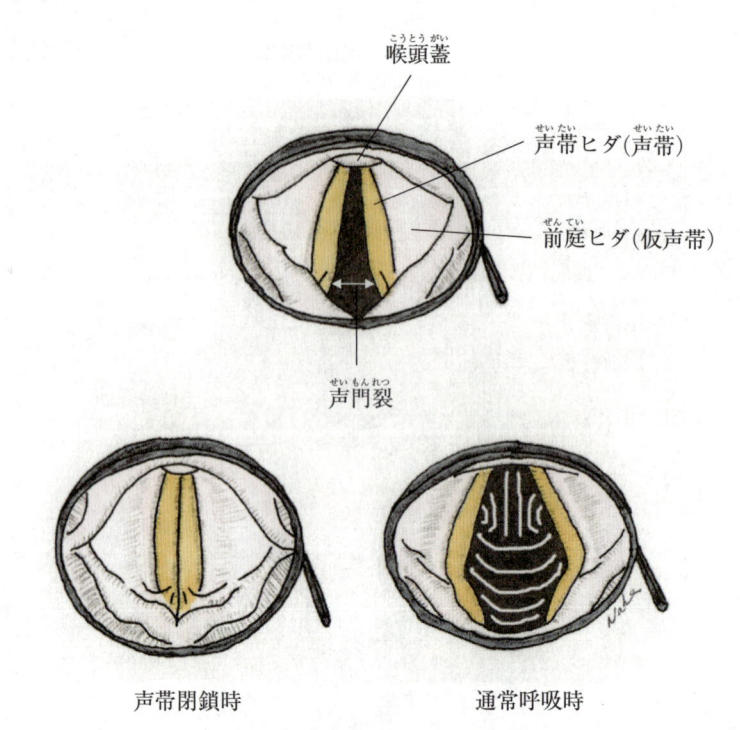

図 5-20　喉頭鏡で見た声門

声帯靱帯を緊張（伸展）させる．
- 輪状軟骨は発声時，輪状咽頭筋によって固定されている．嚥下の時，輪状咽頭筋は弛緩し，輪状軟骨は少し前方に移動する．
- 後輪状披裂筋は披裂軟骨を後ろに引き，輪状甲状筋を助け声帯ヒダを緊張させる．
- 甲状披裂筋は披裂軟骨を甲状軟骨に向かって引きつけ，声帯靱帯を緩める．同時にこの筋は披裂軟骨を内旋させ，左右の声帯ヒダを近づける．
- 声帯筋は声帯靱帯の後部だけを緩める．

喉頭の入り口の開閉
- 斜披裂筋と披裂喉頭蓋筋は，喉頭の入り口の括約筋として働く．
- 甲状喉頭蓋筋は入り口を開く．

■**参考**■　発声
　発声は随意運動（声帯の開閉運動）と，他動（肺からの呼気のパワー）の組み合わせである．声帯筋は物理量が大きいため，呼気ではそれほど動かず，主に震えているのは粘膜層である（粘膜振動）．声帯振動の周期的な繰り返しで，声の音源（喉頭原音：粗密波）となる．

■**参考**■　囁き（ささやき）声
　声門後方に間隙をつくる．声帯を閉じ，披裂軟骨を開いた状態．

■**参考**■　発声障害
　喉頭の物理的な障害によるものを器質的発声障害という．声の質の異常として嗄声（させい）がある．
　反回神経麻痺，喉頭炎，声帯結節，声帯ポリープ，ポリープ様声帯，喉頭癌などの喉頭疾患により，声門閉鎖と声帯振動に異常が生じ，嗄声となる．

3 頸部の筋

頸部の筋は浅頸筋，外側頸筋，舌骨筋，椎前筋，斜角筋に分類される．

浅頸筋

広頸筋 platysma（図5-21）

胸部上方から顔面下部にかけて広がる皮筋．
【起始】大胸筋と三角筋の上部を覆う皮膚や筋膜
【停止】下顎骨（下縁），顔面下部の皮膚
【神経】顔面神経
【作用】頸部の皮膚にしわをつくり，口角を引き下げ，下顎骨の引き下げを補助する．表情筋の1つであり，悲しみや恐怖や驚きを表現する．

外側頸筋

胸鎖乳突筋 sternocleidomastoideus（図5-22）

頸部を斜めに走り，頸部を前頸三角および後頸三角に分ける．広頸筋に覆われており，これらの間に外頸静脈が位置する．胸鎖乳突筋は，頸部の大きな血管や頸神経叢を覆っている．
【起始】胸骨頭：胸骨柄（前面）
　　　　鎖骨頭：鎖骨（内側1/3上縁）
【停止】側頭骨の乳様突起（外側面）

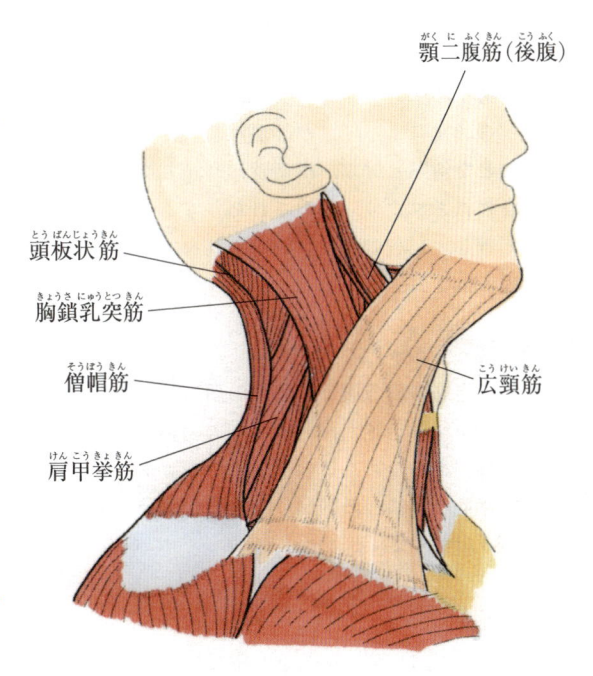

図5-21 頸部の筋（1）

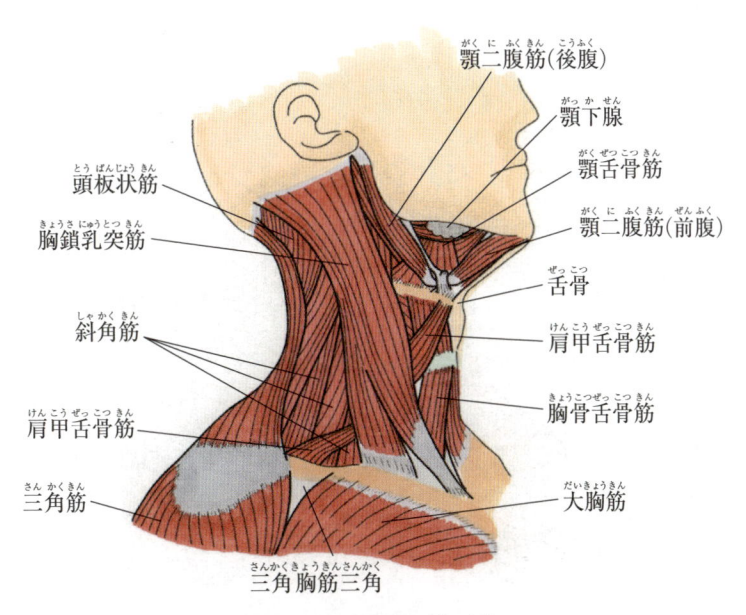

図5-22 頸部の筋（2）

後頭骨（上項線の外側半分）
【神経】副神経（第11脳神経）（運動）
　　　　第2および第3頸神経の前枝（感覚）
【作用】一側が働くとその側に頭部を傾け、顔を反対側上方に向ける。両側が同時に働くと、頭を前下方に引く。また、上部頸椎に対しては伸筋として、下部頸椎に対しては屈筋として働く。

■参考■　斜頸
　頸部の異常によって、頭部がねじれたり傾いたりすることを斜頸と呼ぶ。出産時に胸鎖乳突筋が過度に引き伸ばされたり、圧迫されたりすると筋線維が変性短縮し、左右のつり合いがとれなくなって斜頸の原因となることがある。

■参考■　小鎖骨上窩（図5-24）
　胸鎖乳突筋の胸骨頭と鎖骨頭の間には三角形の窪みである小鎖骨上窩が作られる。この奥には内頸静脈の下端があるため、この部から針やカテーテルを挿入できる。特に右の内頸静脈の方が太く垂直に走るため好んで選ばれる。

舌骨筋

○ 舌骨は、いずれの骨とも関節しないが、いくつかの筋あるいは靱帯により下顎骨、側頭骨、甲状軟骨、胸骨柄、肩甲骨と結ばれている。
○ 舌骨筋は、主に嚥下や発声のとき、舌骨や喉頭を固定したり動かしたりする。
○ 舌骨上筋と舌骨下筋に分けられる。

舌骨上筋（図5-22, 23, 24）

　舌骨の上方に位置しており、舌骨を頭蓋骨および下顎骨へ結びつける。

顎舌骨筋 mylohyoideus（図5-24）

　薄くて扁平な筋で、左右が合して口腔の底を形成する。
【起始】下顎骨内側（顎舌骨筋線）
【停止】舌骨体
【神経】下顎神経（の枝の顎舌骨筋神経）
【作用】嚥下や、話すときに舌骨や口腔の底およ

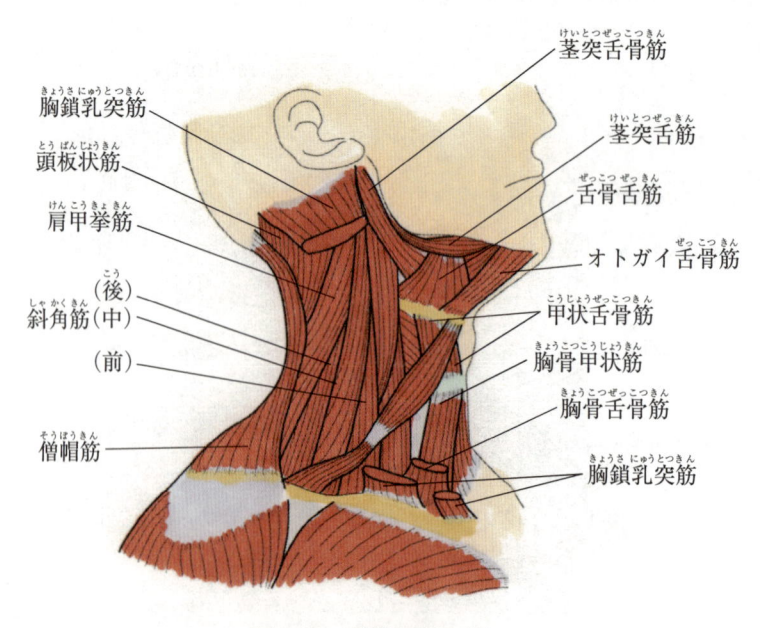

図5-23　頸部の筋（3）

び舌を引き上げる．

オトガイ舌骨筋 geniohyoideus（図 5-23）

　小さく幅の狭い筋．中央で反対側の筋と接している．前述の顎舌骨筋とともに口腔底をつくる．顎舌骨筋の上面，すなわち口腔側にある．
【起始】下顎骨のオトガイ棘
【停止】舌骨体
【神経】頚神経ワナ（第1頚神経前枝）
【作用】舌骨を前上方に引く

茎突舌骨筋 stylohyoideus（図 5-23，24）

　細い小さな筋で顎二腹筋の後腹とほぼ平行して走る．
【起始】側頭骨の茎状突起
【停止】舌骨体
【神経】顔面神経（の茎突舌骨筋枝）
【作用】舌骨を後上方に引く．

顎二腹筋 digastricus（図 5-22，24）

　2つの筋腹とそれらを結ぶ中間腱からなる．
【起始】
　前腹：下顎骨体（内側面にある二腹筋窩）
　後腹：側頭骨の乳様突起（内側の乳突切痕）
【停止】中間腱から出る線維性組織の強い輪（滑車）で舌骨体に結びつけられている．
【神経】顎二腹筋の2つの筋腹は，異なる神経支配を受ける．
　前腹：下顎神経（の枝である顎舌骨筋神経）
　後腹：顔面神経（の顎二腹筋枝）
【作用】舌骨を引き上げたり固定したりする．舌骨が固定されているときは下顎骨を引き下げる．

舌骨下筋（図 5-22 ～ 24）

○ 舌骨の下方に位置する．ただし胸骨甲状筋は舌骨に付着していない．
○ 嚥下や会話中に舌骨，喉頭を引き下げる．
○ すべての舌骨下筋は頚神経ワナによって支配されている．

胸骨舌骨筋 sternohyoideus（図 5-22，24）

　薄くて幅の狭い帯状の筋である．
【起始】胸骨柄と鎖骨内側端（後面）
【停止】舌骨体（下縁）

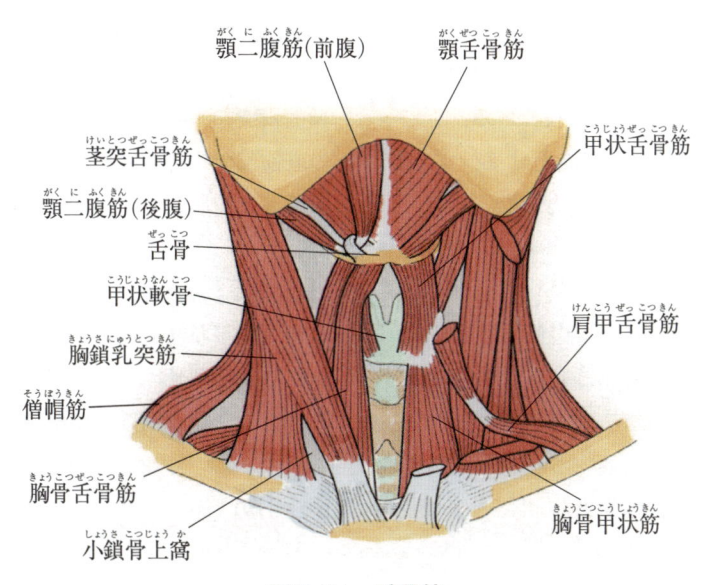

図 5-24　舌骨筋

胸骨甲状筋 sternothyroideus（図5-23, 24）

胸骨舌骨筋より深部に位置する薄い筋である．胸骨舌骨筋より短く幅広い．

【起始】胸骨柄（内面），第1肋軟骨（後面）
【停止】甲状軟骨（斜線）

甲状舌骨筋 thyrohyoideus（図5-23, 24）

小さな筋で，胸骨甲状筋が上方に続いているように見える．

【起始】甲状軟骨（斜線）
【停止】舌骨（体と大角の下縁）

肩甲舌骨筋 omohyoideus（図5-22, 23, 24）

中間腱によって結合される二腹筋である．中間腱は舌骨下筋を包む深筋膜に付着し，間接的に鎖骨で保持されている．

【起始と停止】下腹：肩甲切痕の近くの肩甲骨上縁から起こり中間腱に終わる．中間腱から上腹が起こり，舌骨（下縁）に停止する．
【作用】飲みこんだり話すときに，舌骨を引き下げたり，後方に引いたり固定したりする．やせた人では，話をしているときにしばしば肩甲舌骨筋の下腹が収縮している様子を見ることができる．

椎前筋

○ 神経支配はすべて頸神経の前枝である．
○ 筋は下方から上に向かって走行する．したがって起始は下方で，停止は上方となる．

頸長筋 longus colli（図5-25）

椎前筋の中で最も長く，最も内側にある筋で，環椎と第3胸椎の間にある．詳しくは3部に分けられているが，いずれも下方が起始で，上方が停止である．この筋は頸を前屈するとともに，側屈させたり，回旋させる働きがある．

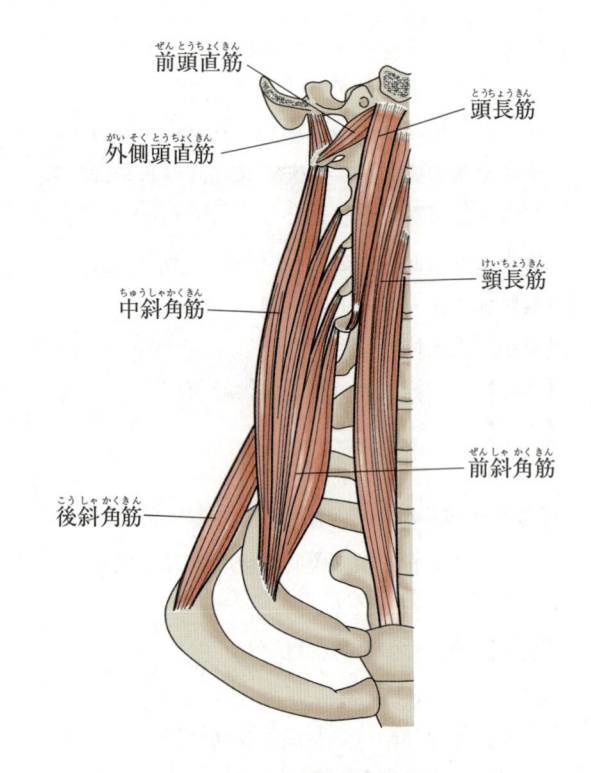

図5-25 椎前筋と斜角筋

頭長筋 longus capitis（図5-25）

上方で広く，厚い筋である．第3〜6頸椎の横突起前結節から起こり，頭蓋の底部に停止する．頭を屈曲する．

前頭直筋 rectus capitis anterior（図5-25）

短い扁平な筋である．環椎の外側塊（前面）と環椎横突起（根部）から起こり，後頭骨の後頭顆の直前部で頭蓋の底部に停止する．頭部を環椎後頭関節で前屈させる．

外側頭直筋 rectus capitis lateralis（図5-25）

短い扁平な筋である．環椎横突起（上面）から起こり，後頭骨の下面（頸静脈突起）に停止する．この筋の一側が働けば頭を側屈する．

斜角筋

○ 斜角筋は，頸椎の横突起と第1, 2肋骨の間に

斜めに立てかけた「はしご」(ラテン語でscala) のような筋である.
○ 前斜角筋と中斜角筋の間 (斜角筋隙) を腕神経叢の根と鎖骨下動脈が通る.
○ 斜角筋は呼吸を補助する働きがある.

前斜角筋 scalenus anterior（図 5-25, 26）

胸鎖乳突筋の深部に位置する.
【起始】第 3 〜 6 頸椎（横突起前結節）
【停止】第 1 肋骨の前斜角筋結節
【神経】頸神経前枝（C4 〜 6）
【作用】第 1 肋骨が固定されていると，頸部を前方あるいは側方に屈曲する．また，頸部を反対側に回旋する．

中斜角筋 scalenus medius（図 5-25, 26）

腕神経叢の神経根の後に位置する．
【起始】第 2 〜 7 頸椎の横突起（後結節）
【停止】第 1 肋骨上面（後部）
【神経】頸神経前枝（C3 〜 8）
【作用】第 1 肋骨が固定されていると，頸部を収縮する筋の側に側屈する．頸椎が固定されていると，第 1 肋骨を引き上げる．

後斜角筋 scalenus posterior（図 5-25, 26）

【起始】第 4 〜 6 頸椎の横突起（後結節）
【停止】第 2 肋骨（外面）
【神経】頸神経前枝（C6 〜 8）
【作用】第 2 肋骨が固定されていると，下部頸椎を筋と同じ方向に曲げる．頸椎が固定されていると，第 2 肋骨を引き上げる．

【斜角筋の触知】後頸三角において，胸鎖乳突筋の外側縁付近に筋腹の一部を触れる．特に，強制吸気の際，明瞭になる．大部分の筋腹は胸鎖乳突筋に覆われるため触知困難である．

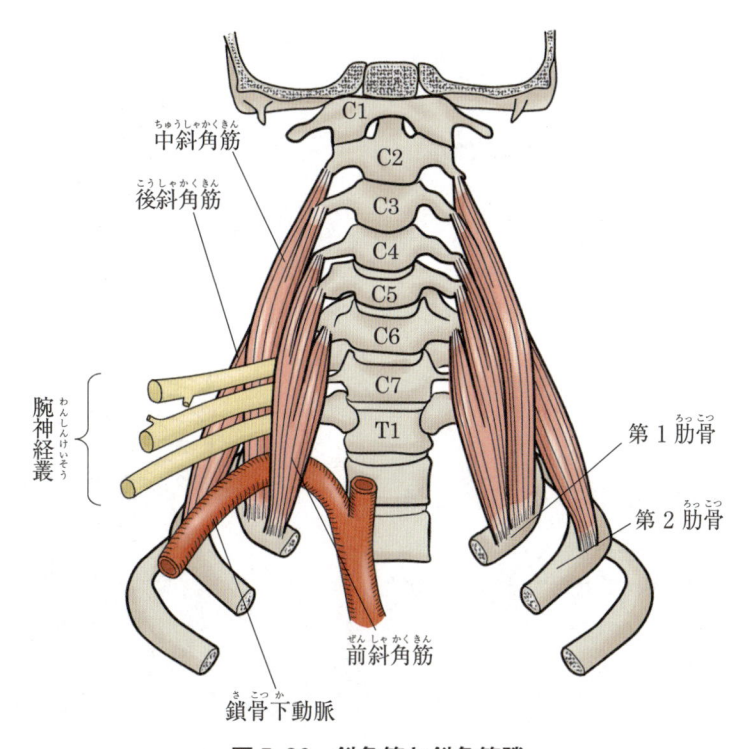

図 5-26　斜角筋と斜角筋隙

246　5　筋系（各論）

【呼吸の補助】
　斜角筋は頸椎が固定されていると，第1肋骨や第2肋骨を引き上げることによって，第1肋骨や第2肋骨を固定し，他の肋骨に付着を持つ筋が下部の肋骨を挙上できるように助けることで，強制（努力）吸気を助ける働きがある．

■参考■　斜角筋症候群
　斜角筋隙での腕神経叢や鎖骨下動脈の絞扼（こうやく）は，上肢の異常感覚や筋力低下などさまざまな症状を起こす．

❹ 体幹の筋

　体幹の筋は背部の深層筋（固有背筋），胸郭の筋，腹部の筋，骨盤の筋に分けられる．

背部の深層筋（固有背筋）（図 5-27）

○ 背部深層の筋は固有背筋と呼ばれる．
○ 固有背筋は，骨盤後面と頭蓋後面の間にある長短さまざまの筋よりなる．
○ 全体として姿勢の保持と脊柱の運動に関与している．
○ 次のようなグループに分けられる．
　　板状筋
　　脊柱起立筋（仙棘筋）
　　横突棘筋
　　棘間筋と横突間筋
　　後頭下筋
○ これらの筋は，頸部では項筋膜に，胸部と腰部では胸腰筋膜で覆われている．
○ 筋は下方から上に向かって走行する．したがって起始は下方で，停止は上方となる．
○ すべて，**脊髄神経後枝**で支配されている．

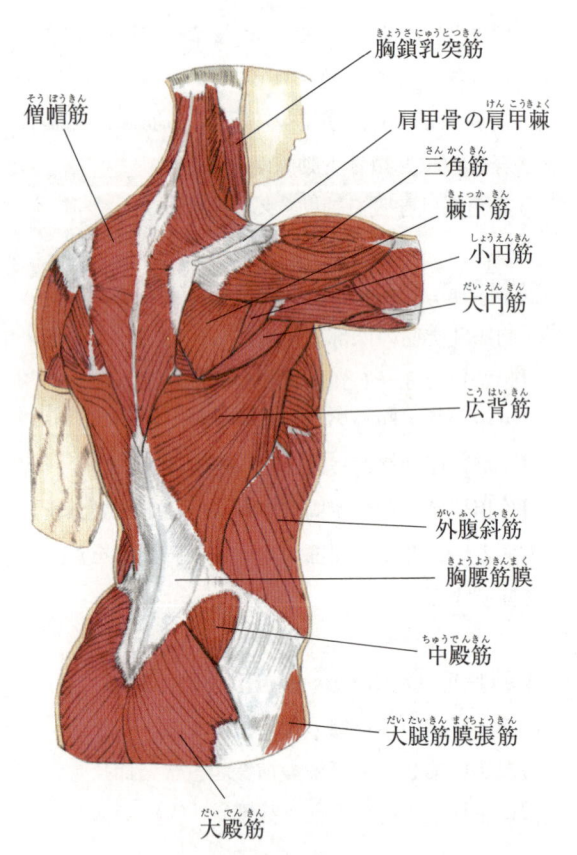

図 5-27　背部の筋

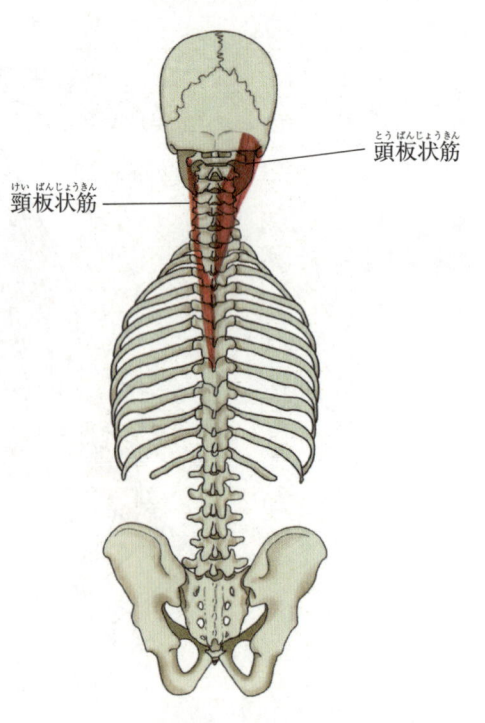

図 5-28　板状筋

板状筋

頭板状筋 splenius capitis（図5-28）
大・小菱形筋および僧帽筋に覆われている．
【起始】項靱帯（下半分），
　　　　第7頸椎，第1～3胸椎の棘突起
【停止】側頭骨（乳様突起）
　　　　後頭骨の上項線（外側1/3のすぐ下部）

頸板状筋 splenius cervicis（図5-28）
【起始】第3～6胸椎の棘突起
【停止】第1～3頸椎横突起（後結節）
【作用】頭板状筋および頸板状筋の両側が共に働くと頭を後方に引く．すなわち頸を伸展する．一側が働くと，その側に頭を屈曲し，かつ，回旋する．

脊柱起立筋 erector spinae

○ 仙棘筋 sacrospinalis ともいわれる．
○ 脊柱の両側を棘突起と平行に骨盤から頭蓋にかけて垂直に走る大きな筋群である．
○ 下方では下後鋸筋に，上方では大小菱形筋と板状筋に覆われている．
○ 脊柱起立筋は3つの大きな柱（外側，中間，内側）に分かれる．それぞれの筋柱に次のような名称が与えられている（図5-30）．
　　外側：腸肋筋
　　中間：最長筋
　　内側：棘筋

【胸腰筋膜】thoracolumbar fascia（図5-27）
背部深層の筋を包む深筋膜．上方は上後鋸筋の前で頸部の固有背筋を覆う項筋膜に続く．胸部では薄く，内側は胸椎の棘突起に付き，外側は肋骨角に付いて胸部の固有背筋を覆う．
腰部での胸腰筋膜（図5-29）は3層に分かれている．後葉（浅葉）は腰椎と仙椎の棘突起および棘上靱帯に着く．中葉は腰椎の肋骨突起先端と横突間靱帯に着く．前葉（深葉）は腰方形筋を包んで腰椎の肋骨突起の前面に着く．後葉と中葉は脊柱起立筋の外縁で合したのち，さらに前葉と合し，腹横筋の起始腱となっている．

腸肋筋 iliocostalis（図5-30）
外側柱を形づくる腸肋筋は，その名の通り，腸骨稜から起こり，肋骨に停止する．腸肋筋は3つの部分からなる．
腰腸肋筋　腸骨稜から起こり，第(5)6～12肋

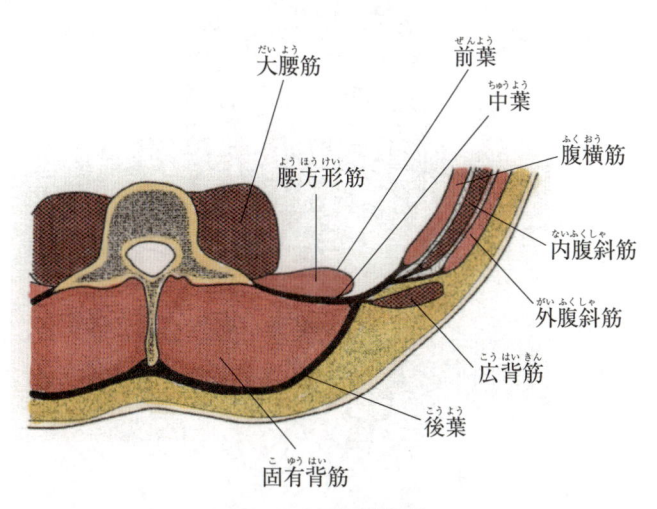

図5-29　胸腰筋膜

骨（肋骨角）に停止する．

胸腸肋筋　第6〜12（肋骨角）から起こり，第1〜6肋骨（肋骨角）と第7頸椎の横突起（後面）に停止する．

頸腸肋筋　第3〜6肋骨（肋骨角）から起こり，第4〜6頸椎横突起（後結節）に停止する．

【腸肋筋の作用】

両側が働けば脊柱を伸展させる．一側が働けば，その方向に脊柱を屈曲する．

最長筋 longissimus （図5-30）

最長筋は次の3つに区別される．

胸最長筋　脊柱起立筋を構成する筋の中で最も長い．下方では腸肋筋と合しているが，腰椎の肋骨突起（横突起）にも起始を持つ．すべての胸椎の横突起の先端と第(3)4〜12肋骨の肋骨結節と肋骨角の間に停止する．

頸最長筋　胸最長筋の内側に位置する．第1〜5胸椎の横突起から起こり，第2〜6頸椎の横突起（後結節）に停止する．

頭最長筋　頸最長筋と頭半棘筋の間に位置する．第1〜5胸椎の横突起，第4〜7頸椎の上下の関節突起から起こり，頸板状筋より深部で側頭骨の乳様突起に付着する．

【最長筋の作用】

胸最長筋と頸最長筋は脊柱を伸展あるいは側屈させる．頭最長筋は頭を伸展させ，一側が働けば，その側に頭を回旋させる．

棘筋 spinalis （図5-30）

棘筋は脊柱起立筋の内側柱で，上位腰椎と下位胸椎の棘突起から起こり，上位胸椎の棘突起に停

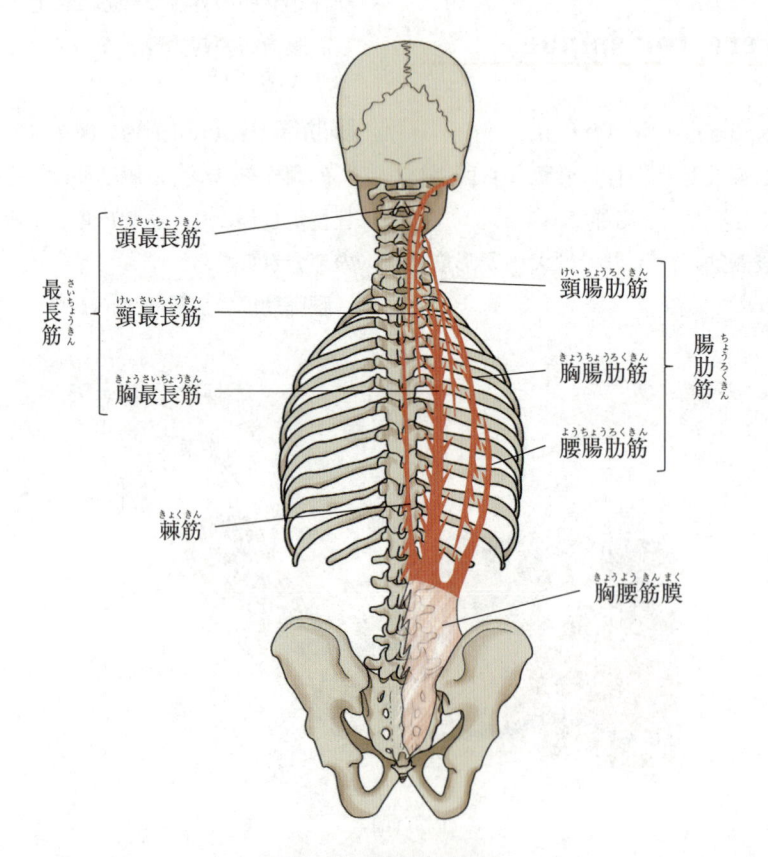

図5-30　脊柱起立筋

止する．これも3つ（胸棘筋，頸棘筋，頭棘筋）に区別されるが，それぞれを分離するのは困難である．

【脊柱起立筋の触知】 腸肋筋，最長筋，棘筋は3つの筋束に分かれるが，ひとかたまりとしてとらえる．腸肋筋は，棘突起両側の盛り上がりのうち最も外側に位置する．最長筋は，その内側で最も筋腹が盛り上がった部分である．腰部では，腸肋筋，最長筋はそれぞれ筋腹は太いが，胸部に移るにつれて，腸肋筋は薄く，最長筋は細くなる．棘筋は棘突起と横突起の間に確認できる．ただし，浅背筋（僧帽筋や広背筋）に覆われているため，丁寧に触知する．

横突棘筋 transversospinalis

脊柱起立筋の深部にいくつかの短い筋が椎骨の間に見られる．これらの筋はほとんど椎骨の横突起と棘突起の間にあるので，横突棘筋と呼ばれる．起始である横突起と停止である棘突起の間が離れている順に（長い順に）半棘筋，多裂筋，回旋筋となる．

半棘筋 semispinalis（図5-31）

この筋は脊柱の上半部にある．停止に従って3部に分けられる．

胸半棘筋 第6～10胸椎の横突起から起こり，第6頸椎～第4胸椎の棘突起に付着する．

頸半棘筋 第1～6胸椎の横突起から起こり，第2～5頸椎の棘突起に付着する．

頭半棘筋 頸の背部に位置し，板状筋で覆われ，頭最長筋，頸最長筋の内側に位置する．第7頸椎～第7胸椎の横突起，第4～6頸椎の上下の関節突起から起こり，後頭骨の上項線と下項線の間に停止する．

【半棘筋の作用】

胸半棘筋と頸半棘筋は脊柱の胸部および頸部を伸展する．一側が働けば，その方向に脊柱を回旋する．頭半棘筋は頭を伸展する．一側が働けば，わずかに頭をその方向に回旋する．

多裂筋 multifidus（図5-32）

多裂筋は数多くの腱が入り混じった筋束よりなる．仙骨より軸椎までの棘突起の両側に位置するが，腰部で最も発達している．

仙骨後面と全腰椎の乳頭突起，全胸椎の横突起，第4～7頸椎の関節突起から起こり，起始より上の椎骨の棘突起に付着する．筋束の長さはさまざまで，2～4個上（最も深い部分では1個上）の椎骨の棘突起に付着する．

回旋筋 rotatores（図5-33）

短い筋で，多裂筋に覆われて脊柱の全長にわたってあるが，胸部で最も発達している．回旋筋は，1つの椎骨の横突起から起こり，すぐ上（短回旋筋）あるいは1つ置いて上（長回旋筋）の椎骨の棘突起の基部に付着する．

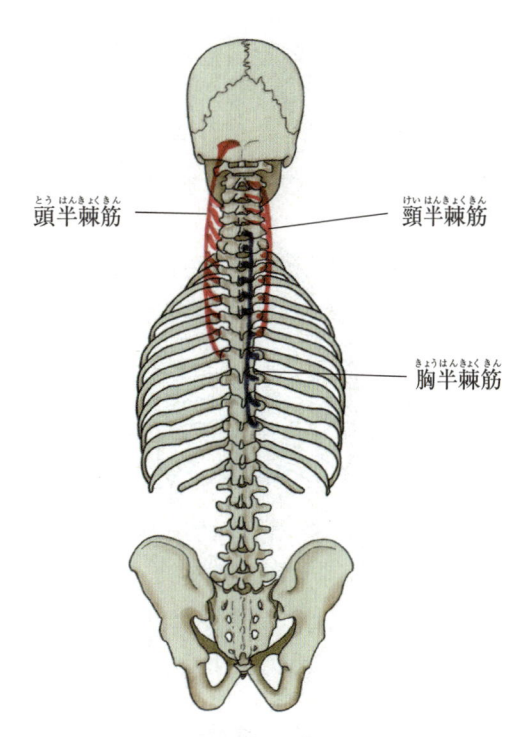

図5-31　半棘筋

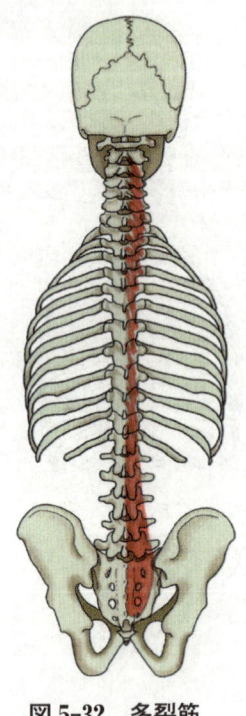

図 5-32　多裂筋

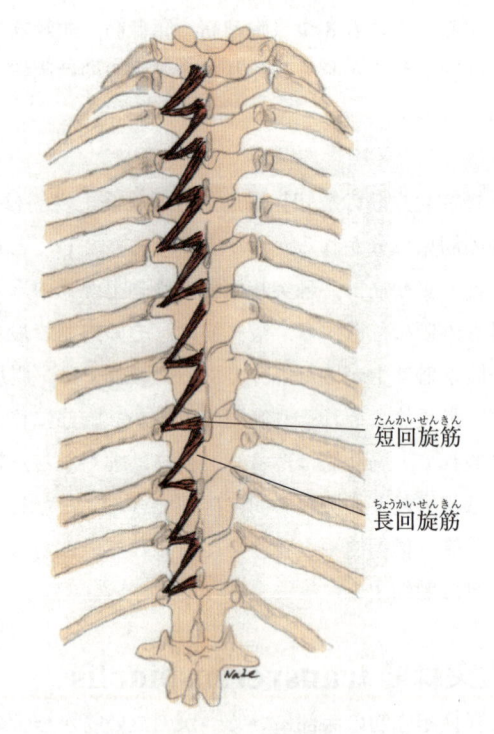

図 5-33　回旋筋
　短回旋筋
　長回旋筋

棘間筋と横突間筋

棘間筋 interspinales（図 5-34）
　隣接する椎骨の棘突起間に棘間靱帯をはさんで1対ずつ存在する短い筋である．頸部（頸棘間筋）が最も著明である．

横突間筋 intertransversarii（図 5-34）
　椎骨の横突起間に存在する小さな筋で，頸部で最も発達している．胸部では発達が悪い．

【多裂筋，回旋筋，棘間筋，横突間筋の作用】
　これらの筋は脊柱を伸展させたり（多裂筋，棘間筋），側屈させたり（多裂筋，横突間筋），また回旋させたり（多裂筋，回旋筋）する働きがある．しかし，脊柱の深部に位置するこれらの筋は，個々の椎骨をつなぎ，脊柱を安定させ，姿勢を保つ役割がむしろ主である．

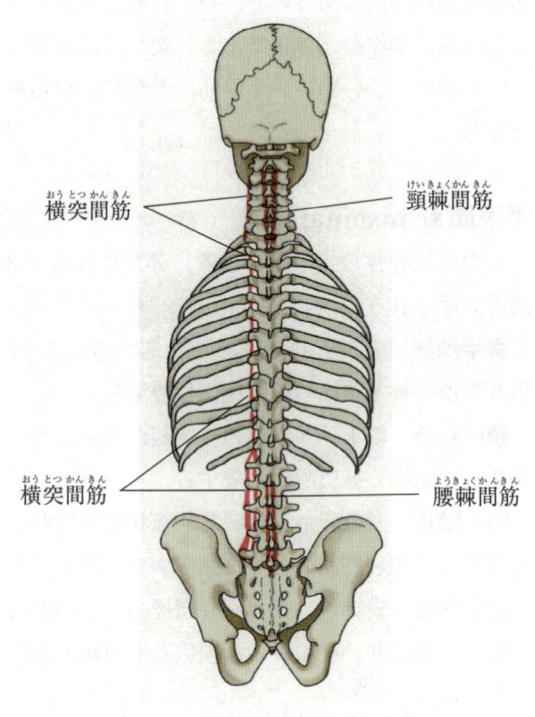

図 5-34　棘間筋と横突間筋
　横突間筋　頸棘間筋
　横突間筋　腰棘間筋

後頭下筋（図5-35）

○ これらの筋は，第1，第2頸椎と後頭骨の間にある小さな筋である．
○ 後頭下神経（第1頸神経の後枝）で支配されている．

大後頭直筋 rectus capitis posterior major
【起始】軸椎の棘突起
【停止】後頭骨（下項線の外側）
【神経】後頭下神経
【作用】頭を伸展する．一側が働けば，その側へ頭を回旋する．

小後頭直筋 rectus capitis posterior minor
【起始】環椎の後結節
【停止】後頭骨（下項線の内側）
【神経】後頭下神経
【作用】頭を伸展する．

下頭斜筋 obliquus capitis inferior
【起始】軸椎の棘突起（外側）
【停止】環椎の横突起（後部）
【神経】後頭下神経
【作用】一側が働けば，その側へ頭を回旋する．

上頭斜筋 obliquus capitis superior
【起始】環椎の横突起（上面）
【停止】後頭骨（上項線と下項線の間）
【神経】後頭下神経
【作用】一側が働けば，頭を後屈させながらその側へ回旋させる．

胸郭の筋

○ 胸郭は胸骨，肋骨，肋軟骨，および胸椎でつくられる．
○ 胸郭の筋はすべて肋骨の動きに関係することから，呼吸運動と関連がある．

肋間筋 intercostales（図5-36, 37）

肋骨を隣接する肋骨に結びつける筋である．隣

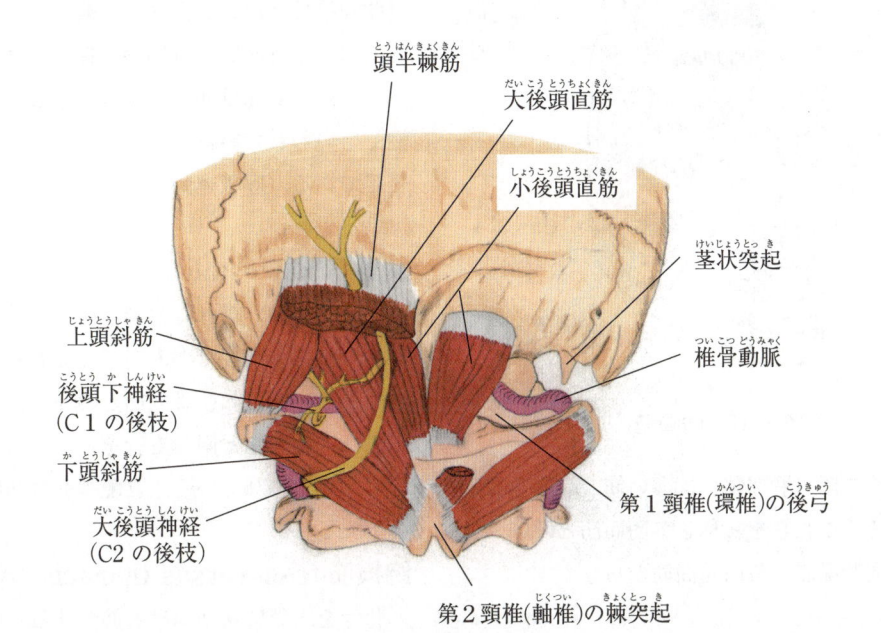

図5-35 後頭下筋

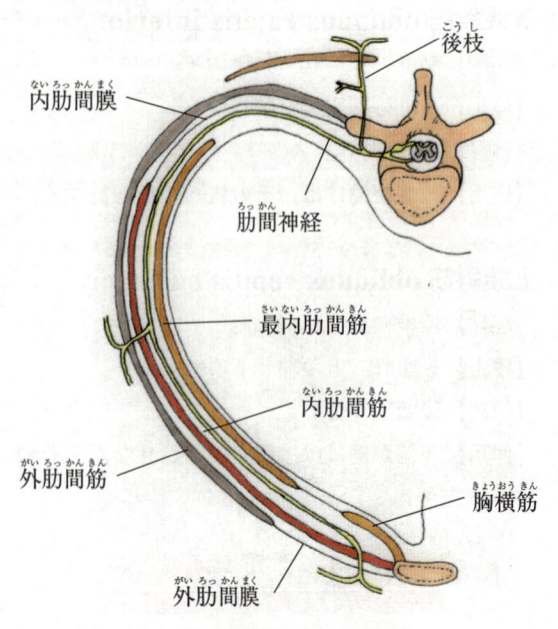

図 5-36 胸部の筋（横断）

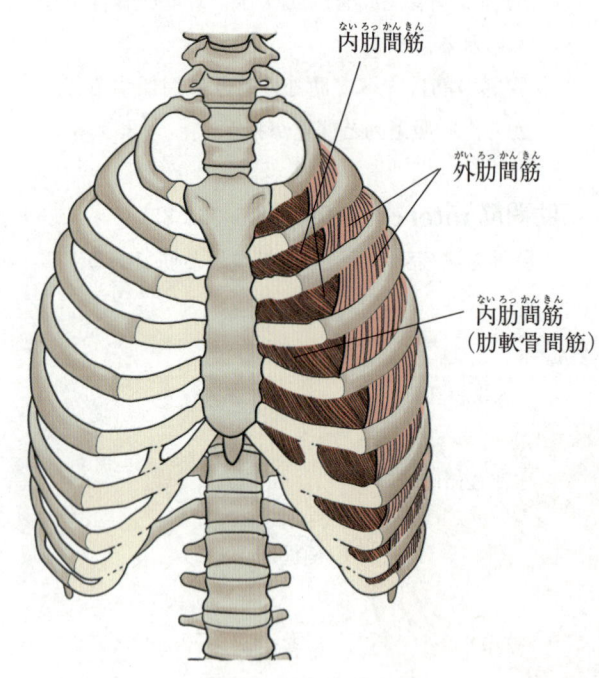

図 5-37 肋間筋

接する肋骨の間（肋間隙）に薄い筋が3層重なって存在する．これらを総称して肋間筋と呼び，外肋間筋，内肋間筋，最内肋間筋からなる．

外肋間筋 external intercostales

11対あり，上の肋骨から下の肋骨へ斜め前下方に走っている．これらの筋は肋骨結節から，肋軟骨までの間に存在する．肋軟骨間で外肋間筋は，外肋間膜に置き換わっている．

内肋間筋 internal intercostales

外肋間筋の深部に，外肋間筋と同じく左右で11対ある．上位の肋骨より起こり，下位の肋骨の上縁に付着するが，筋の走行は外肋間筋とほぼ直交している．内肋間筋は，真肋では胸骨縁から，また仮肋では肋軟骨から後方の肋骨角まで及んでいる．肋骨角より後方では，内肋間膜に置き換わっている．内肋間筋のうち，肋軟骨の間に位置する部分を特に肋軟骨間筋ということがある．

最内肋間筋 innermost intercostales

内肋間筋と同一の走行をとる．内肋間筋と最内肋間筋の間を肋間動静脈，肋間神経が走る．

【肋間筋の神経】第1〜11胸神経前枝（第1〜11肋間神経）

【肋間筋の作用】肋間筋は一般に胸式呼吸に関与しており，外肋間筋は肋骨を持ち上げることで吸気に，内肋間筋は肋骨を引き下げることで呼気に働くといわれている．しかし，実際の呼吸運動は複雑である（呼吸運動の項 p.255 を参照）．

肋下筋 subcostales

肋骨を2〜3離れた肋骨に結びつける筋である．普通，胸郭の下部でのみ発達しており，肋骨角の内面と2〜3下の肋骨内面との間に位置する．肋下筋は内肋間筋と同じ走行をとる．肋骨を引き下げると考えられている．支配神経は肋間神経．

胸横筋 transversus thoracis（図 5-38）

肋骨を胸骨に結びつける筋である．胸郭の前内面に位置する．

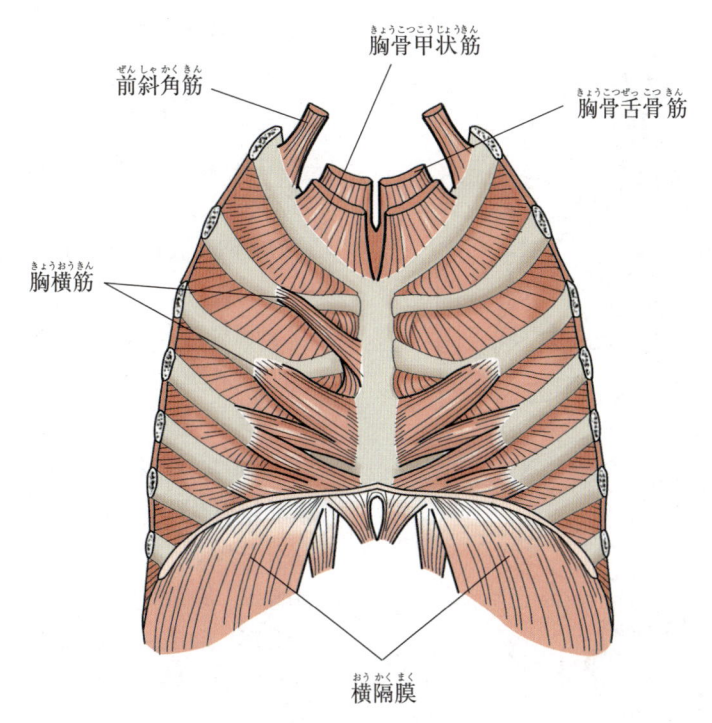

図 5-38　胸横筋
前胸壁を内面から見た図.

【起始】胸骨体の下部, 剣状突起および第 6 〜 8 肋軟骨の内面
【停止】第 2 〜 6 肋軟骨の内下面
【神経】肋間神経
【作用】第 2 〜 6 肋軟骨を引き下げる.

肋骨挙筋 levator costae（図 5-39）

　肋骨を椎骨に結びつける筋である. 一側につき 12 個ある. 第 7 頸椎〜 11 胸椎の横突起から起こり, 下外方に向かい, 起始のすぐ下, あるいは 1 つおいて下の肋骨に着く. 肋骨を引き上げる. この筋だけは他の胸郭の筋と異なり, 脊髄神経後枝に支配されている.

上後鋸筋 serratus posterior superior（図 5-40）

　肋骨を椎骨に結びつける筋である. 扁平で四角形をした筋で, 胸郭外面の後上部にある.
【起始】項靱帯の下部, 第 7 頸椎〜第 2（3）胸椎の棘突起（およびこれらの棘上靱帯）

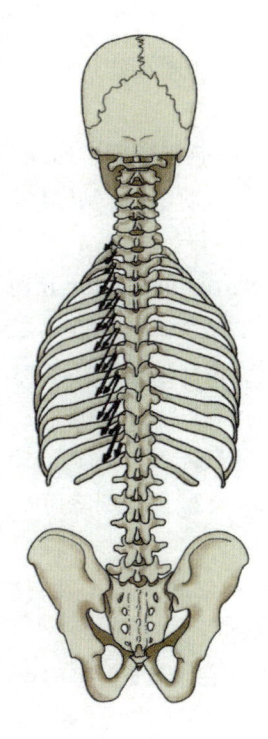

図 5-39　肋骨挙筋

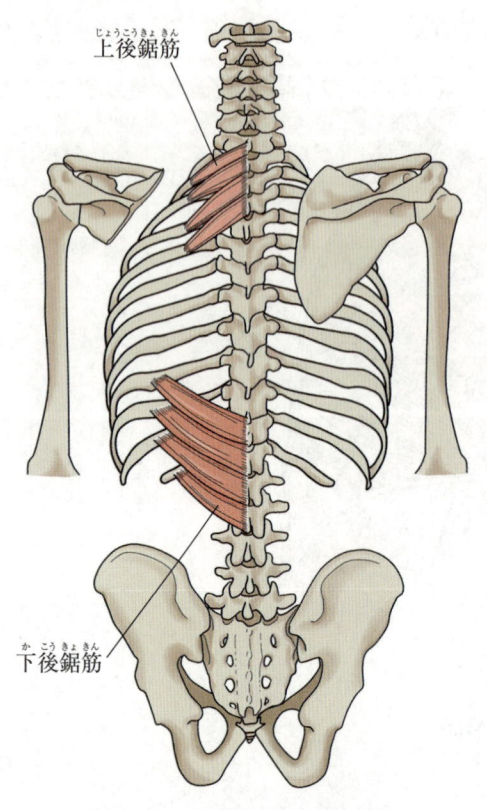

図5-40　上後鋸筋・下後鋸筋

【停止】第2〜5肋骨の外上面（肋骨角より少し外側）
【神経】第2〜5胸神経前枝（第2〜5肋間神経）
【作用】第2〜5肋骨を引き上げる．

下後鋸筋 serratus posterior inferior（図5-40）

　肋骨を椎骨に結びつける筋である．扁平で四角形をした筋で，胸部と腰部の移行部に位置する．
【起始】第11胸椎〜第2(3)腰椎の棘突起（およびこれらの棘上靱帯）
【停止】第9〜12肋骨の外表面の下縁（肋骨角のすぐ外側）
【神経】第9〜12胸神経の前枝（第9〜11肋間神経と肋下神経）
【作用】第9〜12肋骨を引き下げる．

横隔膜 diaphragm（図5-41）

○ 胸腔と腹腔を分けるドーム型の薄い筋と腱でできた膜である．ドームは胸腔に向かって凸であり，胸腔の底になっている．
○ ドームの中央部は強い腱膜であり，腱中心と呼ばれる．周辺部は筋線維で構成されており，筋部という．
○ 横隔膜は，胸腔と腹腔を連絡する開口部が3つある．
　大動脈裂孔：大動脈と胸管が通る
　食道裂孔：食道と迷走神経が通る
　大静脈孔：下大静脈が通る
○ 横隔膜は，呼吸筋のうち主要な吸筋である．
【起始】横隔膜の筋部は起始の位置に応じて3つに区分されている．
　胸骨部：胸骨の剣状突起の後面
　肋骨部：第6〜12肋軟骨と肋骨の内側面
　腰椎部：第1〜3腰椎体と椎間板（前外側面）から右脚および左脚として起こる．また，内側および外側弓状靱帯からも起こる．
【停止】腱中心（腱中心は骨には付着していない）
【神経】運動神経は，頸神経叢から起こる横隔神経（C3，C4，C5）．感覚神経は下位6〜7肋間神経からくる．
【作用】横隔膜は主要な呼吸筋で吸気時に働く．収縮時には下位の肋骨は固定され，ドーム状の横隔膜は腹腔側へ下がり，胸腔を陰圧にすることにより吸気を行わせる．
　その他，横隔膜は腹圧を上昇することによって，排尿，排便を助ける．また，咳をするとき，笑うときや嘔吐するときにも収縮する．

【内側および外側弓状靱帯】
　内側弓状靱帯は第1または第2腰椎体の側面と第2腰椎の肋骨突起（横突起）との間に張る靱帯で，その下を大腰筋が通る．
　外側弓状靱帯は第2腰椎の肋骨突起（横突起）と第12肋骨の先端との間に張る靱帯で，その下を腰方形筋が通る．

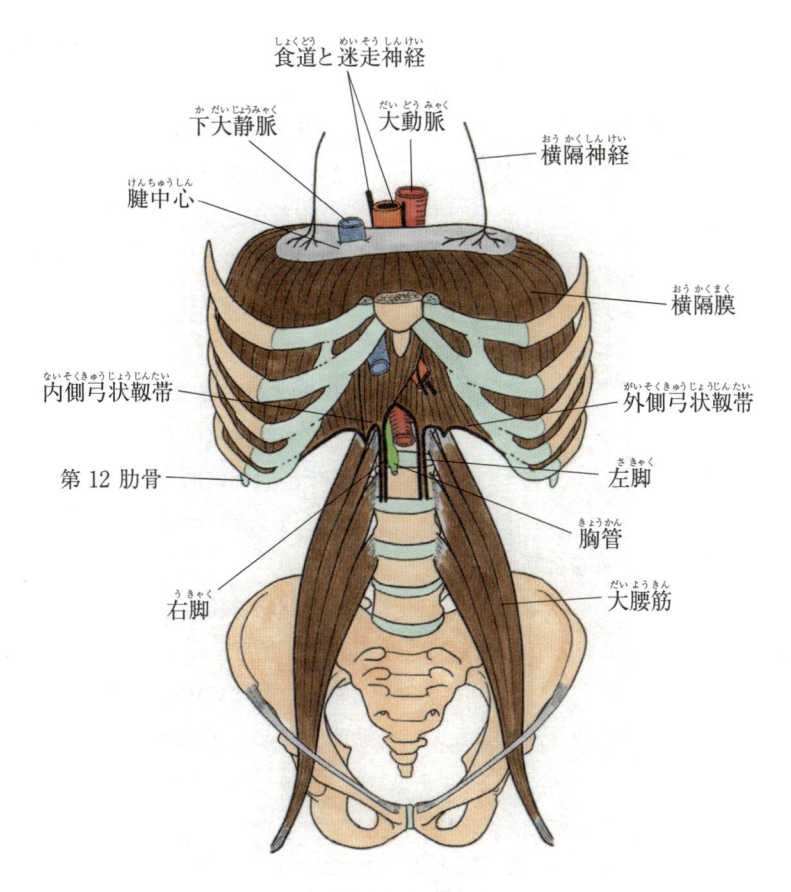

図5-41 横隔膜

【呼吸運動】

呼吸は胸郭の容積を変化させることで行われる．吸気は胸腔の容積を増大させることによりなされる．最大吸気では，腹壁がリラックスし，横隔膜が収縮することで下がり，肋骨が挙上し，脊柱が背屈する．最大呼気では，腹壁が収縮し，横隔膜が弛緩し，肋骨が下がり，脊柱は前屈する．

吸気で主に働くのは横隔膜で，吸気の2/3は横隔膜の収縮による．外肋間筋は吸気で働き，内肋間筋は呼気で働くが，内・外肋間筋の基本的な働きは，共に収縮することで胸壁を強くして，横隔膜の収縮による肋骨の低下を防ぐことにある．

吸気は普通の状態での吸気，すなわち正常吸気と，大きく息を吸う強制吸気に分けられる．呼気も正常呼気と強制呼気に分けられる．

強制吸気では，第1肋骨が前斜角筋，中斜角筋と間接的に胸鎖乳突筋によって持ち上げられ，第12肋骨は腰方形筋によって固定される．さらに脊柱起立筋が働いて脊柱を背屈し，大胸筋も働く．

強制呼気に主として働くのは，腹部の筋（腹直筋，内・外腹斜筋と腹横筋）および広背筋である．これらが収縮し，横隔膜を胸腔側に押し上げ，下部の肋骨を引き下げる．この時，内肋間筋も弱いながら働く．正常呼気は肺自身の弾性による収縮と拡大された胸郭の元に戻ろうとする力によって自動的になされる．

■参考■ しゃっくり

しゃっくり，吃逆（きつぎゃく）は横隔膜の痙攣で，突然吸気が起こり，すぐに声門が閉じるため特有の音が出る．原因は様々で単に食べ過ぎや消化不良といったものから，脳障害，アルコール中毒，胸部や腹部の病気によるものなどもある．

■参考■　横隔膜ヘルニア
　先天性の横隔膜ヘルニアがまれに新生児で見られる．欠損部は後外側部（Bochdalek孔）で，多くは左で胃や小腸などが胸腔側に脱出し，肺を圧迫するため呼吸困難を引き起こす．
　裂孔ヘルニアは食道裂孔から胃の一部が胸腔側に出る状態．胸腹部の外傷による強い圧迫などでは外傷性横隔膜ヘルニアが生じることがある．横隔膜の腰椎と肋骨の起始部の間に見られる膜性部（腰肋三角）から腹部内臓が胸腔側に飛び出す．

腹部の筋

○腹部は脊柱の部分を除いて周囲を筋で囲まれている．
○腹部の前壁中央部を形成する筋は，腹直筋である．
○腹壁の前外側壁および外側壁は3層に重なる外腹斜筋，内腹斜筋，腹横筋によって形成されている．
○腹部の後壁を構成する筋には，大腰筋，小腰筋，腸骨筋と腰方形筋がある．しかし前三者は下肢の運動に関係しているので下肢の筋の項で述べる．ここでは腰方形筋のみを後部の筋として取り扱う．

腹直筋 rectus abdominis（図5-42, 43）

　筋腹が腱画（けんかく）によって分けられた多腹筋で，腹壁前面を垂直に走る．左右の筋は腹直筋鞘に包まれているが，白線により分離されている．
【起始】恥骨結合と恥骨稜
【停止】第5〜7肋軟骨および剣状突起（前面）
【神経】第(6)7〜12胸神経の前枝（第(6)7〜11肋間神経と肋下神経）

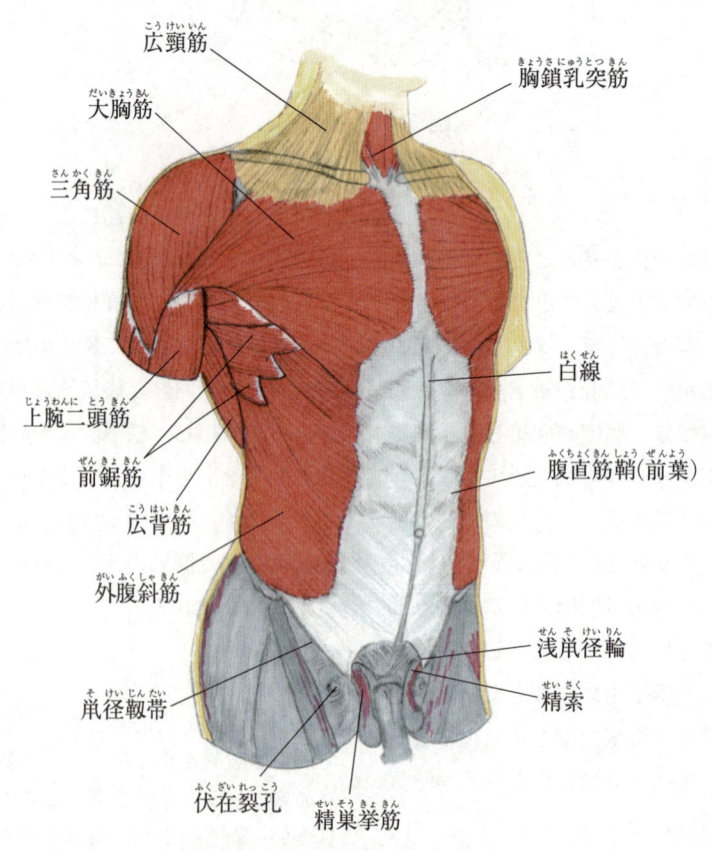

図5-42　体幹の筋（前面）

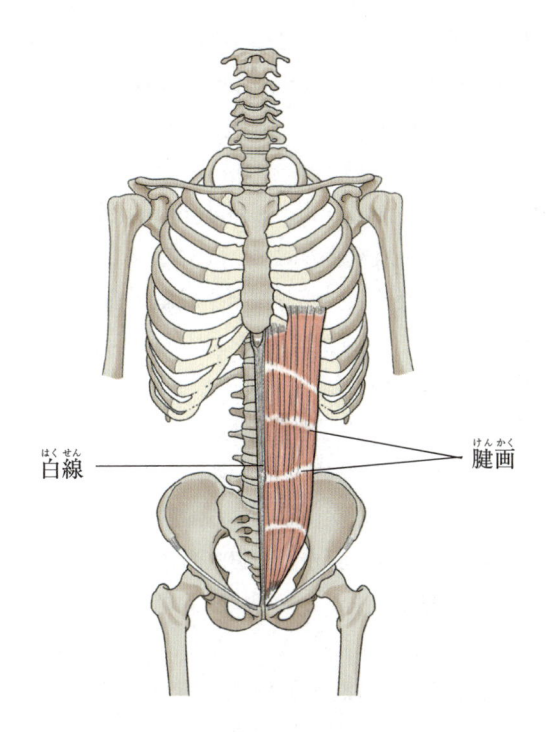

図 5-43　腹直筋

【作用】体幹の屈曲と前腹壁の緊張．腹直筋は体幹の強力な屈筋である．腹直筋は歩行中，肋骨を引き下げ，骨盤を固定する．骨盤の固定は，大腿部の筋を効果的に働かせる．強制呼気にはこの筋が強く収縮する．

【触知】第 5 肋軟骨の外側端から恥骨結合に向かって外側縁を触れられる．臍から遠位部は恥骨に向かい筋腹は細くなる．また，臍を通る正中線上に左右の腹直筋を区別する細長い凹み，すなわち白線を触れられる．発達した人では，筋腹に直交する 3 から 4 の凹み，すなわち腱画を触れられる．

【腹直筋鞘】（図 5-44）
○ 内・外腹斜筋および腹横筋の腱膜が合して腹直筋を包む．これを腹直筋鞘と呼ぶ．
○ 腹直筋の前を包む部分を前葉といい，後ろを包む部分を後葉という．前葉は全長にわたって存在するが，後葉は下部で欠けている．
○ 前葉の上部は外腹斜筋と内腹斜筋の腱膜でつくられる．前葉の下部は外腹斜筋，内腹斜筋および腹横筋の腱膜でつくられる．
○ 後葉の下部は腹横筋の内面を覆う薄い筋膜（横筋筋膜）によってのみつくられる．
○ 後葉の上部と下部の境はアーチ形を呈し，弓状線と呼ばれる．

【白線】（図 5-42，43）
○ 左右の腹直筋鞘が正中線で合してつくられる．
○ 剣状突起と恥骨結合の間に位置する．
○ 白線の中央やや下に臍輪がある．臍輪は臍帯

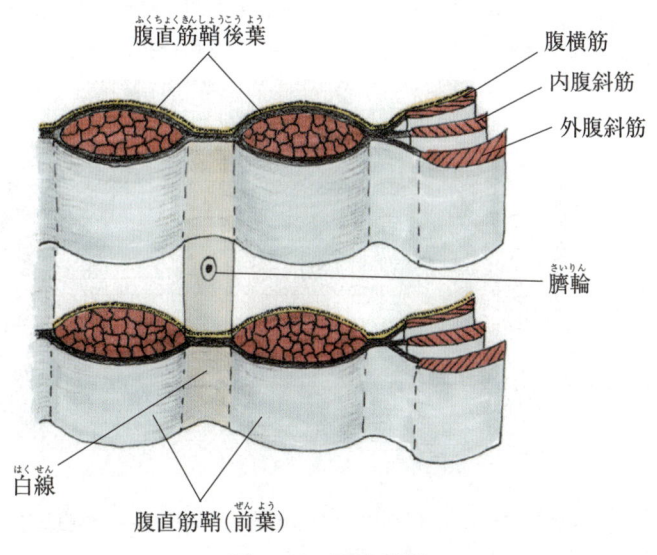

図 5-44　腹直筋鞘

が出ていた所である．

外腹斜筋 external oblique abdominis（図5-42, 44, 45）

この筋は腹壁の外側面に位置する3つの筋群の中で，最も大きく表層にある．

【起始】第5肋骨から第12肋骨の外側面より，8個の手指状に分れた筋尖をもって起こる．上部4つの筋尖は前鋸筋と交叉しており，下部4つの筋尖は広背筋と交叉している．

【停止】外腹斜筋の大部分の筋線維は，下前内側に放射状に広がり広い腱膜に移行する．腱膜は腹直筋鞘の前葉に入り，白線に停止する．また下部では，恥骨稜，鼠径靱帯に停止する．後部の筋束は腸骨稜の前半分に停止する．

【神経】第7～12胸神経の前枝（第7～11肋間神経と肋下神経）

【鼠径靱帯】inguinal ligament（図5-42）
○ 外腹斜筋の腱膜の下端が厚くなったもの．
○ 上前腸骨棘と恥骨結節の間に張る．
○ 下方は大腿筋膜に続く．

【鼠径管】inguinal canal
外腹斜筋，内腹斜筋，腹横筋を鼠径靱帯のすぐ上で貫くトンネルがある．これを鼠径管という．鼠径管の出口は外腹斜筋の腱膜を貫くところで，浅鼠径輪という（図5-42）．鼠径管を男性では精索が女性では子宮円索が通る．鼠径管を通って腸が飛び出すのを鼠径ヘルニアという．

内腹斜筋 internal oblique abdominis（図5-44, 45）

外腹斜筋と腹横筋の間に位置する．

【起始】胸腰筋膜，腸骨稜（中間線の前方2/3）と鼠径靱帯（外側2/3）．筋の走行は外腹斜筋の走行と直角である．

【停止】第9～12肋骨（下縁）：これらの筋束は下部の内肋間筋に連続している．

白線と恥骨：白線に停止する腱膜は，腹直筋鞘の外側縁で2枚に分かれ，腹直筋鞘の前後両葉に入り，白線に停止する．弓状線より下部では前葉だけに入る．

【神経】第8～12胸神経前枝（第8～11肋間神経，肋下神経）と第1腰神経前枝

腹横筋 transversus abdominis（図5-44）

外腹斜筋と内腹斜筋のさらに深層にある．

【起始】鼠径靱帯（外側1/3），腸骨稜（内唇の前2/3），胸腰筋膜（腸骨稜と第12肋骨の間），第7～12肋軟骨．

腹横筋の筋線維は最下部のものを除き，おおむね水平方向に走る．また，最下部の線維は下方に走り，内腹斜筋と平行している．

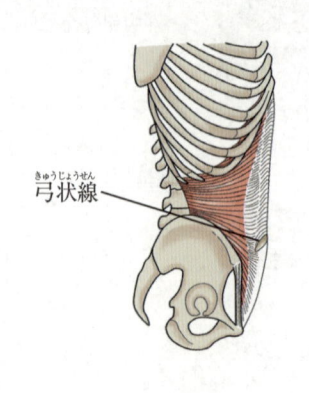

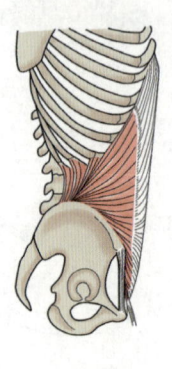

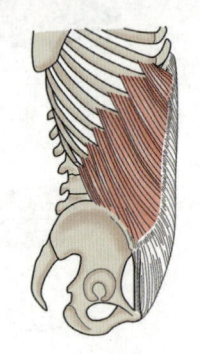

弓状線（きゅうじょうせん）

腹横筋　　内腹斜筋　　外腹斜筋

図5-45　腹部の筋

【停止】腹横筋の大部分の筋線維は，腹直筋鞘の形成に加わる腱膜に終わる．腱膜は弓状線より上では腹直筋鞘後葉に，下では前葉に入って白線に終わる．
【神経】第7〜12胸神経前枝第（7〜11肋間神経，肋下神経）と第1腰神経前枝

【外・内腹斜筋と腹横筋の作用】
　内・外腹斜筋と腹横筋は共同して働いて腹腔内臓器を圧迫する．この作用により，呼息と排尿，排便，出産および嘔吐を補助する．
　骨盤を固定すると，内・外腹斜筋は腹直筋と共に働いて，体幹を前屈する．片側の内・外腹斜筋が働くと，体幹はその方向に曲げられる．
　さらに，内・外腹斜筋は腰部の側方回旋に関わる．右に回旋する場合，右の内腹斜筋と左の外腹斜筋が働く．このように同側の内腹斜筋と外腹斜筋は体幹の側屈には協力して働き，側方回旋には拮抗筋となる．腹横筋は脊柱の運動にほとんど関与しない．

注：外腹斜筋の起始は肋骨で停止は骨盤なので，普通に考えると筋が収縮した場合，停止が起始に近づく．しかし，ほとんどの場合，骨盤が固定されているので外腹斜筋が収縮すると起始が停止に近づくことになる．

錐体筋 pyramidalis
　小さな三角形の筋で腹直筋鞘に包まれ腹直筋の下部前面にある．恥骨結合近くの恥骨から起こり，白線の下部に付着する．発達はさまざまである．肋下神経で支配されている．腹直筋の働きを助ける作用がある．

精巣挙筋 cremaster（図5-42）
　鼠径管内を精索に沿って走り，精巣を包んで終わる．精巣を引き上げる．内腹斜筋の最下部の筋束が分かれたものである．女子では子宮円索を包んでいるが，特別な働きはない．陰部大腿神経の陰部枝（L1，2）に支配されている．

【挙睾反射】
　男性の大腿部内側の皮膚をこすると，その側の精巣が引き上げられる．大腿内側部よりの刺激は，腸骨鼠径神経から第1腰髄節（L1）に入り，L2から陰部大腿神経を介して精巣挙筋を収縮させる．

腰方形筋 quadratus lumborum（図5-46）
　腰椎の両側で胸腰筋膜の前にある厚くて長方形の筋である．
【起始】腸腰靱帯とそれに隣接する腸骨稜
【停止】第12肋骨
　　　　第1〜4腰椎の肋骨突起（横突起）
【神経】第12胸神経の前枝（肋下神経）および第1〜3腰神経の前枝
【作用】第12肋骨を固定し，横隔膜が吸気時に収縮するとき，横隔膜の起始を安定させる．また骨盤が固定されているとき，一側の筋が働けば，脊柱をその側に曲げる．両筋が働けば，脊柱の腰部の伸展を助ける．

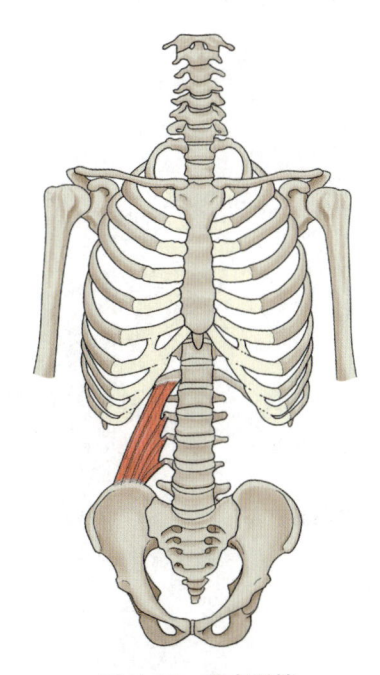

図5-46　腰方形筋

骨盤の筋

○ 骨盤（小骨盤）内にある筋は2つの群に分けられる．
  1. 梨状筋と内閉鎖筋
  2. 肛門挙筋と尾骨筋
○ 1の筋に関しては，下肢の運動に関係するので下肢の筋の項で述べる．
○ 肛門挙筋と尾骨筋は，それぞれ左右のものが合わさり全体で骨盤の底を形成する**骨盤隔膜**をつくる．
○ 骨盤隔膜には，下方に向かっては直腸が通る開口部がある．前方に向かっては男性では尿道が，女性では尿道と腟の通る開口部がある．

肛門挙筋 levator ani（図5-47）

○ 広く薄い膜状の筋で，小骨盤の内面にある．
○ 筋束は大きく2つに分かれており，前部を恥骨尾骨筋，後部を腸骨尾骨筋という．
○ 骨盤腔の底の大部分を形づくる．
【起始】恥骨上枝（内面）と坐骨棘（内面）．この2点の間は内閉鎖筋を被っている内閉鎖筋膜に付着している．この部は筋膜が厚くなっており，肛門挙筋腱弓と呼ばれる．
【停止】会陰腱中心，外肛門括約筋，肛門尾骨靱帯
【神経】第4仙骨神経および陰部神経の枝
【作用】直腸下端を収縮させる．女子では腟を収縮させる．尾骨筋とともに，骨盤内臓器を支える骨盤隔膜をつくる．

尾骨筋 coccygeus（図5-47）

○ 肛門挙筋の後ろに位置する三角形の膜状の筋で，肛門挙筋とともに骨盤隔膜を形成している．
○ 仙棘靱帯の骨盤腔面と接している．
【起始】坐骨棘（骨盤腔面）と仙棘靱帯
【停止】尾骨と第5仙椎（外側縁）
【神経】第4, 5仙骨神経からの枝
【作用】尾骨を前に引き，支持する．腹腔内圧に対して骨盤底を支持する．

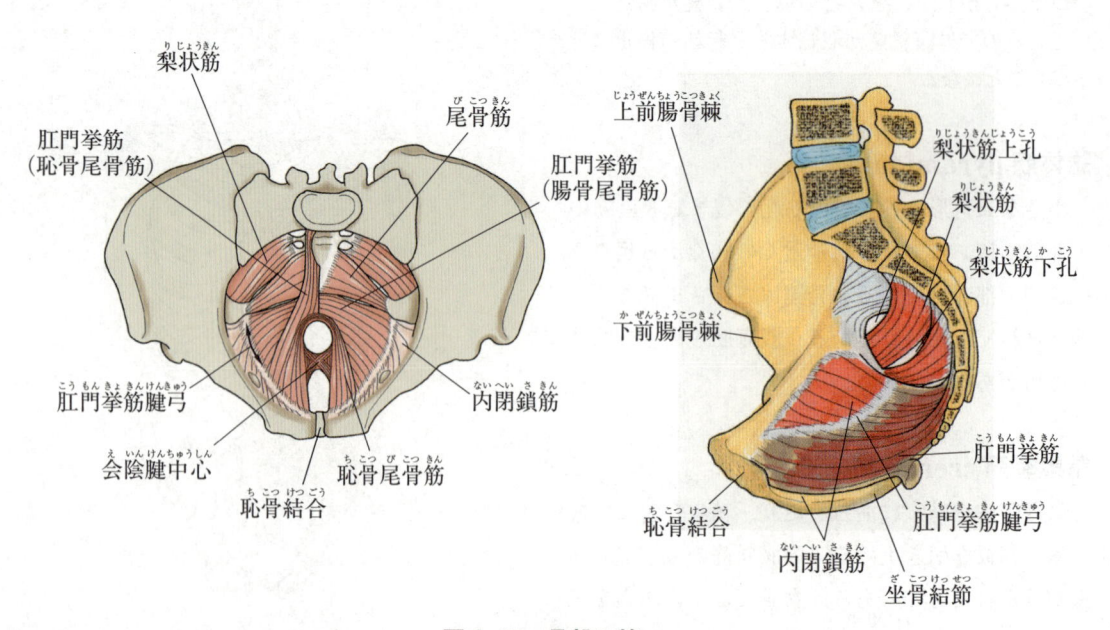

図5-47　骨盤の筋

5 上肢の筋

上肢の筋は次のようなグループに分けられる.
　軸骨格から上肢帯への筋
　軸骨格から上腕骨への筋
　上肢帯から上腕骨への筋
　上腕の筋，前腕の筋，手の筋

軸骨格から上肢帯への筋

主として脊柱および胸郭から起こって上肢帯に停止し，上肢帯を保持するとともに，肩甲骨を動かすことで上肢の運動に関与する.

脊柱から上肢帯への筋と，胸郭から上肢帯への筋に分けられる.

脊柱から上肢帯への筋（浅背筋）

僧帽筋 trapezius（図5-27, 48）

○ 大きく扁平な三角形の筋で，頸部の後面および体幹の上半分を覆う．両側の筋を合わせると菱形となる．
○ 左右合わせると菱形で上は後頭骨，下は第12胸椎，両外側は肩峰にあたる．
○ 上部，中部，下部の3部に分けられる．

【起始】
　上部：後頭骨（外後頭隆起，上項線内側1/3）
　　　　項靱帯，第7頸椎の棘突起
　中部：第1胸椎から第6胸椎の棘突起
　下部：第7胸椎から第12胸椎の棘突起

【停止】
　上部：鎖骨（外側1/3），肩甲骨の肩峰
　中部：肩峰の内側および肩甲棘の上縁
　下部：肩甲棘の下縁

【神経】第11脳神経（副神経の脊髄根）

【作用】本質的な働きは，他の筋が働くとき，肩甲骨をその位置に保持することである．例えば，物を運ぶときに，肩甲骨を保持し，関節窩が下方に引き下げられないようにする．

上部は肩甲挙筋と共に肩甲骨を挙上する．前鋸筋とともに，腕を頭の上に上げるために肩甲骨を上方回旋する．

中部は菱形筋とともに肩甲骨を内転する．

下部は肩甲骨を下制する．

上肢帯が固定されているとき，僧帽筋は頭を後屈したり側屈したりする．

【触知】上部線維：後頭骨上項線内側1/3から斜め外下方に鎖骨上面の外側1/3まで触れられる．
　中部線維：肩峰および肩甲棘に触れられる．
　下部線維：肩甲棘内側1/3から斜め内側下方に第12胸椎棘突起により囲まれた部分で触知する．

肩甲挙筋 levator scapulae（図5-49）

肩甲挙筋の上1/3は胸鎖乳突筋より深部に位置している．下1/3は僧帽筋より深部に位置する．

【起始】第1〜4頸椎横突起
【停止】肩甲骨（上角と内側縁上部）
【神経】肩甲背神経（C5）および第3, 4頸神経
【作用】僧帽筋とともに肩甲骨を挙上する．

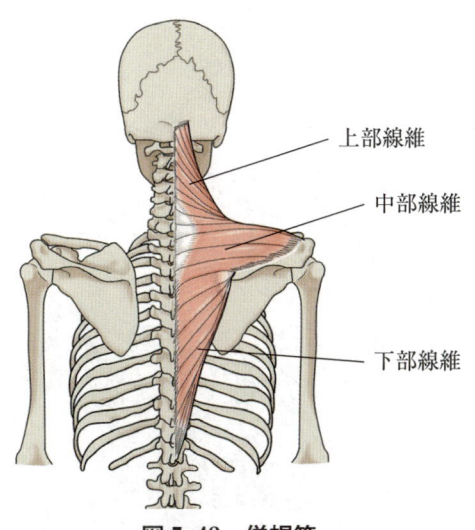

図5-48　僧帽筋

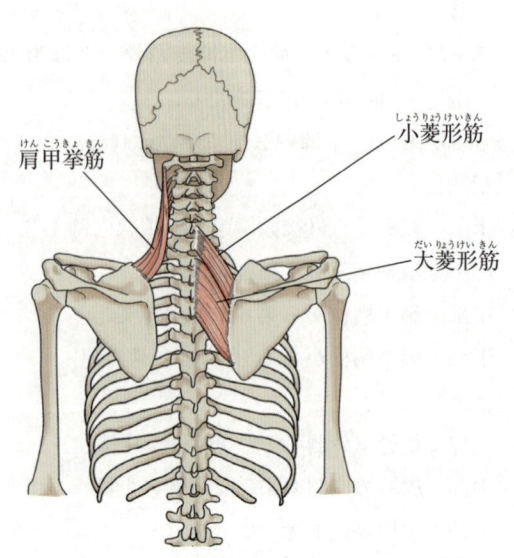

図 5-49　肩甲挙筋，大・小菱形筋

小胸筋とともに肩甲骨を下方回旋することにより，関節窩を下に向ける．また，肩甲骨の内転を助け，体幹に対して肩甲骨を固定する．肩甲骨が固定されているときに両側の筋が働けば，頸を伸展させる．

小菱形筋 rhomboideus minor（図 5-49）

僧帽筋より深部に位置する．下部は大菱形筋と続いていることが多く，それぞれを区別できない．

【起始】項靱帯の下部
　　　　第 7 頸椎と第 1 胸椎の棘突起
【停止】肩甲骨（内側縁と肩甲棘根部）
【神経】肩甲背神経（C5）
【作用】大菱形筋に同じ
【触知】肩甲棘根部の高さで肩甲骨内側縁から第 7 頸椎棘突起と第 1 胸椎棘突起に囲まれた部分に触れられる．肩関節を内旋かつ内転し，肘関節を屈曲し，手背を背中に乗せて背中から離すようにすれば，筋腹は触れやすい．僧帽筋に覆われているため触知は丁寧に行う．

大菱形筋 rhomboideus major（図 5-49）

僧帽筋より深部で，小菱形筋の下方に位置する．大菱形筋は，小菱形筋の約 2 倍の広さである．筋束は脊柱から肩甲骨へ下方に走り，斜めの平行四辺形を形づくる．

【起始】第 2 ～第 5 胸椎の棘突起
【停止】肩甲骨内側縁（肩甲棘から下角まで）
【神経】肩甲背神経（C5）
【作用】肩甲骨を内転，関節窩を下方へ回旋する．前鋸筋の補助をするため胸壁に対して肩甲骨を保持する．肩関節の内転や伸展をするとき，僧帽筋中部線維とともに働き，肩甲骨を固定し，上肢の動きを支える．
【触知】小菱形筋起始部より下方の肩甲骨内側縁から第 2 ～ 5 胸椎棘突起に囲まれた部分に触れられる．僧帽筋に覆われているため，触知は丁寧に行う．

胸郭から上肢帯への筋（浅胸筋）

前鋸筋 serratus anterior（図 5-42, 50）

大きな筋で胸郭の外側部に位置し，腋窩の内壁を構成する．この筋の起始部は，ノコギリの刃状の外観を呈するので鋸筋（きょきん）と呼ばれる．

【起始】第 1 ～ 8 肋骨（外側面，第 9，10 肋骨に

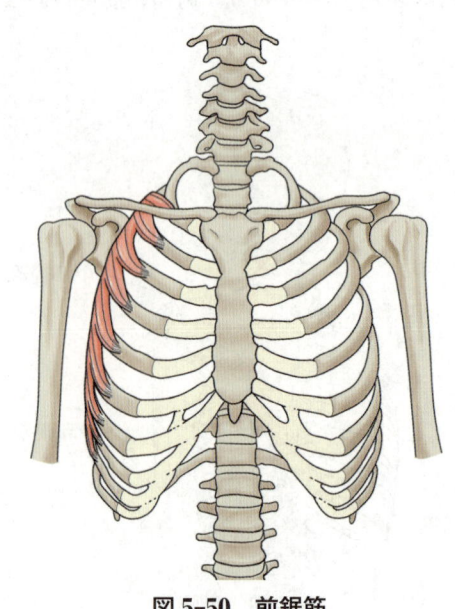

図 5-50　前鋸筋

も起始を持つことがある．およびこの間の肋間筋を包む筋膜）
【停止】肩甲骨（内側縁の前面）
【神経】長胸神経（C5～7）
【作用】肩甲骨の外転と胸壁に対して肩甲骨を保持する．

　小胸筋とともに肩甲骨を前方に引く．前鋸筋の上部は肩甲挙筋と僧帽筋の上部線維とともに肩甲骨を挙上する．

　前鋸筋の下部は上部よりも強大で，肩甲骨の下角を前方に引くことにより，僧帽筋の肩甲骨の上方回旋作用を助ける．それゆえ，前鋸筋は，僧帽筋とともに腕を頭の上に挙げるのに重要な働きをする．

　上肢の外転の初期では，前鋸筋は他の肩甲骨に着く筋とともに三角筋が働くため肩甲骨を固定する．肩甲骨を固定すれば肋骨を挙上し，吸気を補助する．

【触知】肩甲骨下角より第4肋骨から第8肋骨にいたる線維が触れられる．肩甲骨内側縁より第2,3肋骨にいたる線維が触れられる．肩関節を90度以上挙上すると，下角が前方へスライドするため下方の線維は触れやすくなる．また，下方の線維は外腹斜筋と接するためノコギリ（鋸）状を呈し，確認しやすい．ただし，外側部は広背筋に覆われるため，広背筋外側縁の深部を触れるようにする．肩甲骨上角から第1, 2肋骨にいたる線維は，大胸筋および小胸筋が前方を覆うため触れにくい．

■参考■　翼状肩甲骨
　背中に翼が生えたように肩甲骨の内側縁と下角が持ち上がった状態をいう．特に，壁を押す動作を行えば著明となる．前鋸筋の麻痺（筋力低下）のほか，三角筋の萎縮によっても生じる．

鎖骨下筋 subclavius（図5-51）

　小さな三角形の筋で，鎖骨と第1肋骨の間にある．

【起始】第1肋骨と第1肋軟骨（肋骨と肋軟骨の連結部で肋鎖靱帯の前）
【停止】鎖骨（中1/3の下面）
【神経】鎖骨下筋神経（C5, 6）
【作用】鎖骨外側端を下げ，かつ前方へ引く．胸鎖関節の関節円板に鎖骨を引きつけることにより，肩関節運動中の鎖骨を固定する．

小胸筋 pectoralis minor（図5-51）

　三角形の筋で，腋窩と胸郭の前壁に位置し，大胸筋に覆われている．

【起始】第3～5肋骨の肋軟骨近く（上縁および外側面，時には，筋の一部が第2肋骨から起こる）
【停止】肩甲骨の烏口突起（内側）
【神経】内側および外側胸筋神経（C8, T1）
【作用】胸壁に対して肩甲骨を前下方に引くことにより肩甲骨を固定する．

　前鋸筋が肩甲骨を外転するのを助ける．また，肩甲挙筋，大・小菱形筋とともに働き，肩甲骨を下方回旋する．

　真の肩関節外転（肩甲骨が動かずに，上腕骨が外転する）は，前鋸筋の肩甲骨上方回旋と小胸筋による下方回旋が互いに打ち消し合うことで可能になる．腕立て伏せの動作は，この2筋の協調が

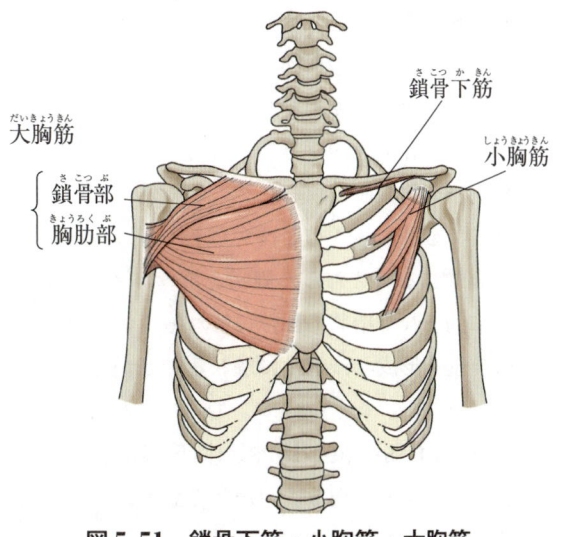

図5-51　鎖骨下筋・小胸筋・大胸筋

必要となる．また，床に落ちた物を拾うときに小胸筋が働き，上肢のリーチをより長くする．

軸骨格から上腕骨への筋

大胸筋と広背筋がこれに属する．大胸筋は他の分類に従えば浅胸筋に属し，広背筋は浅背筋に属する．

大胸筋 pectoralis major（図5-42, 51）

大きな厚い扇形の筋で，胸部の上部を覆う．その外側縁は，腋窩の前壁の大部分を形成する．

【起始】
鎖骨部：鎖骨の内側半分（前面）
胸肋部：胸骨柄，胸骨体（前面），第2～6肋骨の肋軟骨，外腹斜筋腱膜

胸鎖関節が大胸筋の鎖骨部と胸肋部の間にあたる．胸肋部のうち外腹斜筋腱膜に起始する部分を大胸筋腹部として分けることがある．大胸筋腹部は欠けることがある．

【停止】上腕骨の大結節稜
【神経】
鎖骨部：外側胸筋神経（C5, 6, 7）
胸肋部：内側胸筋神経（C8, T1）
【作用】筋の全部が同時に働くと，上腕の内転と内旋が起こる．

鎖骨部は三角筋の前部および烏口腕筋とともに，上腕骨を屈曲・内転する．
【触知】鎖骨中央の下方で，三角筋との境である三角胸筋三角を確認する．そこから外下方に大結節稜までを触れ，大結節稜から下内方に腹直筋鞘までを触れる．これら外側縁と鎖骨，胸骨，第7肋骨に囲まれた扇状の部位に触れる．停止部は腋窩の前壁を形成し，容易に触れることができる．

広背筋 latissimus dorsi（図5-27, 52）

背中の下半分を覆う広い扇形の筋である．腋窩の後壁を構成する．

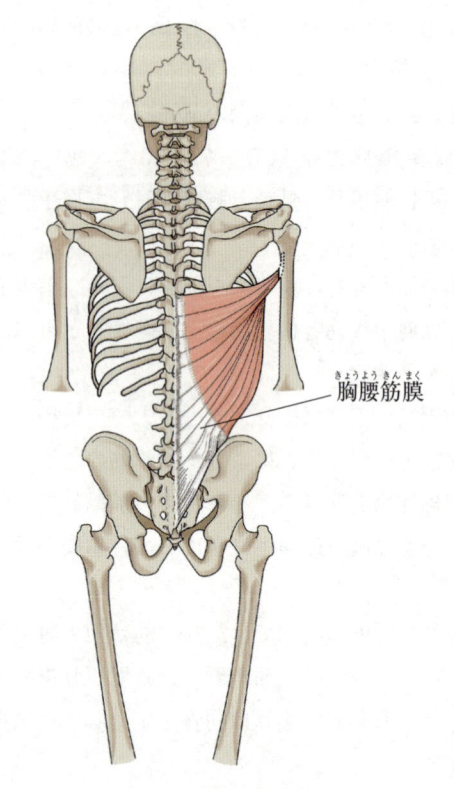

図5-52　広背筋　胸腰筋膜

【起始】第6胸椎から第5腰椎に至る棘突起，仙骨の正中仙骨稜および腸骨稜（通常はさらに，第(9) 10～12肋骨と肩甲骨の下角からも起こる）
【停止】上腕骨の小結節稜
【神経】胸背神経（C6～8）
【作用】上腕の伸展，内転，内旋

手を自分のお尻に持っていくような運動のときに使われる．

また，大胸筋と大円筋とともに働き，上に挙げた腕を抵抗にさからって引き下ろす．これは鉄棒にぶら下がっている場合や，岩壁をよじ登る場合を考えれば，逆に体を持ち上げる運動になる．プッシュアップ（肘かけの付いた椅子に座った状態から，両手を使って上半身を押し上げ，立ち上がるような運動）や松葉杖歩行には不可欠な筋である．背部から胸郭を圧迫し，強制呼気の補助をする．

【聴診三角と腰三角】

広背筋, 僧帽筋, 大菱形筋で囲まれた聴診三角は, 筋がなく, 聴診器で肺の音を聞くのに適した場所となっている. また, 広背筋, 外腹斜筋, 腸骨稜で囲まれた腰三角は筋が少ないために弱いところで, 腰ヘルニアが起こることがある.

上肢帯から上腕骨への筋 (図5-53〜55)

肩甲下筋, 棘上筋, 棘下筋, 小円筋は肩関節を補強するため上腕骨と肩関節包に付着している. ほかに大円筋, 三角筋, 烏口腕筋がある.

肩甲下筋 subscapularis (図5-53, 56)

三角形の筋で肩甲骨の肋骨面 (肩甲下窩) にあり, 腋窩の後壁を形づくる. 上腕骨への途中で肩関節の前を横切る.

【起始】肩甲骨の肩甲下窩
【停止】上腕骨の小結節

腱の一部は肩関節の関節包に付着する. 腱と肩甲骨頸との間には大きな肩甲下包がある. この滑液包は肩関節の関節腔と交通している.

【神経】上肩甲下神経と下肩甲下神経 (C5, 6)
【作用】肩甲骨の関節窩に上腕骨頭を引きつけ, 肩関節を固定する. また上腕を内旋する.

棘上筋 supraspinatus (図5-54, 57)

この筋は, 肩甲骨の棘上窩から肩峰の下を通って大結節に着く. 僧帽筋より深部に位置し, 三角筋に覆われている.

【起始】肩甲骨の棘上窩 (内側2/3)
【停止】上腕骨大結節の上部

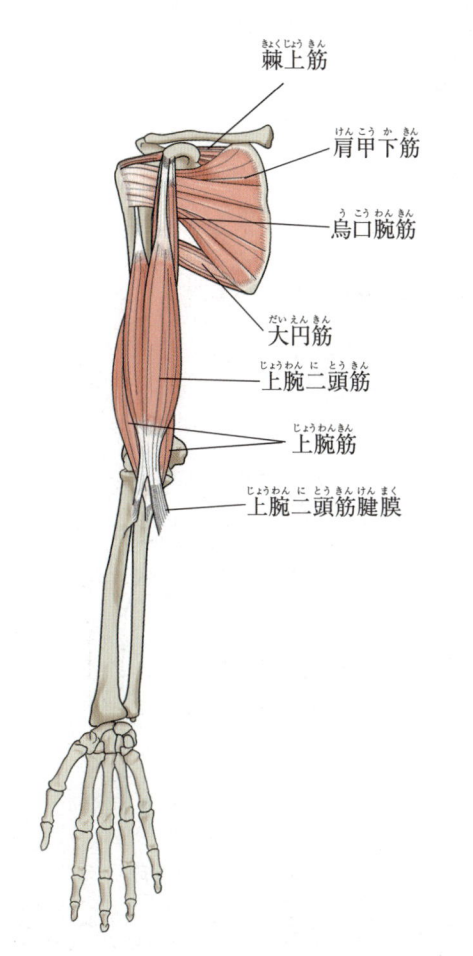

図5-53 肩と上腕の筋 (右前面)

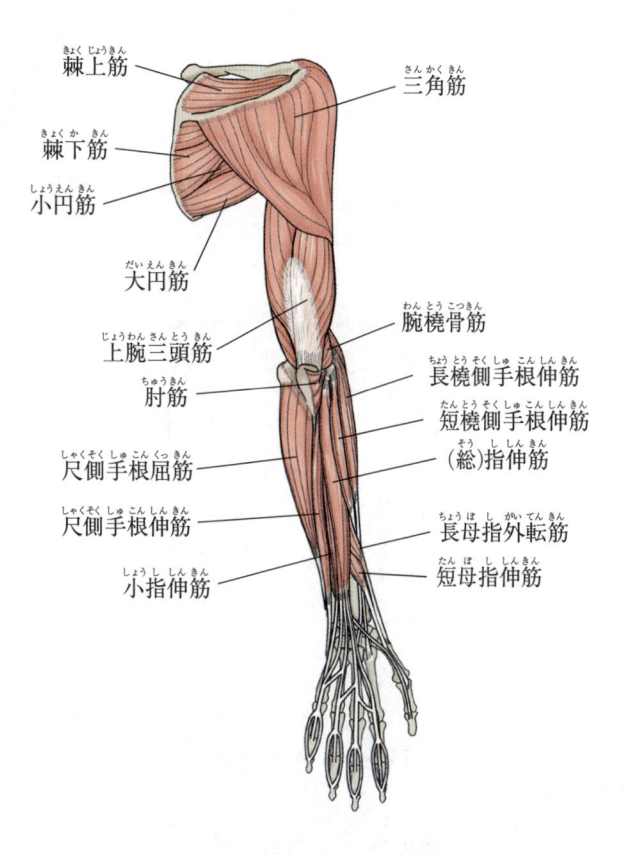

図5-54 上肢の筋 (1)(右後面)

266　5　筋系（各論）

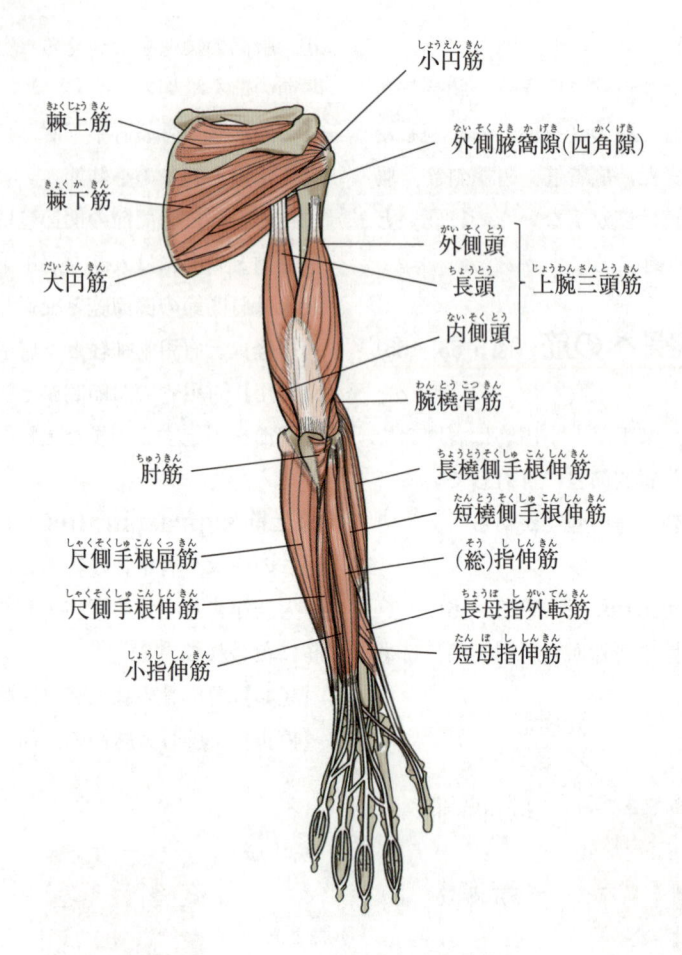

図 5-55　上肢の筋（2）（右後面）

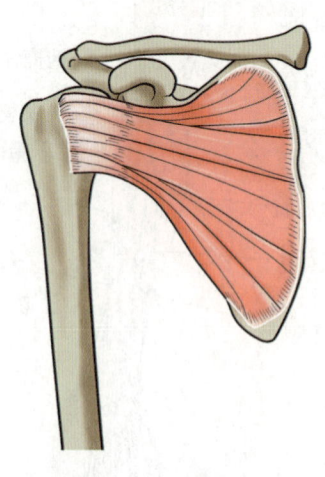

図 5-56　肩甲下筋

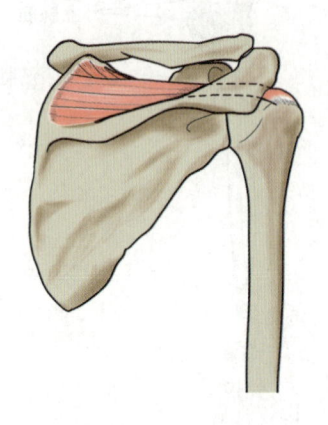

図 5-57　棘上筋

停止腱は肩関節の関節包と混じり合って関節包を強化している．棘上筋の腱は烏口肩峰靱帯，肩峰および三角筋とは大きな肩峰下包によって分けられている．この滑液包が炎症を起こすと，肩関節での外転に痛みを伴う．
【神経】肩甲上神経（C5，6）
【作用】上腕を外転し，肩甲骨の関節窩に上腕骨頭を引きつける．

通常，腕の外転に三角筋とともに働く．棘上筋は重い荷物を持ち上げるときに強く働く．
【触知】肩甲骨上角と肩甲棘の間の棘上窩に触れる．ただし，外側部は肩峰と鎖骨，および三角筋中部線維の存在により触知しにくい．触知する反対方向に顎を回旋することにより，浅層にある僧帽筋上部線維の緊張がゆるみ，触知しやすくなる．

棘下筋 infraspinatus （図 5-54，55，58）

三角形の筋で棘下窩の大部分を占める．
【起始】肩甲骨の棘下窩
【停止】上腕骨大結節の中部
腱の一部は肩関節の線維性の関節包に付着する．
【神経】肩甲上神経（C5，6）
【作用】上腕の外旋と関節窩に上腕骨頭を引きつけ，肩関節を安定させる．
【触知】肩甲骨外側縁に位置する小円筋，肩甲骨下角に位置する大円筋の付着部を除き，棘下窩全体に触れることができる．大円筋との境は上腕の内旋と外旋を交互に行うことで確認できる．停止部は肩峰の下部を通過し，三角筋後部線維に覆われるため，触知しにくい．

小円筋 teres minor （図 5-55，59）

【起始】肩甲骨背面（外側上部）
【停止】上腕骨の大結節の下部
【神経】腋窩神経（C5，6）
【作用】上腕を外旋し，かつ内転する．
肩関節を補強する．
【触知】棘下窩の下方で，棘下筋と大円筋の境を確認し，上腕骨大結節に向かい，触れていく．筋腹が小さいため，触知は丁寧に行う．停止部に行くに従い，三角筋後部線維に覆われるため触知しにくくなる．

【回旋筋腱板】rotator cuff

棘上筋 supraspinatus，棘下筋 infraspinatus，小円筋 teresminor と肩甲下筋 subscapularis の SITS 筋群の腱は肩関節の回旋筋腱板（ローテータカフ）と呼ばれる．

ローテータカフは，下縁を除いて肩関節を覆っており，肩関節を補強している．また，ローテータカフは肩関節の関節包に入り込んでいる．

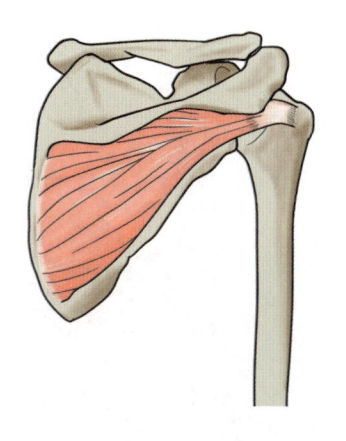

図 5-58　棘下筋

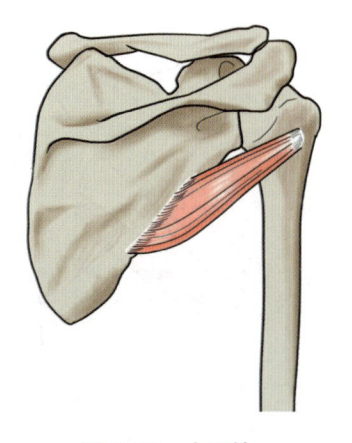

図 5-59　小円筋

大円筋 teres major（図 5-55, 60）

　厚く，やや扁平な筋である．広背筋の肩甲骨付着部と合していることがある．大円筋と広背筋の腱は腋窩の後面を構成する．大円筋，小円筋は同じような名前を持つが，その支配神経が違うことに注意すべきである．また作用も大きく異なる．

【起始】肩甲骨の下角（背側面）
【停止】上腕の小結節稜（広背筋の停止部よりやや内側）
【神経】下肩甲下神経（C5, 6）
【作用】上腕の内転と内旋．上腕骨の屈曲位からの伸展．大・小菱形筋により肩甲骨が固定されている状態で作用し，上腕を動かす．
【触知】肩甲骨下角および棘下窩の下方から上外方に向かい上腕骨小結節稜まで触れる．肩甲骨の関節下結節下方では上腕三頭筋長頭が大円筋の上を通るため触知しにくくなる．また，下角付近では広背筋と共に走行し，広背筋が大円筋の前方に回り込んでくるのを確認できる．

烏口腕筋 coracobrachialis（図 5-53, 61）

　上腕の上内側部に位置する．烏口腕筋を筋皮神経が貫通する．

【起始】肩甲骨の烏口突起（上腕二頭筋の短頭と共同の腱として起こる）
【停止】上腕骨体の内側面の中央部（上腕三頭筋と上腕筋の付着の間）
【神経】筋皮神経（C6, 7）
【作用】上腕を前内方に引く（肩関節の屈曲と内転の混合運動），肩関節の固定の補助
　腕を耳のそばに挙げた場合，腕が外に倒れるのを防ぐ．
【触知】三角筋前部の内側縁と上腕二頭筋が腋窩付近で接する部位で，大胸筋の下方にふれる．同じ起始を持つ上腕二頭筋短頭がその外側を通る．肩関節を屈曲した際に，腋窩部で確認できる．

三角筋 deltoideus（図 5-42, 54, 62）

　厚くて強力な三角形の筋で肩関節を覆う．

【起始】鎖骨の外側（1/3 の前縁と上面），肩峰（外側縁と上面）および肩甲棘（下縁）
【停止】上腕骨の三角筋粗面
【神経】腋窩神経（C5, 6）
【作用】三角筋は，前部，中部，後部の三部分に分けられる．
　前部：上腕の強力な屈曲および内旋
　中部：上腕の強力な外転
　後部：上腕の強力な伸展および外旋
　運動するときに，三角筋は他の筋群とともに働く．例えば，前部は上腕を屈曲するときに大胸筋

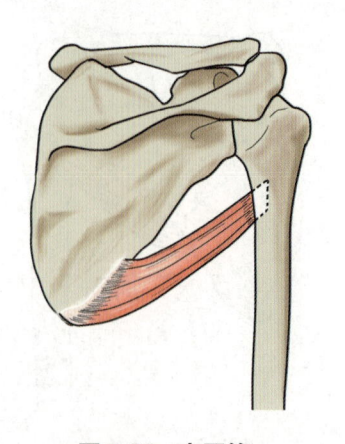

図 5-60　大円筋

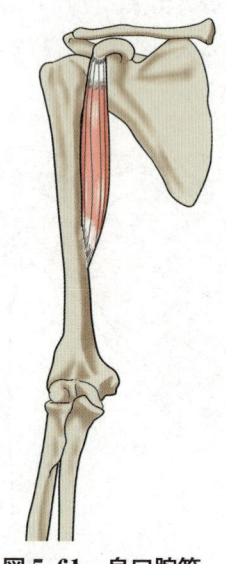

図 5-61　烏口腕筋

(前方から)　　　　　　　　　　　(後方から)

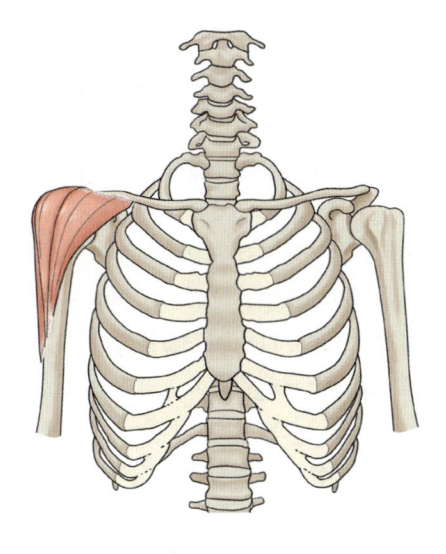

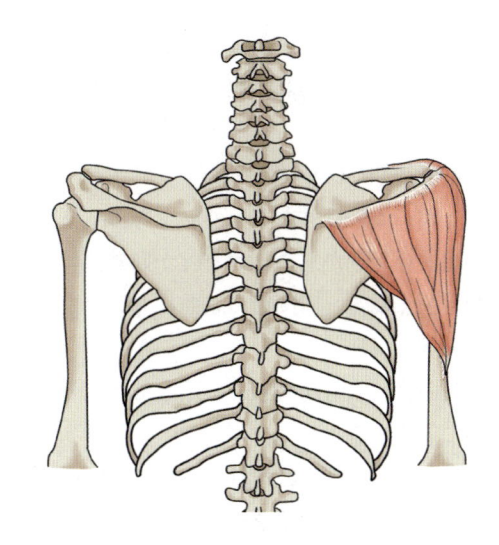

図 5-62　三角筋

や烏口腕筋とともに働く．一方，中部は上腕を外転するときに棘上筋とともに働く．後部は上腕を伸展するときに広背筋や大円筋とともに働く．

【四角隙（外側腋窩隙）】(図 5-55)

小円筋，大円筋，上腕三頭筋長頭と上腕骨で囲まれたところを四角隙（外側腋窩隙）という．肩を覆う三角筋に分布する腋窩神経と，それに伴う後上腕回旋動脈が通る．腋窩神経は外側腋窩隙を通る時に小円筋に枝を出す．

上腕の筋

上腕の筋は，前面の筋と後面の筋に分けられる．前面の筋と後面の筋の間には内側および外側筋間中隔があり，両者を分けている．

上腕前面の筋

上腕二頭筋 biceps brachii (図 5-53, 63)

大きい紡錘状の筋で，2つの頭を持つ．
【起始】
短頭：肩甲骨の烏口突起．(先端から烏口腕筋

との共同腱として起こる)
長頭：肩甲骨の関節上結節

関節上結節は肩関節の関節包内にあり，長頭腱の一部は関節唇と融合している．長頭腱は関節包内では滑膜で包まれている．この腱は上腕骨頭をまたぎ，上腕骨結節間溝を下行する．

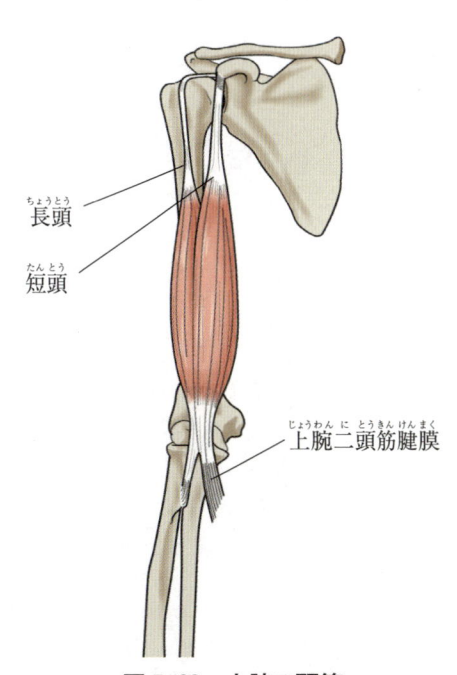

図 5-63　上腕二頭筋

【停止】橈骨粗面．腱の一部は薄く広い上腕二頭筋腱膜となり，前腕屈筋群の起始部を被う深筋膜と融合する．

【神経】筋皮神経（C 5, 6）

【作用】上腕二頭筋は強力な回外筋である．また肘関節の屈曲を行うが，これは前腕が回外位にあるとき最も強く働く．肩関節の屈曲にもわずかに作用する．

さらに長頭は，三角筋の収縮に際して上腕骨頭を関節窩に固定する．

【触知】結節間溝に長頭腱を触れられる．腱に沿って上腕筋と境する外側縁を橈骨粗面まで触れていく．橈骨粗面は確認しにくいため，橈骨頭を確認し，その下方に橈骨粗面が存在すると仮定する．上腕遠位部では，外側に腕橈骨筋が，内側に上腕筋が位置する．内側縁は下方の停止腱部より烏口突起にかけて触知する．起始部付近では大胸筋に覆われるため，丁寧に触知する．

上腕筋 brachialis（図 5-53, 64）

上腕二頭筋の深部に位置している．

【起始】上腕骨前面の下半分，上腕の筋間中隔（特に内側の前面）

【停止】尺骨の尺骨粗面（鉤状突起の前面）

【神経】筋皮神経（C 5, 6）

（上腕筋の下外側の小部は橈骨神経（C 6, 7）によって支配されている）

【作用】肘関節で前腕を屈曲する．これは前腕が回内位あるいは回外位のいずれにあっても可能．

【触知】大部分は上腕二頭筋の深層に位置する．外側では，三角筋粗面の下方で上腕三頭筋外側頭と上腕二頭筋長頭に囲まれる部分に触れ，内側は上腕二頭筋停止腱部の内側に触れる．前腕回内位で肘関節を屈曲した際に，より硬く触れる．上腕筋と上腕三頭筋とは筋間中隔によって境されており，この境は肘関節の屈曲と伸展を交互に行うことにより確認できる．

上腕後面の筋

上腕三頭筋 triceps brachii（図 5-54, 55, 65）

上腕の後面に位置する大きな筋である．長頭，外側頭，内側頭の三頭を持っている．

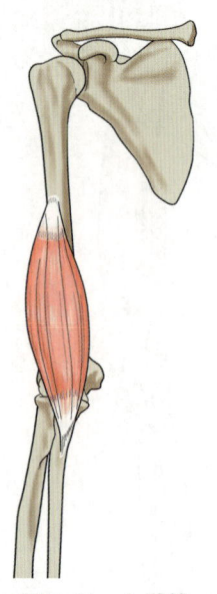

図 5-64　上腕筋

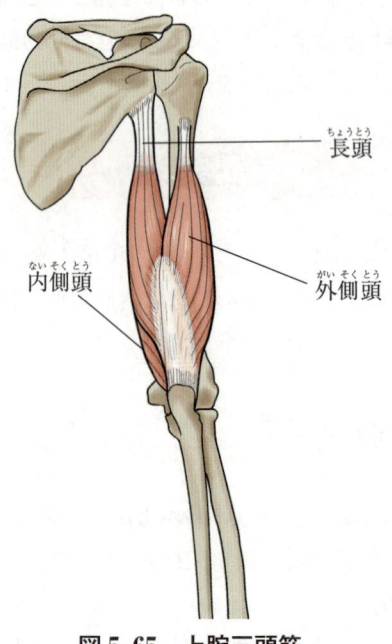

図 5-65　上腕三頭筋

【起始】
　長頭：肩甲骨の関節下結節
　（一部肩関節の関節包と混ざっている）
　外側頭：上腕骨後面で橈骨神経溝の上部（および外側筋間中隔の後面）
　内側頭：上腕骨の後面で橈骨神経溝の下部（および内側筋間中隔の後面）
【停止】尺骨の肘頭（近位端）
　上腕三頭筋腱と肘頭の間には，肘頭の腱下包がある．
【神経】橈骨神経（C 7，8）
【作用】前腕の伸展
　上腕三頭筋は前腕伸展の主動筋である．
　長頭は肩関節を横切っているので，上腕の伸展と内転の補助をする．また腕を上に挙げたとき，肩関節の関節包の下部を支える．
　内側頭は肘関節のいかなる伸展時にも働く．しかし，外側頭と長頭の肘関節伸展に関する働きは，抵抗にさからって肘関節を伸展するとき以外は小さい（腕立て伏せで肘を伸ばす時など）．
【触知】内側頭は上腕骨遠位1/3の橈骨神経溝から肘頭に向かい存在する．大部分を外側頭と長頭に覆われるため，触知しにくい．外側頭は表層に位置し，橈骨神経溝の上外方より肘頭に向かって触れられる．長頭も表層に位置し，肩甲骨関節下結節から大円筋と小円筋の間を通り，肘頭に向かい触れられる．外側および内側の筋間中隔は肘の屈曲・伸展を繰り返せば上腕筋と区別できる．

【肘関節筋】articularis cubiti
　上腕三頭筋下部の深い筋束は，一部肘関節の関節包と混じっており，特に肘関節筋という．この筋は，前腕の伸展時に肘関節の関節包後部を引きあげる．

前腕の筋

　前腕の筋は，前面の筋と後面の筋に分けられる．

これらの筋は前腕筋膜によって包まれている．前腕筋膜は手関節の近くで2つの肥厚部，すなわち屈筋支帯と伸筋支帯をつくる（図5-98, 108）．

前腕前面の筋 （図5-66～76）

　前腕前面の筋は，5個の浅層筋と3個の深層筋に分けられる．
　浅層筋：円回内筋，橈側手根屈筋，長掌筋，浅指屈筋，尺側手根屈筋
　深層筋：深指屈筋，長母指屈筋，方形回内筋
　浅層筋は主として上腕骨の内側上顆から共同腱によって起こる．深層筋は橈骨，尺骨および前腕骨間膜から起こる．

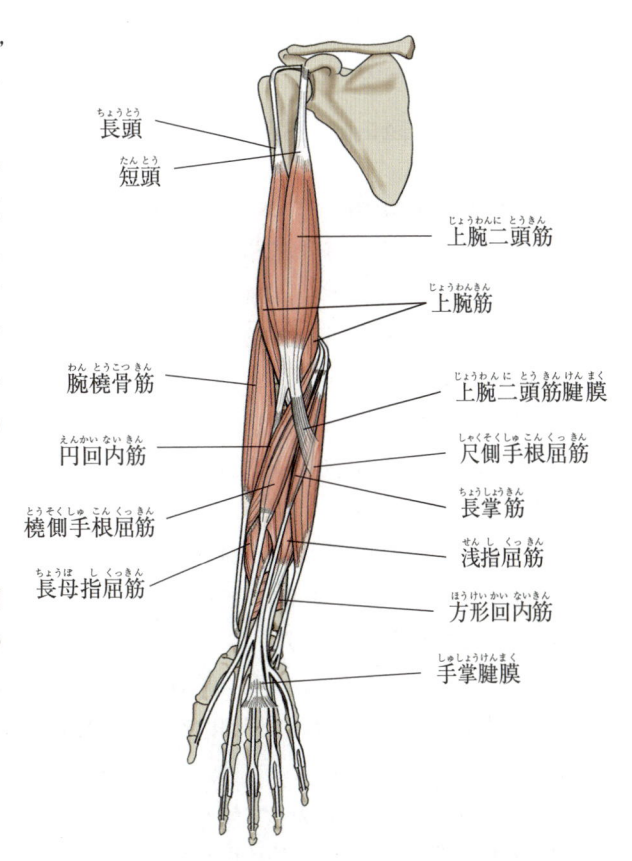

図5-66　上腕と前腕の筋（1）（右前面）

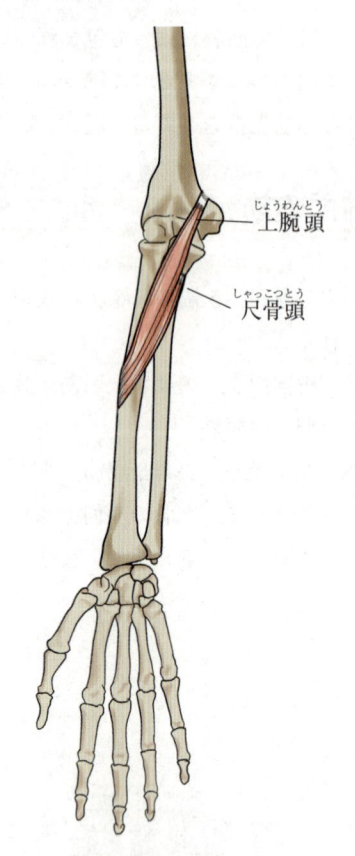

図 5-67　円回内筋

円回内筋 pronator teres（図 5-66, 67）

　円回内筋は肘窩の内側縁を構成する．上腕頭および尺骨頭の二頭を持つ．上腕頭のほうが大きく，より浅い位置にある．正中神経がこれら二頭の間を通る．

【起始】
　上腕頭（浅頭）：上腕骨内側上顆
　　（内側上腕筋間中隔からも起こる）
　尺骨頭（深頭）：尺骨の鉤状突起の内下方
【停止】橈骨体の中央部（外側縁）
【神経】正中神経（C6, 7）
【作用】前腕を回内する．また，肘関節の弱い屈筋でもある．回内には常に方形回内筋が主として働き，円回内筋は速い，あるいは強い回内運動のときのみ方形回内筋に協力して働く．
【触知】肘窩で，上腕二頭筋停止腱を確認し，さらに内側方へ触知すれば確認できる．その部位より橈骨のほぼ中央まで，外下方に走行する筋腹を触知できる．ただし，遠位部は，腕橈骨筋に覆われているため，触知しにくい．また，内側縁は橈側手根屈筋と隣接しており，前腕近位部では前腕屈筋群が前腕筋膜に覆われているため，確認しにくい．

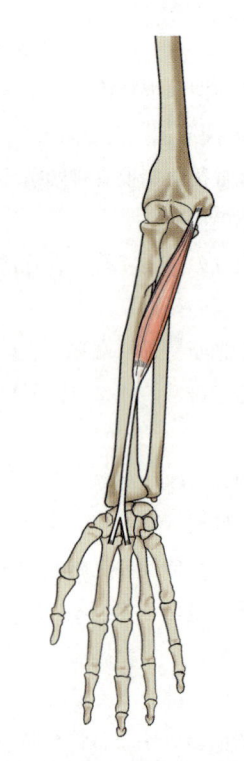

図 5-68　橈側手根屈筋

橈側手根屈筋 flexor carpi radialis（図 5-66, 68）

　細長い筋で，円回内筋の内側に位置する．前腕の中部でこの筋腹は長く平たい腱になる．
【起始】上腕骨の内側上顆
【停止】第 2, 3 中手骨底（掌側面）
　橈側手根屈筋の長い腱は屈筋支帯の外側部が二葉に分かれた間を通り抜け，大菱形骨の溝を通る（図 5-77 参照）．橈側手根屈筋腱のすぐ外側に橈骨動脈が位置し，脈拍が触れられる．
【神経】正中神経（C6, 7）
【作用】手関節の屈曲（掌屈）と外転（橈屈）
　手関節の屈曲には尺側手根屈筋とともに働く．

外転には橈側手根伸筋とともに働く．肘関節屈曲と前腕の回内にもわずかに働く．

【触知】手関節を屈曲，外転させると，手関節前面において，長掌筋の橈側に腱がくっきりと浮き出て，触知できる．前腕中央部より近位では筋腹を円回内筋と長掌筋の間に触知できる．ただし，前腕近位部では，前腕屈筋群が前腕筋膜に包まれているため，隣接部は確認しにくい．

長掌筋 palmaris longus（図5-66, 69）

尺側手根屈筋の外側（橈側）に位置する細長い紡錘状の筋である．この筋は，一側または両側に欠如がしばしば見られる（15～20%）．

【起始】上腕骨の内側上顆
【停止】手掌腱膜

長掌筋の腱は薄くて長く，屈筋支帯の上（浅部）を通過する．手関節のすぐ近位部では，この腱の下（深部）に，正中神経が位置する．

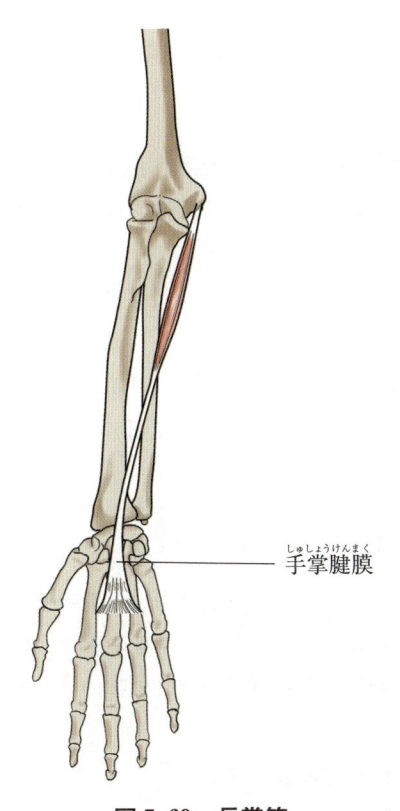

図5-69　長掌筋

【神経】正中神経（C6, 7）
【作用】手掌腱膜の緊張と手関節の屈曲

手掌腱膜は皮膚にしっかりと結合しており，手掌を強くしている．

【触知】母指と小指を対立させながら手関節を屈曲すると，手関節前面の正中線上に腱がくっきりと浮き出てくる．屈筋支帯の浅層を走行するため，腱の浮き上がりは他の屈筋群に比べて著明である．前腕中央部より近位に向かうにつれて，橈側手根屈筋と尺側手根屈筋に挟まれる．前腕近位部では，前腕屈筋群が前腕筋膜に包まれているため，隣接部は確認しにくい．

【手掌腱膜】palmar aponeurosis（図5-69）

手掌の筋を覆う深筋膜のうち，中央部は特に厚く，手掌腱膜と呼ばれる．

手掌腱膜は浅層の長掌筋腱の直接の続きである縦走する線維束と，深層の掌側手根靱帯の続きである横走する線維束よりなる．浅層の縦走する線維束は遠位端で広がり，指の基部の皮膚や屈筋の腱鞘に付着している．

浅指屈筋 flexor digitorum superficialis
（図5-70, 71）

この筋は前腕の浅層筋の中で最も大きく，二頭を持つ．浅指屈筋は前腕浅層筋に属すが，他の浅層筋群より深い位置にあり，浅層筋と深層筋の中間層を構成する．

【起始】

上腕尺骨頭：上腕骨の内側上顆
（また，肘関節の内側側副靱帯および尺骨鉤状突起の内側からも起こる）

橈骨頭：橈骨前縁の上半分

橈骨頭は上腕尺骨頭より幅広く薄い．正中神経および尺骨動脈はこの筋の二頭の間を通過する．

【停止】第2～5指の中節骨底（掌側面）

手関節近くで浅指屈筋は4つの腱に分かれ，屈筋支帯の深部を通過する．停止部でそれぞれの腱

は2つに分かれ，その間を深指屈筋の腱が貫く（図5-70）．

【神経】正中神経（C7, 8）

【作用】まず第2〜5指の中節骨を屈曲する（近位指節間関節の屈曲）．続いて中手指節関節と手関節を屈曲する．

【触知】母指以外の近位指節間関節（PIP）を屈曲することで，手関節前面において，長掌筋腱と尺側手根屈筋の間に触れられる．第3と4指への腱が浅層に，第2指と5指への腱が深層に位置するが，それぞれの区別はしにくく，ひとかたまりとして触れられる．前腕中央部より，近位では，円回内筋，橈側手根屈筋，長掌筋，尺側手根屈筋の筋腹に覆われるため触知できないが，遠位部では，上記4筋の腱との間に触知できる．

■参考■　バネ指，狭窄性腱鞘炎

指の屈伸運動中にカックンとなるような状態をバネ現象という．これは腱鞘で包まれた腱の一部が肥厚して結節となり，運動途中で腱鞘と引っかかるために起こる．屈筋腱で起こることが多いが，伸筋腱で起こることもある．

尺側手根屈筋 flexor carpi ulnaris（図5-66, 72）

この筋は，浅層屈筋の最も内側に位置する．起始は二頭からなり，両頭はアーチ状の腱で結ばれている．このアーチの下を尺骨神経が通過する．

【起始】

上腕頭：上腕骨の内側上顆（屈筋共同腱）

尺骨頭：尺骨の肘頭（内側縁）

尺骨後縁（上2/3）

【停止】豆状骨，有鈎骨と第5中手骨底

豆状骨はこの筋の腱の中にできた種子骨である．豆状骨から2つの強靱な靱帯（豆鈎靱帯と豆中手靱帯）によって，有鈎骨と第5中手骨底に付着する．尺骨神経や尺骨動脈はこの腱の停止部の外側に位置している．

【神経】尺骨神経（C8, T1）

【作用】手関節の屈曲と内転

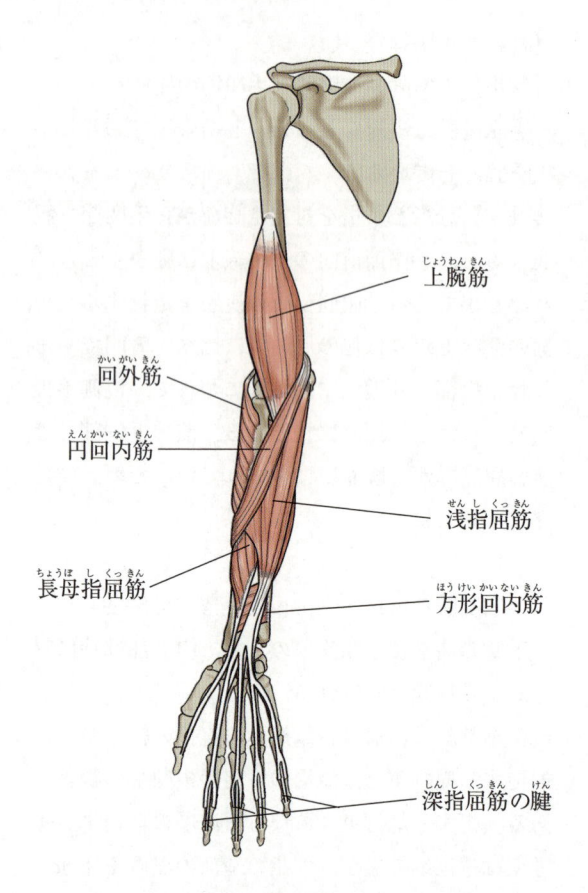

図5-70　上腕と前腕の筋（2）（右前面）

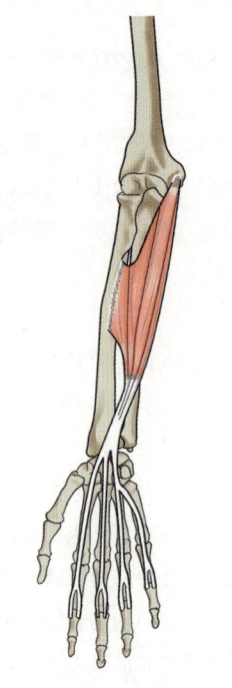

図5-71　浅指屈筋

橈側手根屈筋，長掌筋および浅指屈筋とともに手関節を屈曲する．また，尺側手根伸筋とともに働いて手関節を内転する．尺側手根屈筋と尺側手根伸筋はともに働き，母指を大きく伸展するとき，手関節の外転を防ぐ．また尺側手根屈筋は小指を外転または屈曲するときに豆状骨を固定する．

【触知】手関節を屈曲，内転させると，豆状骨の近位部に腱を触れる．近位に向かうにつれて，長掌筋と尺骨後縁に囲まれる筋腹を確認できる．前腕近位部では，前腕屈筋群が前腕筋膜に覆われるため，長掌筋との隣接部は確認しにくい．また，尺側手根伸筋とは尺骨後縁により境される．

■参考■　肘部管症候群

尺骨神経は上腕骨の内側上顆と肘頭の間の溝である尺骨神経溝を通り，尺側手根屈筋の起始の二頭の間を通過するが，この部を肘部管という．この部分で尺骨神経が挟まれる（絞扼）と痛みを生じる．

深指屈筋 flexor digitorum profundus（図5-73, 74）

深指屈筋は4つの腱となり，浅指屈筋腱の深部で手根管を通過する．

【起始】尺骨の内側および前面（上3/4）
　　　　前腕骨間膜（内側1/2）

【停止】第2〜5指の末節骨底（掌側面）
　示指へいく筋は独立していることが多い．

【神経】第5指および第4指に行く内側部は尺骨神経（C8，T1），第3指と第2指に行く外側部は正中神経（の枝の前骨間神経 C8，T1）

【作用】第2〜5指の末節骨の屈曲

浅指屈筋が中節骨を近位指節間関節で屈曲したあと，深指屈筋が第2指から第5指の末節骨を遠位指節間関節で屈曲する．深指屈筋は，内側4本の指の遠位指節間関節を屈曲する唯一の筋である．またこの筋は，その腱が横切っている他の関節の屈曲を補助する（手関節，中手指節関節）．4つ

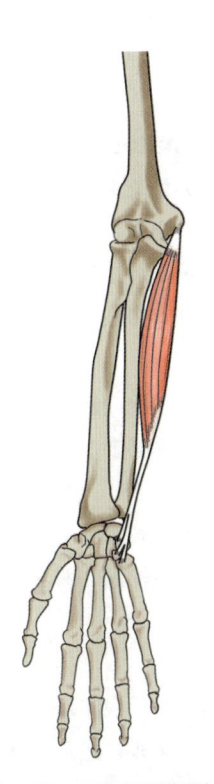

図5-72　尺側手根屈筋

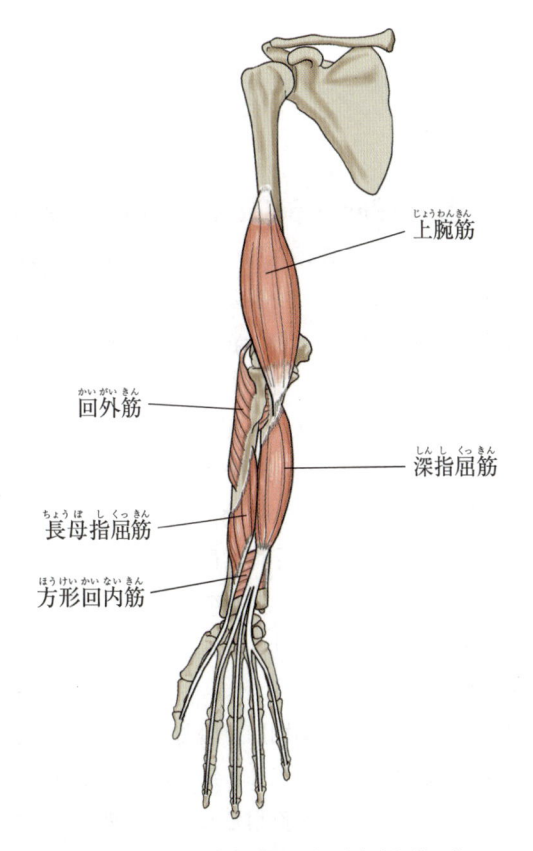

図5-73　上腕と前腕の筋（3）（右前面）

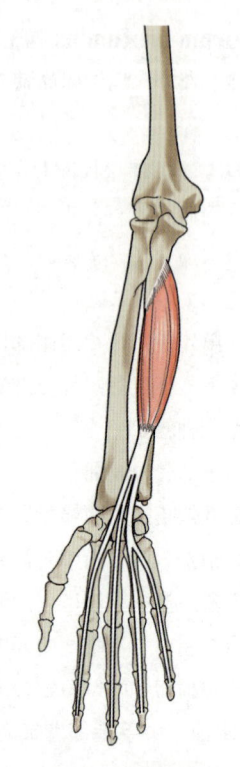

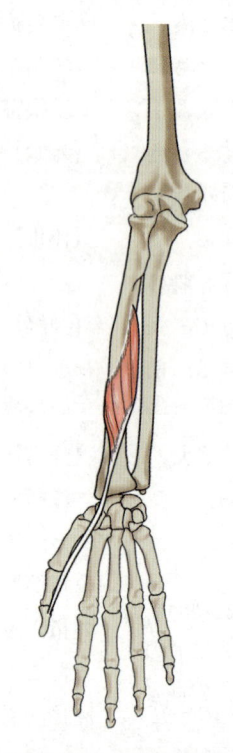

図 5-74　深指屈筋　　　　　図 5-75　長母指屈筋　　　　　図 5-76　方形回内筋

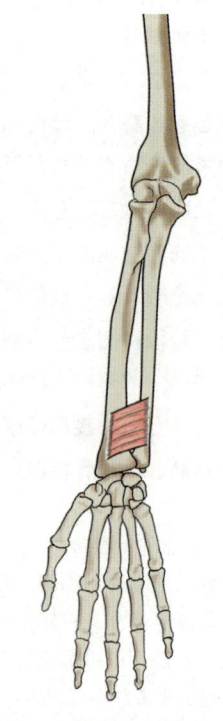

の腱が同時に働き，1つの腱を制限すれば他の腱も制限される．

長母指屈筋 flexor pollicis longus（図5-73, 75）

　長母指屈筋は，深指屈筋の外側にあり，短母指屈筋の浅頭と深頭の間を通る．
　【起始】橈骨の前面（橈骨粗面のすぐ下より方形回内筋の付着部まで）と骨間膜の前面
　【停止】母指末節骨底（掌側面）
　【神経】正中神経（の枝の前骨間神経 C8, T1）
　【作用】母指の末節骨の屈曲
　長母指屈筋は母指の指節間関節を屈曲する唯一の筋である．この筋は，母指の中手指節関節，手根中手関節の屈曲を補助する．また，手関節の屈曲を補助する．
　【触知】母指の指節間関節を屈曲することで，手掌部で確認できる．ただし，母指球筋に覆われているため，母指球筋を作用させずに屈曲させるようにする．手関節前面において，橈側手根屈筋腱と長掌筋腱の間を走行する腱を確認する．筋腹は腕橈骨筋と橈側手根屈筋との間に触れる．

方形回内筋 pronator quadratus（図5-73, 76）

　扁平で四角形の筋である．
　【起始】尺骨（前面の下部1/4）
　【停止】橈骨（前面の下部1/4）
　【神経】正中神経（の枝の前骨間神経 C8, T1）
　【作用】前腕の回内
　方形回内筋は，前腕の回内運動の主動筋である．よりスピードと力が必要なときに円回内筋の補助を受ける．
　【触知】前腕前面の遠位約1/4で，尺骨と橈骨の間に位置するが，最深層にあるため触知できない．

【手根管】（図5-77）

　手根骨で作られる手根溝は，屈筋支帯によって手根管というトンネルに変えられる．手根管の中を浅指屈筋の腱，深指屈筋の腱，長母指屈筋の腱

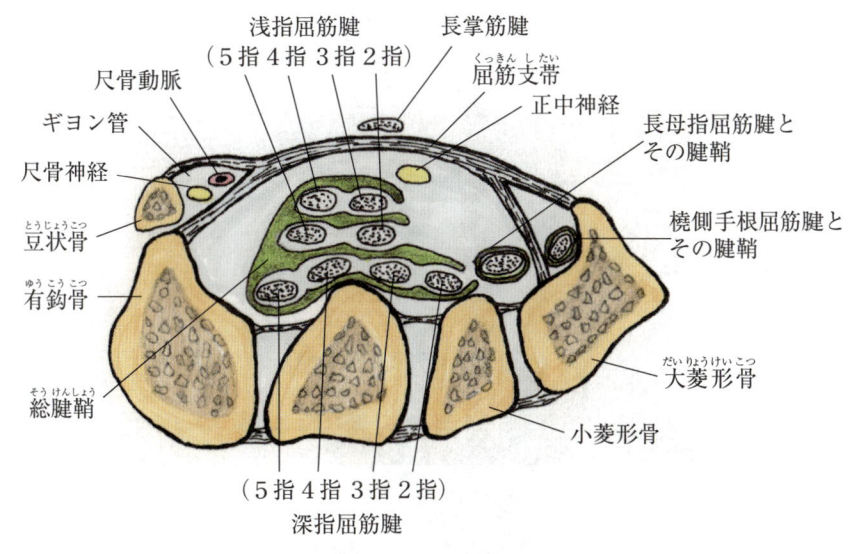

図5-77 屈筋支帯と手根管

およびに正中神経が通る．屈筋支帯は外側で二葉に分かれており，その間に腱鞘で包まれた橈側手根屈筋の腱が通る．屈筋支帯の表面を尺骨動脈と尺骨神経，および正中神経の皮枝が通る．また，屈筋支帯の浅層に長掌筋の腱が付着している．尺側手根屈筋の腱は豆状骨に付着しているが，一部，屈筋支帯の浅層にも付着している．

【尺骨管】ギヨン管 Guyon canal

図5-77で尺骨神経と尺骨動脈が通る管のこと．この部位で尺骨神経の慢性圧迫や絞扼（こうやく）により，麻痺を生じることがある．

【手の腱鞘】（図5-78）

浅指屈筋，深指屈筋および長母指屈筋の腱は，手根管から指にかけて，摩擦を減ずるために腱鞘に包まれている．

長母指屈筋の腱は，手根管の中から指にかけて，独立して続いた腱鞘で包まれている．

浅指屈筋と深指屈筋の合計8本の腱は，手根から手掌にかけて共通の大きな腱鞘で包まれており，これは小指に行く腱も共に包んでいる．しかし，2〜4指では，個別の腱鞘で包まれている．

【屈筋の線維鞘】（図5-78）

浅指屈筋，深指屈筋および長母指屈筋の腱鞘は，指のところでは，さらに強い線維鞘という線維で覆われている．線維鞘の両端は指節骨の両側に付着している．

線維鞘は関節運動を妨げないように，指節間関節のところではゆるくなっている．

前腕後面の筋（図5-79, 80）

前腕後面の筋は，7個の浅層筋と5個の深層筋に分けられる．

浅層筋：腕橈骨筋，長橈側手根伸筋，短橈側手根伸筋，（総）指伸筋，小指伸筋，尺側手根伸筋，肘筋

深層筋：回外筋，長母指外転筋，短母指伸筋，長母指伸筋，示指伸筋

注：肘筋は上腕三頭筋の一部と考えられるので，上腕後面の筋に分類されることがある．

腕橈骨筋 brachioradialis（図5-80, 81）

この筋は，前腕外側の最も表層の筋であり，肘窩の外側縁を形成する．

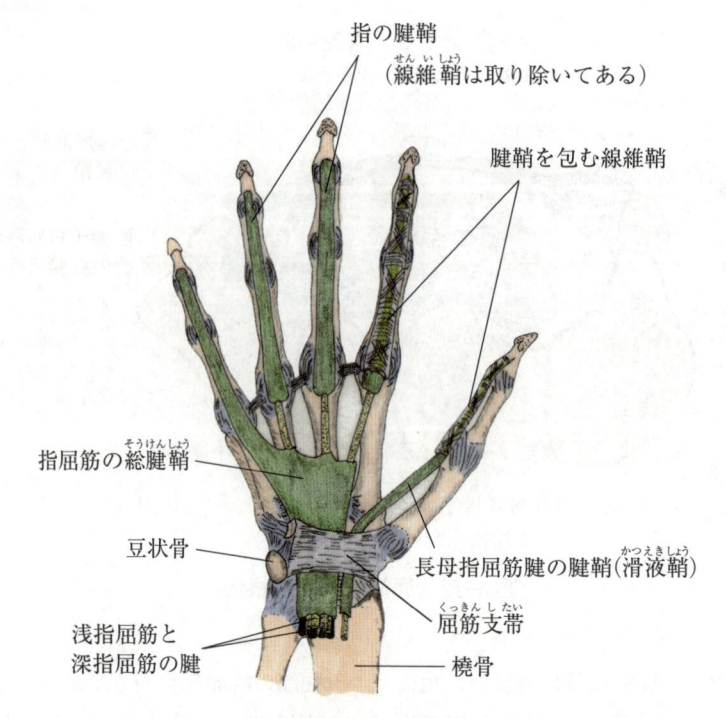

図5-78 手の腱鞘

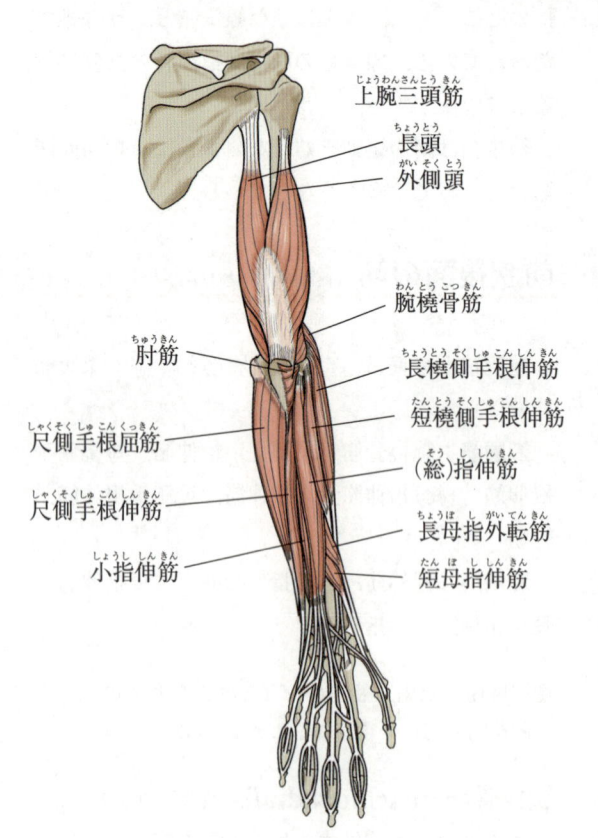

指の腱鞘（線維鞘は取り除いてある）
腱鞘を包む線維鞘
指屈筋の総腱鞘
豆状骨
長母指屈筋腱の腱鞘（滑液鞘）
浅指屈筋と深指屈筋の腱
屈筋支帯
橈骨

図5-79 前腕後面（1）浅層

上腕三頭筋
長頭
外側頭
腕橈骨筋
肘筋
長橈側手根伸筋
尺側手根屈筋
短橈側手根伸筋
尺側手根伸筋
（総）指伸筋
長母指外転筋
小指伸筋
短母指伸筋

【起始】上腕骨の外側上顆の上方 外側筋間中隔（前面）
【停止】橈骨の下端（橈骨茎状突起の上方）
【神経】橈骨神経（C5, 6,（7））

肘関節の屈筋であるが，他の前腕後面の筋と同じく橈骨神経により支配される．

【作用】前腕の屈曲

特に前腕が回内と回外の中間位にあるとき，最も効率的に働く．

【触知】回内と回外の中間位で肘関節を屈曲すると，前腕の前外側で橈骨に沿って簡単に浮き出てくる．肘窩において，上腕二頭筋腱の外側縁を確認し，その外方に内側縁を触れる．肘の屈曲と伸展を繰り返し，起始部である外側上腕筋間中隔を確認し，橈骨の茎状突起付近まで全域を触知できる．外側縁は長橈側手根伸筋と隣接する．

長橈側手根伸筋 extensor carpi radialis longus（図5-82）

この筋は，腕橈骨筋と部分的に重なっている．

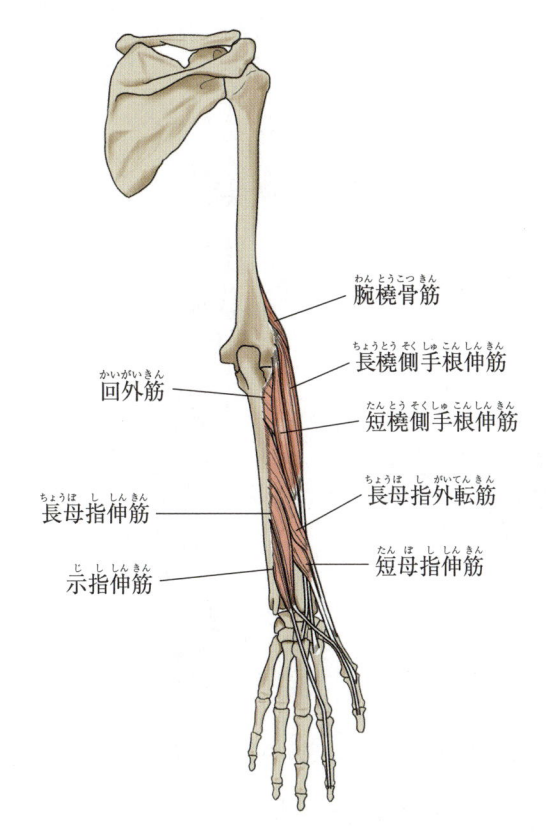

図 5-80　前腕後面（2）中層

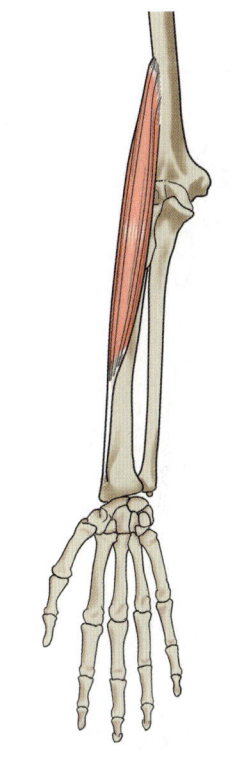

図 5-81　腕橈骨筋

腱は伸筋支帯の下を通る（図 5-94）．
【起始】上腕骨の外側上顆の上方
　　　　外側筋間中隔（前面）
　　　　外側上顆（伸筋共同腱）
【停止】第2中手骨底（背側面）
【神経】橈骨神経（C6,（5, 7））
【作用】手関節伸展と外転

　短橈側手根伸筋とともに働き，手関節を伸展する．また，橈側手根屈筋とともに手を外転する．肘関節屈曲の補助も行う．
【触知】手関節を背屈，橈屈することで，腕橈骨筋と（総）指伸筋の間に触れられる．上腕の外側筋間中隔から上腕骨外側上顆の間の筋腹も確認する．筋腹部分は他の伸筋群に比べ短く，腱が長い．長母指外転筋と短母指伸筋，ついで長母指伸筋の深部を走行するため，前腕近位部での腱の区別は慎重に行う．リスター結節の橈側において，腱は明確に触れることができる．

短橈側手根伸筋 extensor carpi radialis brevis（図 5-83）

　この筋は長橈側手根伸筋に覆われている（図 5-79, 80）．
【起始】上腕骨外側上顆（伸筋の共同腱）
　　　　肘関節の外側側副靱帯
【停止】第3中手骨（底の背側面）
【神経】橈骨神経（C6, 7）
【作用】手関節伸展（背屈）と外転（橈側外転）

　長橈側手根伸筋とともに手関節を伸展する．また，橈側手根屈筋とともに手を外転する．
【触知】長橈側手根伸筋と走行を共にするが，筋腹部分は長橈側手根伸筋より長く，長母指外転筋の下まである．長橈側手根伸筋と同じ作用であるため区別はしにくい．長橈側手根伸筋を参照すること．

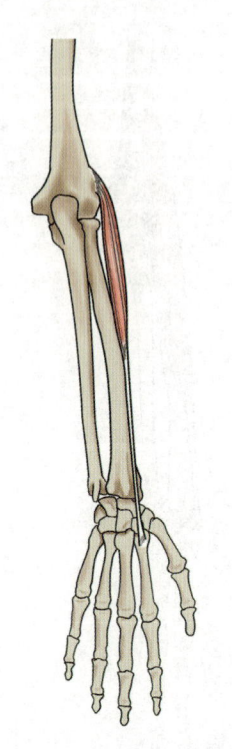

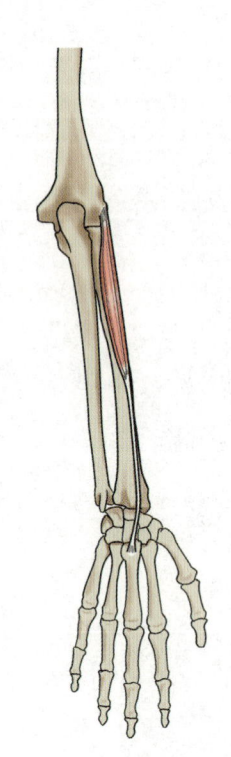

図 5-82　長橈側手根伸筋　　図 5-83　短橈側手根伸筋　　図 5-84　（総）指伸筋

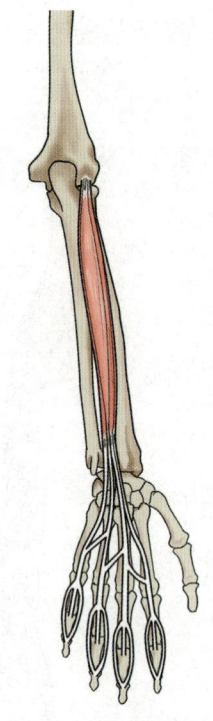

（総）指伸筋 extensor digitorum（図5-79, 84）

総指伸筋あるいは指伸筋といわれる．
【起始】上腕骨の外側上顆（伸筋の共同腱として起こる．また，この近くの深筋膜からも起こる）
【停止】中節骨底および末節骨底（背側面）
　4本の腱に分かれ，伸筋支帯の下を通り，第2～5指の中節骨底と末節骨底に着く．指伸筋の腱は3本の索に分かれ，中央索は中節骨底に，側索は末節骨底に着く．この腱は指背腱膜の一部を構成する．
【神経】橈骨神経（C6, 7, 8）
【作用】中手指節関節および，指節間関節で手指の伸展．手関節の伸展にも働く．
　隣り合う腱が腱間結合しているため，各指単独で伸展することは困難である．ただし，示指と小指は示指伸筋と小指伸筋の作用により単独伸展が可能である．第2, 4, 5指をわずかに外転させる働きもあるが，第3指に関してはない．
【触知】中手指節（MP）関節を伸展させると，手背に腱が浮き上がり容易に触れられる．また，手関節後面正中部では腱の収束部が触れられる．近位に向かうにつれて，長・短橈側手根伸筋と尺側手根伸筋に囲まれる．

【指背腱膜】dorsal digital expansion（図5-85）
　近位で幅広い三角形をした小さな腱膜．第2～5指の基節骨の背面と基節骨底の両側を覆っている．指背腱膜の中央部は（総）指伸筋の腱からなり，この腱は3本の索に分かれ，中央索は中節骨底に，側索は末節骨底に付着する．基節骨の両側は虫様筋や骨間筋の腱が付着するため幅広く厚くなっている（図5-85）．

小指伸筋 extensor digiti minimi（図5-79, 86）

細長い筋で，指伸筋から分離した筋である．指伸筋の尺側にある．手背部では，小指伸筋腱は第5中手骨に沿った走行をするため，小指に行く指伸筋腱と区別できる．
【起始】上腕骨外側上顆
【停止】第5指の指背腱膜

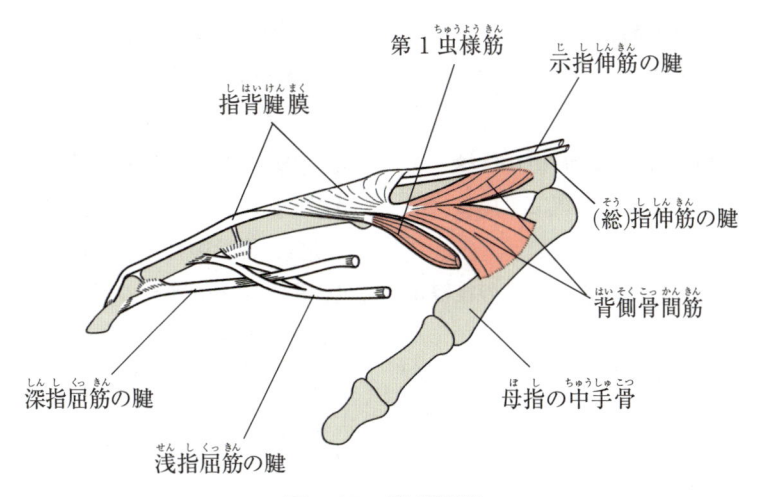

図 5-85 指背腱膜

停止部に近づくにつれて腱は 2 分する．外側部は第 5 指にいく指伸筋腱と合する．内側部は第 5 指の指背腱膜に合する．これらの付着を介して小指の指節間関節に作用する．
【神経】橈骨神経（C6, 7, 8）
【作用】小指の伸展および手関節の伸展に指伸筋とともに働く．単独でも働き，小指を伸展する．
【触知】(総)指伸筋の内側に位置し，走行を共にする．筋腹部分では(総)指伸筋との区別は困難であるが，手首を真直ぐにした状態で，第 5 指と第 4 指を交互に伸展すれば確認できる．手背部では，小指に向かう(総)指伸筋腱が，第 4 指に向かう腱

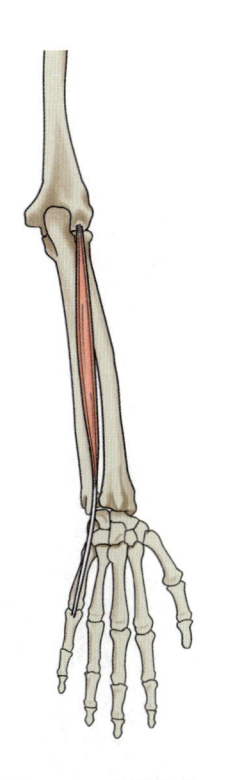

図 5-86 小指伸筋

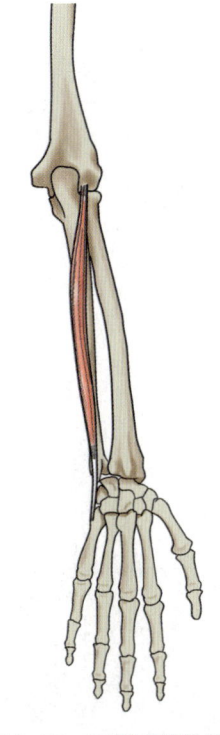

図 5-87 尺側手根伸筋

尺側手根伸筋 extensor carpi ulnaris

長く薄い筋で，前腕尺側縁に位置している（図5-79，87）．

【起始】上腕骨の外側上顆（また，尺骨の後縁より腱膜を介して起こる）
【停止】第5中手骨底（内側）
【神経】橈骨神経（C6，7，8）
【作用】手関節の伸展と内転

手関節の内転には尺側手根屈筋とともに働く．

【触知】手関節を伸展・内転させると，尺側手根屈筋と（総）指伸筋との間に触れる．第5中手骨底から尺骨茎状突起の外側を走行する腱は触知しやすい．

肘筋 anconeus （図5-79，88）

小さな三角形の筋で，肘の後外側面に位置する．上腕三頭筋と一部混じり合っている．この筋は上腕三頭筋の内側頭の一部が独立したもので，上腕後面の筋に分類されることがある．

【起始】上腕骨の外側上顆（後面）
【停止】尺骨の肘頭（外側面）と後面（上1/4）
【神経】橈骨神経（C7，8）
【作用】肘関節伸展の補助

肘関節伸展時に上腕三頭筋を補助する．また，手関節や指の関節を屈曲するとき，肘関節を固定する．

【触知】上腕骨外側上顆から小さく扇状に広がり肘頭に付着するため，上腕三頭筋内側頭と尺側手根伸筋に囲まれた部位に触知できる．

回外筋 supinator （図5-80，89）

この筋は橈骨頸の上1/3をとり巻いている．浅部と深部よりなり，浅部と深部の間を橈骨神経が通る．

【起始】上腕骨の外側上顆（肘関節の外側側副靱

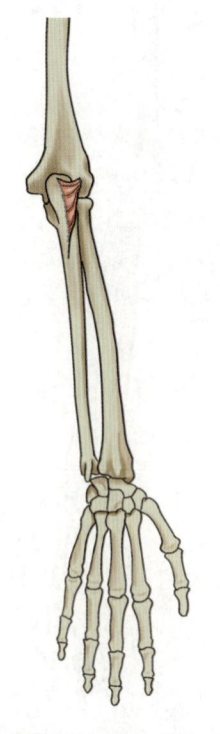

図5-88 肘筋

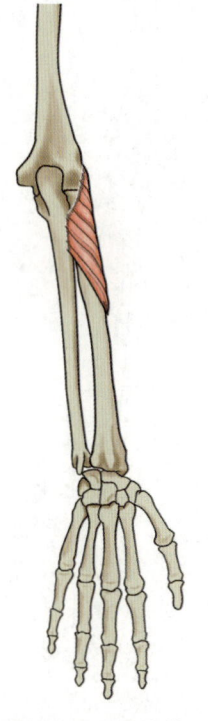

図5-89 回外筋

帯および上橈尺関節の輪状靱帯．その他尺骨の回外筋稜からも起こる）
【停止】橈骨（頸および橈骨体の外側面，円回内筋の付着部の上方）
【神経】橈骨神経（C5, 6）
【作用】前腕の回外

　肘関節が屈曲されている時は上腕二頭筋が主として回外をする．回外筋は肘関節がどのような位置にあっても前腕を回外できる．
【触知】前腕の最深部にあり，比較的薄い筋肉のため触知は困難である．

長母指外転筋 abductor pollicis longus

　回外筋のすぐ遠位にあり，短母指伸筋と接している．深層筋であるが，手関節に近づくにつれて浅い所に位置するようになる（図5-80, 90）．
【起始】尺骨体後面（外側で肘筋の下，骨間膜の後面，橈骨後面の中1/3で回外筋の下縁）
【停止】第1中手骨底と大菱形骨

停止腱は2分し，これらの骨に付着する．
【神経】橈骨神経（C6, 7, (8)）
【作用】手根中手関節で母指の外転と伸展

　外転には短母指外転筋とともに，伸展には短指伸筋および長母指伸筋とともに働く．
【触知】短母指伸筋と走行を共にし，解剖学的嗅ぎタバコ入れの橈側縁を形成する．母指を伸展し，内転と外転を繰り返すことで，短母指伸筋腱の橈側に明瞭に触れられる．橈骨茎状突起の上内方で筋腹を触れる．

短母指伸筋 extensor pollicis brevis（図5-80, 91）

　短母指伸筋は，長母指外転筋の内側遠位部にあり，一部この筋に覆われている．
【起始】橈骨および骨間膜の後面（長母指外転筋の下方）
【停止】母指の基節骨底（背面）
【神経】橈骨神経（C6, 7, (8)）

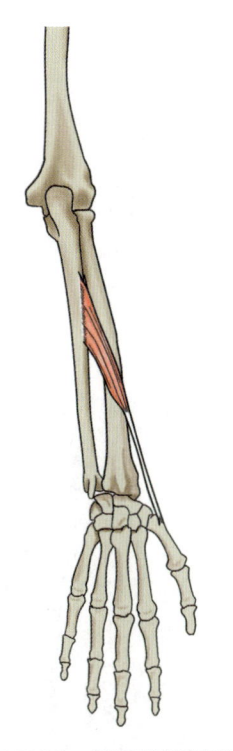

図5-90　長母指外転筋

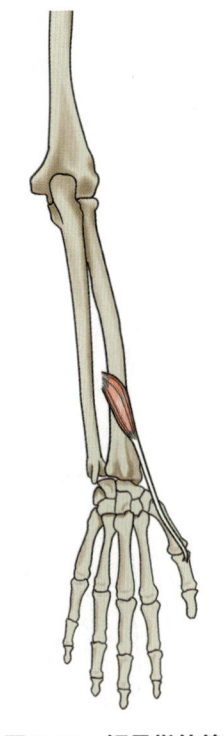

図5-91　短母指伸筋

【作用】母指の中手指節関節での基節骨伸展，第1中手骨伸展の補助

【触知】解剖学的嗅ぎタバコ入れの橈側縁を形成する．走行を共にする長母指外転筋を橈側に触れる．橈骨茎状突起の上内方で，長・短橈側手根伸筋腱と（総）指伸筋腱との間に筋腹が触れられる．

長母指伸筋 extensor pollicis longus（図5-80, 92）

【起始】尺骨体（中1/3の後面）
　　　　骨間膜（後面）
【停止】母指の末節骨底
【神経】橈骨神経（C6, 7, 8）
【作用】母指の指節間関節の伸展

短母指伸筋と長母指外転筋とともに母指の基節骨および中手骨を伸展する．

【触知】解剖学的嗅ぎタバコ入れの尺側縁を形成する．リスター結節（橈骨後結節）の背側の溝を通過するところで45°方向を変えて，長・短橈側手根伸筋腱の浅層を走行する．筋腹は示指伸筋と短母指伸筋に挟まれ，深層にあるため触知は困難である．

■参考■　解剖学的嗅ぎタバコ入れ
　タバチュール（フランス語）ともいう．母指を大きく伸展すると，長母指伸筋と短母指伸筋の腱が浮き上がり，両腱の間にくぼみをつくる．ここに嗅ぎタバコを入れたことからこの名がある．この底に舟状骨を触れることができる．軽く触れると橈骨動脈の拍動を触知できる．

示指伸筋 extensor indicis（図5-80, 93）

幅の狭い細長い筋で，長母指伸筋の内側に並んで位置する．

【起始】尺骨と骨間膜の後面（長母指伸筋の付着部より下方）
【停止】第2指の指背腱膜

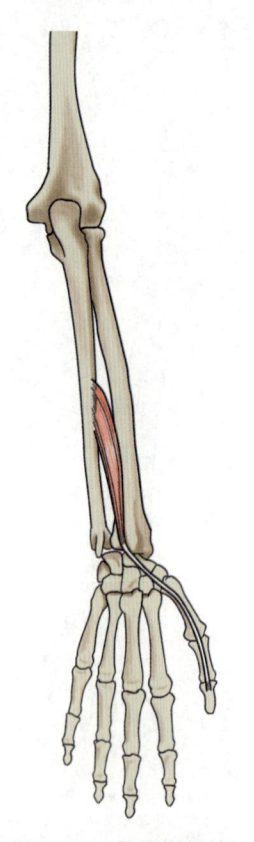

図5-92　長母指伸筋

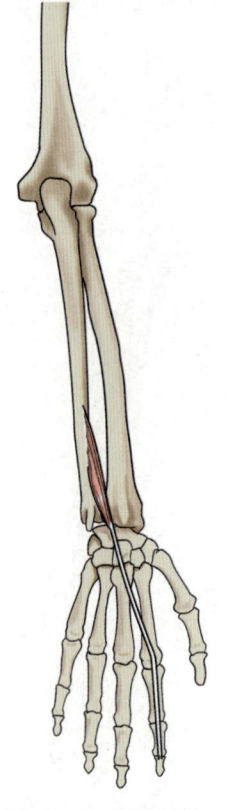

図5-93　示指伸筋

指伸筋の内側で第2指の指背腱膜に合する．他の手指へいく指伸筋腱に加わることもある．

【神経】橈骨神経（C6, 7）

【作用】示指の伸展の補助，手関節の伸展の補助

【触知】示指に向かう（総）指伸筋腱のすぐ尺側に位置する．第3, 4, 5指を屈曲し，示指のみを伸展した際に，示指に向かう（総）指伸筋腱のみS字カーブを描くため，区別できる．筋腹は深層にあるため触知困難である．

【伸筋支帯と6つのトンネル】（図5-94）

伸筋支帯は前腕深筋膜の背側肥厚部で，橈骨から尺骨まで横走している．伸筋支帯の深部には6つのトンネル（腱区画，腱コンパートメント）が作られていて，コンパートメント内には腱鞘に包まれた伸筋群の腱が通る．

腱区画は橈骨側から順に1から6の番号が付けられている．それぞれの腱区画を通るものを示す．

第1腱区画：長母指外転筋と短母指伸筋の腱
第2腱区画：長橈側手根伸筋と短橈側手根伸筋の腱
第3腱区画：長母指伸筋の腱
第4腱区画：（総）指伸筋と示指伸筋の腱
第5腱区画：小指伸筋の腱
第6腱区画：尺側手根伸筋の腱

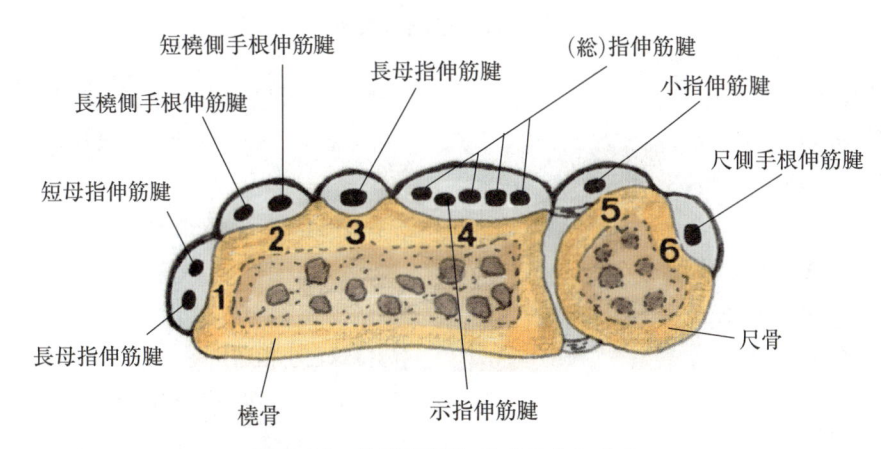

図5-94 伸筋支帯と6つのトンネル

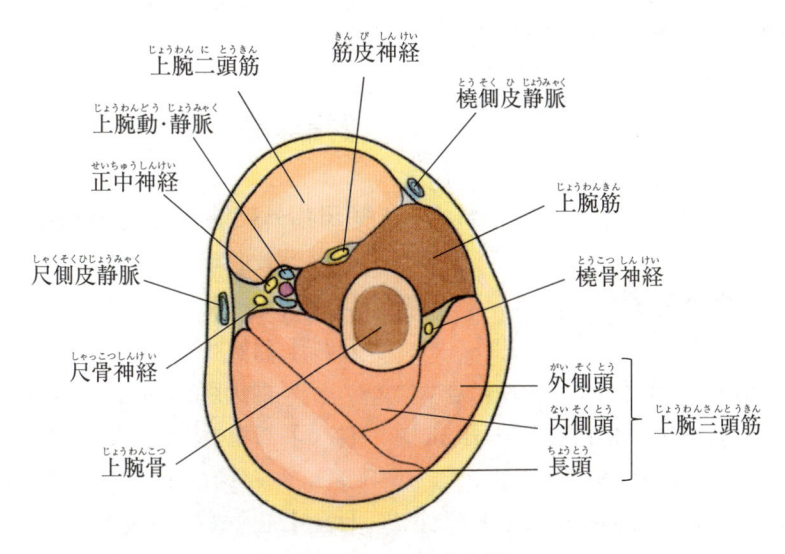

図5-95 上腕中央部

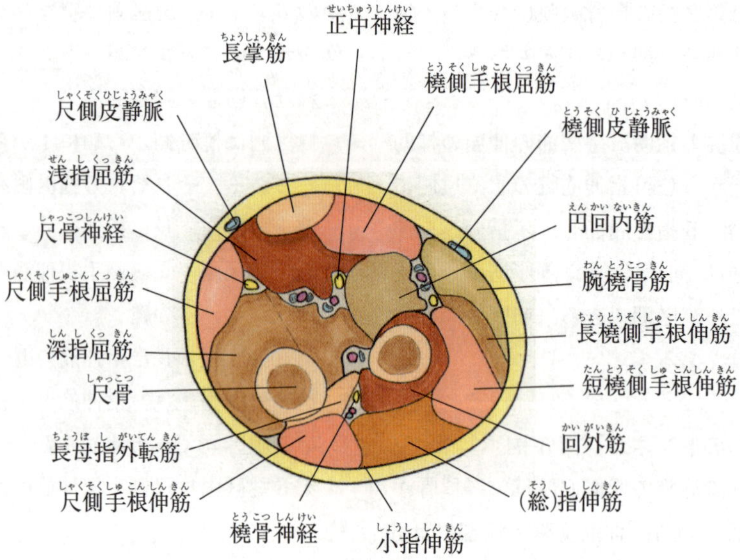

図 5-96　前腕中央部

【伸筋腱の腱鞘】

　伸筋腱が伸筋支帯の 6 つのトンネルを通るところでは，摩擦を減じるために，腱は腱鞘（滑液鞘）で包まれている．1 つのトンネル（腱区画）を通る腱は，共通の腱鞘で包まれている．また，これらの腱鞘は手背の近位部で終わっており，指の伸筋腱には腱鞘はない．

■参考　ガングリオン
　あまり硬くない小さな「ぐりぐり」が手首のあたりにできることがある．放置しておくと次第に大きくなり，痛みを伴うことがある．これは腱鞘の一部が膨れだしたもので，原因は不明である．注射器で吸引すると，ねっとりとした液が出て小さくなるが，また大きくなる．ガングリオンというのは，ギリシャ語で「小さな塊」を意味する．

手の筋

○ 手の筋は，手の中から起こって手の中に着く小さな筋．手内筋あるいは内在筋 intrinsic muscle といわれ，上腕や前腕に起始を持ち，手に停止する外在筋 extrinsic muscle と区別する．

○ 母指球筋群と小指球筋群，およびこれらの間にある中手筋（骨間筋と虫様筋）に分けられる．
○ 手の内在筋は，尺骨神経あるいは正中神経で支配される．

【母指球と小指球】

　手掌で，母指の付け根には，母指を動かすための小さな筋群でできた膨らみがある．これを母指球という．同様に，小指の付け根の膨らみを小指球という．

母指球筋

短母指外転筋 abductor pollicis brevis

　薄く比較的扁平な筋で，母指球の最表層にあり，前外側部を構成する（図 5-97, 98）．
【起始】屈筋支帯
　　　　舟状骨と大菱形骨（の結節）
【停止】母指の基節骨底（橈側）
　　　　長母指伸筋腱（中手指節関節の遠位方）
【神経】正中神経（C8, T1）
【作用】母指の手根中手関節での外転（掌側外転）

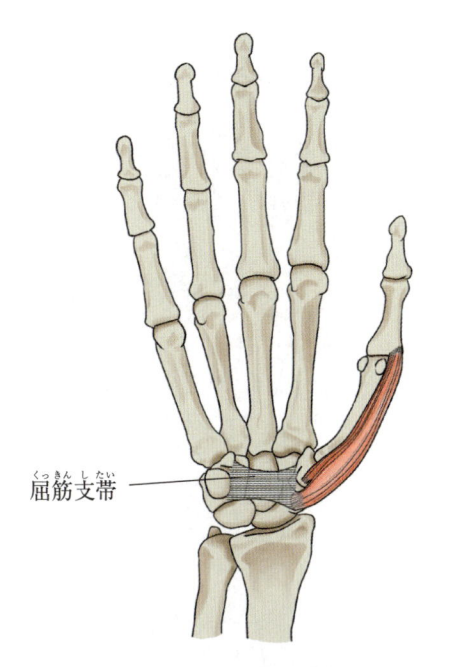

図 5-97 短母指外転筋

この運動は，母指を手掌側に持ち上げる運動であることに注意．この筋はまた，母指の対立の初期に母指対立筋の補助をする．長母指伸筋腱にも停止を持つため，母指の中手指節関節の屈曲と指節間関節の伸展を行い，対立の補助をする．
【触知】短母指外転筋と短母指屈筋は母指球の浅層に位置し，舟状骨結節と母指基節骨底を結んだ線上で，短母指屈筋の橈側に触れる．

短母指屈筋 flexor pollicis brevis（図 5-98, 99）

短母指外転筋の尺側に位置する．浅頭と深頭の間を長母指屈筋腱が通る．
【起始】浅頭：屈筋支帯
　　　　深頭：大菱形骨（結節）
【停止】母指の基節骨底（橈側，短母指外転筋の尺側）

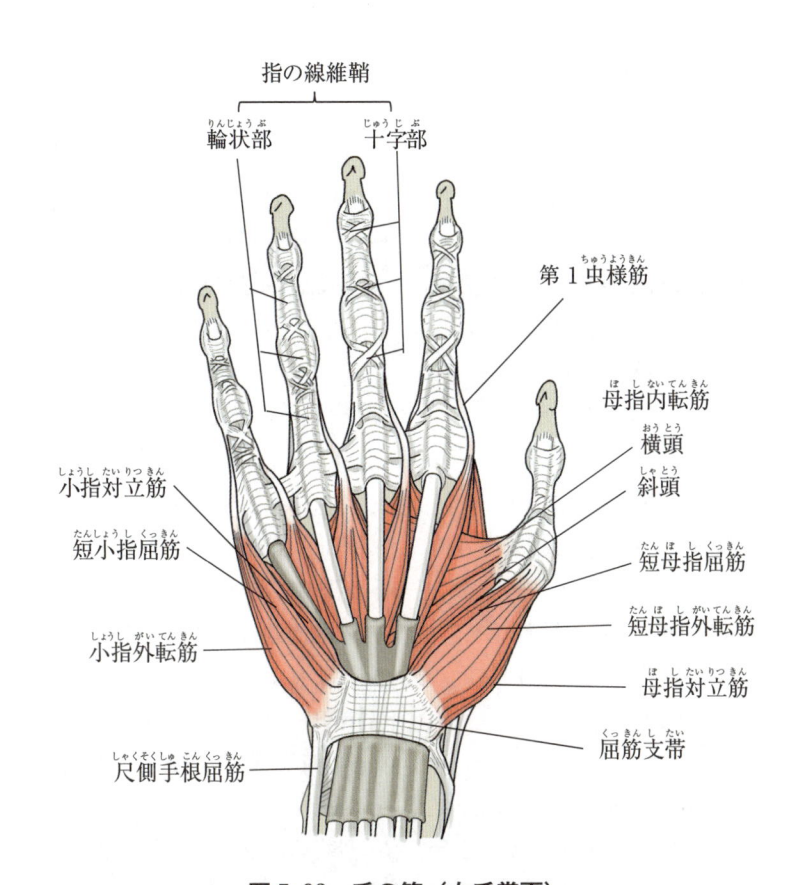

図 5-98 手の筋（右手掌面）

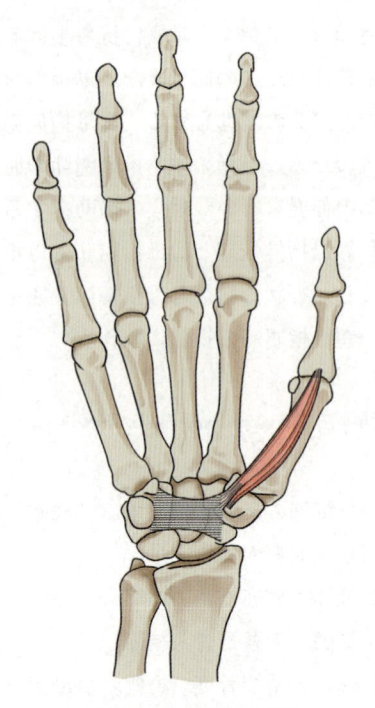

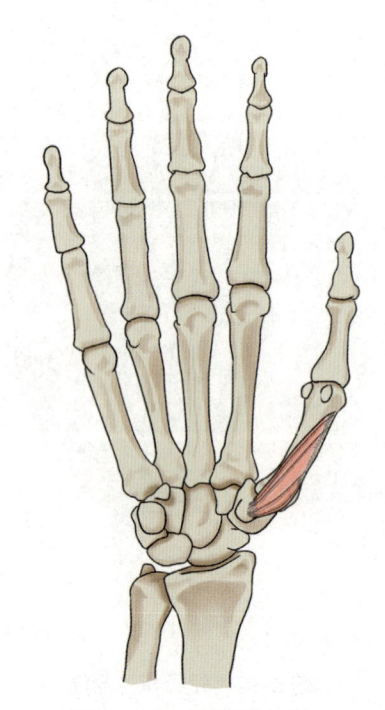

図 5-99　短母指屈筋　　　　　　　　図 5-100　母指対立筋

停止腱には種子骨が含まれる．
【神経】浅頭：正中神経（C8，T1）
　　　　深頭：尺骨神経（C8，T1）
【作用】手根中手関節および中手指節関節で母指の屈曲と母指の対立の補助
【触知】短母指外転筋と短母指屈筋は母指球の浅層に位置し，短母指外転筋の尺側に触れられる．
　浅頭と深頭の間を長母指屈筋腱が通るため，長母指屈筋を確認すれば走行はわかりやすい．

母指対立筋 opponens pollicis（図5-98，100）

短母指外転筋より深部にあり，短母指屈筋の橈側に位置する．
【起始】屈筋支帯および大菱形骨（結節）
【停止】第1中手骨の掌側（外側面全長）
【神経】正中神経（C8，T1）
【作用】母指の対立
　母指対立筋は，母指の中手骨を手根中手関節で外転，屈曲し，かつ内旋する．これらの動きを合わせて対立と呼ぶ．この運動で母指の指先を他の指と合わせられる．通常，母指を内転するいくつかの筋群が，この複雑な運動に関与している．
【触知】大部分を短母指外転筋に覆われているため触知しにくいが，第1中手骨の橈側縁に筋腹の一部を触れられる．母指球と第1中手骨の橈側に指を置き，母指を掌側外転した状態からさらに対立位にすると，短母指外転筋と区別しやすい．

母指内転筋 adductor pollicis（図5-98，101）

【起始】斜頭：有頭骨と第2，3中手骨底
　　　　横頭：第3中手骨体（前面）
【停止】母指の基節骨底（尺側）
　斜頭および横頭の線維が集まり，腱となって母指の基節骨底に停止する．この腱の中には種子骨が含まれる．
【神経】尺骨神経（C8，T1）
【作用】手根中手関節での母指の内転（掌側方向へ母指を引く）
　母指の対立と屈曲にも協力的に働く．強く握るときに，有効に働く．

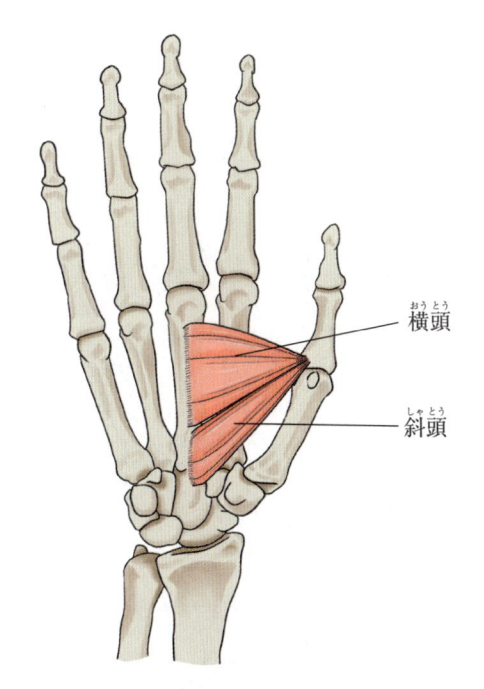

図 5-101　母指内転筋

【触知】第 1 背側骨間筋の掌側に位置し，第 1 指間腔をつまむと横頭の上縁が触れられる．

小指球筋

短掌筋 palmar brevis

小さな薄い筋で小指球を覆う．この筋は皮筋（皮膚に付着を持つ筋）である．尺骨神経や尺骨動脈を覆っている．
【起始】屈筋支帯および手掌腱膜
【停止】手掌内側の皮膚
【神経】尺骨神経（C8，T1）
【作用】手掌尺側の皮膚にシワをつくり，手掌の椀形を深くすることで物を握ることを補助する．
【触知】小指を外転した際に，小指球の尺側縁に縦に走行するシワとして確認できる．

小指外転筋 abductor digiti minimi

短掌筋を除いた小指球を構成する 3 筋の中で最も表層の筋である（図 5-98, 102）．
【起始】豆状骨および尺側手根屈筋の腱

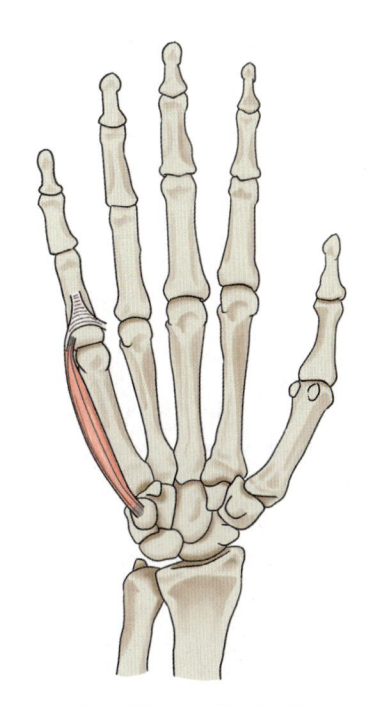

図 5-102　小指外転筋

【停止】小指の基節骨底（尺側）および指背腱膜
【神経】尺骨神経（C8，T1）
【作用】小指の外転
すなわち小指を第 4 指より遠ざける．また，第 5 中手指節関節の屈曲を補助する．小指の指背腱膜にも停止するため，指節間関節を伸展させる働きがある．
【触知】小指を外転した際に，陥没するするところが，短小指屈筋との境であり，第 5 中手骨尺側縁付近まで触れる．

短小指屈筋 flexor digiti minimi brevis

小指外転筋の外側（母指側）にある．大きさはさまざまである（図 5-98, 103）．
【起始】有鈎骨鈎および屈筋支帯
【停止】小指の基節骨底（内側）
【神経】尺骨神経（C8，T1）
【作用】第 5 中手指節関節で小指の屈曲
【触知】小指の中手指節（MP）関節を屈曲した際に，陥没するところが小指外転筋との境であり，小指球の橈骨縁まで触れられる．

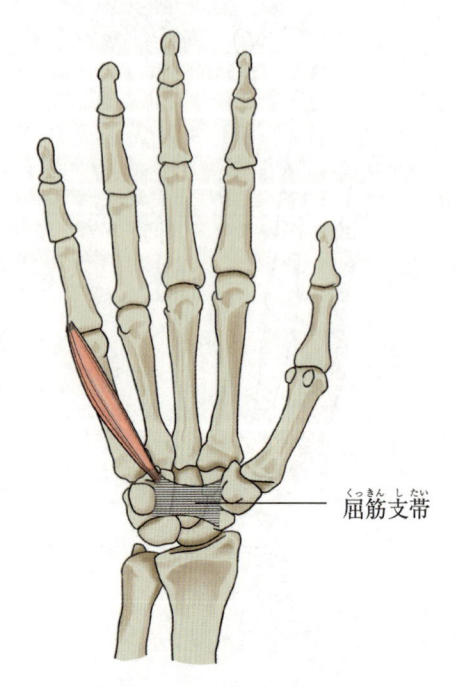

図 5-103　短小指屈筋

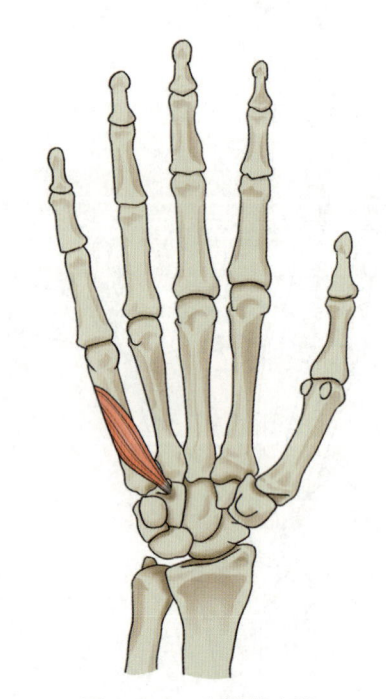

図 5-104　小指対立筋

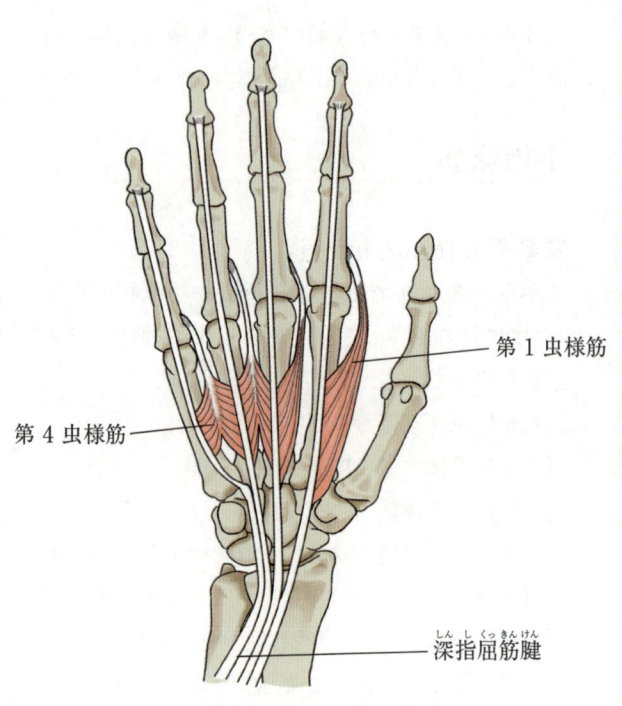

図 5-105　虫様筋

小指対立筋 opponens digiti minimi（図 5-98, 104）

小指外転筋や短小指屈筋より深部にある．
【起始】有鈎骨鈎および屈筋支帯
【停止】第 5 中手骨（内側縁の全長）
【神経】尺骨神経（C8, T1）
【作用】第 5 中手骨を手根中手関節で前方に引き，外側に回旋する．それによって，手掌の椀形を深くし，水をすくうときなどに用いる．また，第 5 中手指節関節の屈曲といっしょになって小指を母指に対立させる．
【触知】大部分を小指外転筋と短小指屈筋に覆われているため触知しにくいが，第 5 中手骨尺側縁に筋腹の一部を触れる．第 5 中手骨尺側縁に指を置き，小指を外転した状態からさらに対立位にすると，小指外転筋と区別しやすい．

中手筋

虫様筋 lumbricales（図 5-98, 105）

虫様筋は 4 つの細長い筋で，細長いミミズのような形から名づけられた．母指側より第 1, 2, 3, 4 虫様筋と呼ぶ．
【起始】深指屈筋の腱

外側2つの虫様筋は，通常1つの頭を持ち，内側の虫様筋は2つの頭を持つ．
【停止】第2～5指の指背腱膜（外側）（図5-85）
【神経】第1および第2は，正中神経（C8，T1）
　　　　第3および第4は，尺骨神経（C8，T1）
【作用】第2～5指の中手指節関節で手指を屈曲させつつ，指節間関節を伸展する．

また，深指屈筋を引き寄せ，弛緩させる働きがあり，指節間関節の伸展が起こりやすいようにする．

掌側骨間筋 palmar interossei（図5-106）

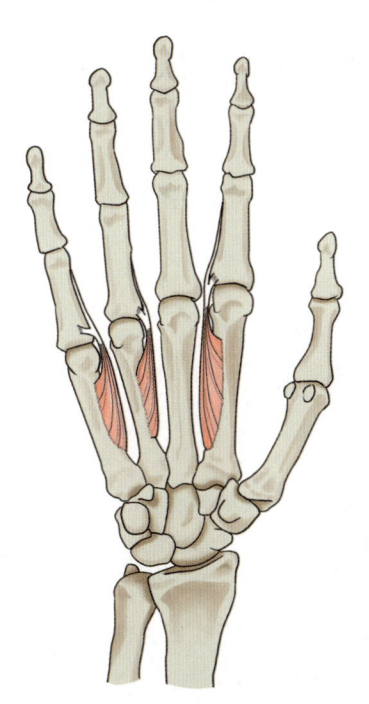

掌側骨間筋は中手骨の間に3個あり，背側骨間筋よりも小さい．母指側より第1，2，3掌側骨間筋と呼ぶ．
【起始】第2，4，5中手骨（掌側面）
【停止】第2，4，5指の基節骨底および指背腱膜
【神経】尺骨神経（C8，T1）
【作用】第2，4，5指を第3指に近づける．すなわち，内転する．

背側および掌側骨間筋は，中手指節関節の屈曲および，指節間関節の伸展をする虫様筋の補助をする．これらは，タイプを打ったり，字を書いたり，ピアノをひくときに重要な筋である．

背側骨間筋 dorsal interossei（図5-107, 108）

背側骨間筋は中手骨の間に4個ある．
母指側より第1，2，3，4背側骨間筋と呼ぶ．
【起始】第1～5中手骨（背面）
【停止】第2～4指の基節骨底および指背腱膜
【神経】尺骨神経（C8，T1）
【作用】第2～4指の外転

背側骨間筋は第3指（中指）の中心を通る長軸を想定し，この軸より母指と小指以外を遠ざける運動，すなわち外転を行う．
【触知】第1背側骨間筋は，第1中手骨と第2中手骨の間に，背側に触知できる．母指を内転させると著明に浮き出てくる．掌側には母指内転筋が存在するため，第1指間腔をつまむと両筋ともに触知したことになる．第2，3，4背側骨間筋は深部に存在するため触知困難である．

図5-106　掌側骨間筋

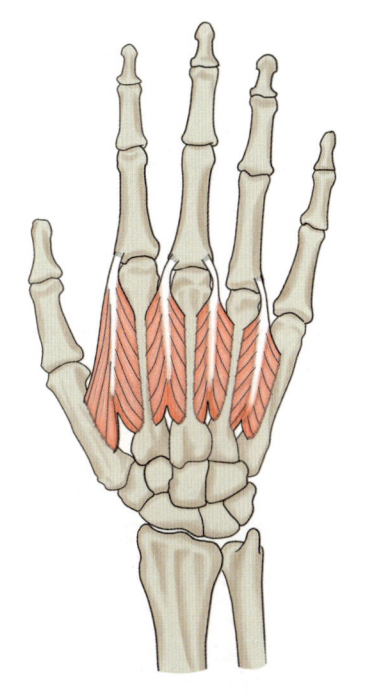

図5-107　背側骨間筋

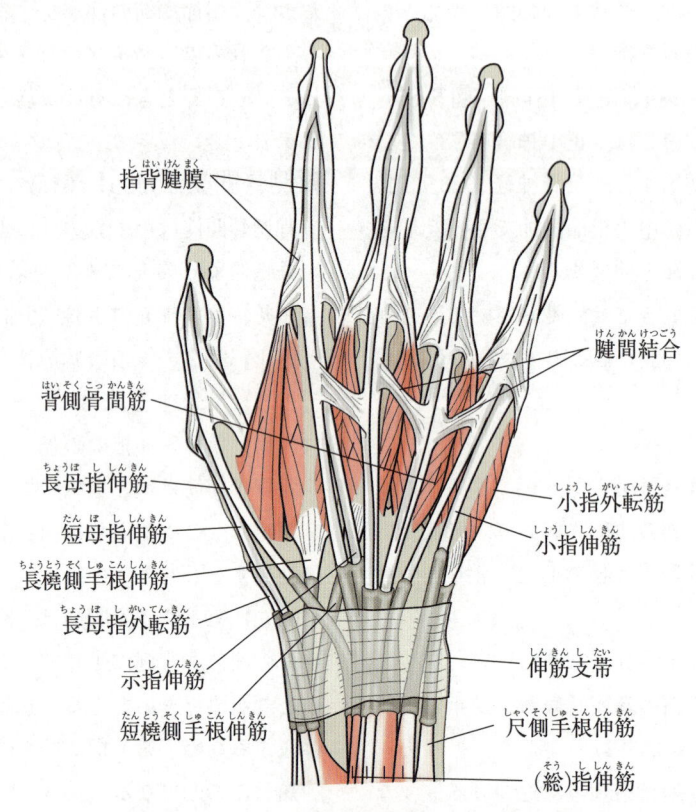

図5-108　手の筋と伸筋支帯（右背側面）

■**参考**■　母指の掌側骨間筋（第1掌側骨間筋）
　第1中手骨掌側面の内側より起こり，母指の基節骨底の内側に着く筋を母指の掌側骨間筋あるいは第1掌側骨間筋と呼ぶことがある．これは母指内転筋の一部として本書では扱っている．

❻ 下肢の筋

下肢の筋は次のようなグループに分けられる．
殿部および股関節の筋（下肢帯の筋）
大腿の筋
下腿の筋
足の筋

殿部および股関節の筋（下肢帯の筋）

　これらは，骨盤や脊柱下部から起こって，大腿骨に着く筋で，股関節の運動に関与する．次の3群に区分される．
　殿部の筋と大腿筋膜張筋
　大腿の深部外旋筋群
　股関節の前面の筋

【寛骨筋】

　「殿部および股関節の筋」は「下肢帯の筋」ともいわれる．また，「寛骨筋」とか「骨盤筋」という用語も使われる．寛骨筋はさらに，骨盤後壁の前にある「内寛骨筋」と骨盤の後部にある「外寛骨筋」に分けられる．
　「内寛骨筋」は本書では「股関節前面の筋」に

相当し,「外寛骨筋」は,「殿部の筋と大腿筋膜張筋」と「大腿の深部外旋筋群」が相当する.

殿部の筋と大腿筋膜張筋

○ 殿部の筋は浅層から深層へ大殿筋,中殿筋,小殿筋と続く.
○ これらの筋は,大坐骨孔を通って骨盤腔から出る上殿神経,下殿神経に支配されている.
○ 大腿筋膜張筋は,機能的には大腿の屈筋群と関連しているが,上殿神経に支配されているので殿筋といっしょに述べる.

大殿筋 gluteus maximus（図5-109, 110）

大殿筋は殿部の筋の中で最も大きく,浅いところにあり,殿部のふくらみをつくっている.

通常,この筋の深部に3つの滑液包が存在する.
転子包：大腿骨の大転子と大殿筋の間
筋間包：外側広筋の起始部と大殿筋の間
坐骨包：坐骨結節と大殿筋の間
【起始】腸骨外側面（後殿筋線の後ろ）
　　　　胸腰筋膜,仙骨および尾骨の背面
　　　　仙結節靱帯
【停止】大部分は腸脛靱帯
　　　　大腿骨の殿筋粗面（下部深層の筋束）
【神経】下殿神経（L5, S1, 2）
【作用】大腿の伸展,大腿外旋の補助

大殿筋は屈曲された大腿を伸展する主動筋であり,歩行や階段を上るときなどに重要な働きをする.

上部の筋束は大腿を外転し,下部は内転する.また,この筋は腸脛靱帯を緊張させることで膝関節を固定する.

【触知】腸骨の上後腸骨棘から仙骨と尾骨の外側縁,坐骨結節を結んだ起始部を確認する.ここからハムストリングスの起始部を覆いながら外下方へ向かい,大腿骨近位1/3までを触知する.特に,膝関節を伸展すれば明確に触知できる.大殿筋上部の深層には中殿筋が位置する.

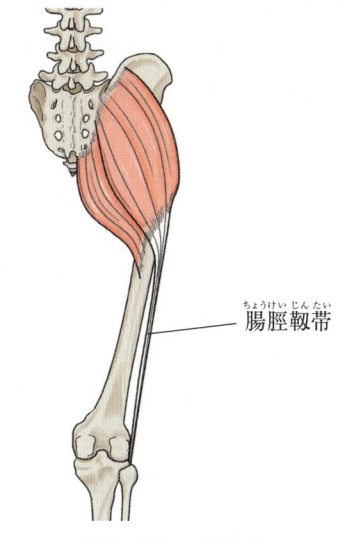

図5-110　大殿筋

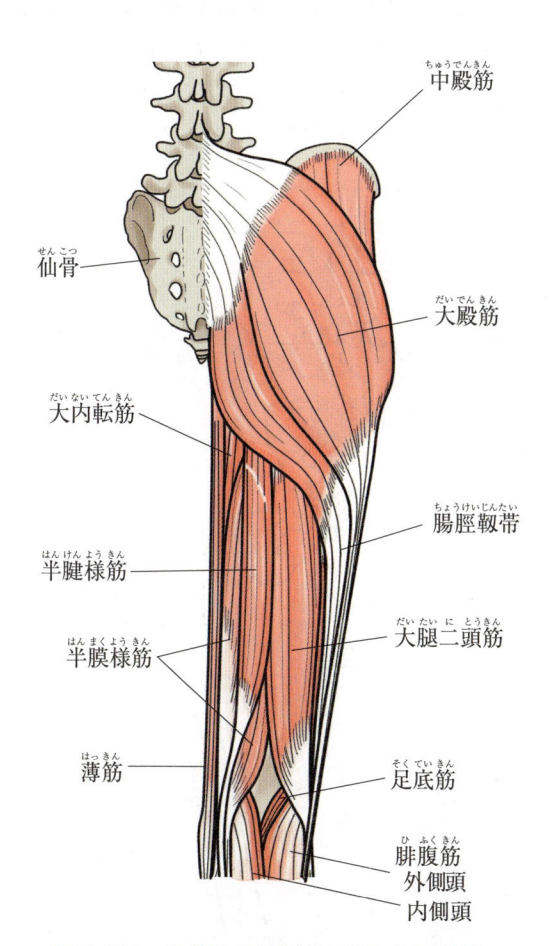

図5-109　殿部と大腿後面の筋（右後面）

中殿筋 gluteus medius（図5-109, 111）

腸骨の外側面で大殿筋より深部に存在する．
【起始】腸骨稜，腸骨の外側面（前殿筋線と後殿筋線の間）
【停止】大腿骨大転子（外側）
大転子と停止腱の間に滑液包（中殿筋の転子包）がある．
【神経】上殿神経（L4, 5, S1）
【作用】大腿の外転
筋の前部は大腿を内旋する．後部は大腿を外旋する．歩行時などに足を上げるとき，その側に骨盤が下がらないように反対側の筋が働く（体幹を真直ぐに保つ）．
【触知】腸骨の上後腸骨棘から大腿骨大転子に向かい，この筋の後縁を触知する．後縁は，大殿筋に覆われているため強く押して確認する．前縁は，上前腸骨棘から大転子に向かい触知する．後縁と前縁および腸骨稜に囲まれた部分を腸骨に対して圧迫するような感じで全体を触知する．

小殿筋 gluteus minimus（図5-112）

扇形の筋で，中殿筋より深部に存在する．
【起始】腸骨の外側面（前殿筋線と下殿筋線の間）
【停止】大腿骨の大転子（前面），一部は股関節の関節包
大転子とその停止腱の間に滑液包（小殿筋の転子包）がある．
【神経】上殿神経（L4, 5, S1）
【作用】大腿の外転と内旋

■参考■　トレンデレンブルグ徴候
中殿筋と小殿筋の麻痺は股関節運動において重大な障害をもたらす．中殿筋と小殿筋は，股関節外転の主動筋であるが，立位で片足を地面から上げた時，地面と接地している側の中殿筋と小殿筋が収縮することで，骨盤が傾くのを支えている．これらが使えない場合，患者の骨盤は上げた脚の側へ傾く．

大腿筋膜張筋 tensor fascia latae（図5-113）

紡錘状の筋で，大腿の前外側部に位置し，大腿筋膜が2層に分かれた間に位置する．
【起始】腸骨稜（外唇の前部）

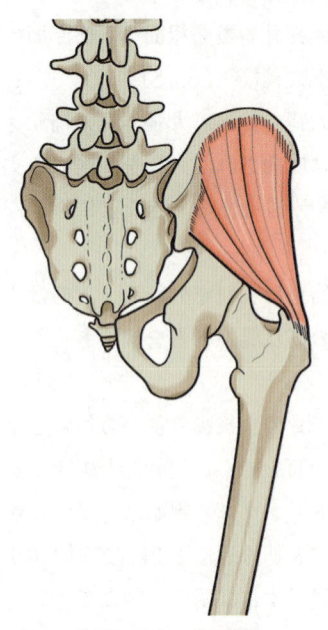

図5-111　中殿筋

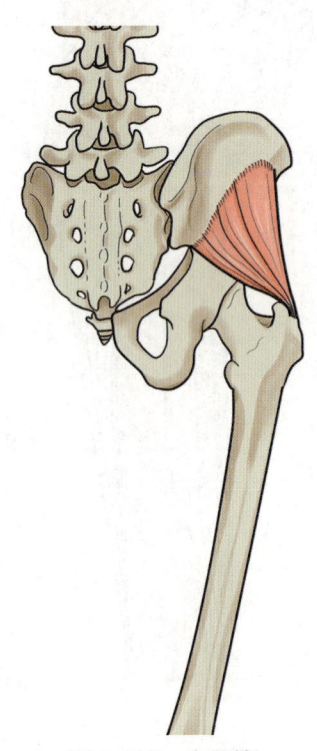

図5-112　小殿筋

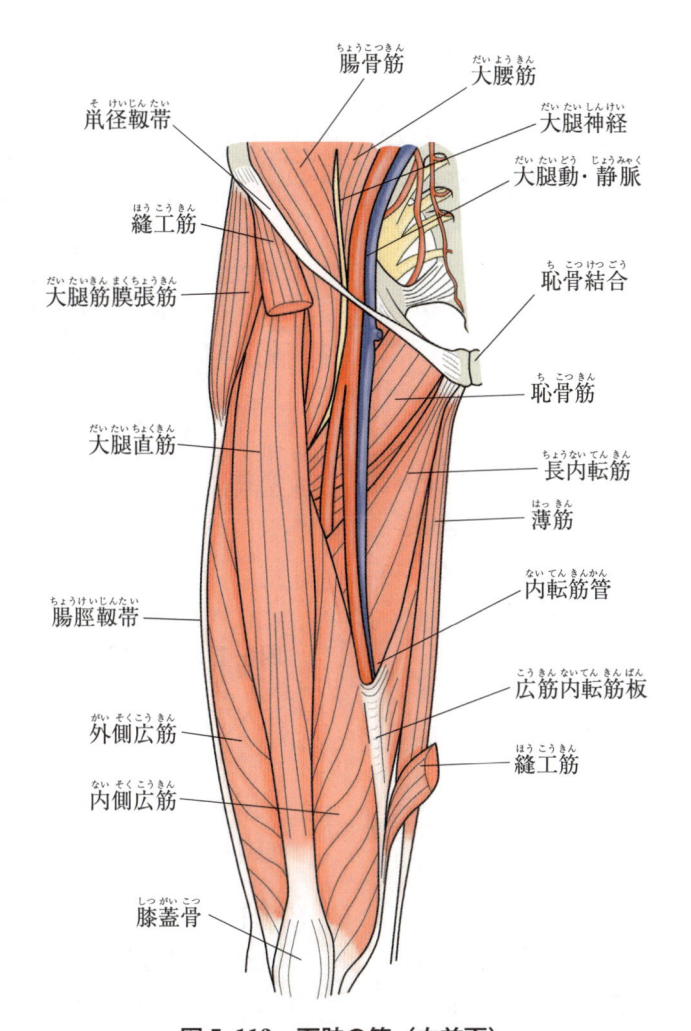

図 5-113　下肢の筋（右前面）

　　　上前腸骨棘（外側面）
　　　大腿筋膜（内面）
【停止】腸脛靱帯
　大腿筋膜の2層の間を下り，大腿の中央よりやや上で腸脛靱帯に付着する．腸脛靱帯は脛骨の外側顆に着く．
【神経】上殿神経（L4，5，S1）
【作用】腸脛靱帯を介して働き，下腿を外旋しながら膝を伸展する（30°以上膝が屈曲していれば，屈曲を助ける）．大腿の屈曲，外転，内旋を助ける．直立位では骨盤に大腿骨を固定する．
【触知】上前腸骨棘から後下方にへ向かう筋腹を触れる．内側は大腿直筋と外側は中殿筋と隣接する．特に，股関節を45°屈曲し，外転したときに明確に触知できる．起始部では，内下方に向かう縫工筋と区別する必要がある．大腿外側面では，腸脛靱帯に移行する．腸脛靱帯は弾力性のある外側広筋の浅層を通るため，やや陥没して観察でき，脛骨外側顆まで確実に触知できる．

【大腿筋膜と腸脛靱帯】
○ 大腿筋膜は，パンティーストッキングのように大腿および殿部の筋を包む深筋膜である．
○ 大腿の外側部では，この筋膜が厚くなっており，腸脛靱帯と呼ばれる．中殿筋を覆う部分も厚く，殿筋筋膜と呼ばれる．

○ 腸脛靱帯の上方は腸骨稜結節に，下方は脛骨外側顆に付着している．
○ 腸脛靱帯の上部前方では，大腿筋膜は2枚に分かれており，その中に大腿筋膜張筋が入っている（腸脛靱帯をスラックスの外側にある縫目とみなせば，その前にあるポケットの中に大腿筋膜張筋が入っていると考えると良い）．

大腿の深部外旋筋群

これらの筋は股関節にだけ作用し，大腿を外旋する．閉鎖神経の支配を受ける外閉鎖筋を除き，仙骨神経叢から個別に出る神経により支配されている．一般に**外旋6筋**といわれる．

梨状筋 piriformis （図5-114, 115）

一部は骨盤内に，一部は股関節の後面に位置する．
【起始】仙骨の前面，大坐骨切痕の縁，仙結節靱帯
【停止】大腿骨大転子（上縁および内側面）
大坐骨孔を通って骨盤の外に出る．停止部近くでしばしば内閉鎖筋と双子筋の共同腱と混じる．
【神経】仙骨神経叢より出る梨状筋への枝（S1, 2）

注：仙骨神経叢から，梨状筋や内閉鎖筋などに行く神経には名称がつけられていない．

【作用】伸展された大腿を外旋する．また，屈曲された大腿を外転する．寛骨臼に大腿骨頭を保持することを補助する．つまり，梨状筋は股関節を固定する．

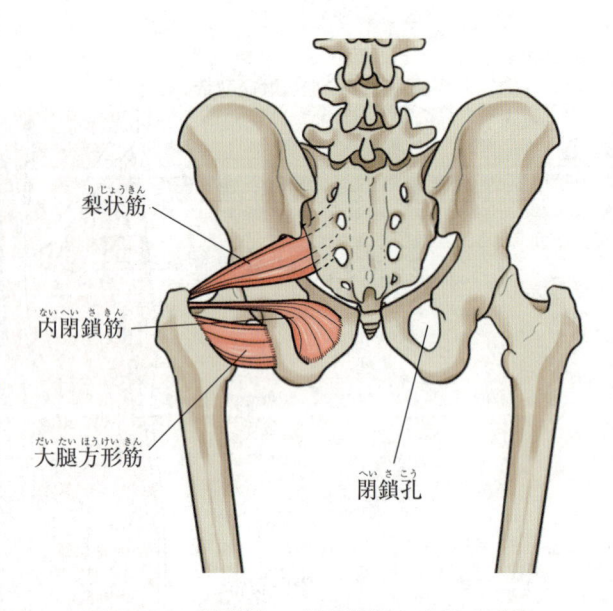

図5-115　梨状筋・内閉鎖筋・大腿方形筋

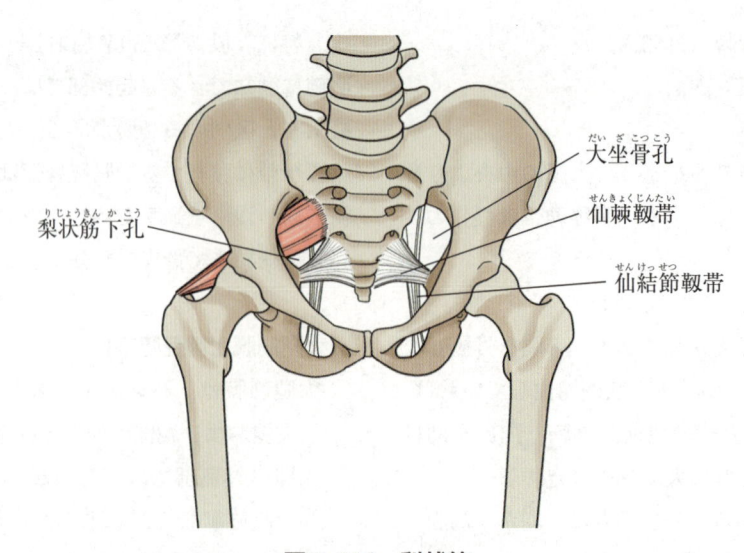

図5-114　梨状筋

【梨状筋上孔と梨状筋下孔】（図5-114，115）

梨状筋は大坐骨孔を通って骨盤腔内より外に出る．この筋により大坐骨孔は梨状筋より上の梨状筋上孔と下の梨状筋下孔に二分される．

梨状筋上孔には上殿動静脈および上殿神経が通り，梨状筋下孔には下殿動静脈，内陰部動静脈，下殿神経，陰部神経，後大腿皮神経，坐骨神経が通る．

内閉鎖筋 obturator internus（図5-115）

梨状筋と同様にこの筋は，一部骨盤腔内に，一部股関節の後ろに位置する．
【起始】閉鎖孔に張る閉鎖膜の内面（およびその周囲の骨）
【停止】大腿骨の大転子（内側面）
小坐骨孔を通って骨盤腔を出るときに腱となり，坐骨棘のすぐ下で鋭角に折れ曲がり，大転子の内側面に着く．
【神経】仙骨神経叢より出る内閉鎖筋への神経（L5，S1，2）
【作用】伸展した大腿を外旋し，屈曲した大腿を外転する．大腿骨頭を寛骨臼に保持することを補助する．

上双子筋 gemellus superior（図5-116）

内閉鎖筋の腱の上に存在する．この筋は欠如することがある
【起始】坐骨棘の後面
【停止】内閉鎖筋の腱の上部と混じり合い，大転子の内側面に着く．
【神経】内閉鎖筋への神経（L5，S1，2）により支配されている．
【作用】内閉鎖筋の働きを助ける

下双子筋 gemellus inferior（図5-116）

内閉鎖筋の腱の下に存在する．
【起始】坐骨結節の上部
【停止】内閉鎖筋の腱の下部と混じり合い，大転

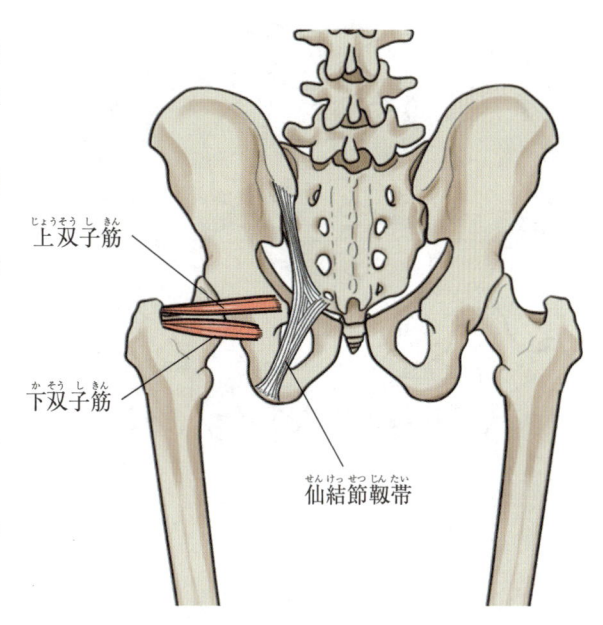

図5-116　双子筋帯

子の内側面に着く．
【神経】大腿方形筋への神経（L5，S1）により支配されている．
【作用】内閉鎖筋の働きを助ける

大腿方形筋 quadratus femoris（図5-115）

扁平な四辺形の筋で下双子筋と大内転筋上縁の間に位置する．
【起始】坐骨結節（外側上部）
【停止】大腿骨の方形筋結節（転子間稜の中央部）
【神経】仙骨神経叢から出る大腿方形筋への神経（L5，S1）
【作用】大腿の外旋

外閉鎖筋 obturator externus（図5-117）

【起始】閉鎖膜（外面とその周囲の骨）
【停止】大腿骨の転子窩
【神経】閉鎖神経（L3，4）
【作用】大腿の外旋と内転の補助

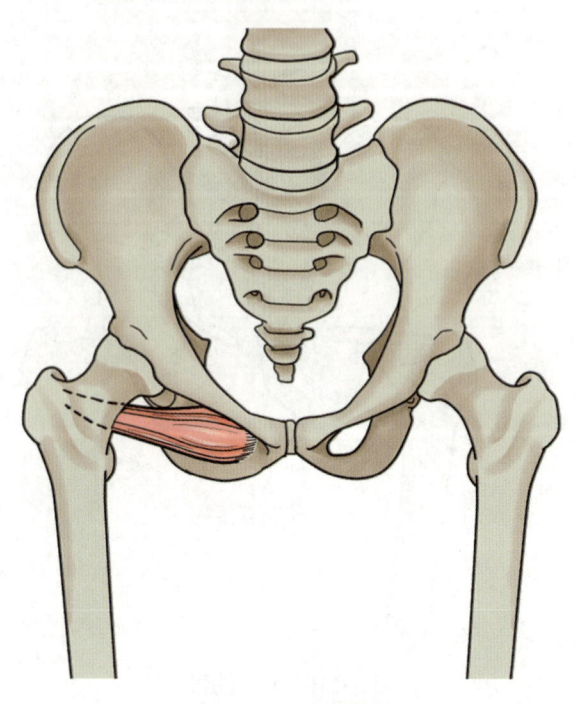

図 5-117　外閉鎖筋

股関節前面の筋

大腰筋，小腰筋，腸骨筋がこれに属する．大腰筋と腸骨筋は共通の停止腱を持ち，同じ作用をするので腸腰筋 iliopsoas と呼ばれることが多い．

大腰筋 psoas major（図 5-113, 118）

脊柱の腰椎部の外側から小骨盤と大骨盤の境を通り，鼡径靱帯の下を通過し，股関節の前を下って大腿骨に付着する長い強力な筋．

【起始】第 12 胸椎の横突起と第 1～5 腰椎の肋骨突起（横突起）（椎体の側面，椎間円板）
【停止】大腿骨の小転子
【神経】腰神経叢からの枝（L2, 3, 4）
【作用】大腿（股関節）を屈曲する．

大腿が固定されていると体幹を屈曲する．大腰筋は，腸骨筋と共同して働く．

大腿骨頸部が骨折すると，大腿骨は大腰筋によ

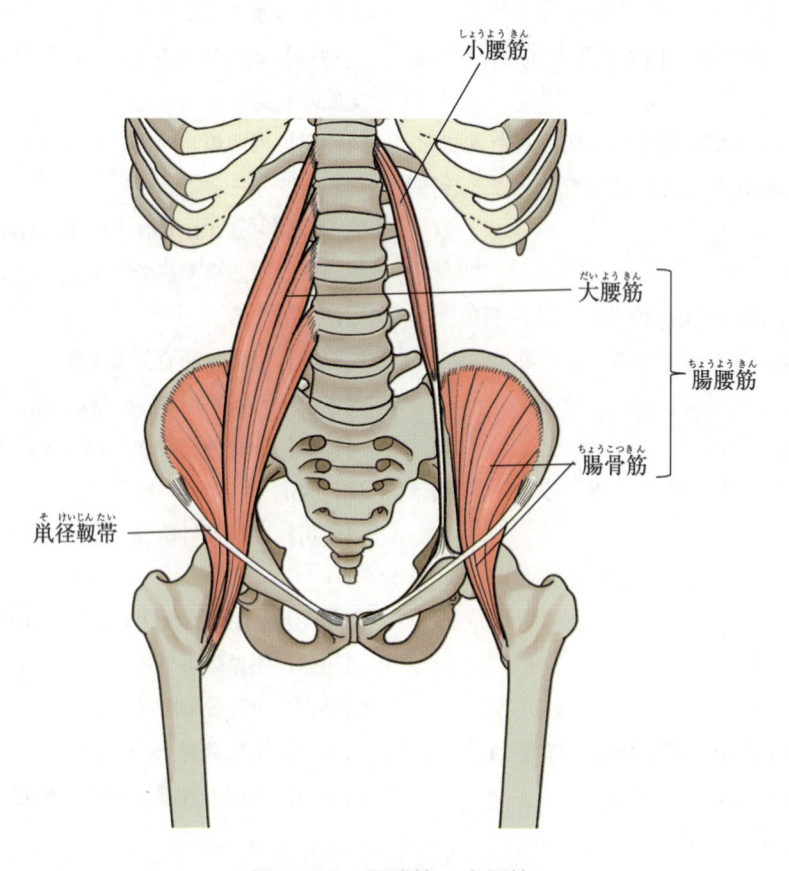

図 5-118　腸腰筋・小腰筋

って外旋した状態になる．

小腰筋 psoas minor（図5-118）

短い筋腹と長い腱をもった小さな弱い筋である．腹腔内で大腰筋の前に位置する．この筋は欠けることが多い（約50％）．
【起始】第12胸椎と第1腰椎の椎体（側面およびそれらの間の椎間円板）
【停止】恥骨櫛（しつ）および腸恥隆起
【神経】第1腰神経の前枝
【作用】脊柱腰部の弱い屈曲

腸骨筋 iliacus（図5-113, 118）

大きな三角形の筋．骨盤腔内で大腰筋の外側に位置する．
【起始】腸骨窩（の上2/3，腸骨稜の内唇，仙骨の外側上部，腸腰靱帯，前仙腸靱帯）
【停止】大腿骨の小転子
筋の大部分は，大腰筋腱と混じり，小転子に停止する．一部は，小転子の前下方に停止する．
【神経】大腿神経（L2, 3）
【作用】大腿の屈曲

大腰筋とともに働く．大腿が固定されていると，腸骨筋と大腰筋が働いて体幹と骨盤を前方に屈曲する．これらの筋の一側が働くとき，脊柱を外側に曲げる．

大腿の筋

○ 大腿の筋は大腿筋膜によって包まれている．
○ 大腿筋膜は大腿骨の粗線に向かって3つの筋間中隔を出し，大腿の筋を前面の筋，内側の筋，後面の筋の3群に分けている（図5-119）．
○ 3つの筋間中隔のうち，外側大腿筋間中隔は厚

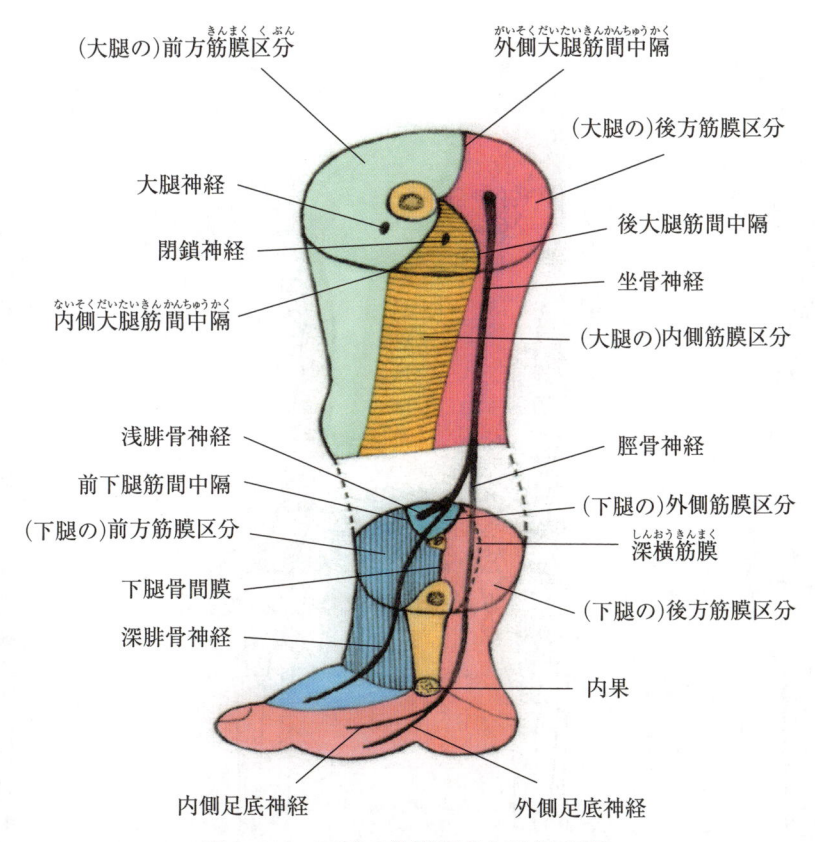

図5-119　下肢の筋膜区分と神経支配

いが，他の2枚は比較的薄い．

大腿前面の筋

縫工筋 sartorius（図5-113, 120, 134）

　細長いヒモ状で，体の中で最も長い筋である．また，大腿前面で最も表層の筋である．
【起始】上前腸骨棘（および，その下方）
【停止】脛骨内側面上部（薄筋や半腱様筋の停止部の前）
【神経】大腿神経（L2, 3）
【作用】大腿と下腿を屈曲する．
　また大腿の外転や外旋，膝関節の内旋を補助する．これらの動きを総合すると，"あぐらをかく"ような運動となる．
【触知】上前腸骨棘から内下方にS字を描いたような筋腹を鵞足まで触れられる．外側は大腿直筋，内側広筋と，内側は内転筋群と隣接する．大腿直筋との隣接部より遠位部で方向を変え，大腿の内側を走行する．

大腿四頭筋 quadriceps femoris（図5-113, 121〜124, 134）

　大腿直筋 rectus femoris，外側広筋 vastus lateralis，内側広筋 vastus medialis，中間広筋 vastus intermedius からなる大きな下肢の伸筋で，大腿骨の前面および両側面を被っている．大腿直筋のみ骨盤に起始を持つ．
【起始】
大腿直筋：下前腸骨棘と寛骨臼上縁から別々の腱で起こる．
外側広筋：幅広い腱膜により転子間線の上部，大転子の前縁と下縁，殿筋粗面の外側および粗線の外側唇上半部から起

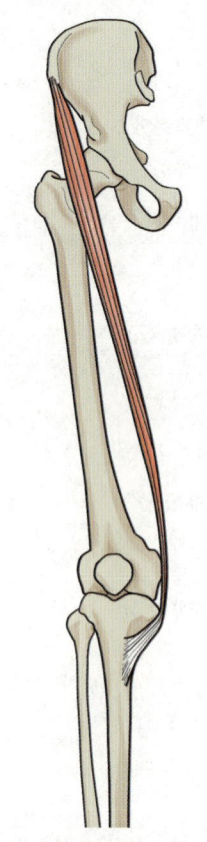

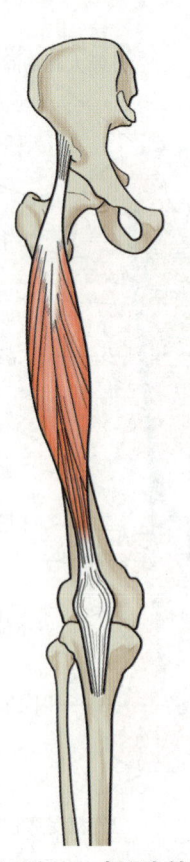

図5-120　縫工筋　　図5-121　大腿直筋　　図5-122　外側広筋　　図5-123　中間広筋

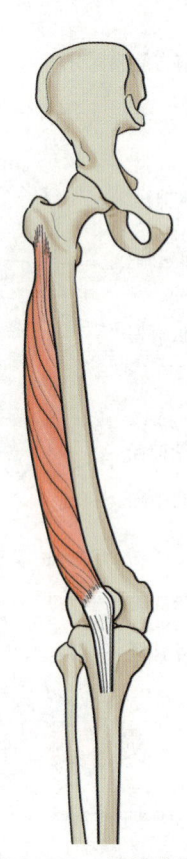

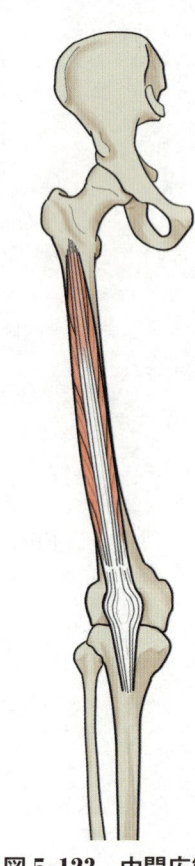

こる．
　内側広筋：転子間線の下部，粗線の内側唇と内側顆上線の上半部．
　中間広筋：大腿骨体の上2/3の前面と外側面．外側筋間中隔の下半部．
【停止】脛骨の脛骨粗面
　4個の筋が一体となり，四頭筋腱となる．四頭筋腱は膝蓋骨に付着する．この共通腱は，膝蓋靱帯として下方に続き脛骨粗面に停止する．さらに広筋の腱膜は，膝蓋骨の内側および外側膝蓋支帯と呼ばれ，脛骨の外側顆と内側顆に停止する．
【神経】大腿神経（L2，3，4）
【作用】下腿すなわち膝関節の伸展．大腿直筋は，大腿の屈曲にも働く．
【触知】
　大腿直筋：上前腸骨棘の1横指（約2cm）下方，1横指内側にある下前腸骨棘から膝蓋骨まで触れられる．起始部付近では，外側を大腿筋膜張筋に内側を縫工筋に挟まれているところが確認できる．
　外側広筋：大腿骨大転子から膝蓋骨に向かい，内側は大腿直筋に，外側は大腿二頭筋と隣接する．腸脛靱帯が浅層を通るため，その上から触知する．大腿二頭筋との境は，膝の屈曲と伸展を交互に繰り返すことで明確に触知できる．
　内側広筋：外側縁は大腿直筋と隣接し，内側縁は縫工筋および内転筋群と隣接する．膝関節伸展位で膝蓋骨の内上方にかなりの膨らみを確認できる．
　中間広筋：大腿直筋の深部にあり，筋腹の大部分も腱膜様で薄いため触知できない．

【膝関節筋】articularis genus
　小さな筋で，中間広筋の深層の一部である．
【起始】大腿骨前面下部
【停止】膝関節の滑膜の上部
【神経】大腿神経（L2，3，4）
【作用】膝関節伸展時に，たるんだ膝蓋上包が膝蓋骨と大腿骨の間にはさまらないように上に引く．

大腿内側の筋

○ 恥骨筋，薄筋，長内転筋，短内転筋，大内転筋がこれに属す．
○ これらの筋の主な働きは，大腿の内転である．それゆえ，大腿内転筋群と呼ばれる．
○ 外閉鎖筋も大腿内側の筋に属すが，本書では作用の点から股関節の深部外旋筋のグループに入れた．

薄筋 gracilis （図5-109，113，125）
　薄筋は大腿の内側にそって位置する長い帯状の筋である．大腿内転筋群の中で，薄筋だけが膝関節を横切る．
【起始】恥骨下枝

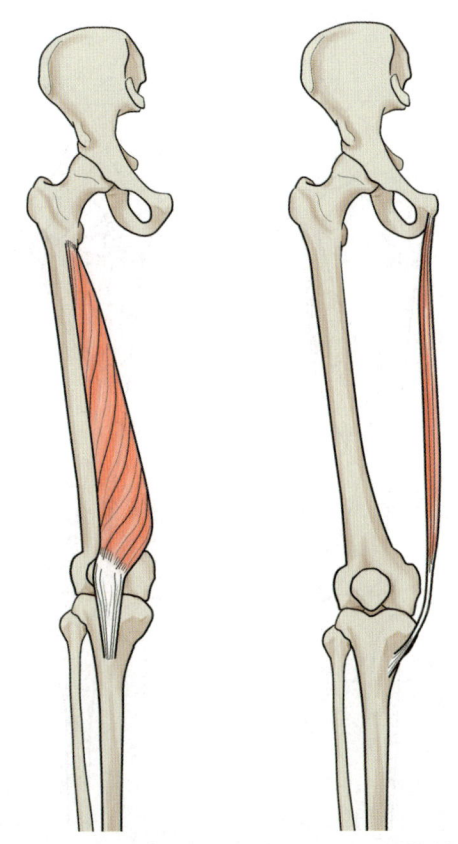

図5-124　内側広筋　　図5-125　薄　筋

【停止】脛骨体（内側上部，縫工筋の後面）
【神経】閉鎖神経（L2, 3）
【作用】下腿の屈曲と内旋．また大腿を内転する．
【触知】恥骨結合から長内転筋，大内転筋と走行を共にし，大腿骨内側顆の後方を通り，鵞足に合する．大腿の最内側を走行する．膝関節を屈曲し，股関節を内転させると明確となり，触知しやすい．また，股関節外転位でも筋腹は明確となる．

恥骨筋 pectineus （図5-113, 126）

大腿三角の中に位置する．
【起始】恥骨櫛
【停止】大腿骨の恥骨筋線
【神経】大腿神経（L2, 3, 4）
閉鎖神経からの枝（L3）を受けることがある．
【作用】大腿の内転と屈曲

【大腿三角】femoral triangle

スカルパ三角ともいう．縫工筋，鼠径靱帯，長内転筋で囲まれた三角．このなかに大腿静脈（V），大腿動脈（A），大腿神経（N）が内側より外側の順に並んで位置している（VANと覚える）．大腿三角の頂点は内転筋管に続く（図5-113）.

長内転筋 adductor longus （図5-113, 127）

恥骨筋と同じ平面にある大きな三角形の筋．
【起始】恥骨（前面で，恥骨結節の下方）
【停止】大腿骨の粗線（中央部）
【神経】閉鎖神経（L2, 3, 4）
【作用】大腿の内転と屈曲
【触知】薄筋と縫工筋，鼠径靱帯をまず確認する．各々の筋に囲まれた三角形の中に存在し，恥骨結合から大腿骨中央に向かい容易に触知できる．

短内転筋 adductor brevis （図5-128）

前は恥骨筋と長内転筋，後ろは大内転筋との間に位置する．この筋はしばしば2～3の筋束に分

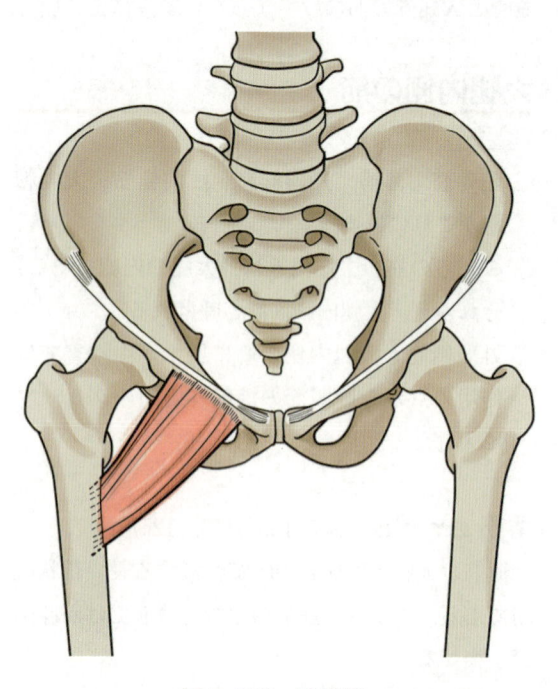

図5-126　恥骨筋　　　図5-127　長内転筋　　図5-128　短内転筋

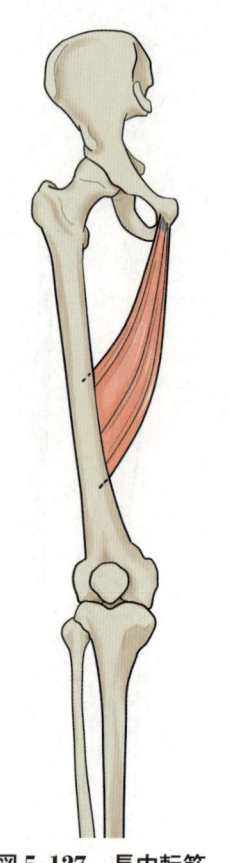

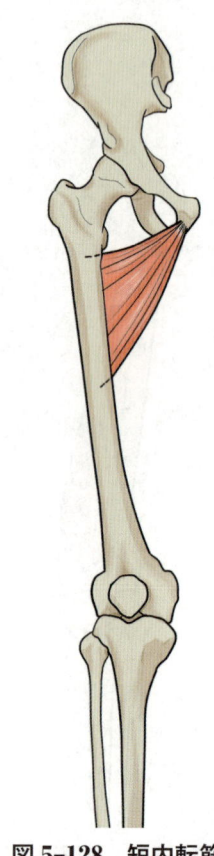

かれたり，あるいは大内転筋と癒合していたりする．
【起始】恥骨下枝（外面）
【停止】大腿骨粗線（上部，恥骨筋停止部のすぐ後ろ）
【神経】閉鎖神経（L2，3，4）
【作用】大腿の内転と，ある程度の大腿の屈曲

大内転筋 adductor magnus（図5-129）

内転筋の中で最も大きく強い筋である．
【起始】恥骨下枝，坐骨枝，坐骨結節
恥骨下枝と坐骨枝より起こる筋束は，大内転筋の内転部（上部）と呼ばれる．
坐骨結節より起こる部分は膝腱部（ハムストリング部または下部）と呼ばれる．
【停止】大腿骨の殿筋粗面と粗線（内側唇），内転筋結節
内転筋結節には膝腱部が着く．両付着部の間には裂孔があり，内転筋腱裂孔と呼ばれている．この裂孔を通って，大腿動静脈が膝窩に行く．

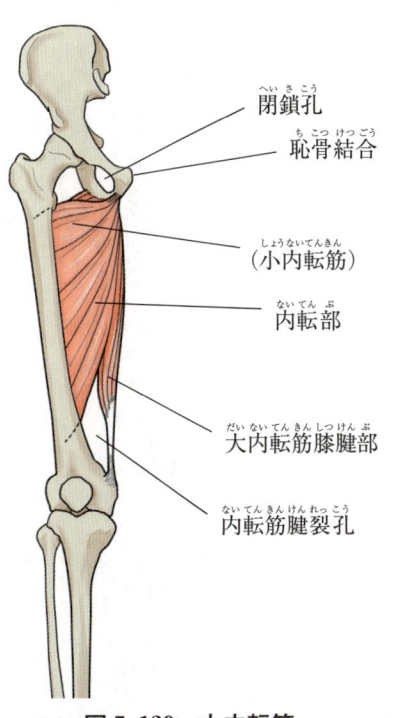

図5-129　大内転筋

【神経】
　内転部：閉鎖神経（L2，3，4）
　膝腱部：坐骨神経（脛骨神経部 L4，5，S1）
【作用】大腿の内転
　上部（内転部）は大腿の強い内転筋で，大腿の屈曲と内旋を補助する．下部（膝腱部）は大腿を伸展し，内旋を補助する．

【小内転筋】adductor minimus（図5-129）
大内転筋のうち恥骨枝から起こり，大腿骨の殿筋粗面の内縁に付着する筋束は，小内転筋と呼ばれることがある．

大腿後面の筋

○大腿二頭筋，半腱様筋，半膜様筋がある．
○これらの筋は総称して**ハムストリングス**といわれる．
○大腿二頭筋短頭を除いて，股関節と膝関節の二関節に作用する．

注：起始，支配神経，作用からみて，大内転筋の坐骨結節から起こる部分（膝腱部）をハムストリングスに入れる場合もある．

【ハムストリングス】
ハムストリングスの本来の意味は，膝の後部にある大きな筋の腱．Hamstrings は，古い英語で大腿を意味する hamm と，膝の後部のすぐ上で触れられる腱を意味する strings を語源とする．このことから，「大腿後面の大きな筋群」を意味するようになった．

大腿二頭筋 biceps femoris（図5-109，130，142）
大腿の後外側に位置する筋で，長頭と短頭の2頭を持つ．
【起始】
　長頭：坐骨結節（上部，半腱様筋との共同腱として起こる）

短頭：大腿骨の粗線（外側唇）
【停止】腓骨頭（一部は脛骨の外側顆に付着する）
【神経】
　長頭：坐骨神経（脛骨神経部 L5〜S3）
　短頭：坐骨神経（総腓骨神経部 L5〜S2）
【作用】
　長頭：股関節で大腿の伸展
　長頭と短頭：膝関節で下腿を屈曲，下腿屈曲時に下腿を外旋
【触知】長頭は坐骨結節から腓骨頭に向かい，内側は半腱様筋と，外側は外側広筋と隣接する．起始部付近では半腱様との区別は困難である．下腿を外旋しながら屈曲すれば明確になる．膝窩部では，大腿二頭筋腱が浮き上がり，容易に触知できる．短頭は深部にあり触知できない．

半腱様筋 semitendinosus（図 5-109, 131, 142）

大腿の後内側に位置する．この筋の下半分は腱である．

【起始】坐骨結節（大腿二頭筋長頭との共同腱として起こる）
【停止】脛骨内側面（上部で，縫工筋の後ろ，薄筋の下）
【神経】坐骨神経（脛骨神経部 L5, S1, 2）
【作用】半膜様筋と同じ
【触知】膝窩内側の最外側を走行する腱を容易に触知できる．腱の部分は，薄筋と隣接する．腱に沿って坐骨結節まで触知する．起始部は大殿筋に覆われているため，触知しにくい．下腿を内旋しながら屈曲すれば明確となる．

半膜様筋 semimembranosus（図 5-109, 132, 142）

大腿後面中央に位置する．半腱様筋に覆われている．

【起始】坐骨結節

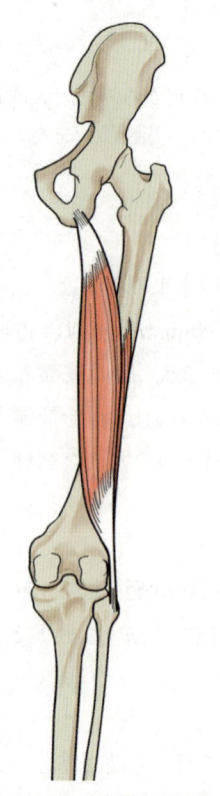

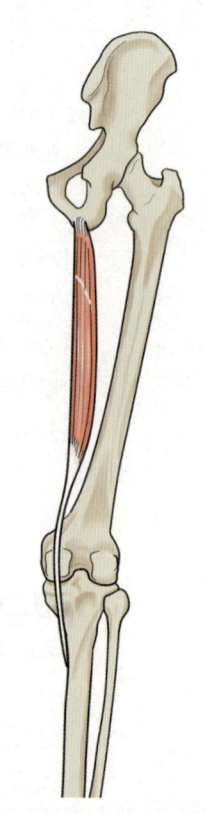

図 5-130　大腿二頭筋　　図 5-131　半腱様筋　　図 5-132　半膜様筋

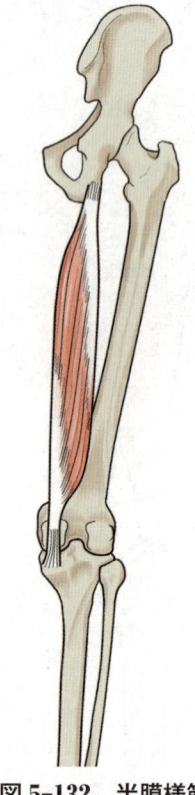

【停止】脛骨の内側顆（後部）
一部は斜膝窩靱帯に移行する．
【神経】坐骨神経（脛骨神経部 L5, S1, 2）
【作用】股関節で大腿を伸展し，膝関節で下腿を屈曲．

膝関節がなかば屈曲されている時には，脛骨を内旋する．股関節伸展時には大腿を内旋する．
【触知】膝窩内側で，半腱様筋の外側を走行する腱を触知できる．半腱様筋よりも太く触知しやすい．筋腹の外側部は，半腱様筋の深層に位置するために触知しにくい．内側部は，薄筋と隣接する部位を腱に沿って坐骨結節まで触知するが，近位部は大内転筋と大殿筋に覆われているため，触知しにくい．下腿を内旋しながら屈曲すれば明確となる．

【鵞足（がそく）】pes anserinus
縫工筋，薄筋，半腱様筋の腱は脛骨内側顆の停止部近くで合し，一部は下腿の筋群を包む下腿筋膜に放散する．この状態を鵞足と呼ぶ．半膜様筋の腱を加える場合もある．

下腿の筋

下腿の筋は大腿筋膜の下方への続きである下腿筋膜で包まれている．下腿の筋は脛骨と腓骨の間に張る骨間膜と，下腿筋膜と腓骨の間にある2つの筋間中隔（前・後下腿筋間中隔）によって前面の筋，外側の筋，後面の筋の3群に分けられる（図5-119）．

下腿前面の筋

○下腿の前面の筋は，前脛骨筋，長母趾伸筋，長趾伸筋，第三腓骨筋である．
○これらの筋はすべて深腓骨神経（L4～S1）によって支配される．
○これらの筋は足関節を背屈する．さらにある程度の内がえしや外がえしをする．背屈や底屈は距腿関節で起こり，内がえしや外がえしは，距骨下関節や距踵舟関節で起こる．

前脛骨筋 tibialis anterior（図5-133, 134）

脛骨の外側面に位置し，上部では厚く筋性であるが，下部では長い腱となっている．
【起始】脛骨の外側顆および脛骨体外側面（上2/3，筋の一部は，下腿の深部の筋膜および骨間膜からも起こる）
【停止】内側楔状骨（内側面と下面）と第1中足骨底

この筋の腱は上・下伸筋支帯の下を通過する．
【神経】深腓骨神経（L4～S1）
【作用】足の背屈と内がえし
【触知】脛骨前縁の外側に位置する．外側縁は長趾伸筋と隣接し，遠位部は長母趾伸筋と隣接する．足の背屈，内がえしをした際に，足関節前面で，最も内側に浮き出てくる太い腱を触れられる．

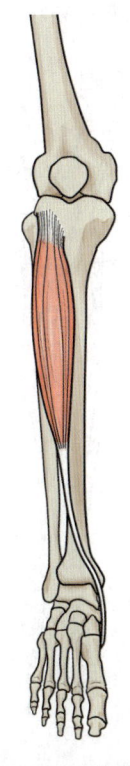

図5-133 前脛骨筋

【足首の支帯】（図 5-134，138，140）

　足関節の近くでは，深筋膜（下腿筋膜）が厚くなった支帯が見られる．支帯は筋の腱を支えたり，筋の作用方向を変えたりする．

長母趾伸筋 extensor hallucis longus

　前脛骨筋と長趾伸筋との間で，一部は両筋の深部に位置する（図 5-134，135，138）．
【起始】腓骨内側面および骨間膜（前面の中央部）
【停止】母趾末節骨底（背側部）
　この筋の腱は上・下伸筋支帯の下を通過する．
【神経】深腓骨神経（L4〜S1）
【作用】母趾の伸展，足の背屈と内がえし
【触知】足背では腱が浮き上がり触知しやすい．足関節前面では，内側から前脛骨筋腱，長母趾伸筋腱，長趾伸筋腱の3つの腱が確認できる．長母趾伸筋腱は前脛骨筋腱と長趾伸筋腱とに挟まれる．起始部付近は前脛骨筋と長趾伸筋に覆われるため，触知しにくい．

長趾伸筋 extensor digitorum longus（図 5-134，136，138）

　前脛骨筋の外側に位置する．
【起始】脛骨の外側顆

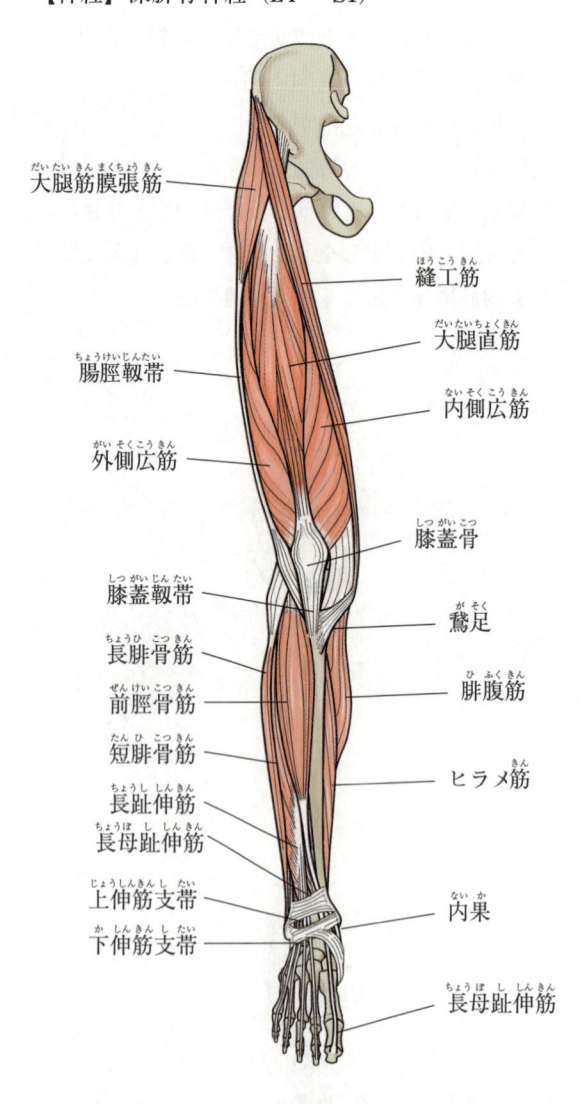

図 5-134　大腿と下腿の筋（右前面）

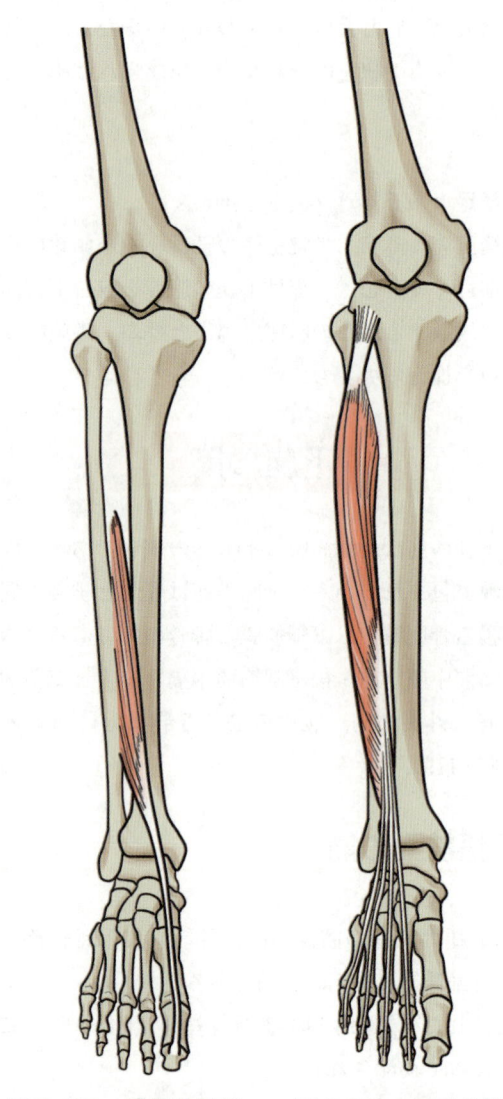

図 5-135　長母趾伸筋　　図 5-136　長趾伸筋

腓骨内側面（上 3/4）
骨間膜（前面の上部）
【停止】第 2〜5 趾の中節骨および末節骨
　上伸筋支帯および下伸筋支帯の下を通過し，4 本の腱に分かれて第 2〜5 趾に行く．
【神経】深腓骨神経（L4〜S1）
【作用】第 2〜5 趾の伸展
　前脛骨筋および長母趾伸筋とともに足を背屈する．
【触知】脛骨前縁の外側に位置する前脛骨筋と，腓骨頭の下方に位置する長腓骨筋とに挟まれる．足関節前面で，腱が最外側を走行し，触知もしやすい．

第三腓骨筋 peroneus tertius（図 5-137, 138, 140）

　長趾伸筋の下外側部が分かれたものである．この筋は欠如することが多い．
【起始】腓骨の内側面の下 1/3 と，これに隣接する骨間膜
【停止】第 5 中足骨底の背面
【神経】深腓骨神経（L4〜S1）
【作用】長趾伸筋と前脛骨筋と共に足を背屈し，外がえしを助ける．
【触知】足関節を背屈，外がえしした際に，足背において，長趾伸筋の下外側から第 5 中足骨にかけて触れられる．

図 5-137　第三腓骨筋

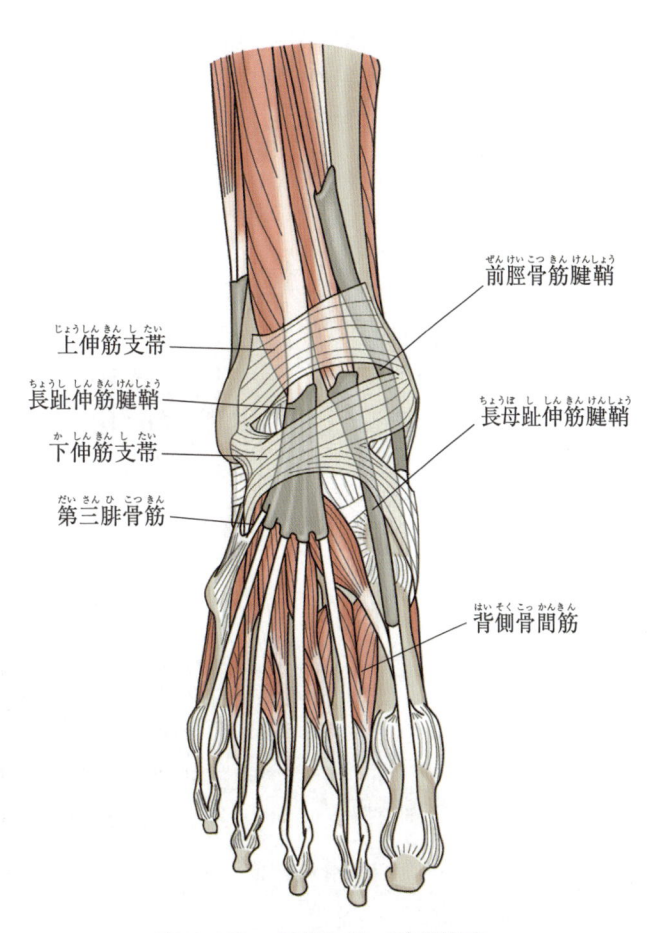

図 5-138　足部の筋（1）（前面）

下腿外側の筋

長腓骨筋と短腓骨筋がこれに属す．これらの筋は腓骨の外側で前筋間中隔と後筋間中隔の間に位置する．

長腓骨筋 peroneus（fibularis）longus（図 5-134, 139, 140）

2つの腓骨筋の中で，より浅層に位置する筋で，腓骨頭から足底へ伸びる細長い筋である．
【起始】腓骨頭および腓骨体（外側面の上2/3，下腿の筋間中隔からも起こる）
【停止】第1中足骨底および内側楔状骨

腱は長く，外果の後部で曲がり，上腓骨筋支帯の下を通過する．外果は滑車のように利用される．ここから前方に向かい，踵骨外側面の長腓骨筋腱溝を通る．さらに足底を斜めに横切り，第1中足骨底および内側楔状骨に付着する．
【神経】浅腓骨神経（L4, 5, S1）
【作用】足の底屈と外がえし

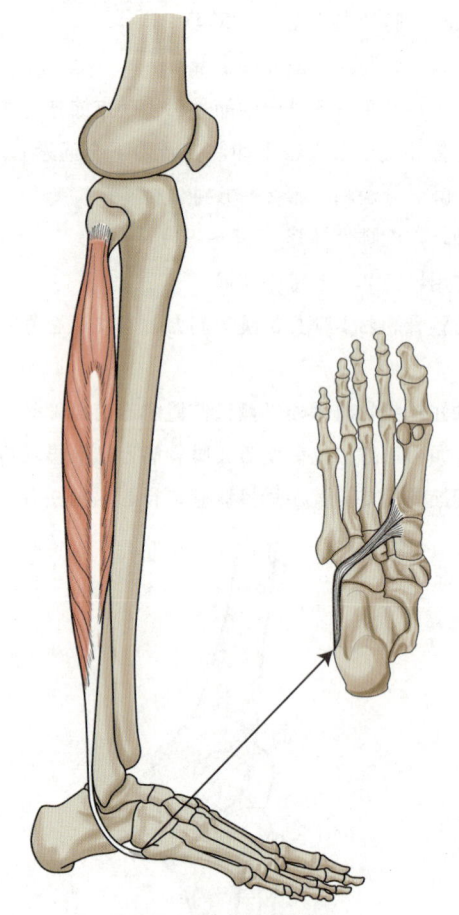

図 5-139　長腓骨筋

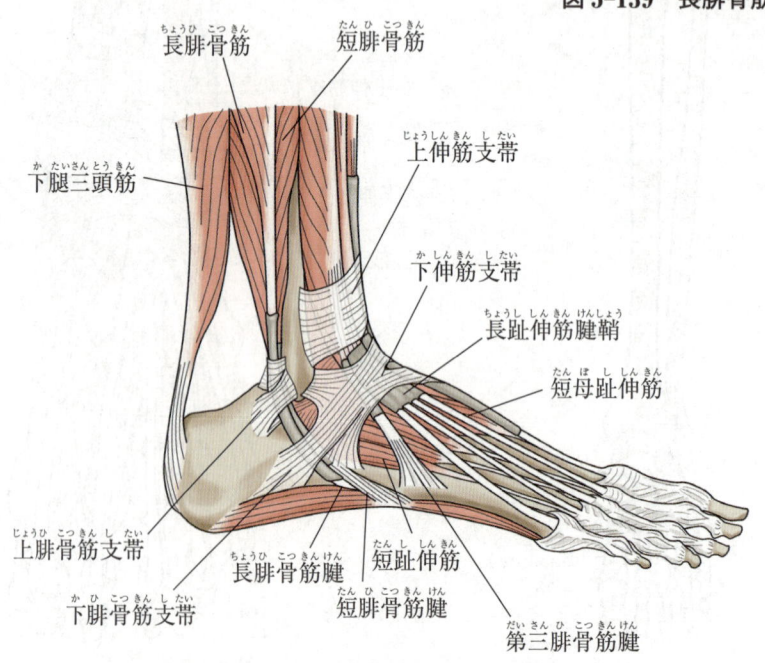

図 5-140　足部の筋（2）（外側面）

この腱は足底を斜めに横切っているので，足の縦足弓および横足弓の維持を助ける．
【触知】脛骨外側顆および腓骨頭から腓骨に沿って外果の後ろまで触知する．腓骨頭の下方に筋腹を確認する．内側縁は長趾伸筋と，外側縁はヒラメ筋と隣接する．足を外がえしした際に，外果の後方で2本の腱が確認できるが，後方の腱が長腓骨筋である．

短腓骨筋 peroneus (fibularis) brevis（図5-141, 143）

長腓骨筋より深部に位置する．
【起始】腓骨外側面（下2/3）
下腿の筋間中隔からも起こる．
【停止】第5中足骨底（外側）

この筋の腱は外果の後部の溝に入る．そこでは，長腓骨筋と共通の滑液鞘に覆われている．ここから前方に向かい，踵骨の外側部で腓骨筋滑車の上を通り，第5中足骨に付着する．
【神経】浅腓骨神経（L4, 5, S1）
【作用】足の底屈と外がえし
【触知】腓骨中央より外果の後ろにかけて走行するが，腓骨中央の筋腹部分は長腓骨筋に覆われて触知しにくい．足部を内がえしした際，外果の後方では2本の腱が認められる．前方の腱が短腓骨筋であり，第5中足骨まで触知する．

下腿後面の筋

下腿後面の筋は深横筋膜（横下腿筋間中隔）に

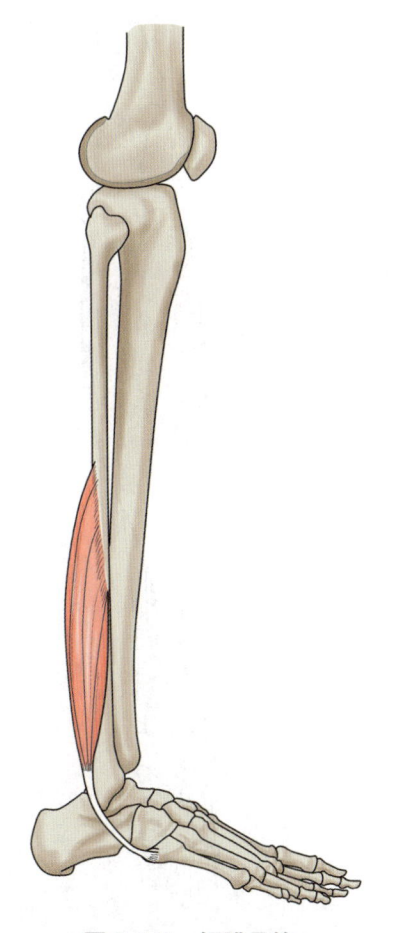

図5-141　短腓骨筋

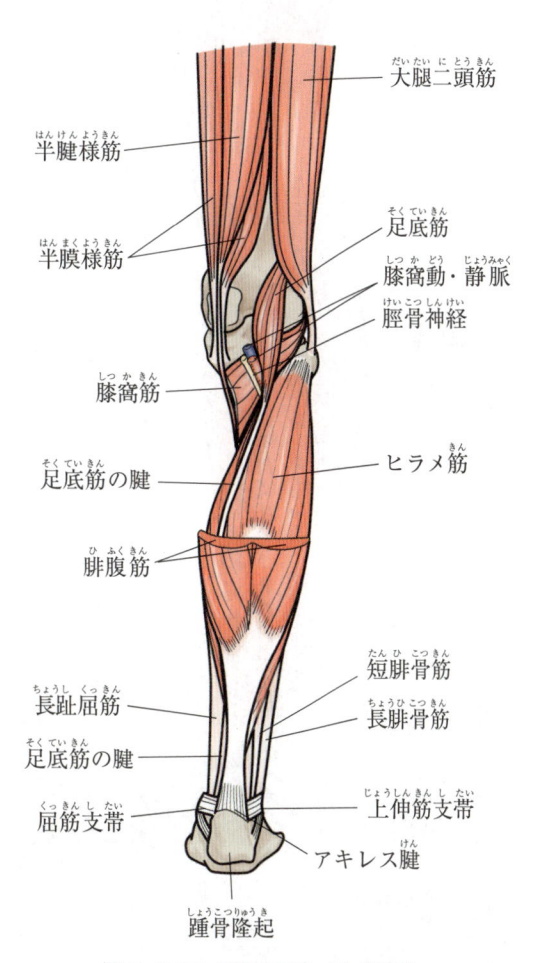

図5-142　下腿の筋（右後面）

よって，浅層筋と深層筋に分けられる（図5-119, 147）．

浅層筋：腓腹筋，ヒラメ筋，足底筋
深層筋：膝窩筋，長母趾屈筋，長趾屈筋，後脛骨筋

腓腹筋 gastrocnemius（図5-142, 143, 144）

下腿後面の最も浅層の筋である．腓腹筋は2頭の起始を持ち，内側頭はわずかに大きく，筋の両頭は，膝窩の下縁で合する．両頭は，膝窩の外側下縁および内側下縁を形成する．

【起始】外側頭：大腿骨の外側上顆
　　　　内側頭：大腿骨の内側上顆
外側頭にはしばしば大きな種子骨が見られる．
【停止】踵骨隆起（後面中央）
ヒラメ筋の腱と合して踵骨腱（アキレス腱）となり，踵骨隆起に付着している．
【神経】脛骨神経（S1, 2）
【作用】足の底屈
ヒラメ筋とともに働き，歩行に際し踵を上げる．また腓腹筋は，膝関節を屈曲する作用もある．
【触知】下腿中央部から大腿骨内側上顆および外側上顆まで筋腹を触れられる．幅の広いヒラメ筋

図5-143　下腿の筋（右外側面）

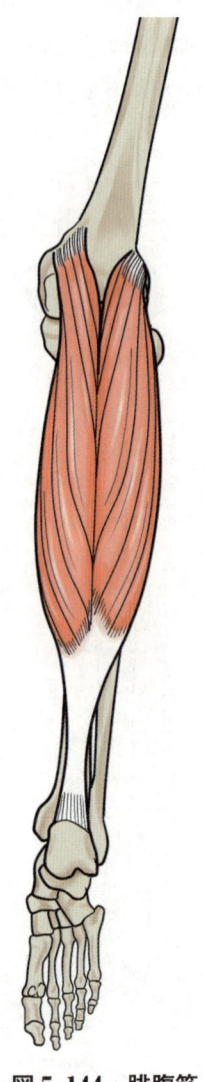

図5-144　腓腹筋

が深層に位置し，腓腹筋の内側と外側縁ではヒラメ筋と区別できる．内側頭の筋腹は外側頭より遠位まで確認できる．

【踵骨腱（アキレス腱）】tendo calcaneus
　人体中で最も厚く，最も強靱な腱である．踵骨腱の下端部は，踵骨隆起の後面中央に付着している．この腱と踵骨との間には踵骨滑液包が存在する．

ヒラメ筋 soleus（図5-142, 143, 145）
　広い扁平な筋で，腓腹筋の深部に位置する．腓腹筋の2頭とヒラメ筋を合わせて下腿三頭筋と呼ぶ．
【起始】腓骨頭（後面）
　　　　腓骨体（上部1/4），ヒラメ筋腱弓
　ヒラメ筋腱弓は，脛骨のヒラメ筋線と内側縁の中央，腓骨と脛骨の両起始部の間に張るアーチ状の腱．
【停止】踵骨隆起
　腓腹筋とともにアキレス腱を介して踵骨隆起の後面に付着する．
【神経】脛骨神経（L5, S1, 2）
【作用】足関節で足を底屈
　足の底屈には腓腹筋とともに働く．立位時には

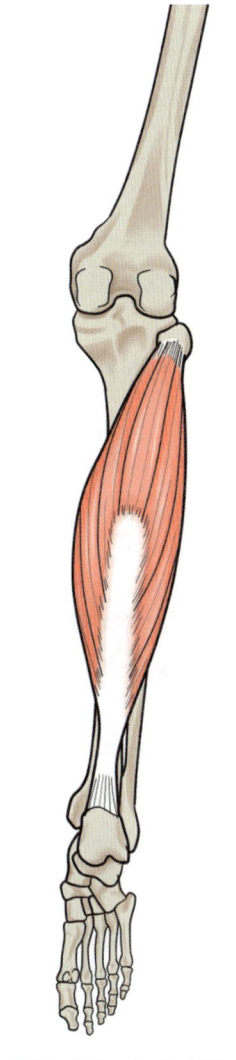

図5-145　ヒラメ筋

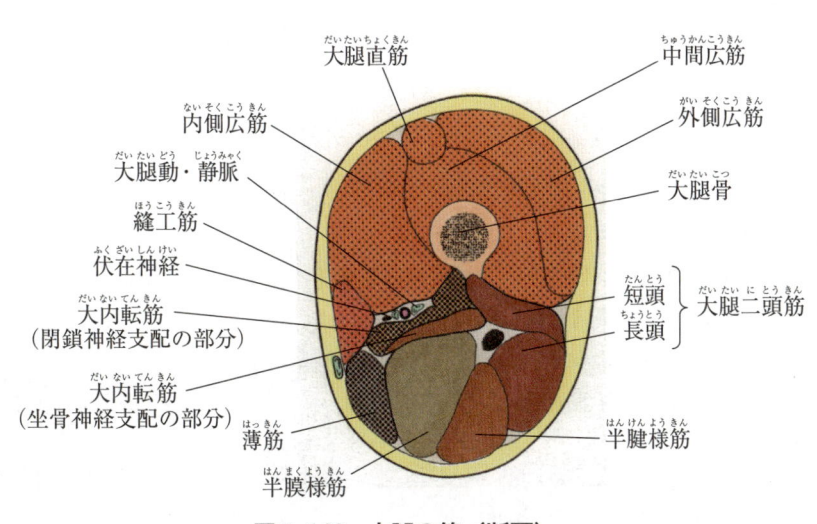

図5-146　大腿の筋（断面）

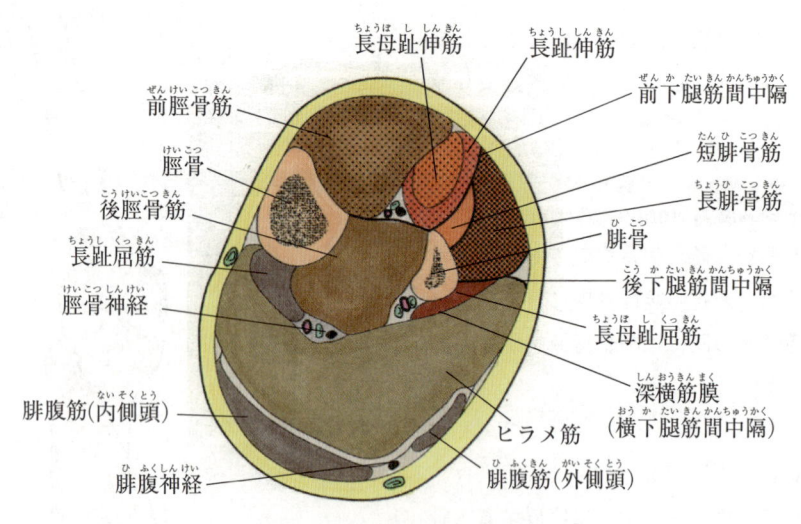

図5-147 下腿の筋（断面）

足関節を固定する．ヒラメ筋は膝関節に働かない．ヒラメ筋は，立位時に体が前方に倒れることを防ぎ，姿勢の維持に関わっている．

足底筋 plantaris（図5-142, 148）

小さな筋腹（手の小指の先程度）を持つ筋で，腓腹筋とヒラメ筋の間を斜走する細長い腱を持つ．この筋は欠如することが多い．
【起始】大腿骨の外側上顆と斜膝窩靱帯
【停止】踵骨腱（アキレス腱）に合する．
【神経】脛骨神経（S1, 2）
【作用】膝関節屈曲を補助し，足の底屈を補助する．腓腹筋やヒラメ筋とともに働くが，その役割は小さい．

膝窩筋 popliteus（図5-142, 149）

扁平な三角形の筋で，膝窩底の下部を形成する．
【起始】大腿骨外側顆の外側面
この筋は膝関節の関節包内から起こる．一部の筋線維は，外側半月に隣接した膝関節包の内部から，また外側半月の後面から起こる．
この筋の起始部は，膝関節の外側半月と外側側副靱帯の間にある．
【停止】脛骨後面でヒラメ筋線の上部
膝窩筋の下縁は，ヒラメ筋の上縁に隣接している．

図5-148 足底筋　　図5-149 膝窩筋

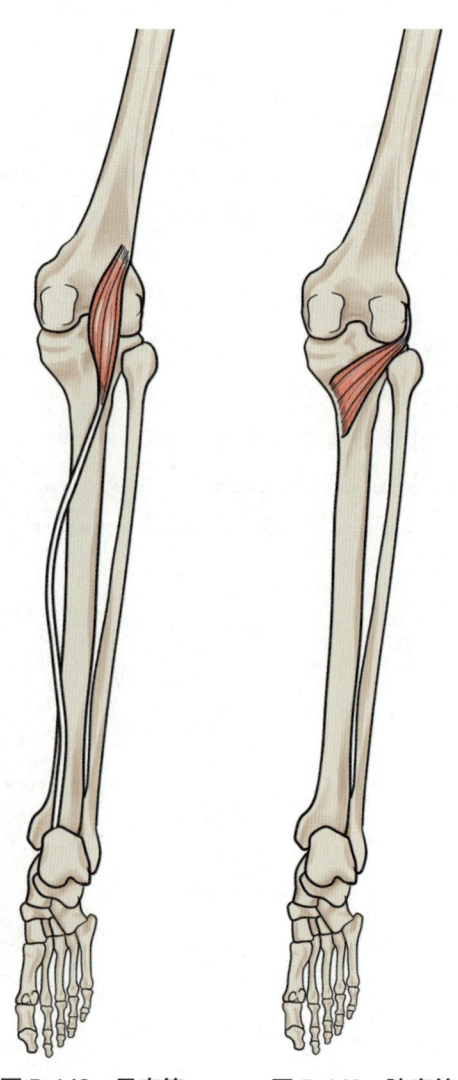

【神経】脛骨神経（L4, 5, S1）
【作用】大腿骨に対して脛骨を内旋する．あるいは，脛骨が固定されていると，脛骨に対して大腿骨を外旋する．

　伸展された膝の屈曲を開始するとき，最初に脛骨を内旋して膝を緩める（膝関節の固定解除）．大腿骨の外旋と膝関節の屈曲に際し，半月板後部を後ろに引き，大腿骨と脛骨の間で半月板が押しつぶされないようにする．また，膝を曲げてかがむとき，後十字靱帯を助け，脛骨の上を大腿骨が前方に移動するのを防ぐ．

長母趾屈筋 flexor hallucis longus

　3つの深層筋の中で最も大きく強力な筋である（図5-150, 151）．
【起始】腓骨体後面（下2/3）とそれに隣接する骨間膜および筋間中隔
【停止】母趾の末節骨底

　この筋の腱は屈筋支帯の下から，距骨後面の溝（長母趾屈筋腱溝）を通る．ここから前方に向かい，載距突起の下の溝を通り，足底を前方に走る．足底で長趾屈筋腱の深部を横切る．このとき，長母趾屈筋腱からいくつかの腱束が長趾屈筋腱に入る．さらに前では短母趾屈筋の足底側を通り，第

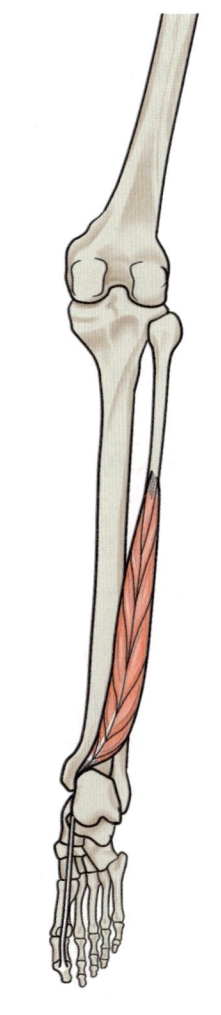

図5-151　長母趾屈筋

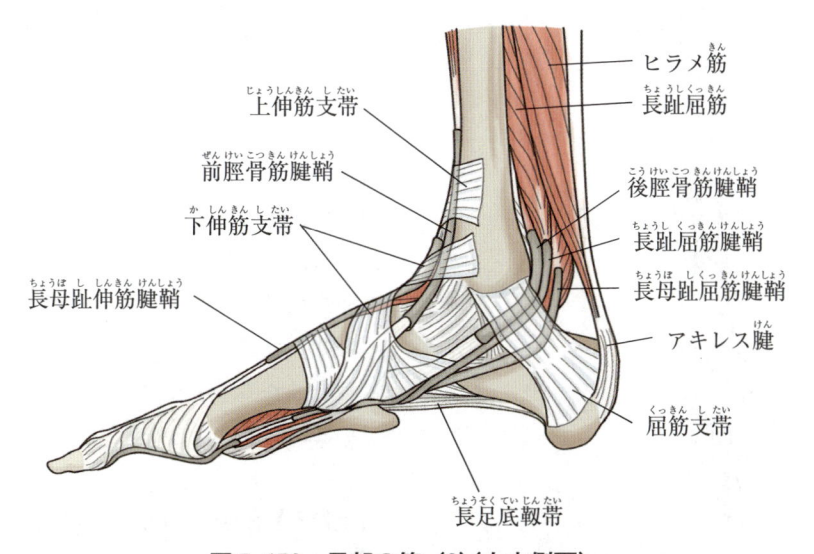

図5-150　足部の筋（3）（右内側面）

1中足骨頭の下にある2つの種子骨の間を走り，母趾の末節骨に付着する．これらの種子骨は第1中足骨頭の圧迫から腱を保護する（図5-156）．

【神経】脛骨神経（L5, S1, 2）

【作用】母趾の屈曲（主として末節骨），足の底屈と内がえし．

歩行のバネとして活用されるとともに，跳躍するときや，つま先立ちするときに強く働く．また足の縦足弓の支持を補助する．

長趾屈筋 flexor digitorum longus （図5-152, 159）

長母趾屈筋の内側に位置する．4本の足趾の運動に関与するが，長母趾屈筋より小さい．

【起始】脛骨後面（ヒラメ筋線の下部）

【停止】第2～5趾の末節骨底

この筋の腱は下方に走り，後脛骨筋の後部でこの腱と交叉したのち，内果の後ろを通る．足底では，長母趾屈筋腱の浅層でこれと交叉する（図5-159）．足底の中央部で第2～5趾の末節骨に行く4本の腱に分かれる．

【神経】脛骨神経（L5, S1）

【作用】第2～5趾の屈曲，足の底屈．足の内側縦足弓の支持を補助する．足趾の屈曲は，歩いたり走ったりするときに重要である．

【触知】アキレス腱内側縁と脛骨遠位部の内側縁との間に筋腹を一部触れられる．内果の後方において，前方に後脛骨筋腱が走行する．その他の筋腹は，ヒラメ筋と腓腹筋が浅層に位置するため，触知困難である．

後脛骨筋 tibialis posterior （図5-153）

下腿後面で最も深く位置する．

【起始】骨間膜（後面の上半部）とこれに隣接する脛骨と腓骨の後面（長母趾屈筋と長趾屈筋の間）

【停止】舟状骨，内側，中間，外側楔状骨，立方骨および第2, 3, 4中足骨の底

この筋の腱は長母趾屈筋の深部を走り，内果の後ろの溝を通り，屈筋支帯の下を通って三角靱帯の浅層から足に入る．停止腱はいくつかに分かれているが，第4中足骨に着くのが最も強い．

【神経】脛骨神経（L5, S1）

【作用】足の内がえし

足の内がえしをする主たる筋である．また足の底屈を助ける．後脛骨筋は内側縦足弓を支持する．

【触知】足部を内がえしにしたときに，内果の後方に腱を触れる．筋腹はヒラメ筋と腓腹筋に覆われているため触知できない．

【足根管】tarsal tunnel （図5-150）

脛骨の内果後下方には，屈筋支帯が張っている．

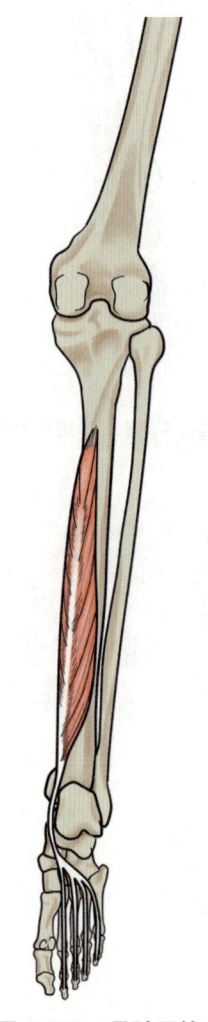

図5-152　長趾屈筋

○ 上記の分類のほか，層をなしていることから，4層に分類されている．

層	母趾球筋群	中足筋群	小趾球筋群
1	母趾外転筋	短趾屈筋	小趾外転筋
2		足底方形筋，虫様筋	
3	短母趾屈筋 母趾内転筋		短小趾屈筋
4		骨間筋	

足背の筋

足背は，下伸筋支帯の続きである薄い足背筋膜によって包まれている．

短趾伸筋 extensor digitorum brevis（図5-154, 155）

幅広く薄い筋で，足背の外側面に位置する．

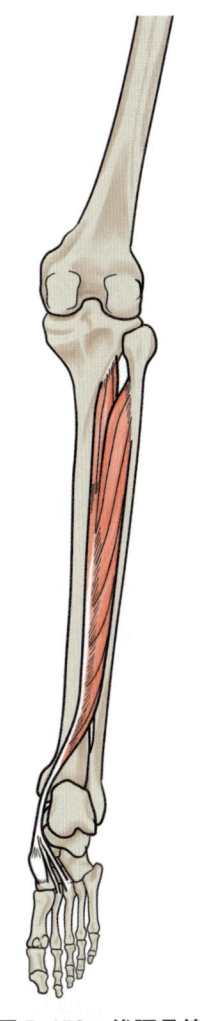

図5-153 後脛骨筋

屈筋支帯と骨の間を足根管という．この中を足底に行く筋の腱（長趾屈筋，長母趾屈筋，後脛骨筋）や，血管（後脛骨動静脈），神経（脛骨神経）が通る．脛骨神経が足根管の中で圧迫され，障害がでるのを足根管症候群という．

足の筋

○ 足の中に存在する筋を，足の内在筋 intrinsic muscles という．
○ 足の筋は足背の筋と足底の筋に分けられる．
○ 足底の筋は母趾球筋群，中足筋群，小趾球筋群に分けられる．

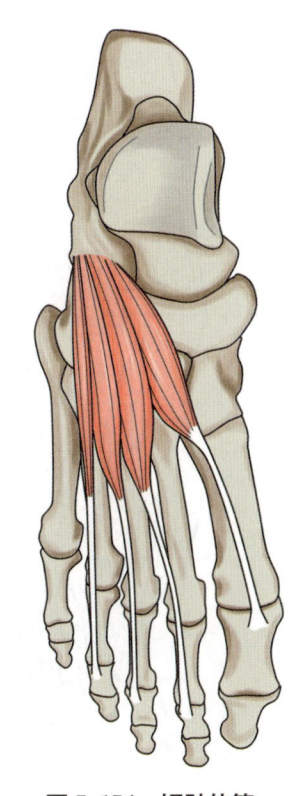

図5-154 短趾伸筋

注：短趾伸筋のうち，母趾に行く筋を別にして短母趾伸筋と呼ぶことがある．

【起始】踵骨の背側面（前部），下伸筋支帯
【停止】母趾の基節骨底（背面）
　　　　第2～4趾への長趾伸筋腱（外側）
【神経】深腓骨神経（L5, S1）
【作用】第1～4足趾の伸展補助

すなわち長母趾伸筋および長趾伸筋を補助する．

足底の筋

足底の筋は，足底筋膜と呼ばれる深筋膜で包まれている．足底筋膜の中央部は非常に厚く，足底腱膜と呼ばれる．ここでは，浅層の筋から深層の筋の順に述べる．

【足底腱膜】plantar aponeurosis

足底の筋を覆う深筋膜（足底筋膜）は，手掌と同じように中央部が非常に厚く，足底腱膜と呼ばれる．足底腱膜は前方に広がった三角形をしており，三角形の頂点部は踵骨に付着している．前方では基節骨近くで深部の靱帯や滑液鞘に着く．また，足底の皮膚とも，その全体が強固に結合している．

足底腱膜は，足の縦足弓の支持にも役立っている．

母趾外転筋 abductor hallucis（図5-156, 157, 160）

足の内側縁に沿って浅層に位置する．
【起始】屈筋支帯，踵骨隆起（内側突起）
　　　　足底腱膜

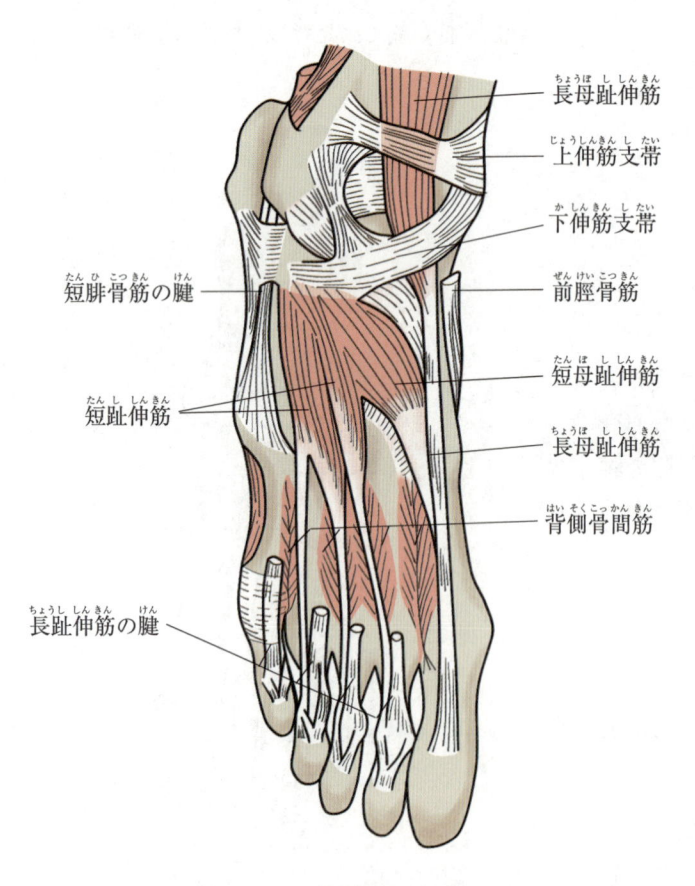

図5-155　足背の筋（右）

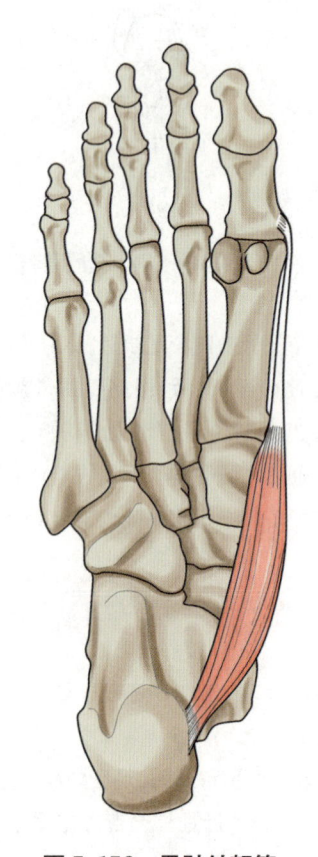

図5-156　母趾外転筋

【停止】母趾の基節骨底（内側）
【神経】内側足底神経（S2, 3）
【作用】母趾の外転と屈曲
　足に体重をかけている時，足の内側縦足弓を支持する．

短趾屈筋 flexor digitorum brevis

　足底中央部の浅層で，母趾外転筋と小趾外転筋との間に位置する．足底腱膜で覆われている（図5-157, 158）．
【起始】踵骨隆起（内側突起），足底腱膜
【停止】第2～5趾の中節骨
　4つの腱に分かれ，第2～5趾の中節骨体の両側に着く．それぞれの腱は2分し，その間を長趾屈筋腱が通る．これは手における浅指屈筋腱と深指屈筋腱の関係と同じである．
【神経】内側足底神経（L5, S1）
【作用】近位趾節間関節で第2～5趾を屈曲

　足底に体重をかけているとき，内側，外側縦足弓を支持する．

小趾外転筋 abductor digiti minimi（図5-157, 159）

　足の外側縁にそって浅層に位置する．
【起始】踵骨隆起，足底腱膜
【停止】第5趾の基節骨底（外側）
【神経】外側足底神経（S2, 3）
【作用】第5趾の外転と屈曲
　足底に体重をかけているとき，足の外側縦足弓を支持する．

足底方形筋 quadratus plantae（図5-160, 161）（flexor digitorum accessorius ともいう）

　小さく扁平な筋で内側および外側の2頭を持つ．内側頭は外側頭よりも大きい．

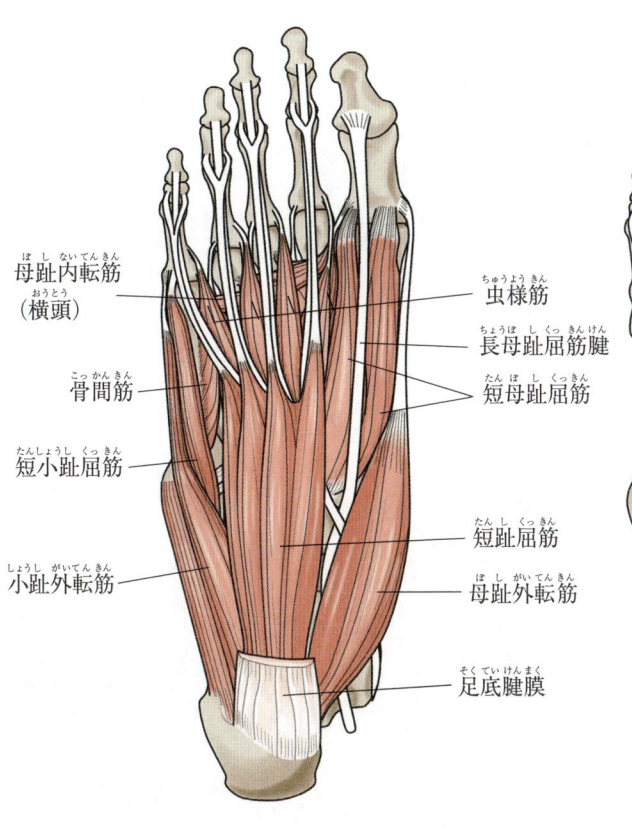

図5-157　足底の筋（1）（右）

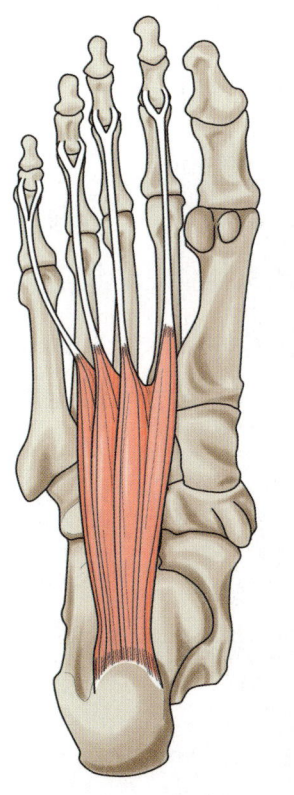

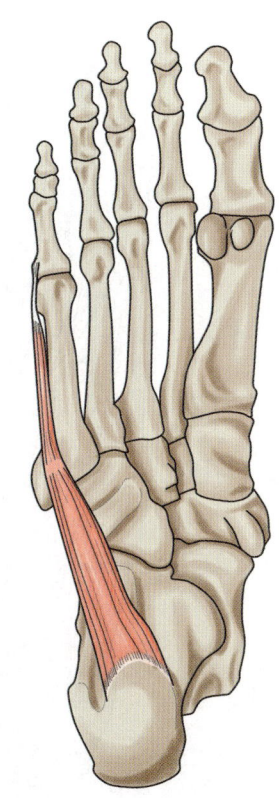

図5-158　短趾屈筋　　図5-159　小趾外転筋

【起始】
　内側頭：踵骨（内側面，長母趾屈筋腱溝の下）
　外側頭：踵骨隆起（外側突起の前，および長足底靱帯）
【停止】長趾屈筋の腱
【神経】外側足底神経（S2, 3）
【作用】第2〜5趾の屈曲

　長趾屈筋の牽引を調節することによって第2〜5趾を屈曲する長趾屈筋の補助をする．長趾屈筋腱は足底を斜めに走って趾に行くが，その腱を引くことで作用方向を変える（足趾に対して，長趾屈筋腱が斜めにならないようにする）．

虫様筋 lumbricales（図5-160, 162）
【起始】長趾屈筋腱
【停止】第2〜5趾の基節骨（内側）
　　　　趾背腱膜

【神経】
　第1虫様筋：内側足底神経（L5, S1）
　第2〜4虫様筋：外側足底神経（S2, 3）
【作用】中足趾節関節で基節骨を屈曲

短母趾屈筋 flexor hallucis brevis（図5-160, 163）

　この筋の内側部は母趾外転筋と，外側部は母趾内転筋と癒合している．
【起始】立方骨と外側楔状骨，後脛骨筋の腱
【停止】母趾の基節骨底

　この筋は内側部と外側部に分かれ，それぞれからの腱は母趾の基節骨底の内側と外側に着く．それぞれの腱の停止部には種子骨が含まれている．この種子骨は，起立や歩行時に第1中足骨頭から長母趾屈筋の腱を保護する．
【神経】内側足底神経（L5, S1）

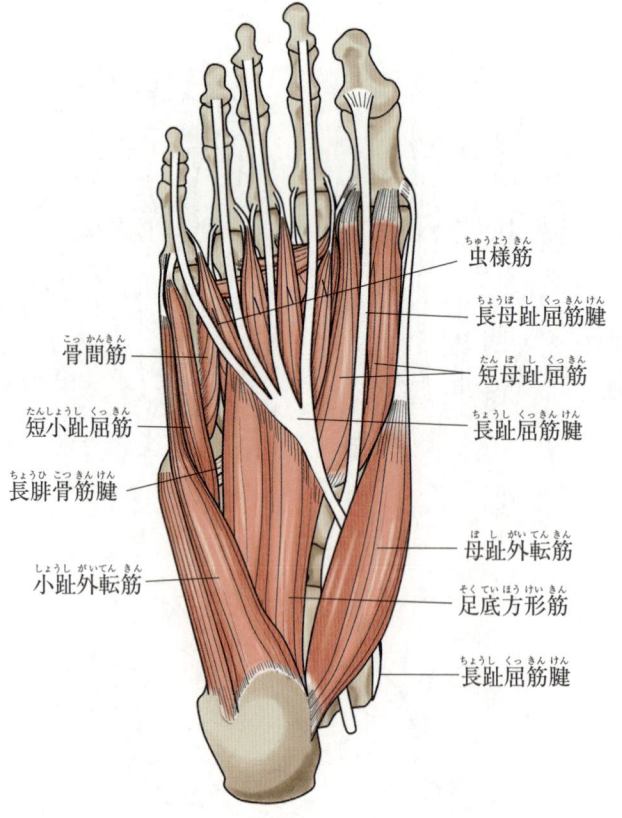

図5-160　足底の筋（2）（右）足底腱膜と短趾屈筋はずし　　図5-161　足底方形筋　　図5-162　虫様筋

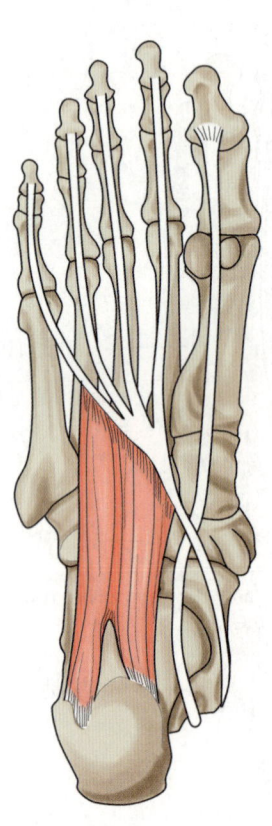

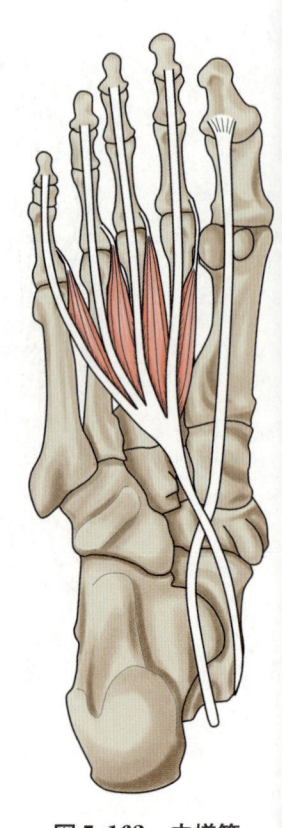

【作用】第1中足趾節関節で母趾を屈曲

この筋は，母趾の中足趾節関節での過伸展防止もする．

母趾内転筋 adductor hallucis（図5-164）

【起始】

斜頭：第2，3，4中足骨底
　　　長腓骨筋腱の腱鞘

横頭：第3，4，5中足骨頭の底側の靱帯（底側靱帯および深横中足靱帯）

【停止】母趾の基節骨底（外側）

【神経】外側足底神経（S2，3）

【作用】第2趾の方向へ母趾を内転し，中足趾節関節を屈曲する．また足の横足弓を支持する．

短小趾屈筋 flexor digiti minimi brevis
（図5-157，165）

【起始】第5中足骨底（および長腓骨筋の腱鞘）

【停止】第5趾の基節骨底（外側）

【神経】外側足底神経（S2，3）

【作用】中足趾節関節で第5趾を屈曲

底側骨間筋 plantar interossei

3つの底側骨間筋がある（図5-166）．

【起始】第3，4，5中足骨（底と内側部）

【停止】第3，4，5趾の基節骨底（内側）
　　　趾背腱膜

【神経】外側足底神経（S2，3）

【作用】足趾の内転（3，4，5趾）

趾背腱膜を介して中足趾節関節で3〜5趾を屈曲

注：足趾の内転と外転は第2趾を通る軸を中心とする．

背側骨間筋 dorsal interossei（図5-167）

4つの背側骨間筋がある．手と似ているが，手

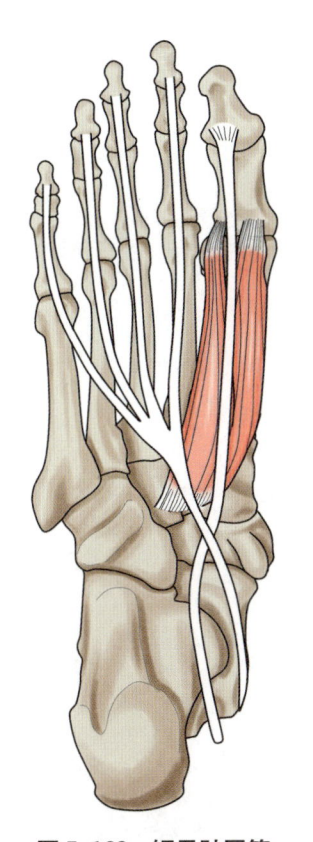

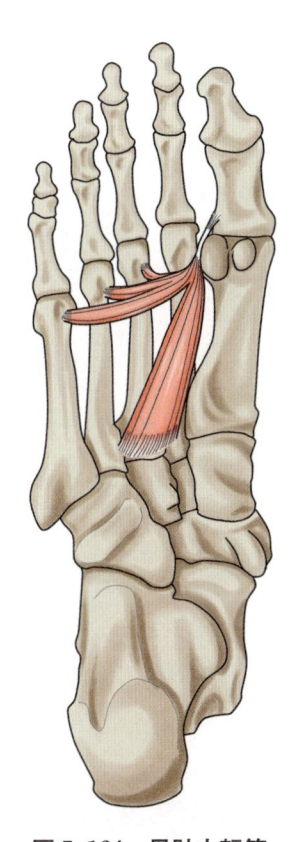

図5-163　短母趾屈筋　　　図5-164　母趾内転筋　　　図5-165　短小趾屈筋

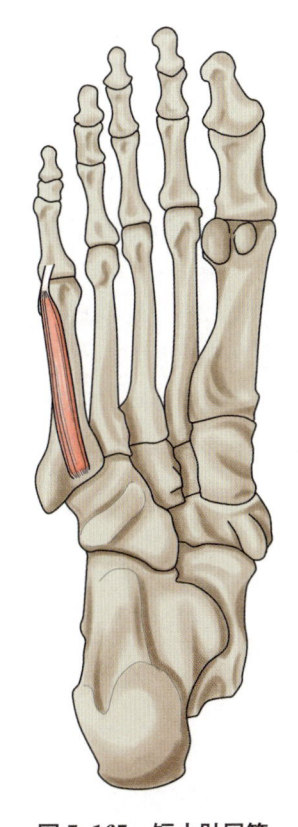

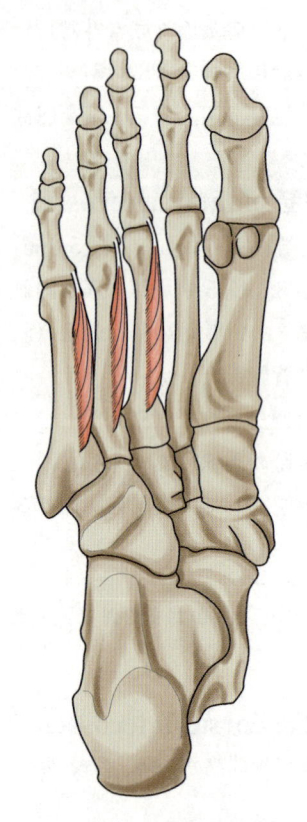

図 5-166 底側骨間筋   図 5-167 背側骨間筋

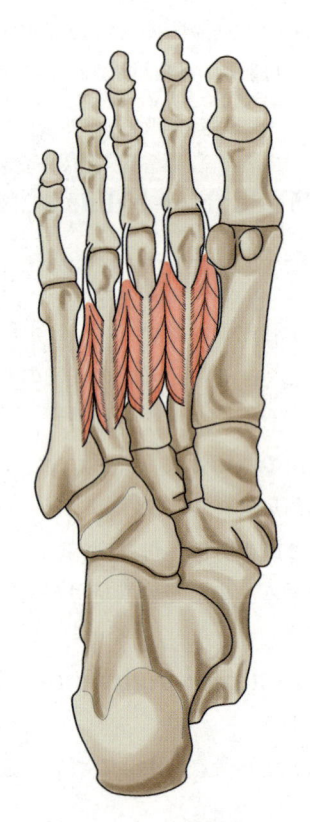

では第3指の両側に背側骨間筋が着くのに対して，足では第2趾の両側に背側骨間筋が付いている．

【起始】隣り合う中足骨の側面
【停止】第1は第2趾の基節骨底（内側）
　第2から第4はそれぞれ第2, 3, 4趾の基節骨底（外側），2〜4趾の趾背腱膜
【神経】外側足底神経（S2, 3）
【作用】足趾の外転（2, 3, 4趾）
　趾背腱膜を介して中足趾節関節で2〜4趾を屈曲．

表 5-1 四肢の関節に作用する筋（手指，足趾を除く）

関節名	作用	主動筋	協力筋
肩関節	屈曲	三角筋（前部） 烏口腕筋	三角筋（中部） 大胸筋（鎖骨部） 上腕二頭筋
	伸展	広背筋 大円筋 三角筋（後部）	上腕三頭筋（長頭）
	外転	三角筋（中部） 棘上筋	上腕二頭筋（長頭）
	内転	大胸筋 広背筋	烏口腕筋 上腕三頭筋（長頭） 大円筋，小円筋
	外旋	棘下筋 小円筋	三角筋（後部）
	内旋	肩甲下筋 大胸筋 広背筋 大円筋	三角筋（前部）
肘関節	屈曲	上腕筋 上腕二頭筋 腕橈骨筋	円回内筋 橈側手根屈筋 長橈側手根伸筋
	伸展	上腕三頭筋	肘筋
橈尺関節	回内	方形回内筋 円回内筋	橈側手根屈筋
	回外	回外筋 上腕二頭筋	
手関節	屈曲	橈側手根屈筋 尺側手根屈筋	長掌筋 深指屈筋 浅指屈筋 長母指外転筋 長母指屈筋
	伸展	長橈側手根伸筋 短橈側手根伸筋 尺側手根伸筋	（総）指伸筋 示指伸筋 小指伸筋 長母指伸筋
	外転	長橈側手根伸筋 短橈側手根伸筋 長母指外転筋 橈側手根屈筋	長母指伸筋 短母指伸筋
	内転	尺側手根伸筋 尺側手根屈筋	小指伸筋

関節名	作用	主動筋	協力筋
股関節	屈曲	大腰筋 腸骨筋	大腿直筋，縫工筋 大腿筋膜張筋 恥骨筋，長内転筋 短内転筋 大内転筋（上部）
	伸展	大殿筋 半腱様筋 半膜様筋 大腿二頭筋（長頭）	大内転筋（下部）
	外転	中殿筋 小殿筋	大腿筋膜張筋 縫工筋 大殿筋（上部） 梨状筋 内閉鎖筋 上双子筋
	内転	大内転筋，薄筋 短内転筋 長内転筋 恥骨筋	大殿筋（下部） 外閉鎖筋
	外旋	外閉鎖筋，上双子筋 内閉鎖筋，下双子筋 大腿方形筋 梨状筋 大殿筋	縫工筋 大腿二頭筋（長頭） 中殿筋（後部）
	内旋	中殿筋 小殿筋 大腿筋膜張筋	半腱様筋 半膜様筋
膝関節	屈曲	大腿二頭筋 半腱様筋 半膜様筋	薄筋 縫工筋 腓腹筋 足底筋 膝窩筋
	伸展	大腿四頭筋	
足関節	背屈	前脛骨筋	長趾伸筋 第三腓骨筋 長母趾伸筋
	底屈	腓腹筋 ヒラメ筋	後脛骨筋，足底筋 長腓骨筋 短腓骨筋 長母趾屈筋 長趾屈筋
	内がえし	後脛骨筋 前脛骨筋	長趾屈筋 長母趾屈筋 長母趾伸筋
	外がえし	長腓骨筋 短腓骨筋	長趾伸筋 第三腓骨筋

表 5-2 手指の関節に作用する筋

関節名	作用	筋名
母指 CM	屈曲	長母指屈筋 短母指屈筋 母指内転筋 母指対立筋
	伸展	短母指伸筋 長母指伸筋 長母指外転筋
	外転	長母指外転筋 短母指外転筋 母指対立筋
	内転	母指内転筋
	対立	母指対立筋 短母指外転筋 短母指屈筋 母指内転筋
母指 MP	屈曲	長母指屈筋 短母指屈筋
	伸展	長母指伸筋 短母指伸筋
母指 IP	屈曲	長母指屈筋
	伸展	長母指伸筋, 短母指外転筋
指 MP	屈曲	浅指屈筋, 掌側骨間筋 深指屈筋, 背側骨間筋 虫様筋
	伸展	(総)指伸筋 示指伸筋 (第 2 指のみ)
	外転	背側骨間筋 (総)指伸筋 (第 2, 4, 5 指のみ)
	内転	第 1 掌側骨間筋 第 2 掌側骨間筋 第 3 掌側骨間筋

関節名	作用	筋名
指 PIP	屈曲	浅指屈筋 深指屈筋
	伸展	(総)指伸筋, 虫様筋 掌側・背側骨間筋 示指伸筋 (第 2 指のみ)
指 DIP	屈曲	深指屈筋
	伸展	(総)指伸筋, 虫様筋 掌側・背側骨間筋 示指伸筋 (第 2 指のみ)
小指 CM	対立	小指対立筋
	屈曲	小指対立筋
小指 MP	屈曲	浅指屈筋, 短小指屈筋 小指外転筋 深指屈筋 第 3 掌側骨間筋 第 4 虫様筋
	伸展	小指伸筋 (総)指伸筋
	外転	小指外転筋
	内転	第 3 掌側骨間筋
小指 PIP	屈曲	深指屈筋 浅指屈筋
	伸展	(総)指伸筋 小指伸筋 第 3 掌側骨間筋 第 4 虫様筋
小指 DIP	屈曲	深指屈筋
	伸展	(総)指伸筋 小指伸筋 第 3 掌側骨間筋 第 4 虫様筋

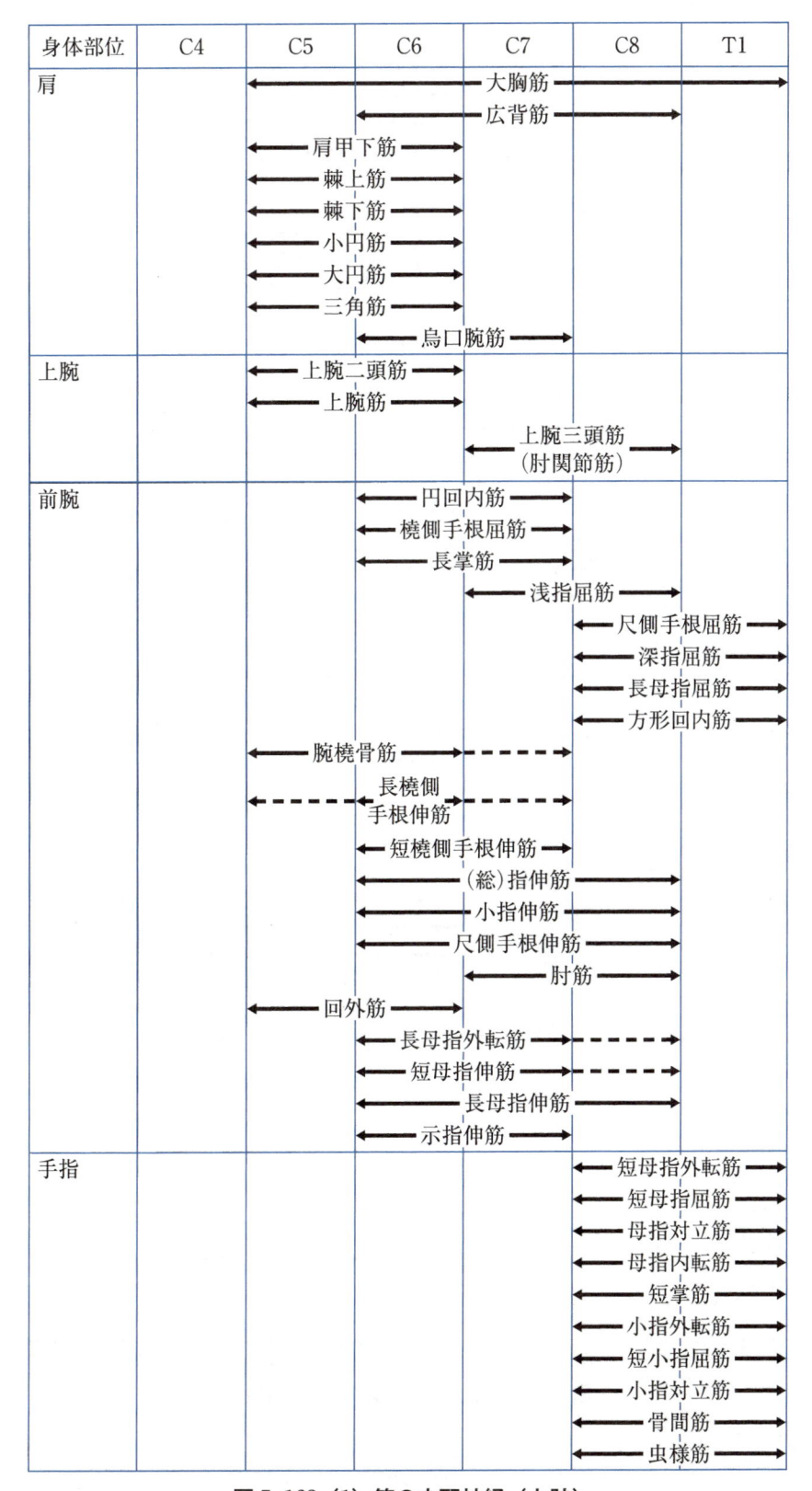

身体部位	C4	C5	C6	C7	C8	T1
肩			←──────大胸筋──────→			
			←──広背筋──→			
		←──肩甲下筋──→				
		←──棘上筋──→				
		←──棘下筋──→				
		←──小円筋──→				
		←──大円筋──→				
		←──三角筋──→				
			←──烏口腕筋──→			
上腕		←──上腕二頭筋──→				
		←──上腕筋──→				
				←──上腕三頭筋──→（肘関節筋）		
前腕			←──円回内筋──→			
			←──橈側手根屈筋──→			
			←──長掌筋──→			
				←──浅指屈筋──→		
					←──尺側手根屈筋──→	
					←──深指屈筋──→	
					←──長母指屈筋──→	
					←──方形回内筋──→	
		←──腕橈骨筋──→ ┈┈				
	┈┈ ←──長橈側手根伸筋──→ ┈┈					
			←──短橈側手根伸筋──→			
			←──（総）指伸筋──→			
			←──小指伸筋──→			
			←──尺側手根伸筋──→			
				←──肘筋──→		
		←──回外筋──→				
			←──長母指外転筋──→ ┈┈			
			←──短母指伸筋──→ ┈┈			
			←──長母指伸筋──→			
			←──示指伸筋──→			
手指					←──短母指外転筋──→	
					←──短母指屈筋──→	
					←──母指対立筋──→	
					←──母指内転筋──→	
					←──短掌筋──→	
					←──小指外転筋──→	
					←──短小指屈筋──→	
					←──小指対立筋──→	
					←──骨間筋──→	
					←──虫様筋──→	

図 5-168（1）筋の支配神経（上肢）

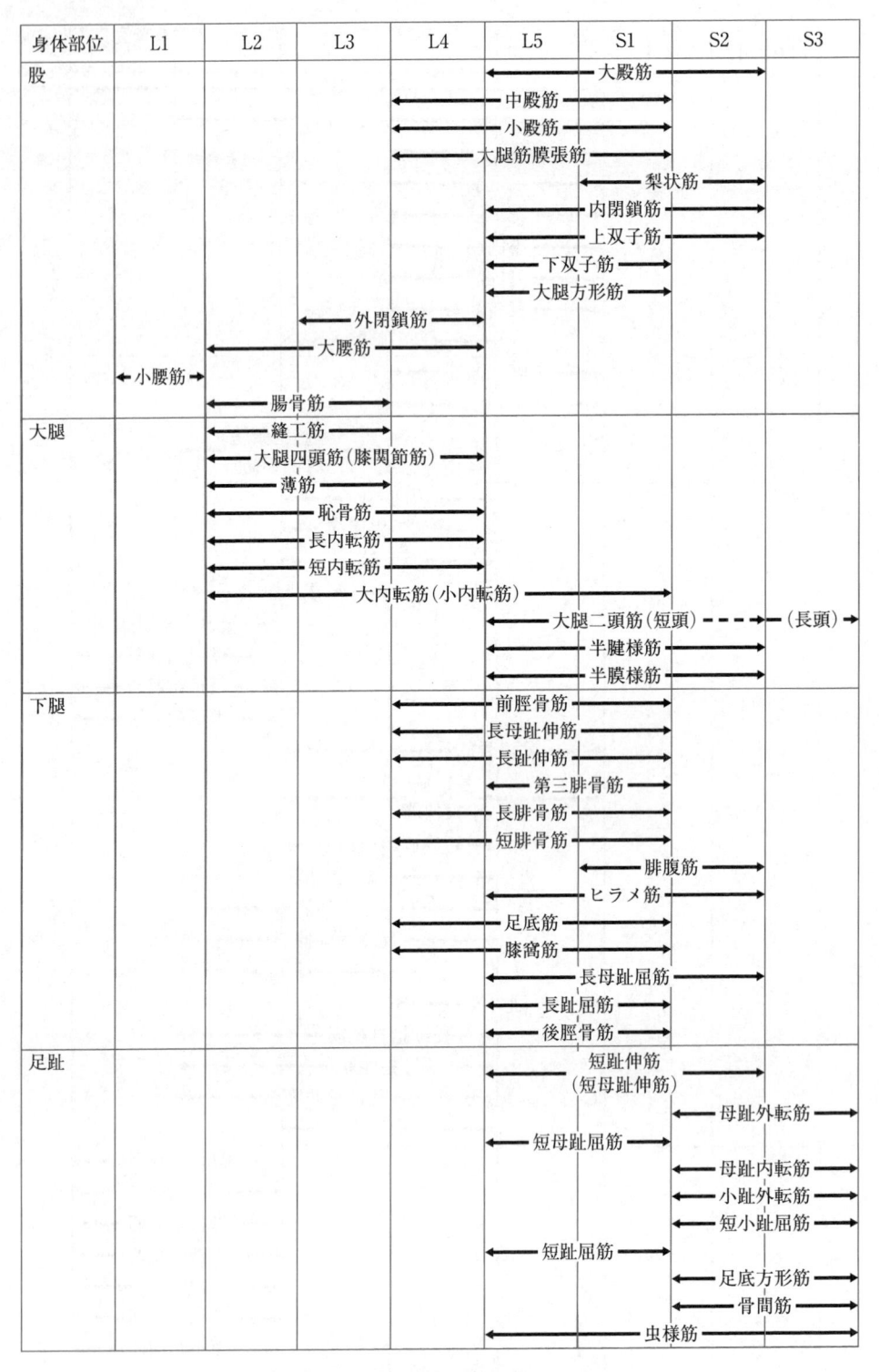

身体部位	L1	L2	L3	L4	L5	S1	S2	S3
股					←—大殿筋—→			
					←—中殿筋—→			
					←—小殿筋—→			
					←—大腿筋膜張筋—→			
						←—梨状筋—→		
					←—内閉鎖筋—————→		
					←—上双子筋—————→		
					←—下双子筋—→			
					←—大腿方形筋—→			
				←—外閉鎖筋—→				
		←—大腰筋—→						
	←小腰筋→							
		←—腸骨筋—→						
大腿			←—縫工筋—→					
		←—大腿四頭筋(膝関節筋)—→						
		←—薄筋—→						
		←—恥骨筋—→						
		←—長内転筋—→						
		←—短内転筋—→						
		←—大内転筋(小内転筋)—→						
					←—大腿二頭筋(短頭)— - - —(長頭)—→		
					←—半腱様筋—→			
					←—半膜様筋—→			
下腿				←—前脛骨筋—→				
				←—長母趾伸筋—→				
				←—長趾伸筋—→				
				←—第三腓骨筋—→				
				←—長腓骨筋—→				
				←—短腓骨筋—→				
					←—腓腹筋—→			
				←—ヒラメ筋—→				
				←—足底筋—→				
				←—膝窩筋—→				
				←—長母趾屈筋—→				
				←—長趾屈筋—→				
				←—後脛骨筋—→				
足趾					←—短趾伸筋(短母趾伸筋)—→			
						←—母趾外転筋—→		
				←—短母趾屈筋—→				
						←—母趾内転筋—→		
						←—小趾外転筋—→		
						←—短小趾屈筋—→		
				←—短趾屈筋—→				
						←—足底方形筋—→		
						←—骨間筋—→		
				←—虫様筋—————→				

図 5-168（2）筋の支配神経（下肢）

第6章

神経系(各論)

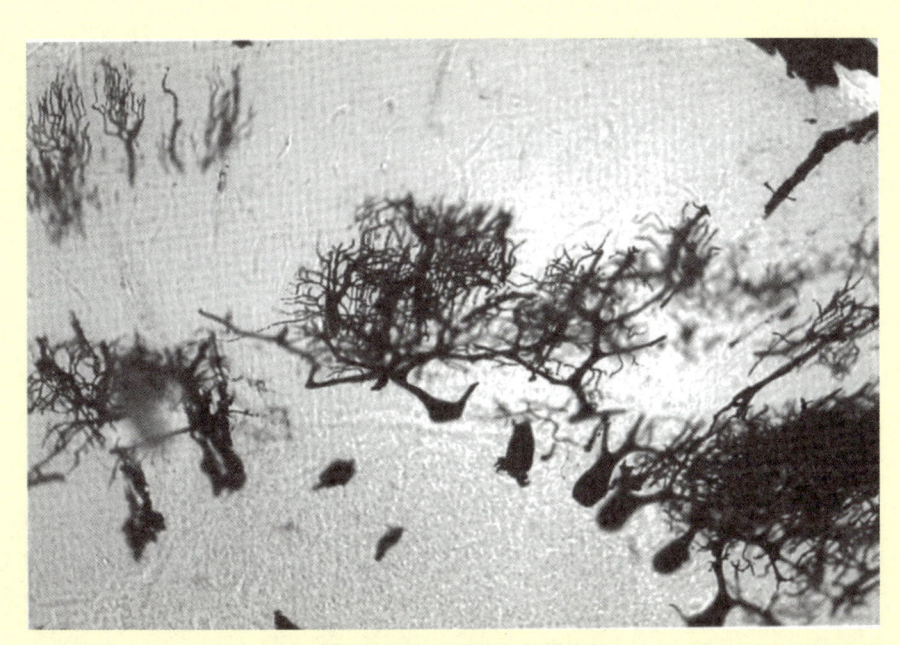

小脳プルキンエ細胞の鍍銀染色

1 髄膜・脳室・脳脊髄液

髄膜 meninges

　脳と脊髄は3枚の膜で包まれている．これらを髄膜という．脳の表面を直接覆う髄膜を軟膜という．軟膜の外をクモ膜が，その外を硬膜が覆っている．

軟膜 pia mater

　非常に薄い膜で肉眼では確認しにくい．脳や脊髄の表面をぴったりと覆っている．

クモ膜 arachnoid（図6-1）

　軟膜と硬膜の間にある．軟膜とクモ膜の間にはクモ膜下腔というスペースがある．クモ膜下腔には脳脊髄液がある．クモ膜下腔を脳や脊髄に分布する血管が走っている．クモ膜下腔の特に広がったところをクモ膜下槽という．

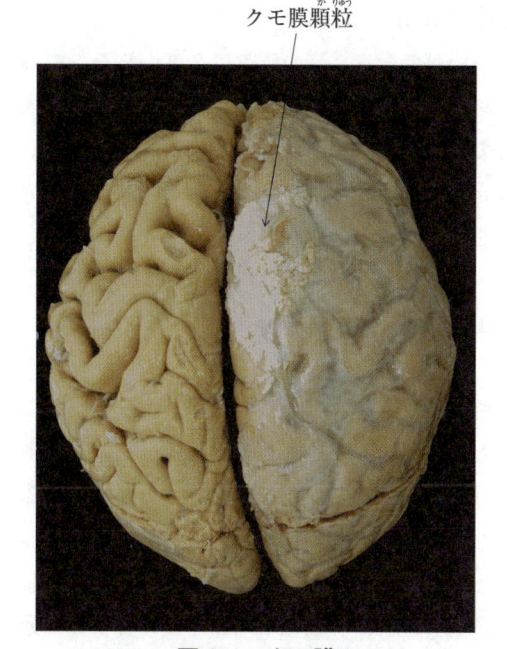

図6-1　クモ膜
左半球はクモ膜をはがしてある．軟膜はあるが，薄くて肉眼では見えない．

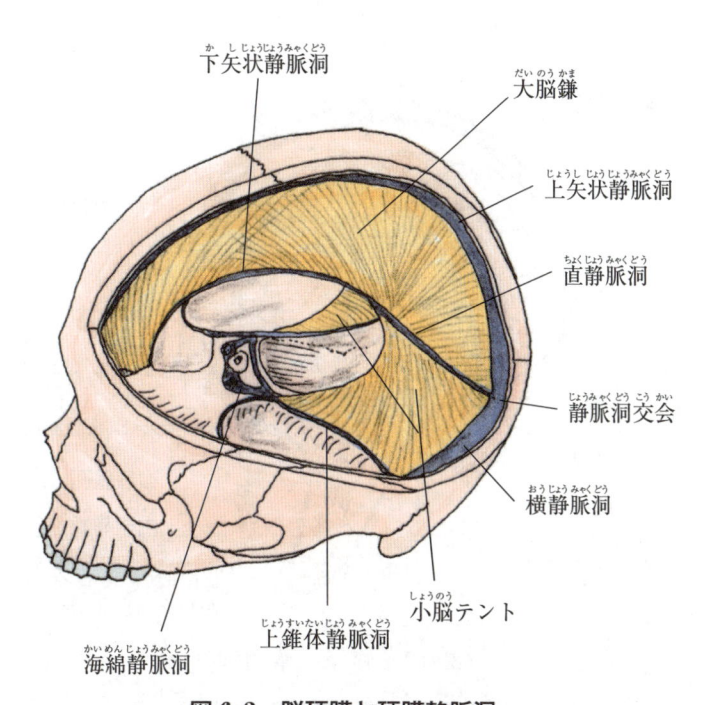

図6-2　脳硬膜と硬膜静脈洞

硬膜 dura mater （図6-2）

　厚い膜である．脳の硬膜は2葉からなっており，外葉は本来，頭蓋骨内面を覆う骨膜である．大部分では外葉と内葉が合して1枚となっているが，特定の部分では2葉が分かれ，その間に硬膜静脈洞を作っている．硬膜静脈洞には，脳の静脈が注ぐ．硬膜静脈洞の血液は横静脈洞から続くS状静脈洞に集まり，頸静脈孔から出て内頸静脈に行く．

　脳の硬膜は左右の大脳半球や，大脳と小脳の間などに入り込み，それぞれ大脳鎌，小脳テントと呼ばれる．これらは頭蓋腔をいくつかに仕切る板となっており，脳の位置を固定するのに役立っている．

　脊髄の硬膜は脊柱管の内面を覆う骨膜とは分かれており，両者の間を硬膜上腔という．脊髄に見られる硬膜上腔には脊髄の静脈が流れ込む静脈叢（内椎骨静脈叢）やリンパ管，脂肪組織などがある．静脈叢とは静脈の間に多数の吻合があり，網目状を呈したものをいう．

■参考■　硬膜下腔と硬膜下血腫

　硬膜とクモ膜はぴったりと接しているが，硬膜下腔と呼ばれるわずかの隙間があるため，両者は容易に分離できる．ここにはリンパ液が入っている．外傷などで脳の静脈が破れてこの隙間に血液が入り込み，血の塊が作られるのが硬膜下血腫である．

脳室 ventricles （図6-3）

　脳と脊髄の中には脳室系と呼ばれる脳脊髄液が入った空洞がある．

　脳と脊髄の発生の初期は，神経管という前端と後端が閉じた肉厚のパイプ状構造をしている（図2-13～15）．神経管の上部が大きく形を変えて脳を作り，下部は余り変化せず脊髄を作る．よって，脳や脊髄の断面を見ると中に腔がある．脊髄は成長してもほとんど形が変わらず，中央の腔は中心管となる．しかし，脳は発生の過程で大きく形を変えるので，それに伴って脳室の形も複雑になる．左右の大脳の内部，左右の間脳の間，および橋，延髄，小脳の間には神経管内腔が広がった脳室が

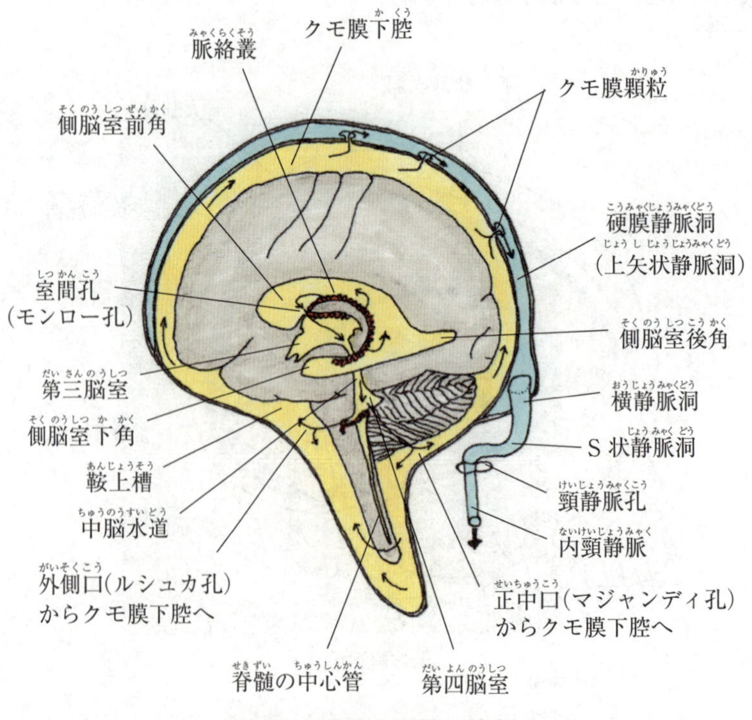

図6-3　脳室と髄液の流れ

でき，それぞれ左右の側脳室，第三脳室，第四脳室と呼ぶ（図2-15）．

側脳室と第三脳室の間は小さい孔，室間孔（モンロー Monro 孔）で交通している．第三脳室と第四脳室は細い管である中脳水道で結ばれる．第四脳室は，下方では脊髄中心管に続くが，左右にある第四脳室外側口（ルシュカ Luschka 孔）と背面中央にある第四脳室正中口（マジャンディ Magendie 孔）でクモ膜下腔と連絡している．

脳脊髄液 cerebrospinal fluid (CSF)（図6-3）

脳室系およびクモ膜下腔には脈絡叢から分泌された脳脊髄液（単に髄液ともいう）が入っている（約150 mL）．

それぞれの脳室内には，血管，軟膜，および脳室内部をおおう上衣（細胞）が変化してできた脈絡叢があり，これが脳室内に脳脊髄液（CSF）を分泌する．脳室内の脳脊髄液はルシュカ孔とマジャンディ孔を通ってクモ膜下腔に流れ出し，クモ膜顆粒を通して静脈系に送り出される．

脳脊髄液は脳や脊髄を衝撃から守るとともに，リンパ系を持たない脳や脊髄の細胞間隙にある組織液をクモ膜下腔に排出し，細胞の環境を一定に保つ．また，重い脳に浮力を与え，軽くする（約1/60になるといわれる）．

■参考■ 髄液の本当の流れ
脳脊髄液の流れについて，髄液は最終的にクモ膜顆粒を通して硬膜静脈洞に流れ込むと書いた．しかし，詳細な研究によると，髄液はこれを分泌した脈絡叢と「脳室周囲器官」と呼ばれる場所にある静脈性毛細血管から静脈へと吸収されていくことが示されている．また，脊髄の中心管に入った髄液は，終糸の中を流れ，中山孔という孔からクモ膜下腔に流れ，脳に向かって流れて行くとともに末梢神経の神経線維を包む神経周囲管の中を流れて神経終末近くから組織液中に流れ出る．

■参考■ 水頭症
脳脊髄液は左右の側脳室⇒室間孔⇒第三脳室⇒中脳水道⇒第四脳室⇒クモ膜下腔と流れる．この循環経路の一部が狭くなったり閉じたりすると，脳室内の圧力が高くなり，脳室周囲の組織を押しつぶしながら脳室は拡大する．乳幼児に多くみられるが，近年，正常圧水頭症が老人性痴呆の原因の1つとなることが知られている．

❷ 脊 髄

脊髄 spinal cord は長さ約40〜45 cm で，細長い円柱状をしている．脳の延髄に続いており，大（後頭）孔より第1〜2腰椎までの脊柱管内に位置している（図6-4）．

脊髄の太さはほぼ小指ぐらいであるが，頸部と腰部では太くなっており，これらは頸膨大，腰膨

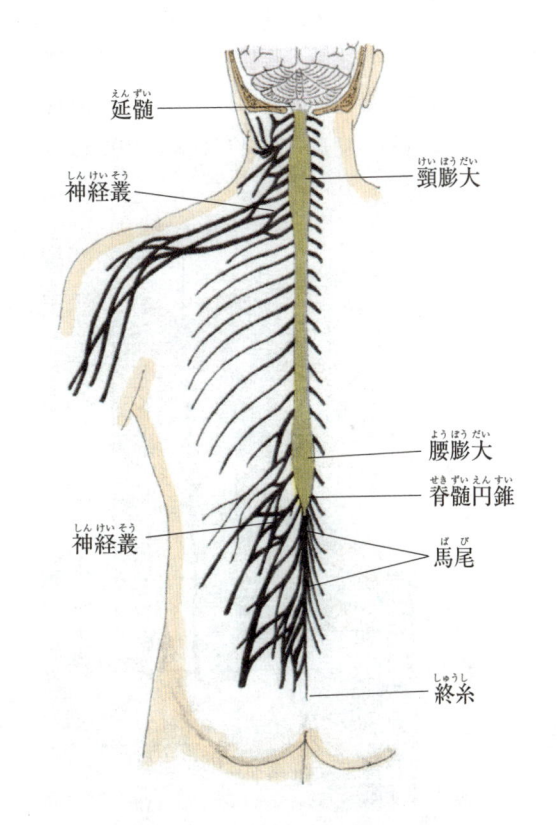

図6-4 脊髄と脊髄神経（1）

大と呼ばれる．ここからそれぞれ上肢と下肢に行く神経が出る．下端は円錐型をなしており，脊髄円錐と呼ばれる．脊髄円錐の先端から細い糸が尾骨まで延びており，これを終糸という．

胎児期の脊髄は脊柱管全体にあるが，成人の脊髄の下端は第1～2腰椎のレベルである．このため，脊髄から出る脊髄神経は下方のものほど脊柱管内を斜め下方に走った後，相当する椎間孔より出る．特に腰部以下では，脊髄神経が脊柱管内を10～20 cmほど垂直に走る．これは馬の尾のように見えるので，馬尾と呼ばれる．

脊髄の前面には深い前正中裂が，後方には浅い後正中溝がある．脊髄の横断面では中央に細い中心管があり，上方で第四脳室に連なり，下方では脊髄円錐の中で終室となって終わる．

中心管のまわりにはH型をした灰白質があり，そのまわりは白質で囲まれている（図6-5）．H型をした灰白質の前方への突出部は前柱（前角）と呼ばれ，後方への突出は後柱（後角）と呼ばれる．脊髄の一部（胸髄，腰髄の一部および仙髄の一部）には前柱と後柱の間に，側方への灰白質の突出である側柱（側角）が見られる．中心管周囲の灰白質は特に中心灰白質と呼ばれる．

前柱には運動ニューロンの細胞体があり，これらから出た神経線維は骨格筋に終わっている．側柱には自律神経系ニューロンの細胞体がある．後柱には感覚ニューロンの細胞体があり，脊髄神経の後根より来る感覚ニューロンの多くとシナプスしている．また，脊髄灰白質にはさまざまな介在ニューロンがある．

脊髄の白質は，主として脊髄を上下に走る神経線維からなる．白質は前正中裂，前柱，後柱および後正中溝により，前索，側索，後索に区別される．前柱の運動ニューロンや側柱の自律ニューロンから出た神経線維が集まり脊髄を出るが，これを前根と呼ぶ．感覚線維は後根を通って脊髄に入る．

【介在ニューロン】

感覚ニューロンと運動ニューロンの間にあって，感覚ニューロンからの入力を受けて，運動ニューロンを興奮させたり，抑制したりする．

■参考■ 腰椎穿刺（ようついせんし）

大人の脊髄下端は，第1～2腰椎の高さに位置する．一方，クモ膜下腔は仙椎の中ほどまで広がっている．そこで，脳脊髄液を採取したり，下部の脊髄神経を麻酔したりする場合に，第3腰椎以下で行えば脊髄を損傷しないですむ．

脊髄の伝導路と脊髄灰白質

脊髄の白質には，脊髄から脳に向かって情報を伝える上行性および，脳から脊髄に向かって命令を伝える下行性の神経線維からなる伝導路（神経路）が走っている．伝導路については後述するが，ここでは脊髄の伝導路を図示しておく（図6-6）．

これらの伝導路については，感覚の伝導路，運動の伝導路の項で述べられている．束間束はコンマ束ともいわれ，脊髄に入ってきた後根線維の下行枝の通路である．これは頸髄と胸髄で見られる．

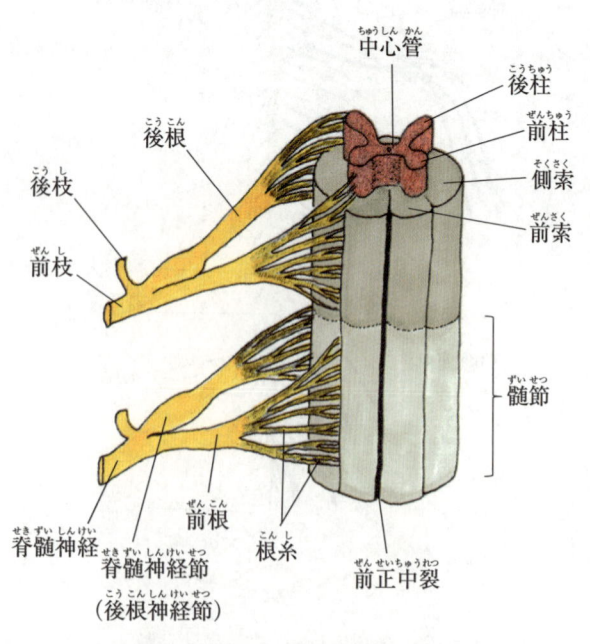

図6-5 脊髄と脊髄神経（2）

中間縁束は腰髄で見られる束間束に相当するものである．また，固有束は上行，および下行する介在ニューロンの軸索が通るところで，交叉性と非交叉性が含まれる．

また，脊髄の灰白質にも，特徴のある細胞配列があるので，これも図示しておく（図6-7, 8）．

脊髄の灰白質はⅠ～Ⅹまでの10層に区別される（レックス Rexed の層）．

第Ⅰ～Ⅵ層 後柱に相当する．第Ⅰ～Ⅵ層の細胞は，脊髄神経の後根からの感覚線維とシナプスする．皮膚感覚の線維は第Ⅰ～Ⅳ層の細胞とシナプスする．第Ⅴ～Ⅵ層の細胞は固有感覚（深部感

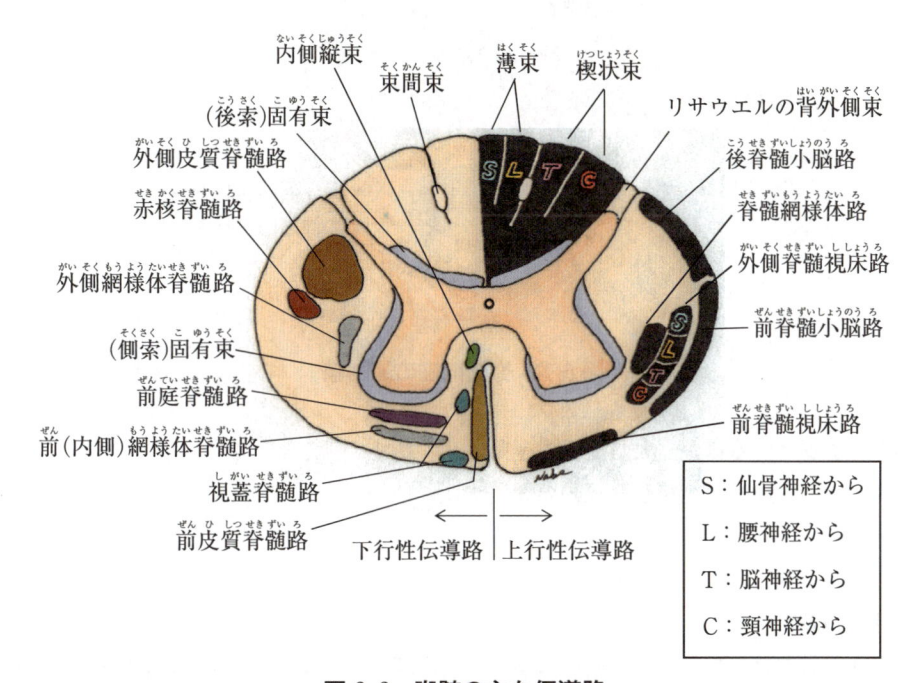

図6-6 脊髄の主な伝導路

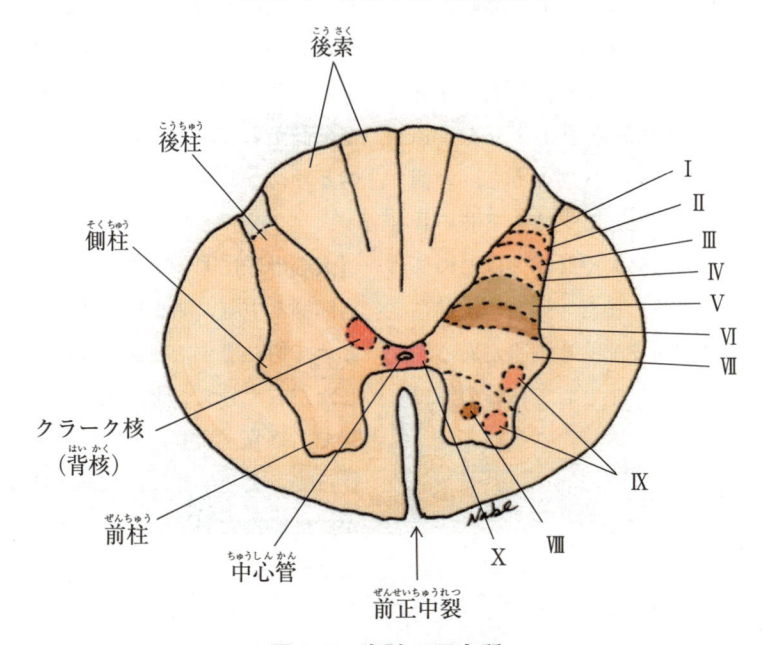

図6-7 脊髄の灰白質

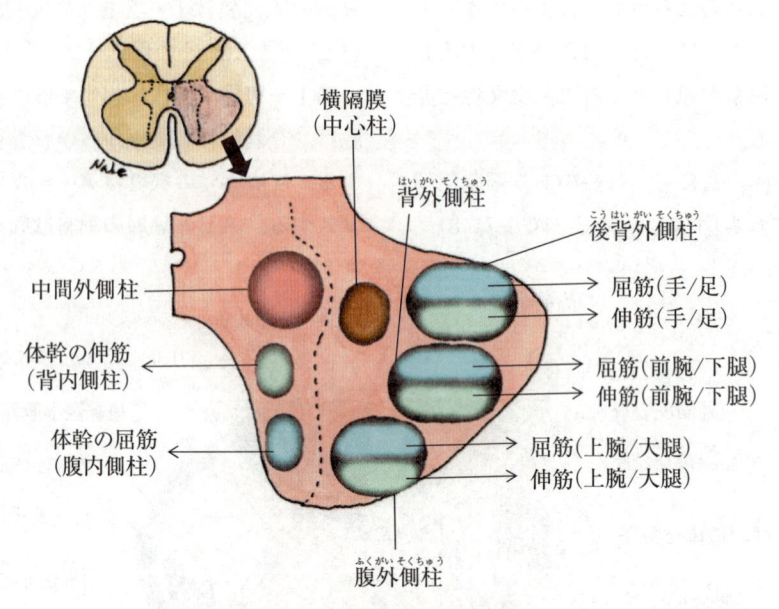

図 6-8 脊髄前柱の運動核

覚）の線維とシナプスするほか，大脳皮質の運動野および感覚野からの線維と連絡し，運動の調整に関わっている．

第VII層 この層の細胞は中脳や小脳と連絡を持ち，姿勢や運動の調節に関わっている．

第VIII層 介在ニューロンの集合部で，いわゆる錐体外路系のニューロンと連絡があり，筋紡錘にいく γ ニューロンに影響を与える．

第IX層 いくつかに分かれて前柱内に散在する細胞群よりなり，骨格筋に軸索を出す α や γ 運動ニューロンがここにある．第IX層のうち，外側にある運動ニューロンは主として上肢や下肢の骨格筋に分布するもので，頸膨大や腰膨大はこの部が大きくなったことによる．また，外側の後部には屈筋を，前部には伸筋を支配する細胞がある．内側にある運動ニューロンは主として体幹の筋に分布する．

3 脳

脳 brain は脊髄と共に中枢神経系を構成している．成人の脳は約 1350 g で頭蓋腔の中におさめられている．完成された脳は図 6-9 と図 6-10 に示したように，大脳，間脳，小脳，中脳，橋および延髄からなる．中脳・橋・延髄は，まとめて脳幹と呼ばれる．

【大脳半球】（図 6-11）

間脳と中脳の間を切ることで，脳幹と小脳をまとめて切り離すことができる．残った脳を正中断した左右半分ずつを，大脳半球と呼ぶ．発生の過程で，終脳（大脳）と間脳はつなっがってしまう．従って，大脳半球には大脳と間脳が含まれているが，一般に大脳半球という場合，大脳だけをさす場合が多い．

6 神経系 333

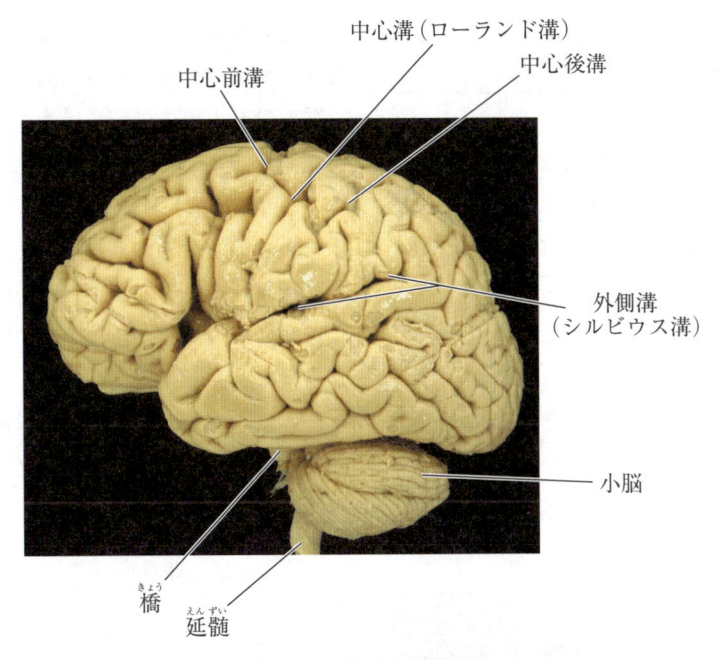

図6-9 脳（左外側面）

ラベル: 中心前溝、中心溝（ローランド溝）、中心後溝、外側溝（シルビウス溝）、小脳、橋、延髄

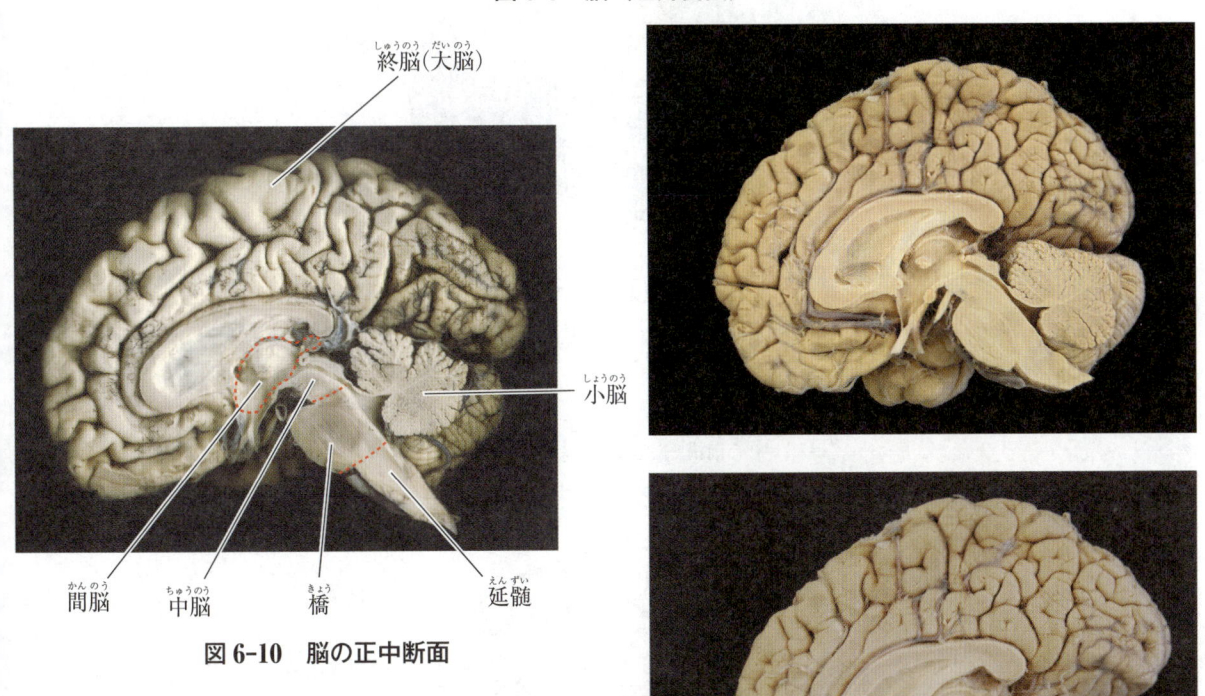

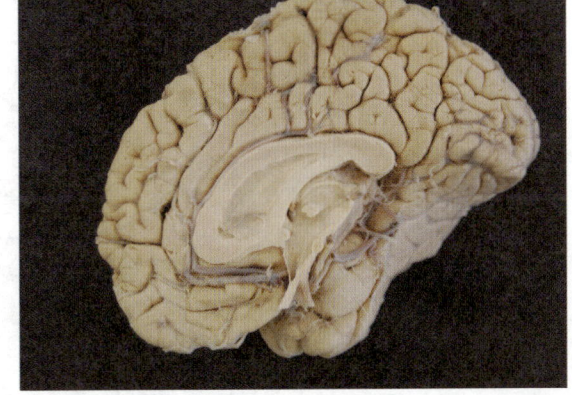

図6-10 脳の正中断面

ラベル: 終脳（大脳）、小脳、間脳、中脳、橋、延髄

図6-11 大脳半球
下は脳幹と小脳を取り除いた写真．

大脳 cerebrum

大脳は終脳とも呼ばれる．大脳は脳のなかでも最も大きい部分で，脳重量の80％以上を占めている．大脳は大脳縦裂によって左右の大脳半球に分けられる．

大脳の表面（図6-12, 13, 14）

大脳の表面には，多くの溝や回と呼ばれるうねりが見られる．いくつかの深い溝によって，大脳は4つの葉に分けられる（図6-12）．

前頭葉 大脳の外側には2つの大きな溝，中心溝（ローランドRolando溝）と外側溝（シルビウスSylvius溝）がある．中心溝より前で外側溝より上を前頭葉という．

頭頂葉 中心溝と頭頂後頭溝の間．ただし，頭頂後頭溝は内側面からは明瞭に見られるが，外側からはほとんど見えない．

側頭葉 外側溝より下方で，後頭前切痕まで．

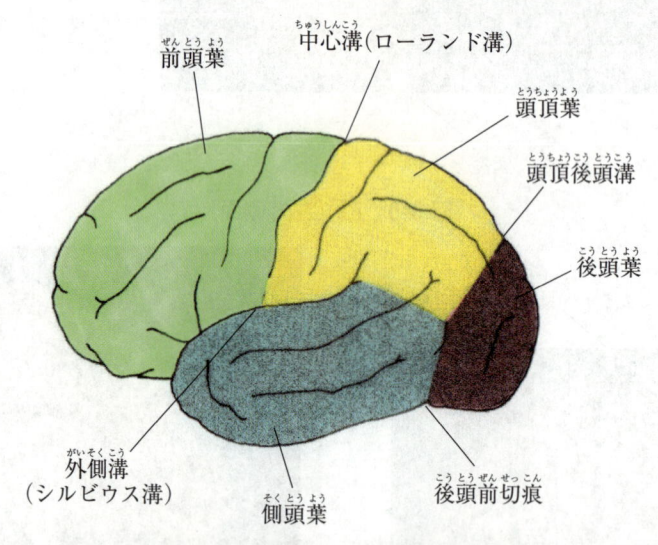

図6-12 大脳（左外側面）(1)

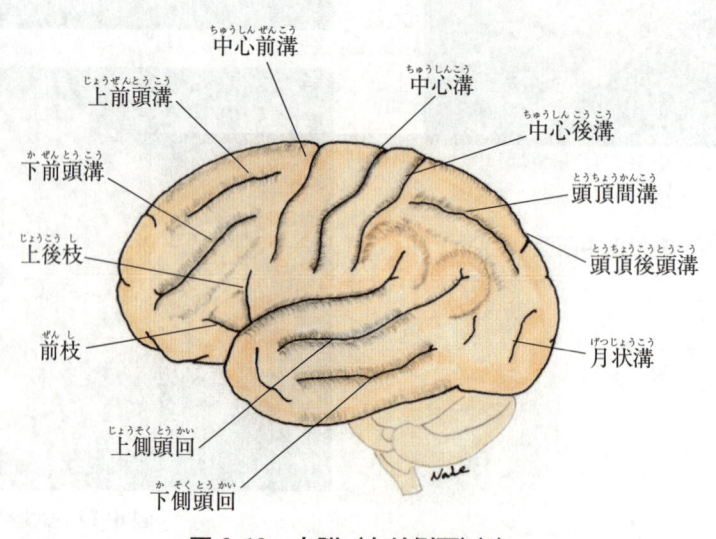

図6-13 大脳（左外側面）(2)

後頭前切痕は小さな溝で，わかりにくい．

後頭葉　頭頂後頭溝と後頭前切痕を結んだ線より後ろ．

大脳を下から見ると（図6-15），前1/3に前頭葉の下面が，また後2/3には側頭葉の下面が見られる．前1/3は眼窩面と呼ばれ，前頭蓋窩で眼窩と鼻腔の上に乗っている．後2/3はテント面と呼ばれ，一部は中頭蓋窩に，一部は小脳テントに乗っている．小脳テントとは，脳硬膜が小脳と大脳の間にはまり込んだ部分である．

【島】（図6-16）

外側溝の奥に隠されて，外からは見えないが，

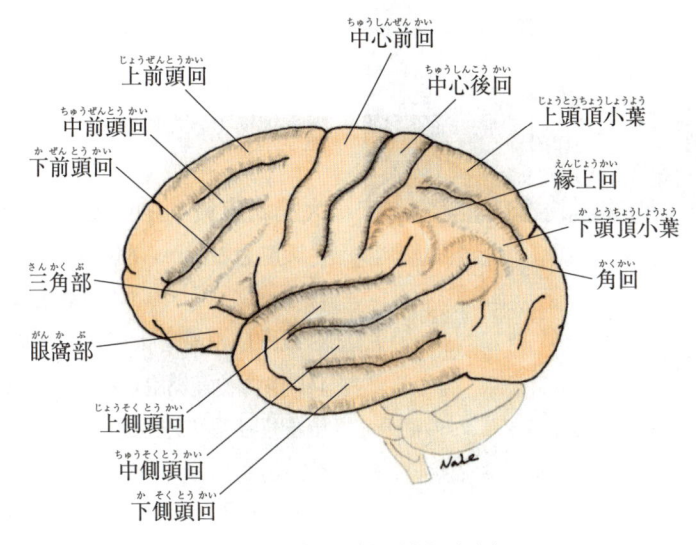

図6-14　大脳（左外側面）(3)

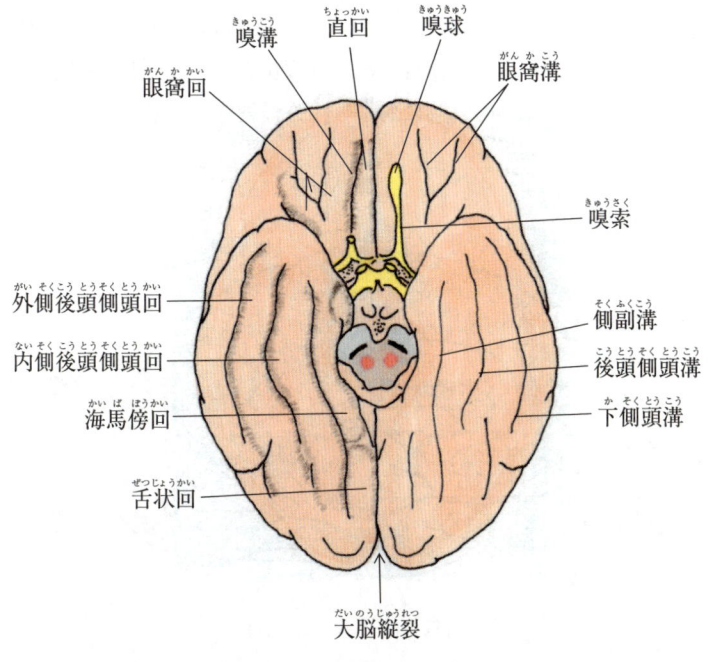

図6-15　大脳（下面）

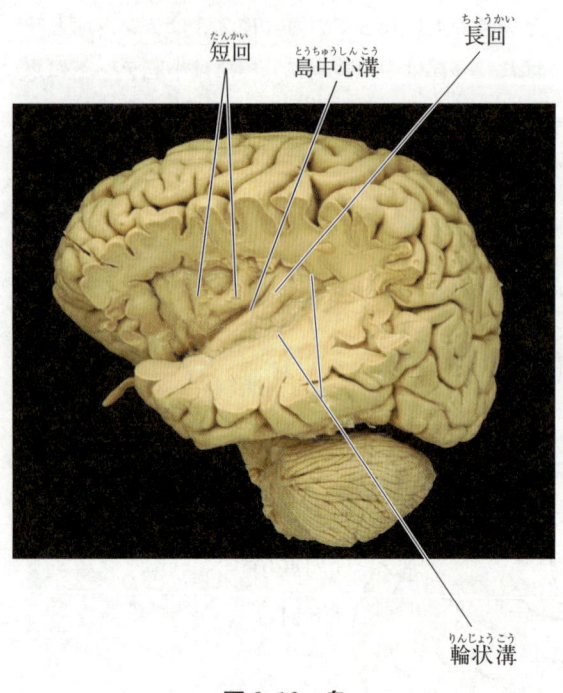

図6-16 島

外側溝を押し広げると，皮質が見える．この部分を島という．島を覆っている部分を弁蓋という．

【辺縁葉】（図6-17, 18, 19）

大脳を内側から見て，脳梁を取り巻く部分を辺縁葉という．辺縁葉には，終板傍回，帯状回，海馬傍回，歯状回，海馬などが含まれる．辺縁葉の皮質は嗅覚と関連が深く，広い意味での嗅脳にあたる．また，行動や感情，内臓機能の調節などに関わっている．

【海馬】 hippocampus（図6-20）

海馬傍回に続く大脳皮質とその深部の白質で作られた複雑な"うねり（回）"で，側頭葉内の側脳室（側脳室下角）に盛りあがった構造物として見られる．

海馬は記憶の形成にとって重要なところで，両側の海馬が障害されると，ごく最近起こった出来事も記憶できなくなる．

大脳新皮質 cerebral neocortex（図6-21）

大脳を表面から削って行くと，最初は灰白質が数mm続き，ついで白質となる．この脳の表面を覆う灰白質を大脳皮質と呼ぶ．大脳皮質に約140億の神経細胞が存在するといわれている．大脳皮質は系統発生的に古い皮質（嗅覚に関する部分や海馬など，脊椎動物でも見られる皮質）と，新しい皮質（哺乳動物から見られる皮質で，ヒトでは特に発達しており，外面から見える大部分）に分けられる．

新皮質は表面からⅠ．表在層（分子層），Ⅱ．外顆粒層，Ⅲ．外錐体細胞層，Ⅳ．内顆粒層，Ⅴ．内錐体細胞層，Ⅵ．多形細胞層の6層が区別でき

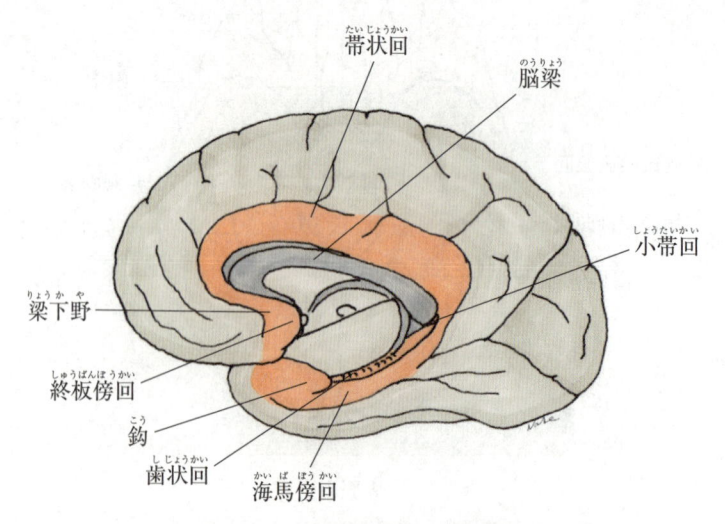

図6-17 大脳内側面と辺縁葉

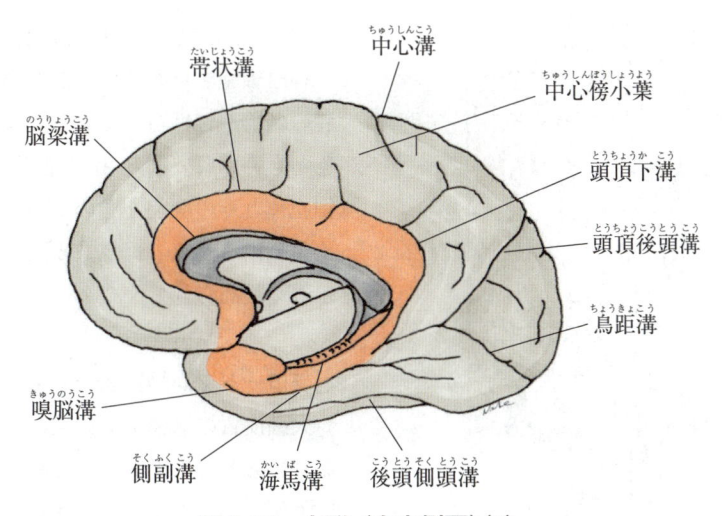

図 6-18　大脳（右内側面）(1)

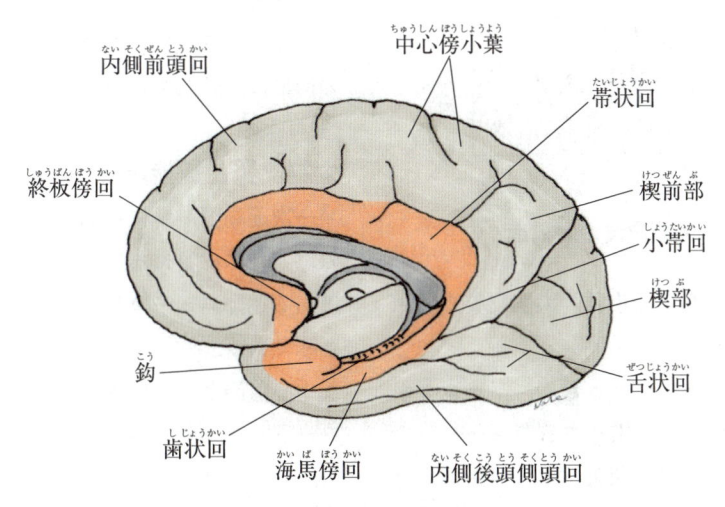

図 6-19　大脳（右内側面）(2)

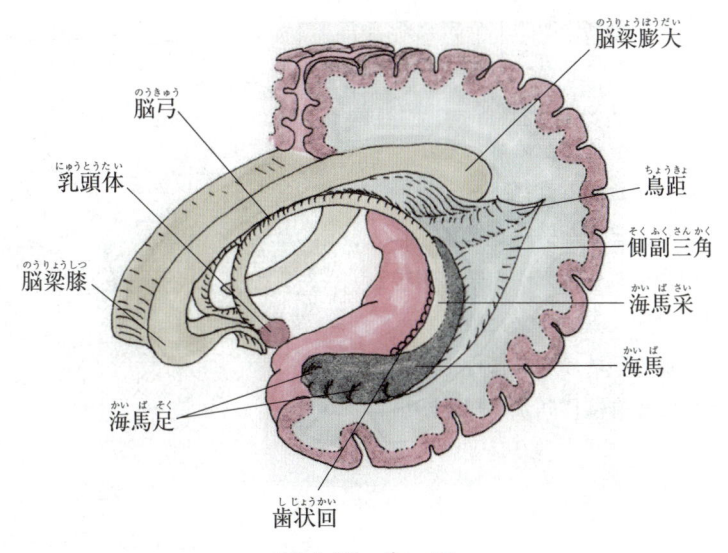

図 6-20　海　馬

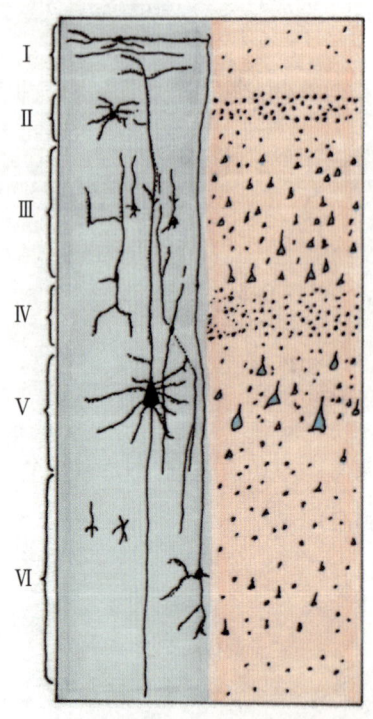

図6-21 大脳皮質の層構造　ゴルジ染色　ニッスル染色

る．それぞれの層の発達程度は，大脳皮質の領域によって異なっている．

　大脳皮質には，基本的に2種類のニューロンがある．1つは大脳皮質から出力するニューロンで，細胞体の形は錐体状で主に第Ⅲ，Ⅴ，Ⅵ層にあり，主として興奮性神経伝達物質であるグルタミン酸を使う．他の1つは大脳皮質の全層にわたって見られる，皮質内の介在ニューロンであり，主として抑制性神経伝達物質であるGABAを使う．

　形態的にはこのような層構造が認められるが，機能的には第Ⅰ～Ⅵ層にまたがる直径1 mm以下の円筒形の柱がびっしり詰まった構造が考えられている．ある柱には同側皮質や視床から来た線維が入り，ある柱には反対側皮質から来た線維が入る．またある柱からは他の領域の皮質に行く線維が出たり，基底核や脳幹や脊髄に向かう線維が出たりする．

【ゴルジ染色とニッスル染色】
　神経細胞を染める代表的な染色法で，共に開発者の名前が付けられている．ゴルジ染色は鍍銀染色ともいわれ，図6-21でも示されているように，細胞体とその突起を含めて神経細胞全体が銀で黒く染め出される．ニッスル染色は神経細胞体のみが青く染められる．

【ブロードマン野】Brodmann area
　大脳皮質の層構造は領域によって異なっている．これをもとにしてドイツの神経学者ブロードマンは大脳半球の皮質を52の領域（野）に区分し，番号を付けた．重要なブロードマン野を図に示しておく（図6-22）．ヒトではこれらは必ずしも脳の回には一致していない．

大脳皮質と機能局在

　一次運動野　単に運動野とも言う．一次というのは，この皮質にあるニューロンが，脳幹や脊髄にある運動ニューロンに直接連絡しているという意味である．

　中心前回と中心傍小葉の前半部，すなわち，ブロードマン4野に存在する．この部の第5層には

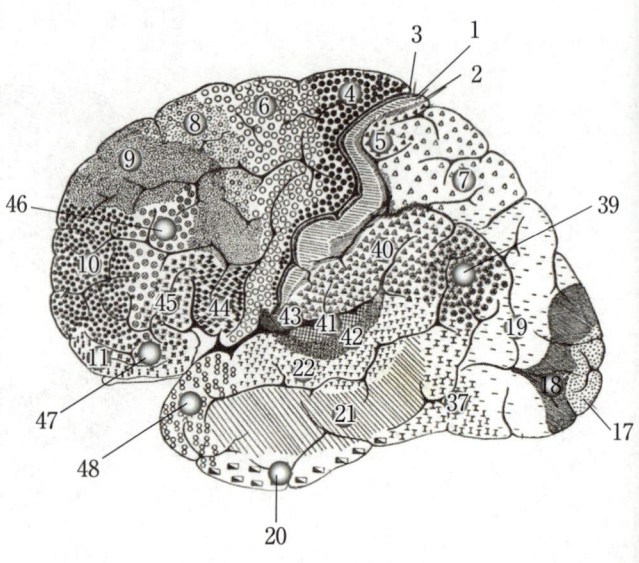

図6-22　ブロードマン野

非常に大きなベッツ Betz の錐体細胞が存在する．この細胞からの突起は皮質脊髄路の 3 ％を占める．他の小さな細胞から出る突起は皮質脊髄路の 30 ％を占める．一次運動野からは脳幹や脊髄の運動ニューロン（下位運動ニューロン）に行くだけではなく，被殻や赤核にも行く．この領域を電気刺激などで調べた結果，図 6-23 で示すような筋との対応が見られた．

一次運動野のニューロンが傷害された直後には，反対側の筋に緊張低下を伴う麻痺が生じる．数週後，筋力が部分的に回復し，障害側の筋の緊張の増加が起こり，バビンスキー反射が陽性になる．

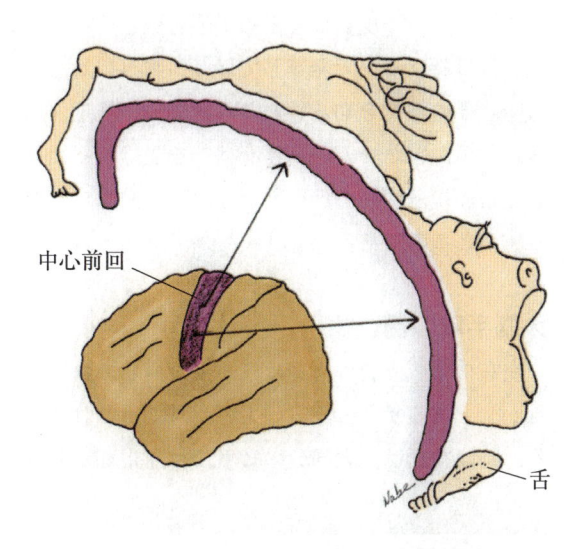

図 6-23 中心前回（運動）の機能局在

【バビンスキー反射】 Babinski reflex（図 6-24）

フランスの神経医であったババンスキーが見出した足底皮膚反射．バビンスキーは英語読み．下腿を大腿に対してわずかに屈曲させ，リラックスさせた状態で足底の内側あるいは外側を踵から足趾に向かってピンの先などで刺激すると，正常では，足趾は屈曲するが，異常では母趾が伸展し，その他の趾は開く．錐体路が未発達な新生児でも陽性であることから，錐体路系障害によると考えられている．

二次運動野（補足運動野）　大脳内側面のブロードマン 6 野に存在する．補足運動野は行おうとする運動に際して，筋活動の順序を決めると考えられている．

大脳皮質から脊髄に向かう皮質脊髄路を構成する線維はこれら皮質以外に運動前野，中心後回や，二次感覚野からも出ている．

運動前野　中心前回の直前にあるブロードマン 6 野に存在する．この部のニューロンは，一次運動野に連絡する．また，一部は皮質脊髄路として脊髄前柱細胞と連絡する．

【失行】

運動前野や補足運動野が障害を受けると，やるべき動作は理解していて順序も正しいが，複雑

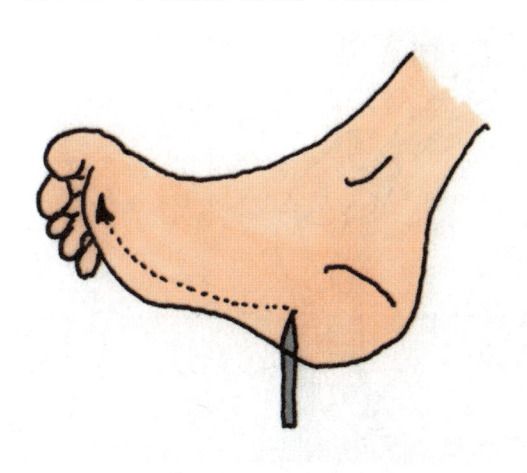

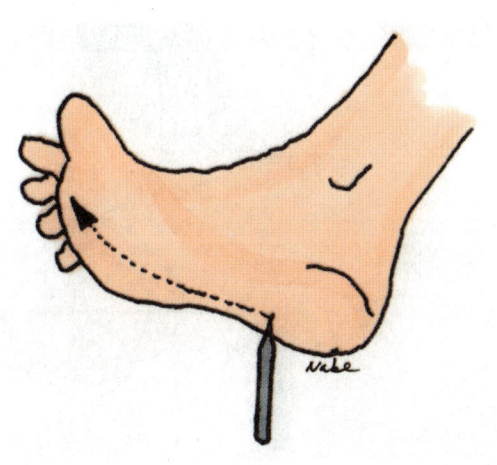

図 6-24 バビンスキー反射
左：バビンスキー陽性，右：正常

な随意運動をうまく行えない運動失行といわれる状態になる．

前頭葉眼球運動野　運動前野の前方にあるブロードマン8野は，意志による反対側の眼球運動を起こす．他の眼球の運動野はブロードマン17野を含んだ後頭葉の広い範囲に及んでいる．

一次感覚中枢　大脳皮質には，体性感覚，聴覚，視覚の3つの一次感覚中枢がある．一次感覚というのは，視床から直接受け取る感覚情報を意味する．

一次体性感覚中枢は中心後回とこれに続く中心傍小葉の後部で，1, 2, 3野に相当する．視床の後腹側核（VP核）からの線維を受ける．ここは，主として痛覚，温覚，圧覚，触覚といった皮膚感覚（表在感覚）の中枢で，固有感覚（深部感覚）の意識中枢もある．身体各部との対応は運動野と同じである（図6-25）．

皮質聴覚中枢は41, 42野で横側頭回（ヘッシェル Heschl 回）に相当する．内側膝状体からの線維を受け，ここで音を聴く．しかしその音が何かの判断は，近くの二次聴覚野である22野で行われる．また，41, 42野から22野に至る線維は，音を追跡するため頭部や目をその方向に向ける働きがある．左右いずれの耳に入った音についても，両側の聴覚野にそのインパルスは達する．ゆえに，一側の聴覚野が障害されると音の発する場所の認知はいくらか困難になるが，明らかな聴覚障害は生じない．

皮質視覚中枢は17野で，鳥距溝周囲にある．外側膝状体からの線維を受け，物を見る．聴覚と同様にその判断は二次視覚野である17野を取り巻く18野と19野で行われる．17野は中脳蓋に向かう投射線維（皮質視蓋路）を出している．

連合野

運動野や感覚野に含まれない大脳新皮質が多くある．これらの皮質はまとめて連合野といわれる．連合野は特にヒトで発達しており，物事に対して考え，その性質を知るいわゆる認知や，推理，思考，記憶，言語などの高度な機能を受け持ったり，感覚情報に基づいて，行動（運動）計画を立てたりするところである．

大脳半球の優位性

左右の大脳皮質の構造はほとんど同じである．しかし，ある働きは片方の大脳半球で行われている．特に言語は，大部分のヒトでは左半球が受け

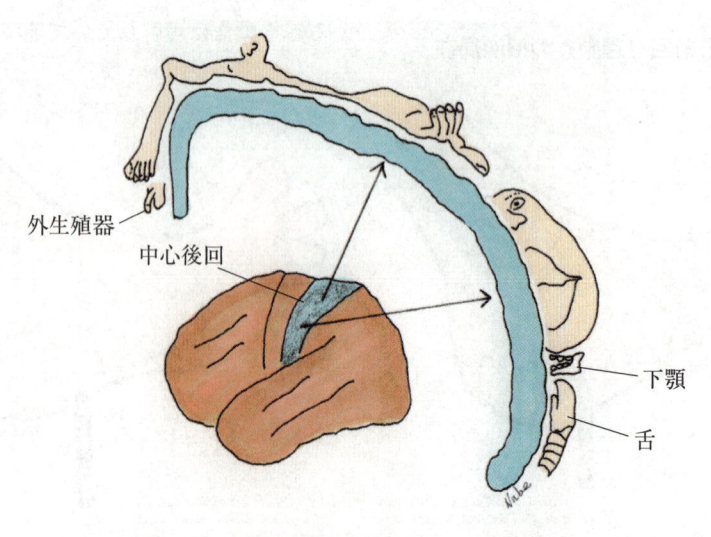

図6-25　中心後回（体感覚）の機能局在

持っている．言語を受け持っている半球を優位半球という．一方，音楽を楽しむのは言語と反対側，非優位半球で行われる．**運動性言語中枢**（ブローカ中枢）は，優位半球の44野にある．この部分に障害があると話すことができなくなる．**感覚性言語中枢**（ウェルニッケ中枢）は優位半球の22野の後方の一部にある．この部分がおかされると，見たり聞いたりしたことを言語に関連づけることが困難になる．

大脳髄質

大脳皮質の深部にある白質で，神経線維の集合部である（図6-26）．これらの神経線維は投射線維，交連線維，連合線維の3種に大別される．

投射線維 大脳皮質と下位の脳部（間脳，中脳，橋，延髄，小脳）および脊髄とを結ぶ線維で，上行性と下行性に分けられる．これらの線維のほとんどは内包を通る．内包を通らない投射線維としては，海馬から乳頭体に向かう脳弓がある．

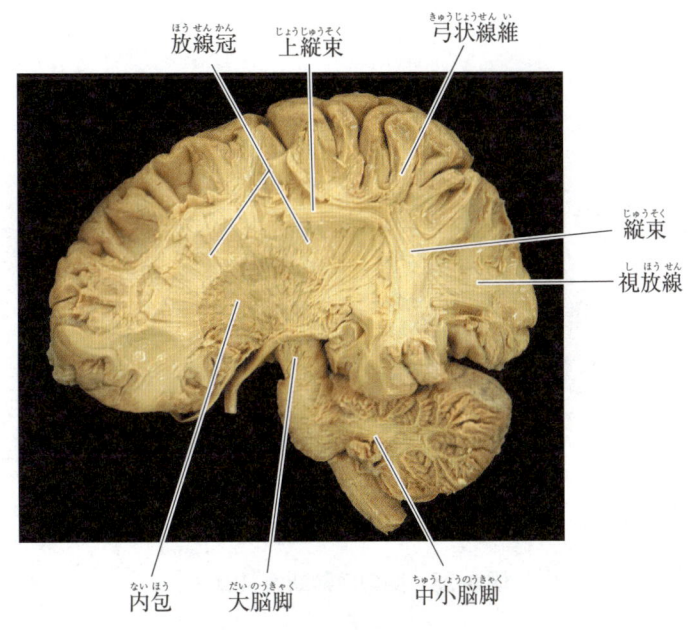

図6-26 脳の神経線維束
外側面から削って線維束を出したもの．

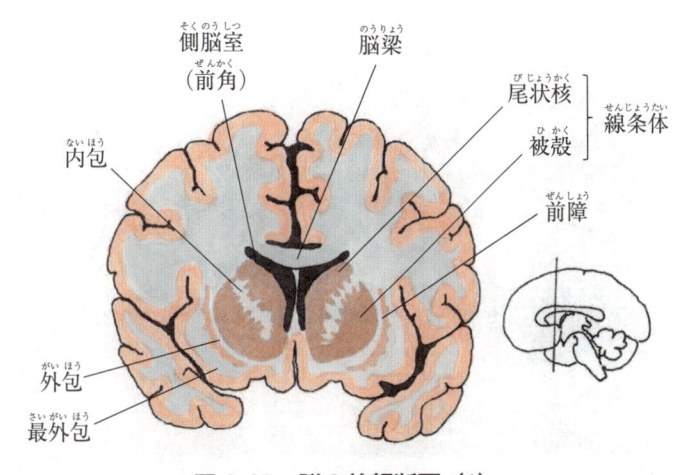

図6-27 脳の前額断面（1）

【内包】internal capsule（図 6-27 〜 30）

視床，尾状核およびレンズ核との間の白質で，大脳皮質と連絡する上行性，下行性伝導路の大部分がここを通る．内包は大脳半球の水平断では"く"の字形を呈し，前脚，膝，後脚の3部に分けられる．内包から大脳皮質に向かって放散，あるいは逆に，大脳皮質から内包に集まる線維束を放線冠という．また内包を通った下行線維は下方に集まって中脳の大脳脚を作る．

■参考■　内包の動脈

内包は白質であり，灰白質に比べて動脈は少ないが，内包は脳出血を起こしやすい所である．内包には普通，大脳動脈輪の近くで前・中・後大脳動脈から出て，脳の底部から脳内に進入して間脳や大脳基底核に分布する中心枝（中心動脈）からの細い枝が分布している．中心枝のいくつかは，線条体動脈といわれるが，これらの1つは破れやすいため，脳出血動脈と呼ばれる．

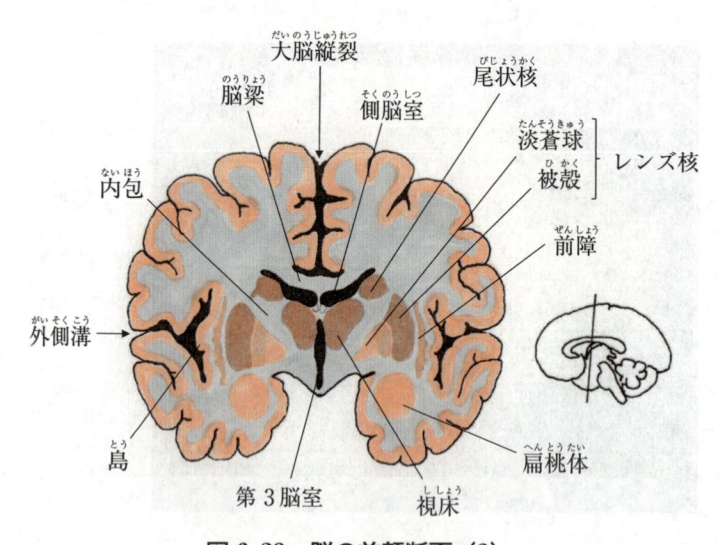

図 6-28　脳の前額断面（2）

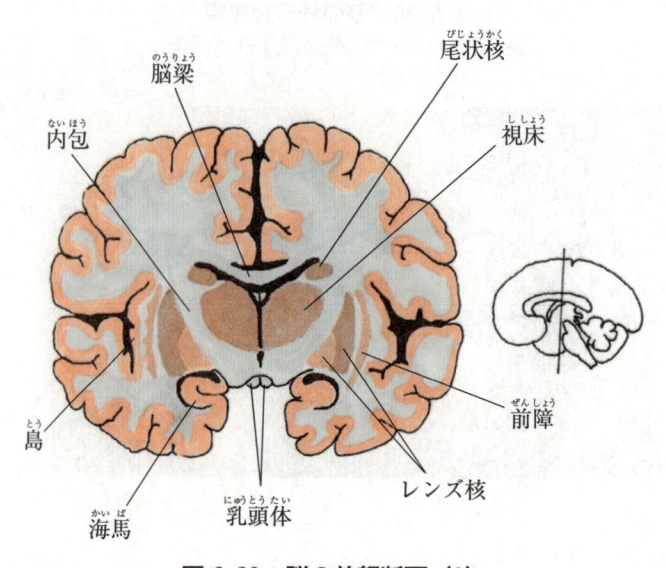

図 6-29　脳の前額断面（3）

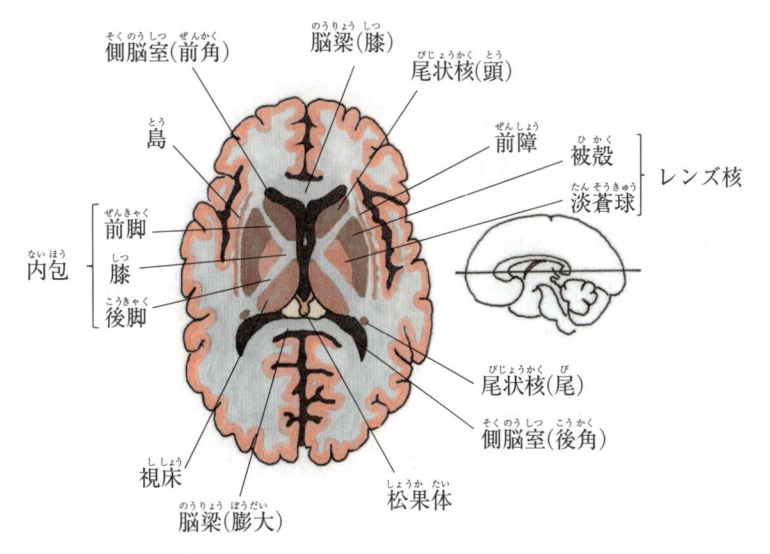

図 6-30 脳の水平断面

交連線維 左右の大脳半球の皮質間を連絡する線維である．脳梁や，主に左右の嗅脳を連絡する前交連はこれらの線維が集まったものである．

【脳梁】（図 6-31）

脳を左右の大脳半球に正中断すると，大きな交連神経線維束の断面が見られる．後端部は太く（脳梁膨大），前方に向かって水平な部分（脳梁幹）が続き，前端部は少し太くなって曲がっている（脳梁膝）．そこから，くちばしのように尖っている（脳梁吻）．

連合線維（図 6-32） 同側大脳半球内のいろいろな部分の皮質を連絡する線維である．短い線維から長い線維までさまざまである．

大脳基底核 basal ganglia

大脳皮質の深部，すなわち髄質の中には数個の

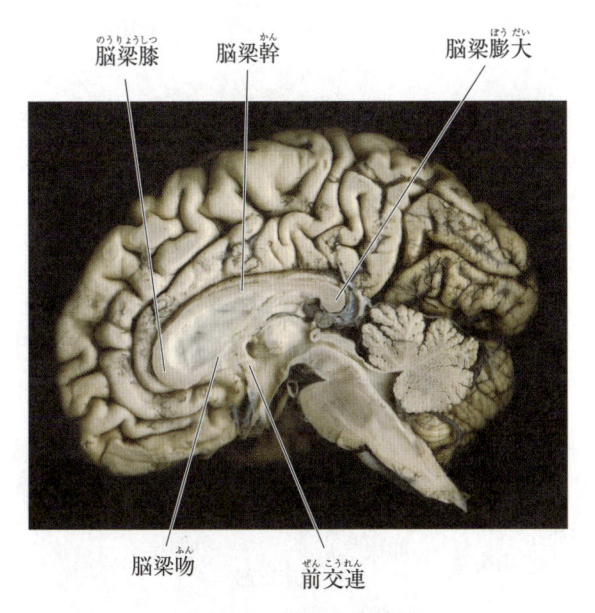

図 6-31 脳梁と前交連

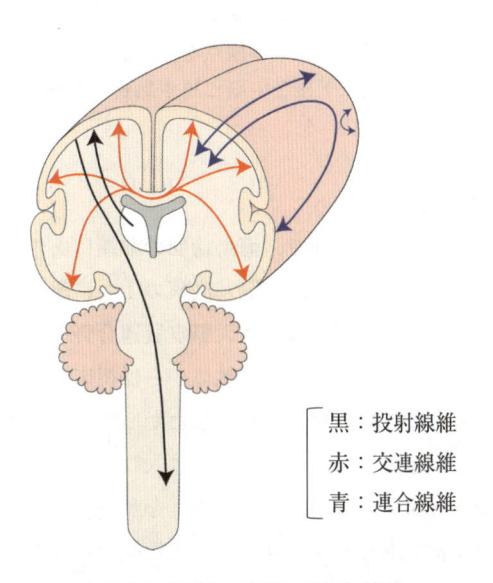

図 6-32 投射・交連・連合線維

黒：投射線維
赤：交連線維
青：連合線維

灰白質塊がある．これを（大脳）基底核という（図 6-27 ～ 30）．基底核は尾状核，レンズ核，前障の 3 つからなる．レンズ核はさらに内側の淡蒼球と外側の被殻に分かれている，この被殻と尾状核を合わせて線条体と呼ぶ．尾状核とレンズ核は骨格筋の運動制御に関係している．前障の働きはよくわかっていないが，視覚と関係を持つ．

基底核は，1）大脳皮質にある錐体路系の上位運動ニューロンに働きかけて，あるいは，2）下位運動ニューロンに働きかけて，骨格筋の作用を調節する．大脳皮質と基底核の間には，大脳皮質⇒基底核⇒視床⇒大脳皮質という回路がある．

線条体に入る主な線維は大脳皮質，視床，黒質から出たもので，線条体から出る主な線維は視床に向かう．

基底核が障害を受けると，1）運動を開始することが困難（無動），2）現在行っている運動を続けることや，中止することが困難，3）筋の緊張度が異常に強くなる（固縮），4）不随意な運動が起こる（振戦や舞踏病）．

大脳基底核は，運動制御以外にも，認知機能や感情にも関与している．

注：大脳基底核は大脳皮質および視床から入力を受け，視床を経由して大脳皮質に出力するという回路を作っている．この観点から，解剖学的には間脳に属す視床下核と中脳に属す黒質を生理学では基底核としている．

扁桃体（図 6-28）

大脳半球内側面で，海馬傍回の前端にある鈎の中にある．以前は，大脳基底核の 1 つに組み入れられていた．扁桃体には大脳皮質連合野や嗅球からの感覚情報が入る．扁桃体からは視床下部や脳神経運動核に連絡が行く．したがって，扁桃体は様々な感覚（喜怒哀楽）を受け入れ，自律神経系や内分泌系の中枢（視床下部）を刺激して血圧や心拍数を変化させたり，摂食や性欲などの本能行動を引き起こさせたり，運動核を刺激して頭部の表情や顎の運動を変化させたり，声の状態を変えたりする．

また，扁桃体⇒視床背内側核⇒帯状回⇒前頭葉⇒扁桃体というつながりが記憶に関与しておりYakovlev の回路といわれる．

間脳 diencephalon

間脳は大脳と中脳の間に位置し，第三脳室を左右から囲むように左右 1 対ある（図 6-10, 33）．大脳半球によってほぼ完全に隠されており，外からは見えない．視床と視床下部からなる．視床には松果体も含まれるが，松果体は内分泌器官であるので内分泌の項で述べる．また，松果体は視床上部と分類されることがある．

視床 thalamus（図 6-33, 34）

鳥類以下の脊椎動物では，視床が感覚の最高中枢である．哺乳動物になって大脳皮質が発達すると，最高中枢は大脳皮質に移る．このような発生過程を持つことから，嗅覚以外の感覚線維は大脳

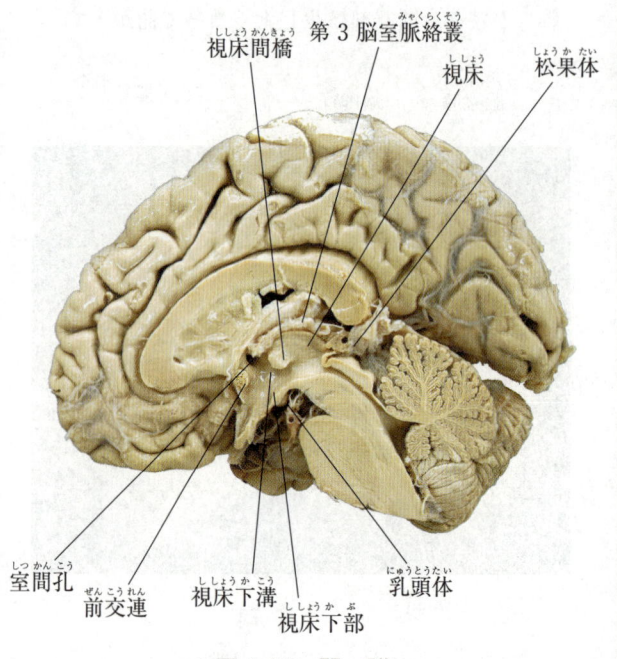

図 6-33 間脳

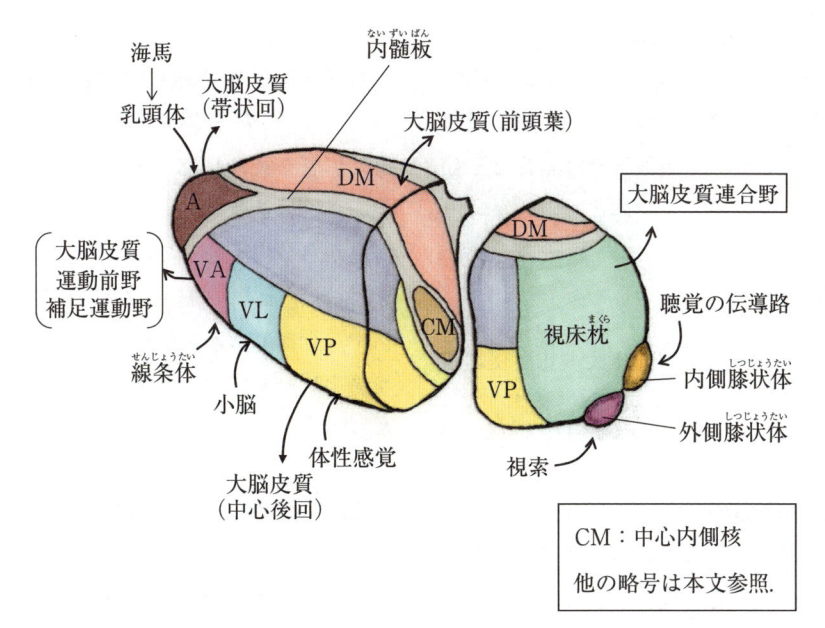

図 6-34 視床（左）の核

CM：中心内側核
他の略号は本文参照．

皮質に行く前に，必ず視床でニューロンを変える．また視床は線条体や小脳と大脳皮質運動野を連絡することで，運動機能の制御に関わっている．また，ある皮質感覚領野の感受性を高め，他の領域のそれを低下させて注意を集中させる働きもある．

視床は間脳の上部を占める．うずらの卵のような形をしており，左右の視床のほぼ中央部は貝柱に似た視床間橋で連絡している．それぞれの視床はY字形をした内髄板という白質板で前部，内側部，および外側部に分かれる．これらの中に視床核群がある（図6-34）．

視床の核（図6-34）

前部には視床前核（A核）がある．この核は海馬⇒脳弓⇒乳頭体⇒視床前核⇒帯状回⇒海馬傍回⇒海馬という回路（Papezの回路）を形成し，情動，新しい記憶，学習に関係している．

内側部には背内側核（DM核）がある．この核は前頭葉や，嗅覚に関する辺縁葉と相互連絡がある．また視床の他の核とも連絡がある．

外側部はさらに背側部と腹側部に分けられる．背側部の核は他の視床核，大脳皮質と相互に連絡している．腹側は前腹側核（VA核），外側腹側核（VL核），後腹側核（VP核）に分かれる．前腹側核（VA核）は線条体と運動前野，補足運動野（二次運動野）とを中継しており，運動野の活動に影響している．外側腹側核（VL核）は小脳と連絡し，中心前回にある一次運動野，運動前野，補足運動野と相互に連絡している．このように前腹側核（VA核）と外側腹側核（VL核）は運動機能と関係が深いため，視床の運動核といわれる．これらの核を介して大脳基底核，小脳，大脳皮質の運動野を連絡する回路が作られている．

後腹側核（VP核）は全身の皮膚からの感覚線維がニューロンを変えるところで，この核からの線維は内包を通り，大脳皮質中心後回に向かう．

さらに，視床の後外側部には内側膝状体と外側膝状体がある．内側膝状体は聴覚線維がニューロンを変えるところで，ここからの線維が聴放線となり，大脳皮質聴覚野（41，42野）に行く．外側膝状体は視覚に関与し，ここでニューロンを変えた線維は視放線となって大脳皮質視覚野（17野）に行く．

【視床下核】subthalamic nuclei

視床と中脳の黒質の間にある核で，レンズ核内側部の淡蒼球および黒質と連絡を持ち，運動制御に関わっていることから，生理学では黒質とともに大脳基底核に含まれる．ルイ体ともいう．

■参考■ 視床痛

視床出血では，運動麻痺も起こるが，感覚障害が強く出る．慢性期になると，出血した視床と反対側の手や足に強い痛みを感じることを視床痛という．鎮痛薬が効かない．

視床下部 hypothalamus（図6-10，35）

視床の下で，第三脳室の左右の側壁下部と底をなす．視床下溝が視床との境目となっている．視床下部の底部は大脳に覆われずに露出している．ここから漏斗が下方に突出し，その先端に下垂体が付いている．漏斗が出る周囲は少し膨隆しており，灰白隆起と呼ばれる．灰白隆起の後方には1対の半球状の隆起である乳頭体がある．

視床下部の機能は身体の内部環境を一定に保つこと，すなわち，ホメオスタシスを保つことである．この機能には大脳辺縁葉（大脳辺縁系）も関わっている．

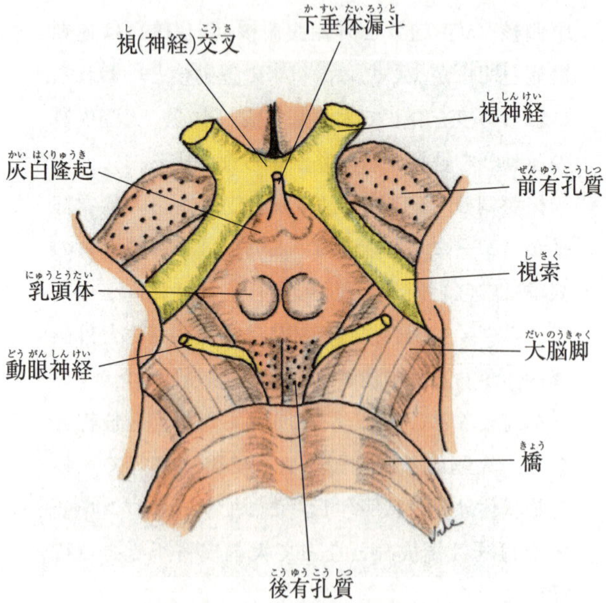

視床下部は脳下垂体と密接な関係を持っており，自らホルモンを分泌したり，下垂体ホルモンの分泌に影響を及ぼしたりする（内分泌の項を参照）．視床下部は辺縁葉と連絡を持っている（例えば，海馬から脳弓を通って乳頭体への連絡；視床の項を参照）．また，視床下部は脳にある副交感神経核や，脊髄にある交感神経と副交感神経の細胞と連絡を持っていて，さまざまな内臓機能に影響を及ぼす．

中脳 mesencephalon（midbrain）

中脳は間脳の下方にあり，下は橋に続く（図6-10，36〜39）．中脳は背側から腹側にかけて中脳蓋，中脳被蓋，大脳脚に区分される．中脳内部には第三脳室と第四脳室を結ぶ中脳水道が通る．

中脳蓋

中脳水道より背側の部分で，上下に左右1対ずつの半球状の隆起，すなわち上丘と下丘がある．全部で4個の隆起があることから四丘体とも呼ばれる．

上丘は視覚の体反射に関係し（p.370参照），下丘は聴覚の体反射に関与する（p.374参照）．

中脳被蓋

中脳水道より腹側の部分で大脳脚との間をいう．この中には肉眼的に赤っぽく見える1対の赤核がある．赤核には上小脳脚を通ってくる小脳からの線維が入る．赤核からの線維は主として橋や延髄の網様体あるいは視床に向かう．これらは錐体外路系に属する神経路である．被蓋と大脳脚の間にはメラニンを持った細胞の集団である黒質がある．黒質は線条体および淡蒼球からの線維を受け，線条体，淡蒼球および視床に線維を送る．黒質は筋緊張の制御に関与している．特に黒質線条体路はドーパミンを神経伝達物質としており，線条体の

図6-35 間脳底面
下垂体は切り取られている．

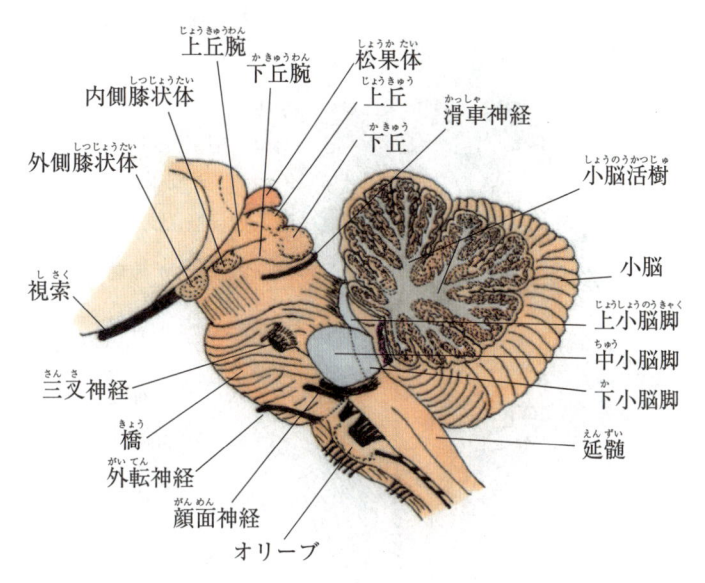

図 6-36 脳幹と小脳
左の小脳半球は切り取られている．

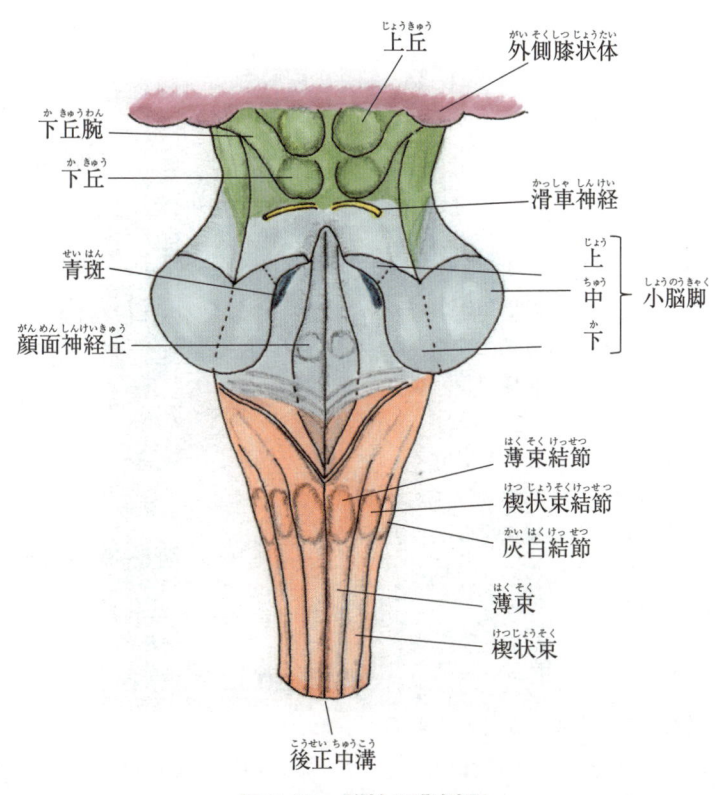

図 6-37 脳幹の背側面

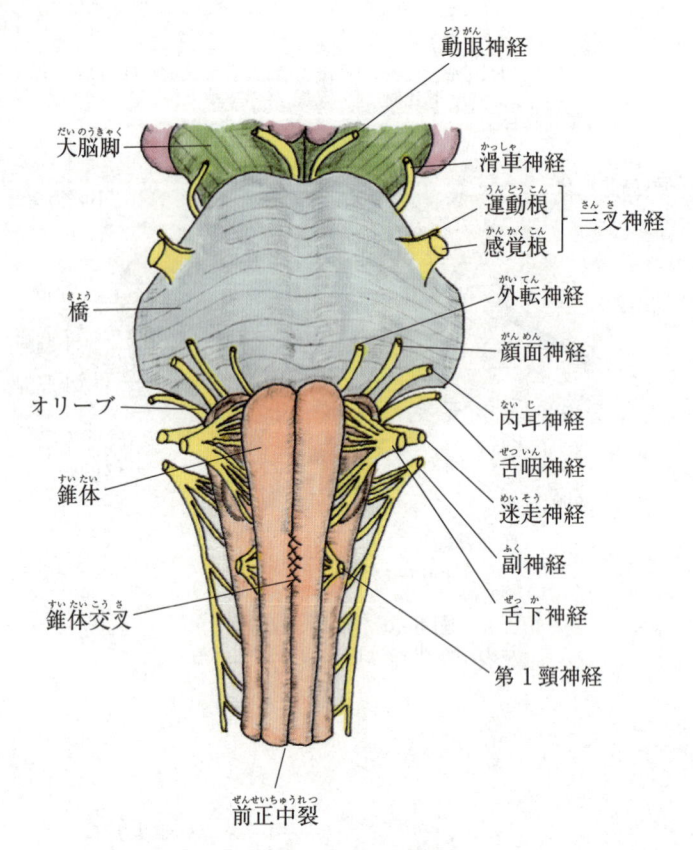

図 6-38 脳幹の腹側面

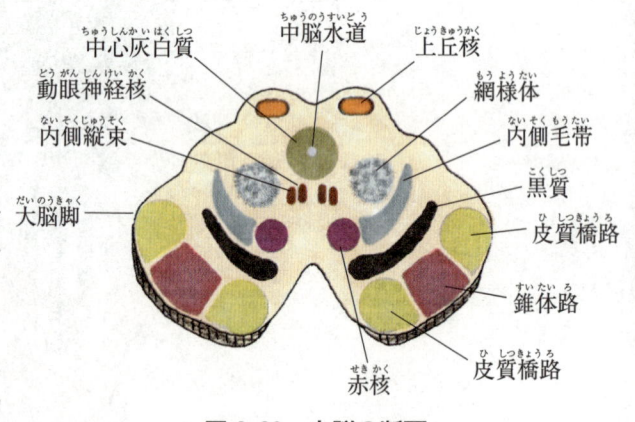

図 6-39 中脳の断面

働きを抑制する.

■**参考**■ パーキンソン病

黒質のドーパミンを神経伝達物質とするニューロン（ドーパミン作動性ニューロン）の変性によって，手足の振るえ（振戦），筋の固縮，運動開始の動作が遅くなる無動，無表情な顔つき（仮面様顔貌）などを来す．

視床は大脳皮質の運動ニューロンを興奮させる．パーキンソン病では黒質のドーパミン作動性ニューロンが障害された結果，淡蒼球から視床に向かう抑制ニューロンの働きが増して，視床のニューロンの働きを抑える結果，動きが悪くなる．

大脳脚（図6-35, 39）

大脳脚は中脳の腹側に左右1対ある白質の束で，内包を通る下行線維の続きである．大脳脚の中央部は錐体路が走り，両側は錐体外路（皮質橋路）が走る．

橋 pons

橋は中脳と延髄の間で，小脳の腹側にある（図6-36, 37, 38）．橋の腹側は大きく膨れており，この部を橋底部という．橋は橋底部と背部の橋被

蓋とに分けられる．橋底部の中央は，大脳脚を通って下行して来た錐体路および錐体外路（皮質橋路）線維よりなる白質と，その中に散らばる橋核といわれる灰白質よりなる．皮質橋路の線維は橋核でニューロンを変え，反対側に交叉したあと，中小脳脚を作って小脳に入る（橋小脳路）．橋被蓋の背側部は第四脳室の底（菱形窩）にあたる．橋の中央部は上行性伝導路が通る．

延髄 medulla oblongata

延髄は橋と脊髄の間を占める小さな部分である（図6-36, 37, 38）．腹側正中部には前正中裂があり，その両側に（延髄）錐体というふくらみが見られる．錐体は錐体路をつくる神経線維によってできたふくらみで，その大部分は錐体の下端で交叉する．これを錐体交叉と呼んでいる．錐体のさらに外側にはオリーブというふくらみがあり，中に錐体外路系に属する下オリーブ核がある．

第四脳室の底は菱形をなしているので菱形窩と呼ばれるが，延髄の背面上部は菱形窩の一部をなしている．背面下部の正中部には後正中溝があり，その両側に薄束結節および楔状束結節というふくらみを形作っている．それぞれの結節の中には薄束核（ゴル核），楔状束核（ブルダッハ核）がある．この部で延髄を切ると，断面には薄束核と楔状束核から出た線維が反対側に交叉しているのが見られる．これを毛帯交叉と呼ぶ．交叉した線維は視床に向かう神経束である内側毛帯となる．

延髄には呼吸中枢や，動脈血中のCO_2濃度を感知し，心臓の働きを調節する中枢がある．心臓抑制中枢，また血管の収縮をコントロールする血管運動中枢などもある．

【網様体】reticular formation
中脳，橋，延髄から脊髄にかけて，灰白質と白質の入り混じった網様体が見られる．まとめて脳幹網様体といわれる．脊髄では灰白質と白質の境に見られる．網様体は特に中脳から延髄にかけて発達しており，ほぼこれらの中央部を占めている．この部のニューロンは広く大脳，間脳，小脳，脊髄と連絡を持っている．ここを，さまざまな運動の伝導路や自律神経の伝導路を含む下行性伝導路や，上行性の伝導路が通る．

小脳 cerebellum（図6-40, 41）

小脳は重さ130g前後で，橋と延髄の背側にある（図6-36）．小脳の主な働きは筋運動の協調で，とくに，運動の学習に関与している．小脳は中央部の虫部と，両側の小脳半球からなる．小脳は左右の上小脳脚，中小脳脚，下小脳脚の3対の小脳脚により，それぞれ中脳，橋，延髄と結合されている．

上小脳脚の大部分は小脳から出る線維である．上小脳脚から小脳に入る線維には下半身の固有（深部）感覚を伝える前脊髄小脳路がある．中小脳脚は大脳新皮質から出て，橋核でニューロンを変え，交叉して新小脳に入る**皮質橋小脳路**の線維が大部分である．下小脳脚の大部分は小脳に入る線維である．

小脳の表面には細かいヒダである小脳回が見られる．小脳は動物の進化に伴って，古い部分に新

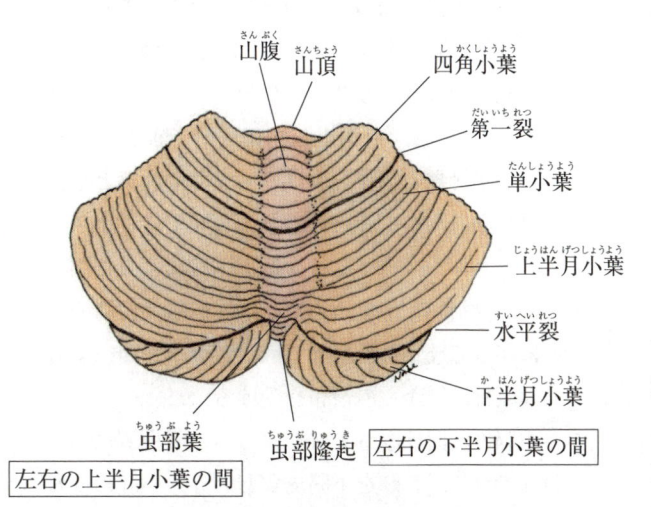

図6-40 小脳（背側面）

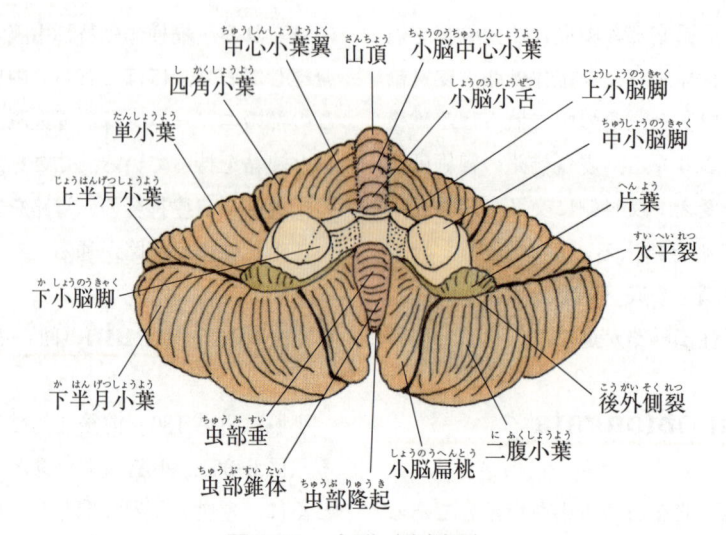

図6-41　小脳（腹側面）

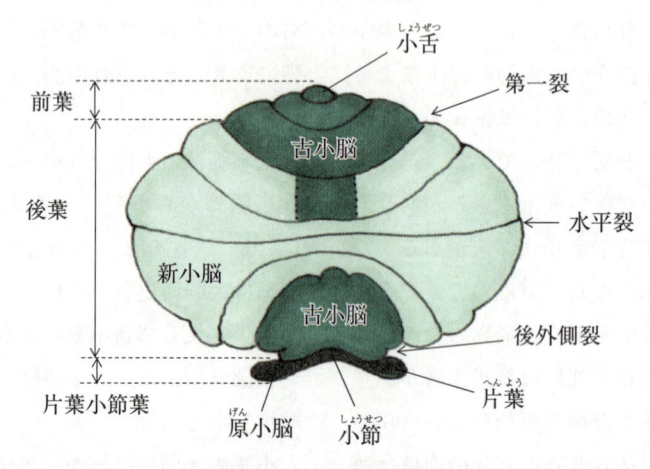

図中のラベル：中心小葉翼、山頂、小脳中心小葉、上小脳脚、四角小葉、小脳小舌、中小脳脚、単小葉、上半月小葉、片葉、水平裂、下小脳脚、後外側裂、下半月小葉、虫部垂、二腹小葉、虫部錐体、虫部隆起、小脳扁桃

図6-42　小脳の区分

図中のラベル：小舌、第一裂、前葉、古小脳、後葉、水平裂、新小脳、古小脳、後外側裂、片葉小節葉、原小脳、小節、片葉

しい部分が付け加わって発達してきた．これに従って，原小脳（前庭小脳），古小脳（脊髄小脳），新小脳（橋小脳）の3つの部分に分けられる（図6-42）．原小脳は前庭小脳路によって前庭神経核からの平衡覚の情報を受ける部分で，片葉と小節が原小脳に相当する．両者を合わせて片葉小節葉ともいわれる．古小脳は脊髄小脳路によって固有（深部）感覚の情報を受ける．新小脳は大脳の発達に伴って成長した部分で，皮質橋小脳路によって大脳新皮質からの情報を受ける．

小脳の表面は厚さ1mmぐらいの灰白質におおわれており，これを小脳皮質という．小脳の皮質は表面から分子層，神経細胞層（プルキンエ Purkinje 細胞），顆粒層の3層に分けられる（図6-43）．

小脳皮質の内部は白質で髄質と呼ばれ，これは小脳を正中断すると，全体として樹木のように見えることから，小脳活樹と呼ばれる（図6-36）．髄質は中に小脳核を含む．小脳核には室頂核，球状核，栓状核，歯状核がそれぞれ左右にある．

小脳核への線維は大部分，小脳皮質のプルキンエ細胞から出たものである．

① 新小脳の皮質から出た線維は歯状核に終わり，歯状核から出る線維は上小脳脚を通って反対側の赤核（小脳赤核路），視床（小脳視床路）および網様体に行く．

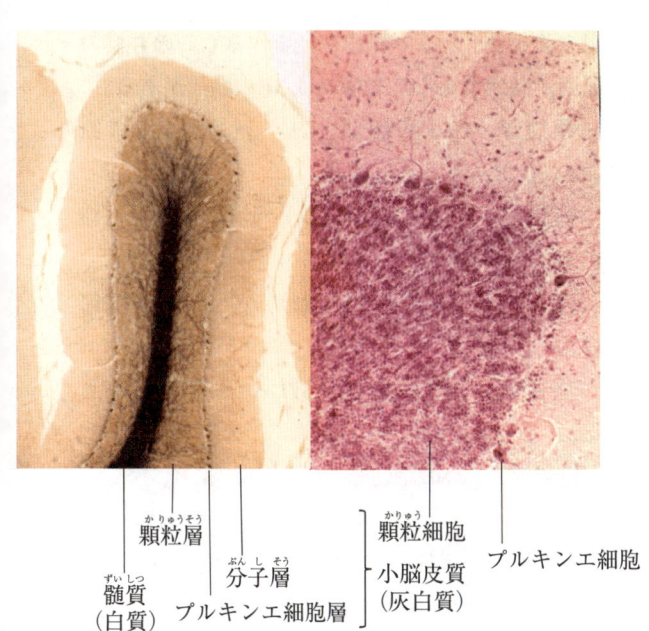

図6-43　小脳の組織（右左の写真）
　　　左：髄鞘染色，右：H・E染色

②古小脳の皮質からの線維は室頂核や球状核，栓状核に行き，さらに上小脳脚を通って，反対側の赤核や中脳の網様体に終わる．

③原小脳の皮質からの線維は大部分，室頂核に終る．室頂核から出る線維は下小脳脚を通り，前庭神経核に行く．室頂核からは頸髄のα運動ニューロンに行く線維もある．

　小脳は他の脳部位と共に働いて，さまざまな運動をうまく行わせる．例えば，歩くときにうまく姿勢を保ったり，曲がりくねった道を方向とスピードを変えながらうまく駆け抜けたり，食物を噛んで飲み込んだり，服を着る一連の動作をスムーズに行わせたりする．小脳には内耳から平衡覚の情報や，筋紡錘や腱器官などからの固有（深部）感覚など，さまざまな感覚情報が伝えられるが，これらを小脳で意識することはない．また，小脳から発せられる命令も意識に上ることはない．このように，小脳は無意識的に運動を制御している．

【オリーブ小脳路】
　延髄の錐体の外側にあるオリーブという膨らみの中には下オリーブ核がある．この核は，大脳皮質，赤核からの入力を受け，下オリーブ核からの線維は下小脳脚を通って小脳に行く（下オリーブ小脳路）．下オリーブ小脳路の神経線維を登上（とじょう）線維といい，プルキンエ細胞の樹状突起とシナプスする．

末梢神経

　中枢神経系である脳と脊髄に，感覚神経によって体の表面や内部，および外界からの情報が伝えられる．また，骨格筋には運動神経によって，平滑筋や心臓を構成する心筋，および腺には自律神経によって命令が伝えられる．

　運動神経を作っている運動ニューロンの細胞体は脳や脊髄の中にあり，その細胞体から出る長い突起（運動神経線維）が脳や脊髄の外に出て行き，骨格筋まで行く．

　感覚神経を作っている感覚ニューロンの細胞体は脳や脊髄の外にある．感覚ニューロンの細胞体が，脳と脊髄の外で集合部を作る場合，これを**感覚（知覚）神経節**と呼ぶ．体の隅々からの情報は，感覚神経節にある細胞体から出た突起（感覚神経線維）によって脳や脊髄に伝えられる．

　自律神経は2つの自律神経ニューロンが繋がって作られている．1つめのニューロンの細胞体は脳や脊髄の中にあり，もう1つは脳や脊髄の外にある自律神経節の中にある．

　一般に，我々が神経と呼んでいるのは，神経線維が束ねられたものである．神経には感覚神経線維だけが集まって作られるものや運動神経線維だけが集まって作られるものがある．また，感覚と運動の両方の神経線維が一つに束ねられた神経（混合神経）もある．自律神経線維は，単独で束ねられたり，感覚神経，運動神経あるいは混合神経と一緒に束ねられたりと，様々な走り方をする．

４ 脊髄神経

脊髄に出入りする末梢神経を脊髄神経 spinal nerve という（図6-4, 44）.
① 脊髄神経は前根と後根が合わさって作られる.
② 前根は脊髄の前柱にある運動ニューロンの細胞体から出る運動線維からなる.
③ 後根は感覚ニューロンの線維からなる．後根を作る感覚ニューロンの細胞体は脊髄節神経節（後根神経節）内にある．

髄節と脊髄神経（図6-45）

脊髄の成長と脊髄を容れる脊柱の成長は，脊柱の方が大きいため，脊髄の下端は成人では第1腰椎から第2腰椎の間である．したがって，胎児期には仙椎部分に位置していた仙髄は，成人では胸椎下部の位置にある．しかし，脊髄は胎児期にあった脊髄の位置により，上から頸髄，胸髄，腰髄，仙髄および尾髄にわけられる．

頸髄から仙髄はさらにいくつかの髄節に分けられる．

図6-5を見ると，脊髄の一定の範囲から出た前根や後根が，1つの脊髄神経を作る．この脊髄の範囲が髄節である．脊髄には31の髄節がある．

頸髄節 第1頸髄節（C1）から第8頸髄節（C8）まである．
胸髄節 第1胸髄節（T1）から第12胸髄節（T12）まである．
腰髄節 第1腰髄節（L1）から第5腰髄節（L5）まである．
仙髄節 第1仙髄節（S1）から第5仙髄節（S5）まである．
尾髄節 1つの尾髄節（Co）がある．

それぞれの髄節から左右の脊髄神経が出るので脊髄神経は次の31対あることになる．

頸髄 ⇒	頸神経	8対	C1～8
胸髄 ⇒	胸神経	12対	T1～12
腰髄 ⇒	腰神経	5対	L1～5
仙髄 ⇒	仙骨神経	5対	S1～5
尾髄 ⇒	尾骨神経	1対	Co

一般に脊髄神経は，隣接する椎骨間にある椎間孔を通って脊柱管の外に出る．頸椎は7つだけであるが，第1頸神経は頭蓋骨と第1頸椎の間を通り，第7頸椎と第1胸椎の間から第8頸神経が出る．第1胸神経は第1胸椎の下の椎間孔から出る．

脊髄神経を表すため，C, T, L, S がそれぞれ

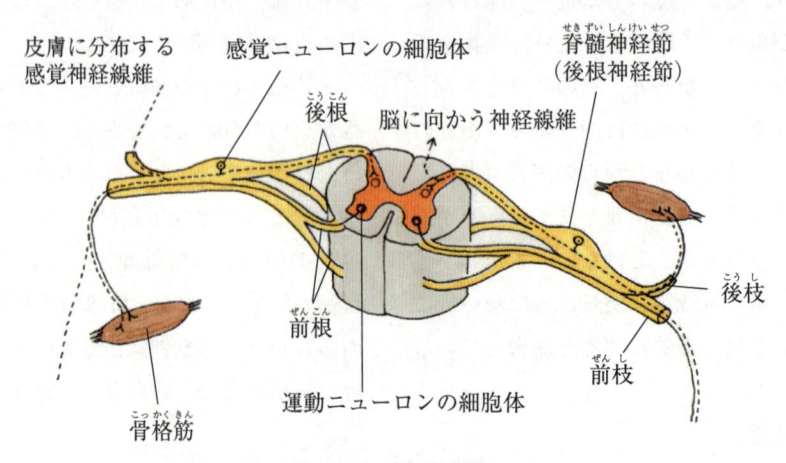

図6-44　脊髄神経

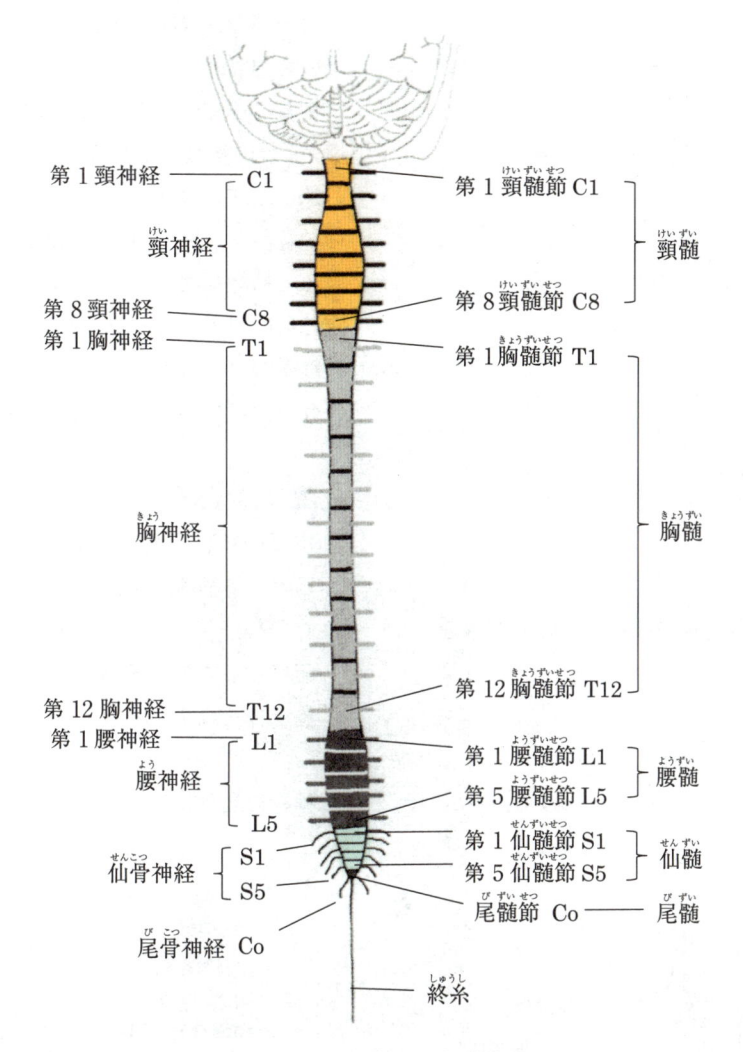

図 6-45　脊髄髄節と脊髄神経

頸，胸，腰，仙骨神経の代わりに使用される．例えば，C1は第1頸神経，S5は第5仙骨神経のことである．なお尾骨神経は1対だけであるのでCo（Coccygealの略）が尾骨神経を表す．

注：C，T，L，S，Coという記号は，椎骨，髄節，脊髄神経に共通して使用されるので，どれを示しているか注意が必要である．CoはCオーであって，Cゼロではない．

脊髄神経の前枝と後枝

脊髄神経は椎間孔を出るとすぐ2つの枝，脊髄神経前枝と後枝に分かれる（仙骨神経に関しては，脊柱管の中で前枝と後枝に分かれ，それぞれ前仙骨孔と後仙骨孔から出る）．後枝は背部の筋と皮膚を支配し，前枝は体幹の外側部と前部，そして四肢を支配する（図6-46）．

脊髄神経後枝は1本1本が独立して，一定の領域に分布する．これを分節的分布，あるいは分節的神経支配という．前枝も胸神経は大部分，分節的な分布を示すが，頸神経前枝や腰神経・仙骨神経の前枝は神経叢を形成する．

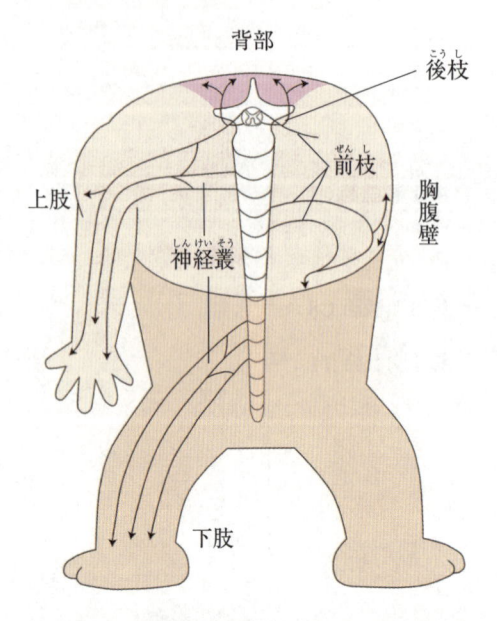

図6-46　脊髄神経前枝と後枝の分布領域

【神経叢】（図6-4，46）

ある神経を構成する神経線維の一部が，末梢で他の神経に入り込んだり，それぞれの神経から分かれた一部の神経線維が新しい神経を作ったりする場所を神経叢という．

神経は多くの神経線維が束ねられて作られている．1つの神経が，他の神経と交通することなく目的の組織に分布することもある．しかし，1つの神経から一部の神経線維が分かれ，他の神経と合して神経線維の再配列が起こることもある．特定の場所でまとまってこのようなことが起こると，神経が網の目のようにからみ合った状態となる．これを神経叢 nerve plexus と呼ぶ．

皮膚の神経支配領域（図6-47，48，49）

○ 皮膚の神経支配領域を示すには，皮節に従う場合と神経の名称に従う場合がある．

○ 脊髄神経後枝は神経叢を構成しないので，皮節に従った皮膚支配領域を示す．これは神経叢を作らない胸神経前枝についても同様である．

○ 神経の名称に従って皮膚支配領域を見る場合，

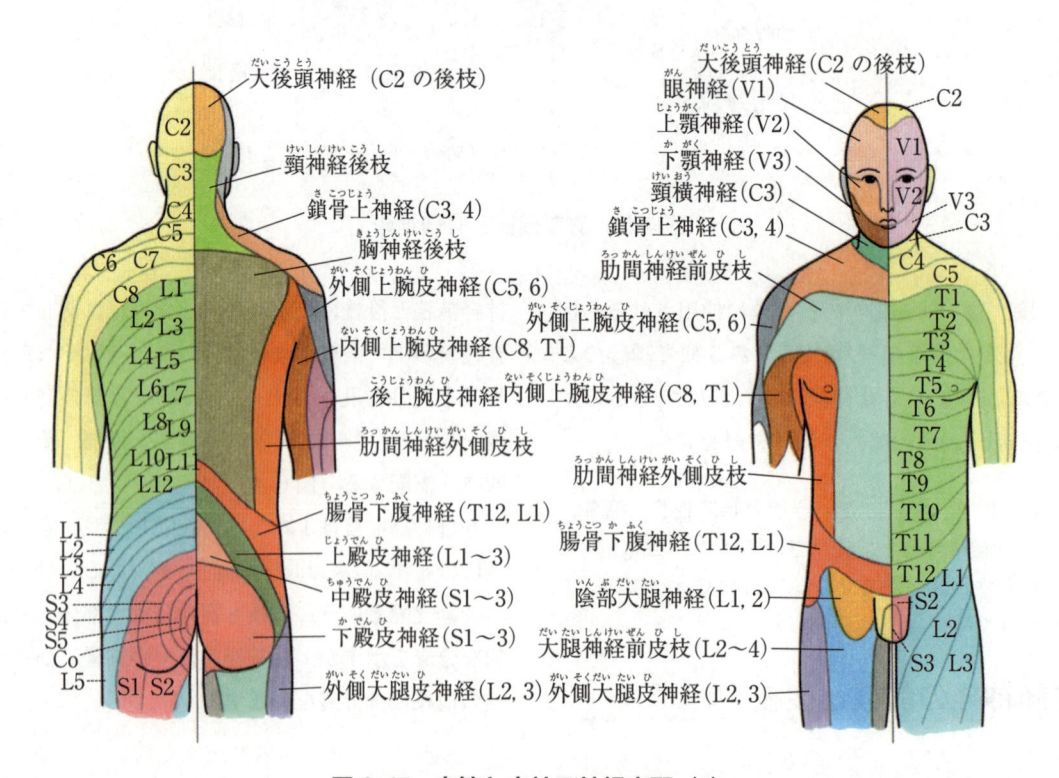

図6-47　皮節と皮枝の神経支配（1）

6 神経系 355

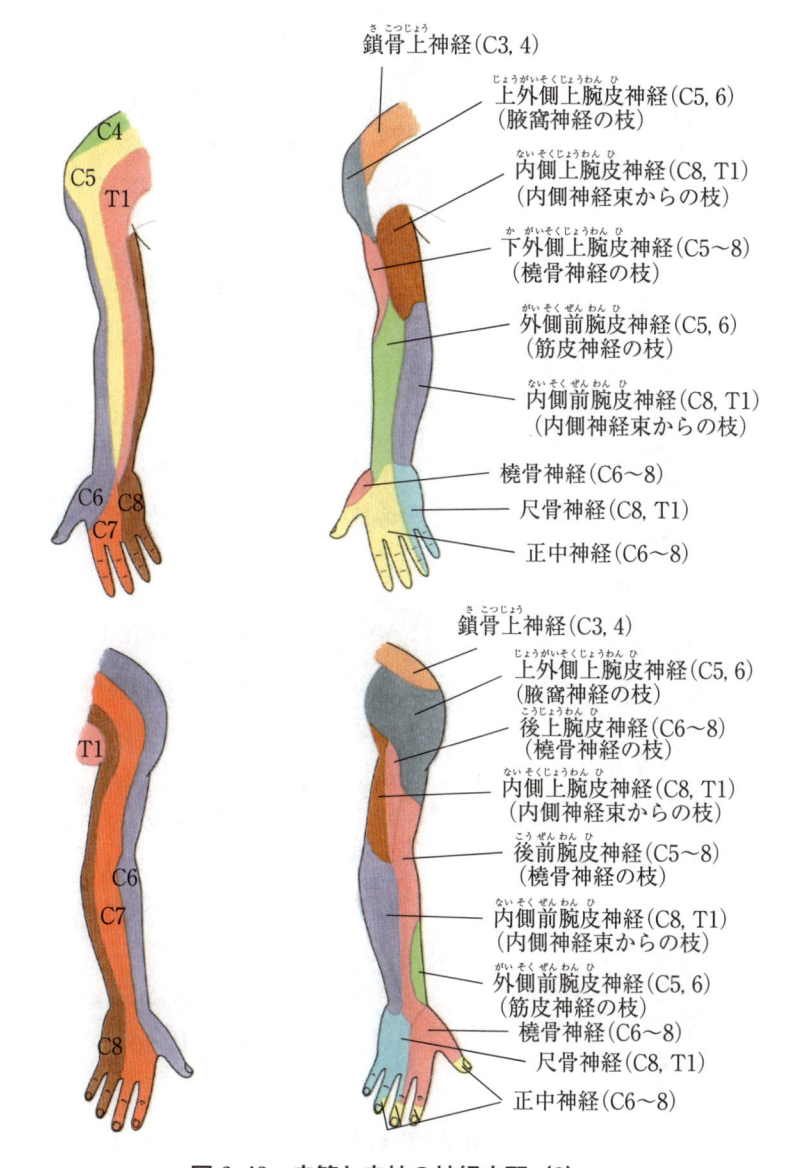

図 6-48 皮節と皮枝の神経支配（2）

特に四肢では皮節とかなり異なる．その理由は，脊髄神経叢より出る神経については，1つの神経にいくつかの髄節からでた（言い換えれば，いくつかの脊髄神経の）神経線維が混じっているからである．例えば，橈骨神経にはC5〜8とT1の線維が混じっている．

【皮節】dermatome（図 6-47〜49）
1つの脊髄神経に含まれる感覚線維によって支配されている皮膚の領域を指す．C1には皮膚に分布する感覚線維がないので，皮節の数は脊髄神経の数より1つ少ない30対である．

※各神経の皮膚支配領域に関しては，それぞれの神経のところで細かく述べることはせず，ここにまとめて図で示しておく．

脊髄神経後枝

後枝は，C1およびC2を除いて，一般に前枝

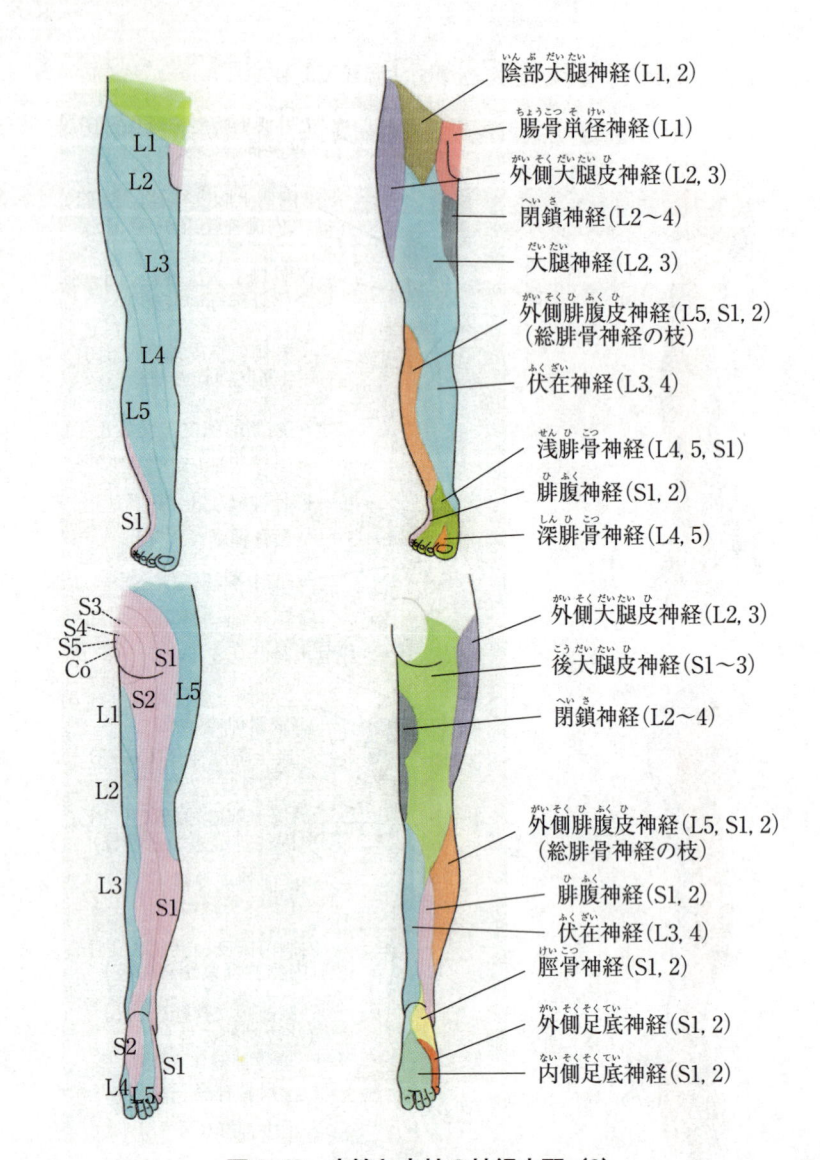

図 6-49 皮節と皮枝の神経支配（3）

よりも小さい．後枝は上下の横突起の間を通って（仙骨神経の後枝は後仙骨孔を通って）後方に向かい，頭の背部（項部）と体幹の背部の皮膚や筋に分布する．C1，S4，5 および Co を除いて，すべての後枝はさらに，内側枝と外側枝に分かれる．大部分の内側枝は筋と皮膚に分布する．外側枝は大部分，筋に分布するが，腰仙骨部では皮枝も出す．

【筋枝と皮枝】

1 つの神経は多くの枝に分かれる．枝のうち，骨格筋に分布するものを筋枝といい，皮膚に分布するものを皮枝という．皮枝の中で，特に太く長い場合，皮神経として特別に名前を付けることがある．

筋枝には運動神経線維の他に，感覚神経線維や自律神経線維（交感神経）も含まれている．皮枝には運動神経線維は含まれていない．

頸神経後枝

後頭下神経：C1 の後枝．この神経は皮枝を出さず，後頭下筋群に分布する．

大後頭神経：C2の後枝は，前枝よりはるかに大きく，若干の筋に枝を出すが，その内側枝は特に大後頭神経と呼ばれ，後頭部の皮膚に分布する（図6-47）．

第三後頭神経：C3の内側枝．C3～6の後枝では，内側枝は主として感覚性で皮膚に分布し，外側枝は主として運動性で項部（頸の背部）の筋を支配する．

C7, 8の後枝は，運動性で皮枝を出すことはまれである．

胸神経後枝

胸神経後枝はすべて内側枝と外側枝に分かれる．上位6対の胸神経後枝では，内側枝が皮枝を出すが，下位6対の胸神経後枝では，外側枝が皮枝を出す．筋枝は胸部の固有背筋を支配する．

腰神経後枝

上殿皮神経：上位3対の腰神経後枝の外側皮枝は上殿皮神経と呼ばれ，殿部の皮膚に分布する（図6-47）．L4とL5の後枝は皮枝を出さない．

仙骨神経および尾骨神経の後枝

中殿皮神経：上位3対の仙骨神経の外側枝は中殿皮神経と呼ばれ，仙骨後面の皮膚に分布する（図6-47）．S4と5およびCoは内側枝と外側枝に分かれることなく，互いに合して尾骨部の皮膚に分布する．

脊髄神経前枝

C1とC2を除き，前枝は後枝よりも大きい．胸神経を除いて，前枝は隣接のものが互いに枝を出して合流し，神経叢を作る．これには，頸神経叢，腕神経叢，腰神経叢，仙骨神経叢，尾骨神経叢がある．

頸神経叢 cervical plexus（図6-50）

C1～C4の前枝からなり，胸鎖乳突筋の深部にある．胸鎖乳突筋の後縁中部から皮下に出る小後頭神経（C2, 3），大耳介神経（C2, 3），頸横神経（C2, 3）および鎖骨上神経（C3, 4）はすべて，皮神経である．

【皮神経】

皮膚に分布する神経で，骨格筋に分布する運動神経線維は含まれていない．皮神経を構成する主な神経線維は感覚神経線維であるが，汗腺や平滑筋である立毛筋に分布する交感神経線維も含まれている．

頸神経ワナ ansa cervicalis

ワナとはループを意味する．頸神経ワナとは，C1の枝である上根と，C2とC3の枝である下根とが作るループのことである．頸神経ワナの上根となるC1の枝は，しばらくの間，舌下神経と共通の被膜に包まれて走る．舌骨下筋群とオトガイ舌骨筋を支配する．

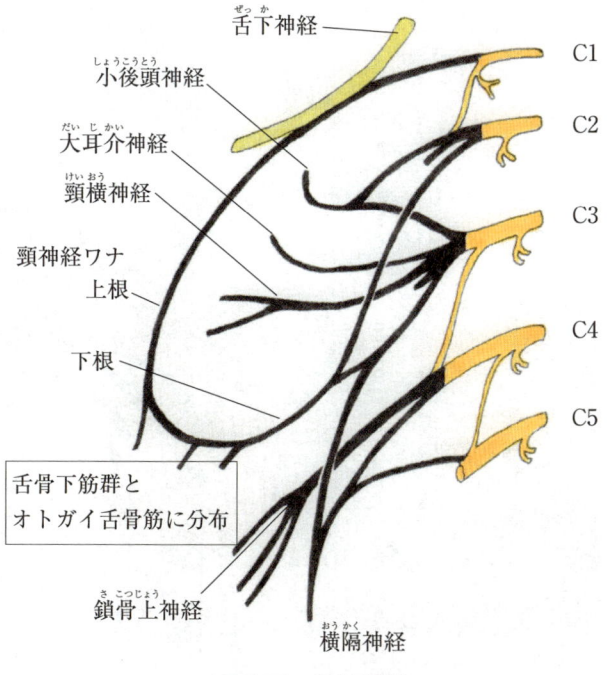

図6-50 頸神経叢

横隔神経 phrenic nerve

　横隔膜を支配する運動枝のほか，胸膜，心膜，腹膜に感覚枝を出す．横隔神経は主として C4 から起こり，C3 と C5 の一部がこれに加わる．C5 の一部が鎖骨下筋への神経からの枝として出る場合があり，これを副横隔神経という．

副神経との交通枝

　副神経は，胸鎖乳突筋と僧帽筋を支配する第11脳神経である．C2 の枝が副神経の胸鎖乳突筋に行く線維に合する．また C3 と C4 の枝が僧帽筋に行く線維に合する．

　上記以外に次のような筋を支配する枝を出す．
　前頭直筋および外側頭直筋　C1, 2
　頭長筋　C1〜3
　頸長筋　C2〜6
　肩甲挙筋　C3, 4
　中斜角筋　C3〜8

腕神経叢 brachial plexus（図6-51, 52）

　C5〜C8 の前枝と T1 の前枝の大部分からなる．これら前枝は，前斜角筋と中斜角筋の間（斜角筋隙）に位置しており，神経叢の範囲は頸から腋窩にまで及んでいる．

　腕神経叢から出る神経は主として，上肢および上肢帯の筋と皮膚を支配する．その他，頸部で頸長筋と斜角筋群への枝を，椎間孔を出てすぐに出す．腕神経叢から出る神経には，他の脊髄神経と同様に血管の平滑筋や皮膚の汗腺，立毛筋などに分布する交感神経線維も含まれている．

腕神経叢の構成（図6-52）

　C5〜C8 と T1 の前枝（腕神経叢の根と呼ばれる）は，前斜角筋と中斜角筋の間（斜角筋隙）を通る部位で神経幹を作る．次いで腋窩動脈の周囲に神経束を作る．

1　神経幹

　C5 と C6 の前枝が合して上神経幹を作る．C7 の前枝は単独で中神経幹を作る．C8 と T1 の前枝が合して下神経幹を作る．各神経幹は前枝と後

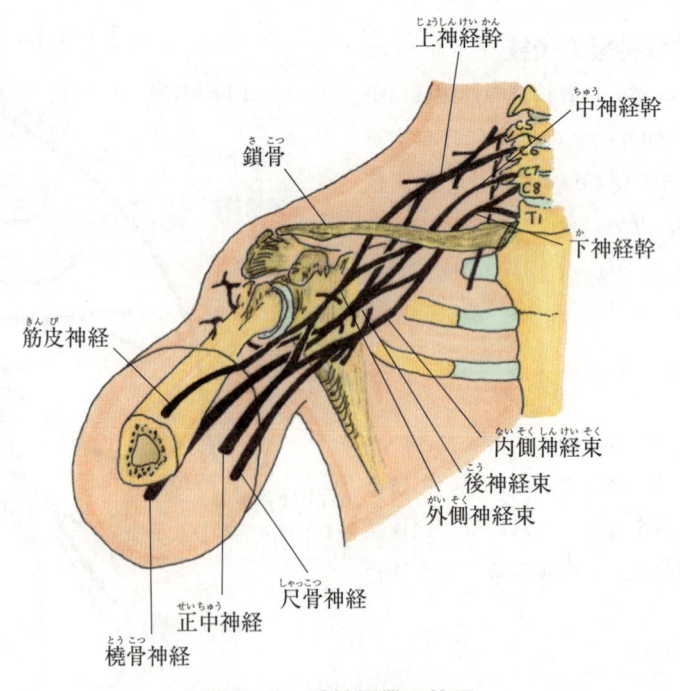

図 6-51　腕神経叢の位置

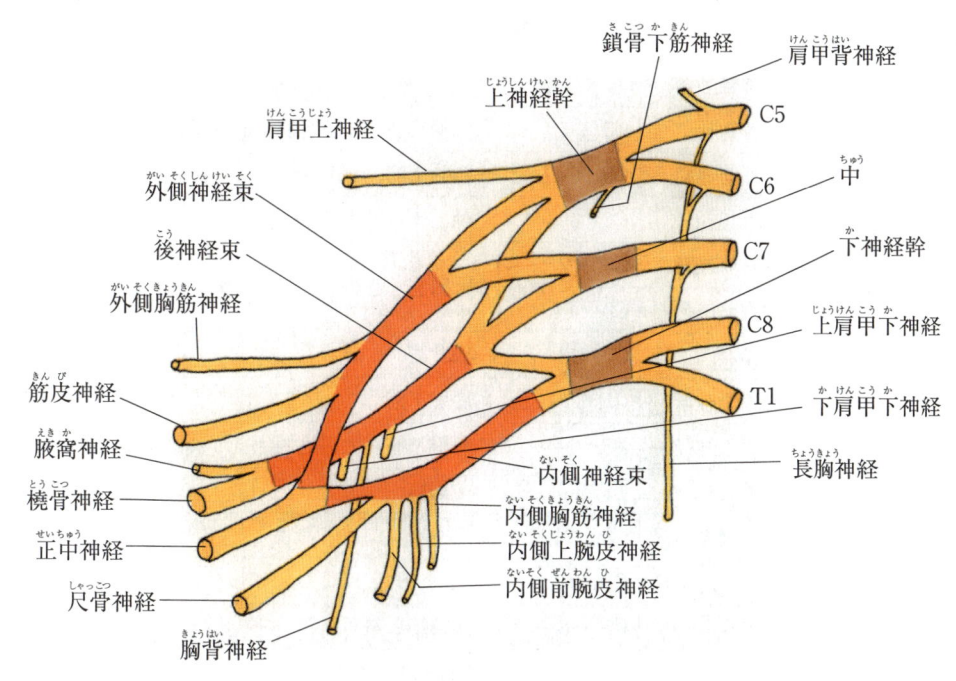

図 6-52 腕神経叢

枝に分かれるが，それぞれの前枝は上肢の前部（屈側）を，後枝は後部（伸側）を支配する．

2 神経束

上・中・下の神経幹は鎖骨の後ろで，それぞれ前枝と後枝に分かれる．3本の後枝は合して，後神経束を作る．上および中神経幹の前枝は合して，外側神経束を作る．下神経幹の前枝は，内側神経束となる（ここで，神経束の後，外側および内側は，腋窩動脈に対する各神経束の位置を意味している）．

後神経束は，C5〜T1から上肢の後部に行くすべての線維を含む．外側神経束はC5〜C7から上肢の前部に行く線維よりなる．内側神経束はC8〜T1から上肢の前部に行く線維よりなる．

腕神経叢の枝

腕神経叢から出る神経と，それらの神経が支配する筋を表6-1に示す．頸長筋および斜角筋群を支配する神経には特別の名称はない．

なお，筋皮神経，腋窩神経，橈骨神経，正中神経，尺骨神経については（図6-53〜57）に示す．

筋皮神経 musculocutaneous nerve（図6-53）

外側神経束より出る．筋皮神経は烏口腕筋を貫き，上腕二頭筋と上腕筋の間を走る．この間に烏口腕筋，上腕二頭筋と上腕筋に枝を出す．さらにこの神経は，肘関節の直前で皮下に出て，外側前腕皮神経となり，前腕外側の皮膚を支配する．

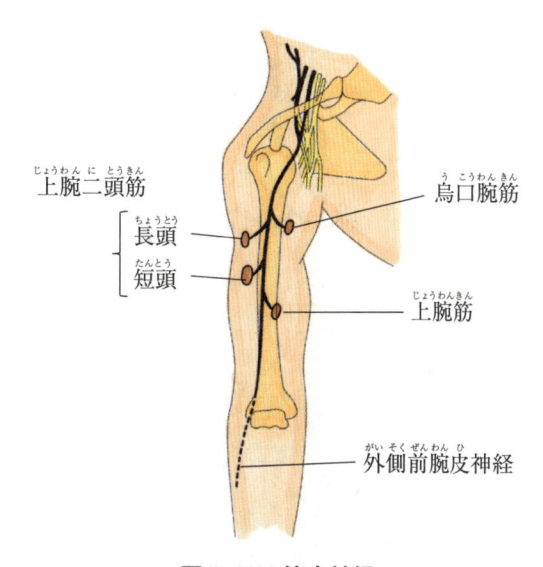

図 6-53 筋皮神経

表 6-1 腕神経叢の枝と支配筋

神経名	髄節	支配する筋
肩甲背神経	C5	大菱形筋，小菱形筋，肩甲挙筋
鎖骨下筋神経	C5, 6	鎖骨下筋
肩甲上神経	C5, 6	棘上筋，棘下筋
外側胸筋神経	C5～7	大胸筋と小胸筋
内側胸筋神経	C8, T1	
胸背神経	C6～8	広背筋
上肩甲下神経	C5, 6	肩甲下筋
下肩甲下神経	C5, 6	肩甲下筋，大円筋
長胸神経	C5, 6, (7)	前鋸筋
内側上腕皮神経	C8, T1	―
内側前腕皮神経	C8, T1	―
（名称なし）	C5～8	頸長筋と斜角筋
筋皮神経	C5～7	図6-53を参照
正中神経	C5～T1	図6-56を参照
尺骨神経	C(7), 8, T1	図6-57を参照
橈骨神経	C5～T1	図6-55を参照
腋窩神経	C5, 6	図6-54を参照

腋窩神経 axillary nerve（図6-54）

後神経束より起こる．外側腋窩隙を通って，上腕後面に出る．小円筋と三角筋への筋枝を出した後，上外側上腕皮神経となる．上外側上腕皮神経は三角筋の下半分を覆う皮膚を支配する．

橈骨神経 radial nerve（図6-55）

橈骨神経は，後神経束の延長である．腕神経叢から出る最大の神経である．上腕および前腕後面の皮膚や筋を支配する．手では皮膚の一部を支配する．

腋窩を出た後，上腕深動脈と伴行して，大円筋の下縁を通り，上腕骨の内側から後面にまわる．後面では上腕三頭筋の内側頭と外側頭の間，すなわち上腕骨の橈骨神経溝に沿って斜め下方に走る．橈骨神経は肘のやや上方で外側筋間中隔を貫き，上腕筋と腕橈骨筋の間で外側上顆の前を走り，浅枝と深枝に分かれる．

浅枝は深枝に比べて小さく，皮膚に分布する枝

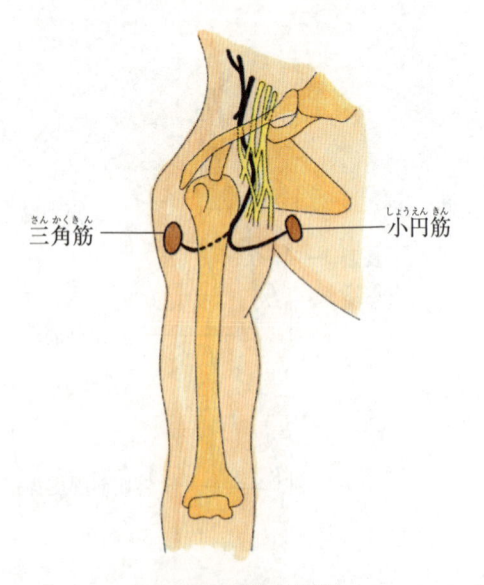

図6-54 腋窩神経（三角筋，小円筋）

正中神経 median nerve（図6-56）

　外側神経束と内側神経束からの枝が合してつくられる．正中神経は上腕では枝を出さない．前腕では，前面の大部分の筋を支配する．手では筋および皮膚の一部を支配する．

　腋窩から上腕に入った正中神経は上腕動脈の外側に位置する．途中，正中神経が上腕動脈の前を横切るので，肘窩では上腕動脈の内側に位置するようになる．

　肘窩から円回内筋の2頭（上腕骨頭と尺骨頭）の間を通って前腕に出る．次に浅指屈筋と深指屈筋の間を下行する．屈筋支帯の近くで正中神経は掌枝を出す．これは屈筋支帯の上を越えて，手掌の正中部と母指球の皮膚に分布する．

　正中神経は屈筋支帯の下を，すなわち手根管を通り，手掌に入った所で，筋枝と3本の総掌側指神経に分かれる．

　筋枝は母指球の筋のうち短母指屈筋浅頭，短母指外転筋と母指対立筋を支配する．総掌側指神経は母指側から第1，第2，第3と名づけられる．第1および第2総掌側指神経の枝が第1と第2の虫様筋を支配する筋枝を出すほかは，指の皮膚に

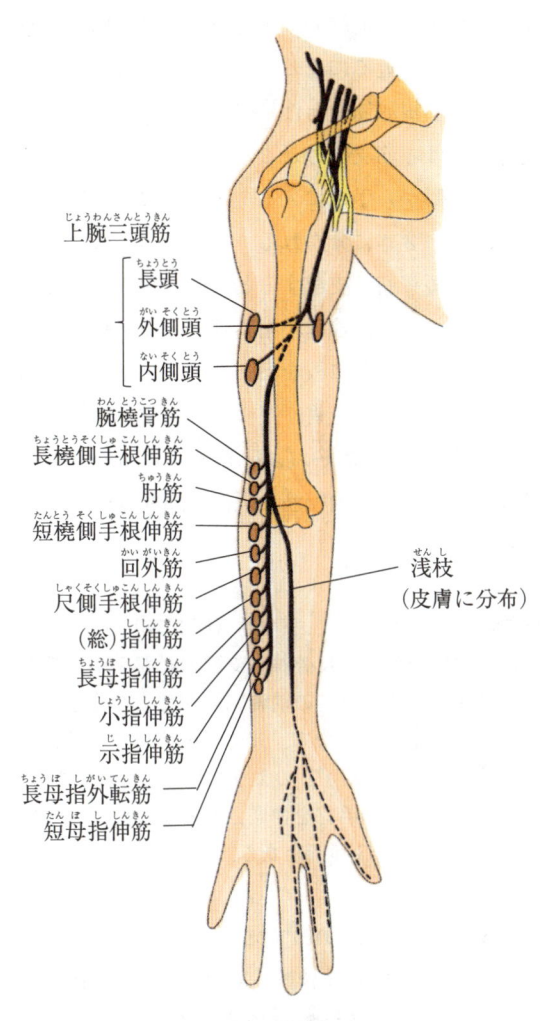

図6-55　橈骨神経

で，筋枝をもたない．腕橈骨筋の停止腱の下部をくぐり，前腕後面の皮下に現れた浅枝は，伸筋支帯の上を通り，手の皮膚に分布する．なお，前腕後面の皮膚を支配する後前腕皮神経は，上腕部で橈骨神経から分かれる．

　深枝は浅枝に比べて大きく，皮膚には分布しない．外側上顆で，回外筋の浅層と深層の間を通り，前腕背側に達する．ついで前腕伸筋の浅層と深層の間を後骨間動脈に沿って走る．これより遠位では長母指外転筋の上を下行する．深枝は手には入らない．なお，後骨間神経という名が，橈骨神経深枝に用いられることがある．

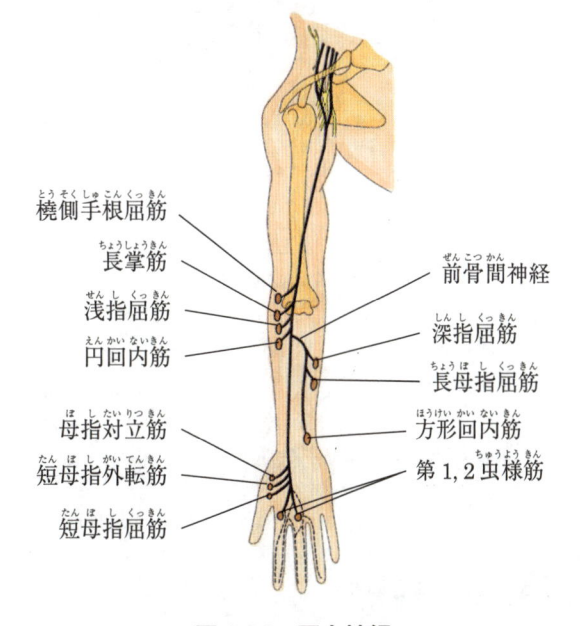

図6-56　正中神経

分布する．少し元に戻るが，正中神経が円回内筋の2頭の間を通る際に，前骨間神経を分枝する．これは前腕骨間膜の前面に沿って，長母指屈筋と深指屈筋の間を前骨間動脈と共に手首の直前まで下行し方形回内筋に達する．

尺骨神経 ulnar nerve（図6-57）

内側神経束より起こる最大の神経である．前腕で一部の筋を支配する．手では大部分の筋と皮膚の一部を支配する．

腋窩から上腕に入った尺骨神経は，上腕の上半分では上腕動脈の内側を走る．上腕中部で内側上腕筋間中隔を貫き，上腕三頭筋内側頭の前面を下行する．上腕下部で尺骨神経は，上腕骨内側上顆と肘頭の間から，尺骨神経溝を通って前腕に出る．尺骨神経は上腕で枝を出さない．

尺骨神経溝を通った後，尺側手根屈筋の上腕骨頭と尺骨頭の間を通り，前腕に入る．尺骨神経は前腕の内側を下行する．肘では肘関節の尺側側副靱帯と交叉し，ついで尺側手根屈筋と深指屈筋の間を下行する．前腕の下半では，尺骨動脈と伴行する．手首の近くになると，尺骨神経は皮下に現れ，尺側手根屈筋腱と浅指屈筋腱の間に位置する．尺骨神経は屈筋支帯のところで尺骨管を通り，豆状骨の橈側から手掌に入る．手掌で尺骨神経は浅枝と深枝の2本に分かれる．

浅枝は短掌筋を支配すると共に，手の皮膚の一部に分布する．深枝は小指外転筋と短小指屈筋の間を通り，これらに枝を出した後，小指対立筋に枝を出して，これを貫く．ついで深掌動脈弓に伴行し，第3，4虫様筋および掌側と背側の骨間筋に枝を出し，母指内転筋と短母指屈筋深頭を支配する．

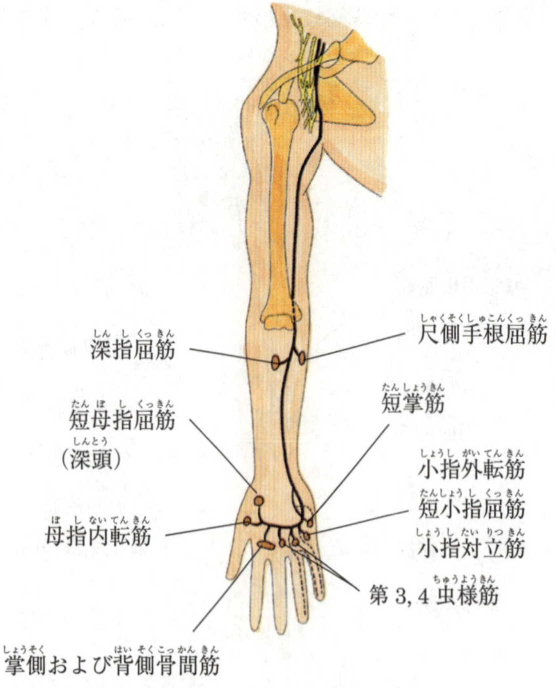

■参考■ 猿手，鷲手，下垂手（図6-58）

正中神経麻痺では尺骨神経支配の尺側手根屈筋と深指屈筋の尺側頭以外の前腕屈筋が使えなくなるためAのような猿手となる．尺骨神経麻痺では骨間筋や虫様筋の萎縮によりBのような鷲手となる．また，橈骨神経麻痺では手首を伸展させることができないため，Cのような下垂手となる．

胸神経 thoracic nerves

12対の胸神経の前枝は，T1の大部分が腕神経叢に，T12の一部が腰神経叢に参加する以外，神経叢を構成しない（図6-59）．

肋間神経 intercostal nerve 上位11対の胸神経前枝は，肋骨と肋骨の間を走るので肋間神経と呼ばれる．

さらに上位6対の肋間神経は胸壁に限局するので胸肋間神経といわれる．胸肋間神経は，それぞれが走行する肋間の内・外肋間筋，肋下筋，上後鋸筋，胸横筋を支配する．第7～11肋間神経は，胸壁から腹壁に及ぶので胸腹肋間神経といわれる．胸腹肋間神経は，それぞれの神経が走行する内・外肋間筋，肋下筋，下後鋸筋，腹横筋，内・外腹斜筋，腹直筋を支配する．

肋下神経 subcostal nerve 第12胸神経前枝は，第12肋骨の下にあるので，肋下神経と呼ばれる．

図6-57 尺骨神経

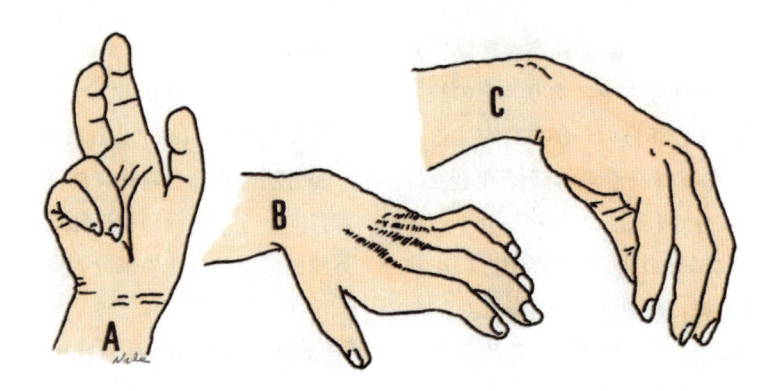

図 6-58　猿手（A）・鷲手（B）・下垂手（C）

肋下神経は下位の胸腹肋間神経と同様の分布を示すほか，錐体筋に枝を出す．

肋間神経（図6-59），肋下神経の皮枝

外側皮枝と前皮枝がある．胸肋間神経の外側皮枝は，外肋間筋と内肋間筋を貫いたのち前枝と後枝に分かれる．

第2肋間神経の外側皮枝は肋間上腕神経といわれ，腋窩を通り，上腕内側で内側上腕皮神経と交通する．前皮枝は胸骨の側縁で内肋間筋と大胸筋を貫き，短い内側枝と長い外側枝に分かれる．

胸腹肋間神経の外側皮枝は前枝と後枝に分かれる．前皮枝は腹直筋鞘の前葉を貫き，短い内側枝と比較的長い外側皮枝に分かれる．腹部前面の皮膚に分布する．

肋下神経，すなわちT12の前枝は第12肋骨の下縁に沿って走り，大きな外側皮枝は，内腹斜筋と外腹斜筋を貫き，腸骨稜を越えて殿部の皮膚に分布する．乳腺は，第2〜6肋間神経前皮枝により支配されている．

腰神経叢 lumbar plexus（図6-60）

腰神経叢はL1〜L3の前枝とL4の前枝の一部からなる．約50％の例では，T12の前枝（肋下

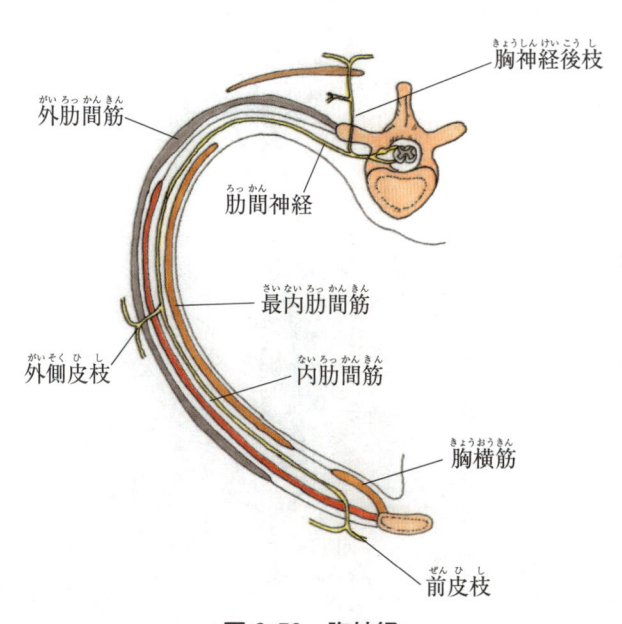

図 6-59　胸神経

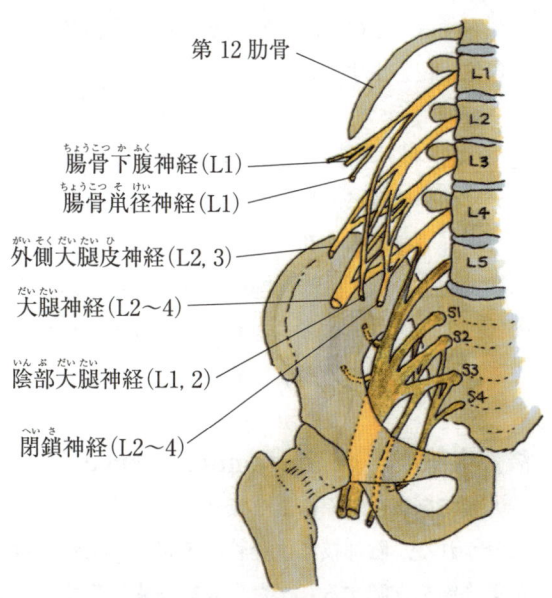

図 6-60　腰神経叢
下半分は仙骨神経叢．

神経）の一部がL1に入り，腰神経叢の構成に参加する．腰神経叢は大腰筋の中にあり，その枝は腹壁下部，外陰部および下肢の一部に分布する．L1の前枝は普通，肋下神経から神経線維を受けた後，上枝と下枝に分かれる．上枝は腸骨下腹神経と腸骨鼠径神経に分かれる．下枝はL2の小枝と合して陰部大腿神経になる．

L2前枝の大部分とL3，L4前枝はそれぞれ小さな腹側枝と大きな背側枝に分かれる．それぞれの腹側枝は合して閉鎖神経を，背側枝は大腿神経と外側大腿皮神経を形づくる．L4前枝の一部は，L5前枝と合して腰仙骨神経幹となる．このものは仙骨神経叢の形成に参加する．腰神経叢の枝を要約すると次の通りである．これらの腰神経叢から出る枝で最も重要であるのは，大腿神経と閉鎖神経である．

腸骨下腹神経 iliohypogastric nerve

大腰筋の外側縁上部から現れ，腰方形筋の前を下外方に向かって横切る．ついで腹横筋を貫き，腹横筋と内腹斜筋の間で外側皮枝と前皮枝に分かれる．外側皮枝は殿部の皮膚に分布する．前皮枝は外腹斜筋を浅鼠径輪の上で貫き，下腹部の皮膚に分布する．この神経は筋枝として，腹横筋，内腹斜筋に枝を出す．

腸骨鼠径神経 ilioinguinal nerve

大腰筋外側縁で腸骨下腹神経のすぐ下より現れる．男性では精索と共に浅鼠径輪を通って，大腿内側上部の皮膚，陰嚢前部の皮膚に分布する．女性では子宮円索に伴って走り，大腿内側上部の皮膚，恥丘，大陰唇の皮膚に分布する．

陰部大腿神経 genitofemoral nerve

大腰筋を貫き，その上を走り，陰部枝と大腿枝に分かれる．陰部枝は鼠径管内を走り，男性では精巣挙筋を支配する，また皮枝を陰嚢に出す．大腿枝は鼠径靱帯の下を通り，大腿前面の皮膚に分布する．

外側大腿皮神経 lateral femoral cutaneous nerve

腸骨筋の表面を斜めに前下方に下り，上前腸骨棘に向かう．鼠径靱帯外側端の下を通り，大腿の外側面に出て，その部分の皮膚に分布する．

閉鎖神経 obturator nerve （図6-61）

大腰筋の中を下行し，この筋の内側縁より現れる．ついで仙腸関節の前を横切り，内腸骨動静脈と尿管の外側を走り，骨盤腔に入る．それから，内閉鎖筋の上面を閉鎖動静脈に伴って走り，閉鎖孔の閉鎖管を通って大腿内側に出る．大腿に出ると前枝と後枝に分かれる．閉鎖神経は外閉鎖筋と大腿の内転筋群（恥骨筋，薄筋，長内転筋，短内転筋，大内転筋）を支配し，大腿内側面の皮膚に分布する．

注：約1～2割の例で，副閉鎖神経の見られることがある．

大腿神経 femoral nerve （図6-62）

大腿神経は腰神経叢の最大の枝である．大腰筋を貫き，大腰筋と腸骨筋の間の溝を下行しながら，

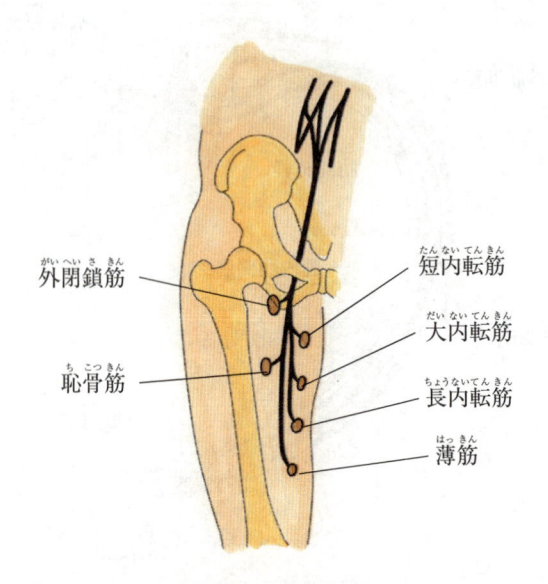

図 6-61　閉鎖神経

図6-62 大腿神経

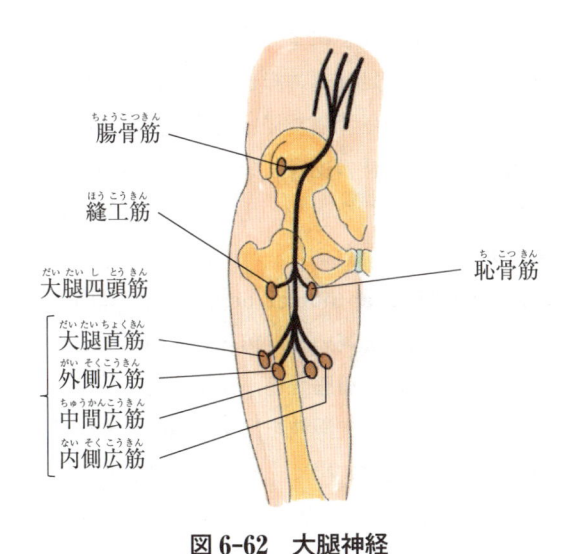

腸骨筋に枝を出す．ついで鼠径靱帯の下を通り大腿前面に出る．大腿三角で大腿神経は数多くの枝に分かれる．筋枝は縫工筋，大腿四頭筋と恥骨筋を支配する．皮枝は大腿前面および下腿と足の内側半分に分布する．この皮枝のうち，下腿と足の内側半分に分布する枝は伏在神経と呼ばれ，大腿神経の最大の枝となっている．

注：恥骨筋は閉鎖神経と大腿神経によって支配されている．

仙骨神経叢 sacral plexus（図6-63）

仙骨神経叢は骨盤後壁の前面から大坐骨孔にかけて存在する．仙骨神経叢はL4, 5, S1〜4の前枝からなる．L4の前枝の一部は腰神経叢に入るが，残りのL4前枝とL5の前枝が合したものを，腰仙骨神経幹という．

坐骨神経 sciatic nerve（図6-64, 65）

人体中最大の神経である．足と下腿のほとんどの皮膚，大腿後面の筋，下腿と足のすべての筋に分布する．大坐骨孔で梨状筋の下（梨状筋下孔）を下殿神経と共に通って殿部に出て大腿後面に行く．坐骨神経は，もともと2つの神経が1つに束ねられたものである．これが2つの神経，すなわち総腓骨神経と脛骨神経に分かれる位置は大坐骨孔から膝窩までさまざまである．仙骨神経叢の構

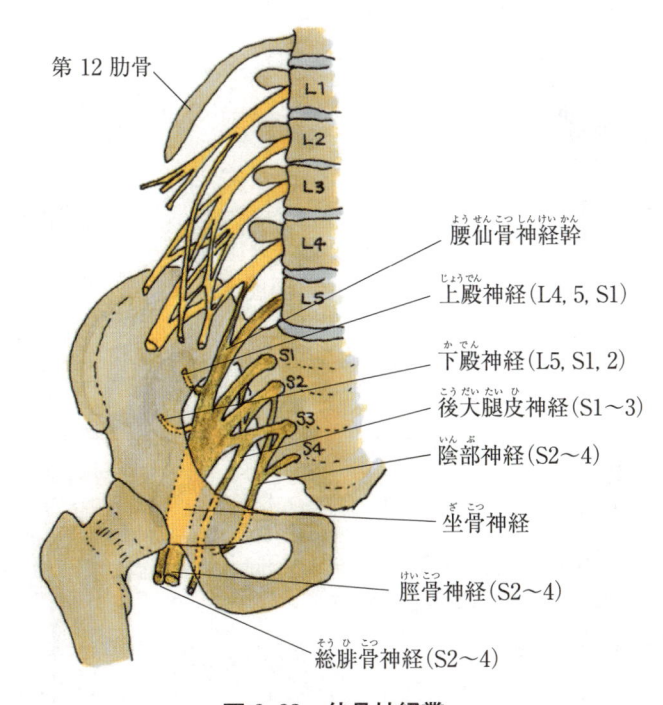

図6-63 仙骨神経叢
上半分は腰神経叢．

成に参加する神経はS4を除き，すべて前部と後部に分かれるが，総腓骨神経はL4からS2までの前枝の後部より構成され，脛骨神経はL4からS3までの前枝の前部より構成される．

坐骨神経の大腿部での枝はハムストリングス（大腿屈筋群）と大内転筋への枝である．ハムストリングスへの枝のうち，大腿二頭筋短頭を除いては，坐骨神経の脛骨神経部分からの枝である．大腿二頭筋短頭は総腓骨神経部分からの枝によって支配されている．多くの場合，坐骨神経は膝窩の上方で総腓骨神経と脛骨神経に分かれる．

総腓骨神経 common fibular nerve（図6-64）

大腿二頭筋腱に沿って下り，腓骨頭の後ろに達する．腓骨頭の後ろから外側にまわり，長腓骨筋を貫き，腓骨の前面に出る．長腓骨筋に入った所で総腓骨神経は，浅腓骨神経と深腓骨神経に分かれる．総腓骨神経は，浅および深腓骨神経に分かれる前に外側腓腹皮神経を分枝する．

浅腓骨神経 superficial fibular nerve　長趾伸筋と長短腓骨筋の間を下行し，この間に長腓骨筋と短腓骨筋に筋枝を出す．そののち下腿の1/3で皮下に出，内側足背皮神経と中間足背皮神経とに分かれる．内側足背皮神経は足首の前面に出，下腿前面下部と足背の皮膚に分布する．中間足背皮神経は足背外側部を下り，足と足趾の外側部の皮膚に分布する．

深腓骨神経 deep fibular nerve　長腓骨筋と長趾伸筋の起始部を貫いて，前脛骨筋の外側を下行する．この間に，前脛骨筋，長趾伸筋，長母趾伸筋，第三腓骨筋に支配枝を出す．深腓骨神経は足首の前面から足背に出て，短趾伸筋に筋枝を，皮枝を第一趾と第二趾の対向する部に出す．第1および第2背側骨間筋に小さな筋枝を出す場合もある．

脛骨神経 tibial nerve（図6-65）

大腿部で坐骨神経の脛骨神経成分として，ハムストリング筋に支配枝を出す．膝窩の上部で坐骨神経より分かれる．脛骨神経は，総腓骨神経より約2倍太い．膝窩をまっすぐ下行し，膝窩筋の上を通り，腓腹筋の両頭の間でヒラメ筋腱弓の下を通る．

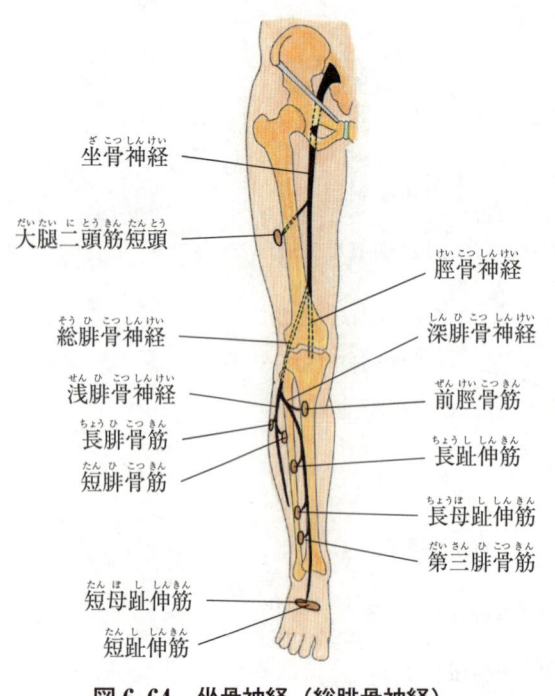

図6-64　坐骨神経（総腓骨神経）

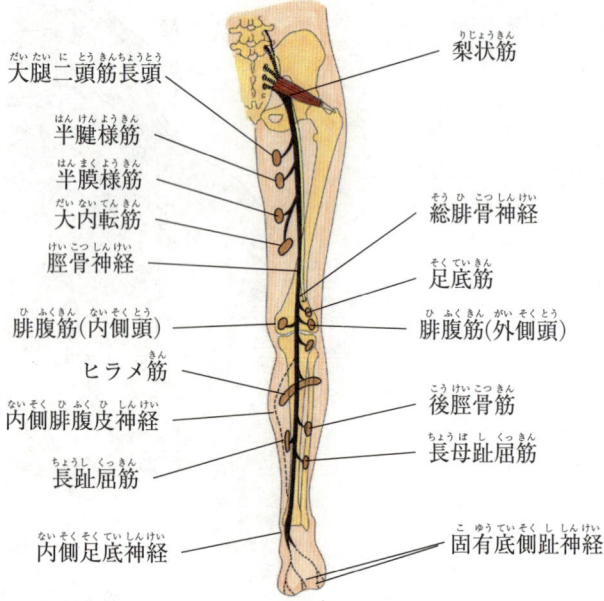

図6-65　坐骨神経（脛骨神経）

膝窩で脛骨神経は，筋枝として腓腹筋の両頭と足底筋，ヒラメ筋，膝窩筋に筋枝を出し，皮枝として内側腓腹皮神経を出す（注を参照）．ヒラメ筋より深部を下行する脛骨神経は，下腿上部では後脛骨筋の後面に，下腿下部では脛骨の後面に位置し，足根まで達する．ここから脛骨神経は内果の後方を，長趾屈筋腱と長母趾屈筋腱の間を通り，足底に入る．内果の後方で内側と外側の足底神経に分かれる．膝窩より下で，ヒラメ筋，長趾屈筋，長母趾屈筋，後脛骨筋へ筋枝を出す．

内側足底神経 medial plantar nerve（図 6-66）
外側足底神経よりも太い．母趾外転筋の深層で，この筋と短母趾屈筋の間を前方に走る．内側足底神経は中足骨の底近くで3本の固有底側趾神経となる．3本に分かれる前に，内側足底神経は母趾外転筋，短趾屈筋，短母趾屈筋への筋枝と，足底後内側部の皮膚へ皮枝を出す．第1固有底側趾神経からの小枝は第1虫様筋に行く．

外側足底神経 lateral plantar nerve（図 6-66）
母趾外転筋の深部から前外方に，短趾屈筋と足底方形筋の間を走り，ついで短趾屈筋と小趾外転筋の間を通り，浅枝と深枝とに分かれる．浅枝は足底および小趾の外側縁に分布する皮神経となる．外側足底神経は内側足底神経に支配されていない残りすべての足底筋と短母趾屈筋に筋枝を出す（短母趾屈筋は，内側および外側足底神経で支配されている）．

注：内側腓腹皮神経は膝窩部で総腓骨神経から分枝する外側腓腹皮神経からの交通枝と結合することにより，腓腹神経となる．腓腹神経は下腿後面の皮膚に分布し，外果の下で前方に向かい，外側足背皮神経となる．外側足背皮神経は，足および小趾の外側の皮膚に分布する．

陰部神経 pudendal nerve
陰部神経は，骨盤内から梨状筋下孔を通り殿部

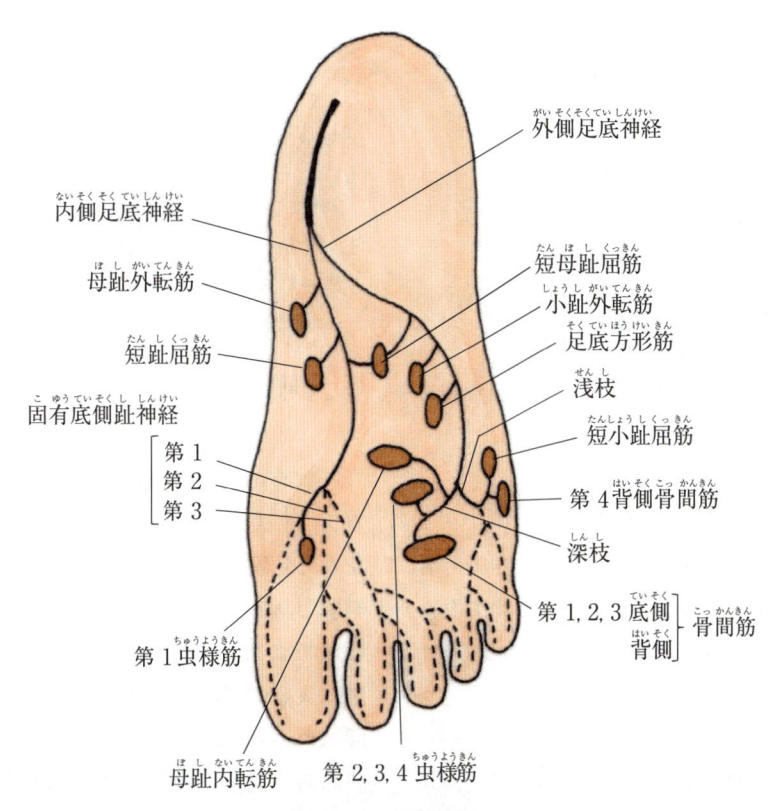

図 6-66　足底神経

に出る．ついで小坐骨孔から坐骨直腸窩に入る．陰部神経はすべての会陰の筋を支配し，会陰部の皮膚に皮枝を出す．この神経が麻痺すると，尿道括約筋や外肛門括約筋の不全により，尿や便の失禁をきたす．

上殿神経 superior gluteal nerve

梨状筋の上で大坐骨孔（梨状筋上孔）を通って骨盤を出，小殿筋，中殿筋，ならびに大腿筋膜張筋に分布する．

下殿神経 inferior gluteal nerve

梨状筋の下で大坐骨孔（梨状筋下孔）を通り，大殿筋に分布する．

後大腿皮神経 posterior femoral cutaneous nerve

会陰の皮膚と大腿および下腿後面の皮膚に分布する．梨状筋の下で大坐骨孔（梨状筋下孔）を通り，骨盤腔を出る．

梨状筋に行く神経

梨状筋の前面からこの筋に入る．

骨盤隔膜に行く神経

肛門挙筋および尾骨筋に分布する．

大腿方形筋と下双子筋に行く神経

この神経は坐骨神経の深部に沿って大坐骨孔を出て，これらの筋に分布する．

内閉鎖筋と上双子筋に行く神経

梨状筋の下で大坐骨孔（梨状筋下孔）を通り骨盤を出る．上双子筋に枝を出した後，小坐骨孔から再び骨盤に入り，内閉鎖筋に行く．

穿通皮枝

仙結節靱帯と大殿筋下部を貫き，殿部の皮膚に分布する．

■**参考**■　陰部神経叢

S2，3，4から起こり，骨盤内臓および会陰部に分布する神経を出す神経叢を陰部神経叢として仙骨神経叢と区別する場合がある．その場合，上述の神経の中では陰部神経と，骨盤隔膜に行く神経が陰部神経叢の枝として記述される．

❺ 脳神経

脳に出入りする末梢神経を脳神経 cranial nerve という（図6-67）．脳神経は12対あり，頭蓋骨にある孔を通って頭蓋腔を出る．各脳神経はその番号で呼ばれるほか，固有の名称が付けられている．

脳神経を構成している神経線維はさまざまで，ある脳神経は感覚線維のみで構成されているので（純）感覚神経といわれる．ある脳神経は骨格筋を支配するだけであるので（純）運動神経といわれる．また，ある脳神経は感覚線維と運動線維が混じった混合神経である．さらに，一部の脳神経には自律神経に属する副交感神経線維が含まれている．

注：骨格筋を支配する神経は，運動線維のみから構成されているのではなく，その骨格筋の感覚を司る感覚線維を有していることは注意すべきである．

I．嗅神経 olfactory nerve（図6-68）

嗅覚を司るだけの感覚神経である．1次ニューロン（1次感覚ニューロン）は左右の鼻腔天井部を覆う粘膜の上皮（嗅上皮という）の中にある嗅細胞である．これらの細胞の突起（軸索）は篩骨の篩板にある片側20程の小さな孔を通って頭蓋腔に入る．頭蓋腔の中に入って，これらの嗅糸と呼ばれる約20本の突起は脳の一部である嗅球に終わる．嗅神経とは約20本の嗅糸全体を指す．

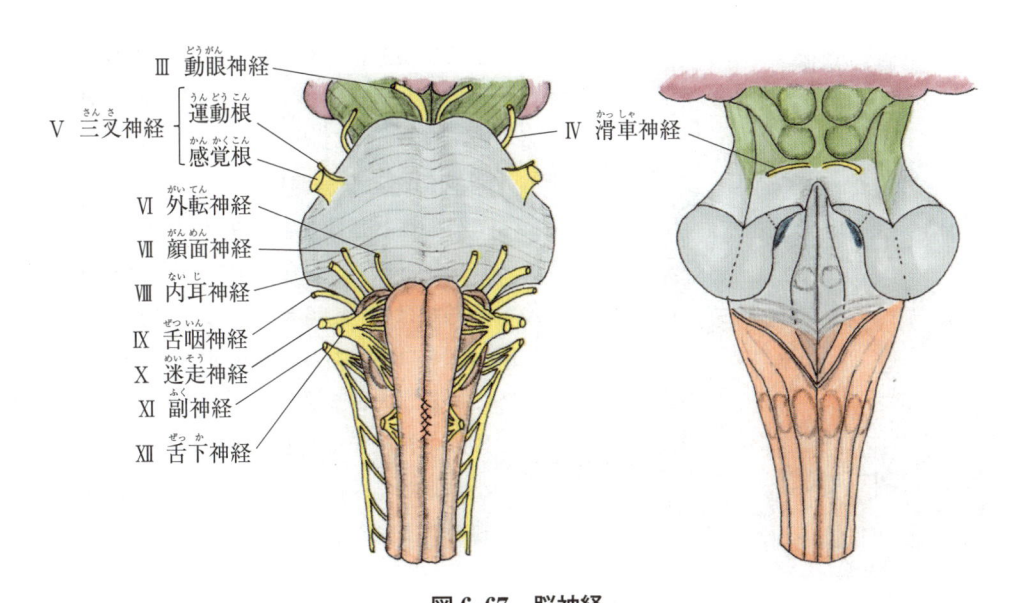

図6-67 脳神経
第1脳神経（嗅神経）と第2脳神経（視神経）は描かれていない．

《嗅覚の伝導路》

嗅球に入った嗅神経は，そこにある2次ニューロンとシナプスする．2次ニューロンは僧帽細胞と呼ばれ，僧帽細胞の軸索の束になったものが嗅索であり，これは後方に伸びて大部分は視床を経由しないで直接一次嗅覚野である海馬傍回の鉤の皮質（梨状野）に終わる．一部，扁桃体に行く線維もある．鉤の皮質あるいは扁桃体からは，直接または視床を経て，前頭葉眼窩面の皮質（眼窩前頭皮質）に行き，匂いが識別される（嗅覚の連合野）．嗅覚の線維は視床下部とも連絡しており，性行動を刺激したり，自律神経系を介して内臓機能に変化を及ぼしたりする（例えば，食べ物の腐敗臭を嗅ぐと，嘔吐が起こる）．

II．視神経 optic nerve（図6-69）

視覚を伝える神経である．視神経は他の脳神経とは異なって，脳の外に三次ニューロンまである．網膜内の光を感じる2種類の細胞，杆状体細胞と錐状体細胞が一次ニューロンであり，二次ニューロン（双極細胞）および三次ニューロン（神経節細胞）も網膜内にある．

三次ニューロンの突起が束になって眼球の後面から出るが，これを視神経と呼ぶ．視神経は，眼窩から視神経管を通って頭蓋腔内に入る．頭蓋腔内に入った所で左右の視神経が合して視神経交叉（視交叉）を形づくる．

視交叉で，網膜の鼻側半より来た線維のみが交叉する．視交叉では網膜の鼻側（内側）からの神経線維のみが交叉するため，視交叉は半交叉であると言われる．視交叉からは視索と名前を変え，

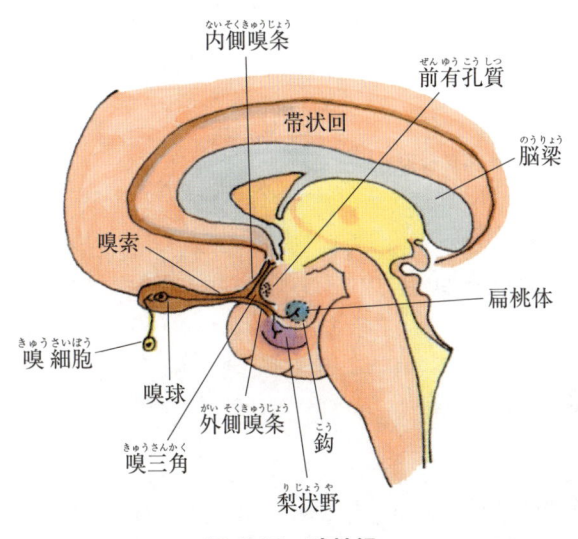

図6-68 嗅神経

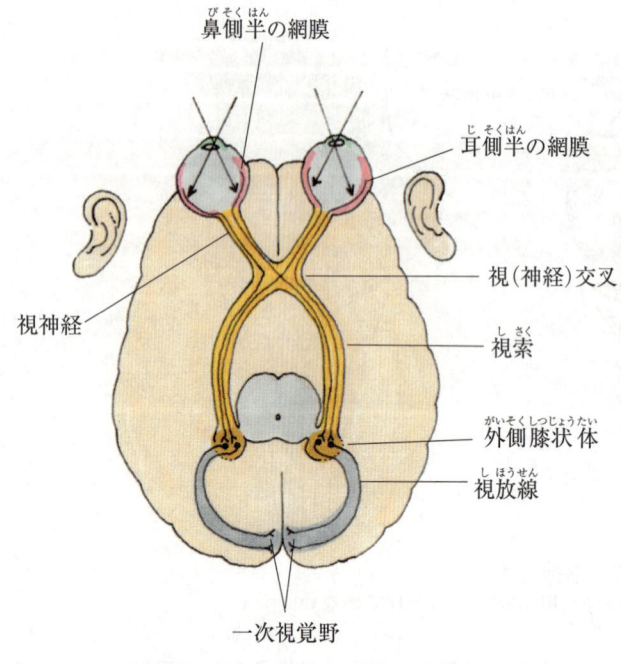

図6-69 視神経と視覚の伝導路

視床の外側膝状体に向かう．

《視覚の伝導路》

視索は後方に走り，次の3経路に分かれる．

1. 視覚に関する経路

視床の外側膝状体に達し，ここでニューロンを変えて視放線を形成し，大脳後頭葉の鳥距溝周囲にある一次視覚野（ブロードマン17野）に行く．

【M経路とP経路】

外側膝状体は6層構造で，同側の眼球からの神経線維は2，3，5層に入り，対側の眼球からの神経線維は1，4，6層に入る．1層と2層は大型のニューロンがある大細胞層で，他の層は小細胞層である．大細胞層のニューロンは動く光に鋭敏な網膜の神経節細胞からの線維が連絡し（M経路），小細胞層には持続的な光情報を伝える神経線維が連絡する（P経路）．

2. 対光反射に関する経路

眼球に入る光の量の調節に関する経路である．外側膝状体を素通りし，間脳と中脳の境目にある視蓋前核で中継され，中脳にある動眼神経副核（エディンガー・ウェストファル Edinger Westphal核）に終わる（図6-70）．

3. 体反射に関する経路

中脳の上丘に終わる．上丘から出る線維は眼球の動きに関する脳神経（Ⅲ，Ⅳ，Ⅵ）の核に連絡

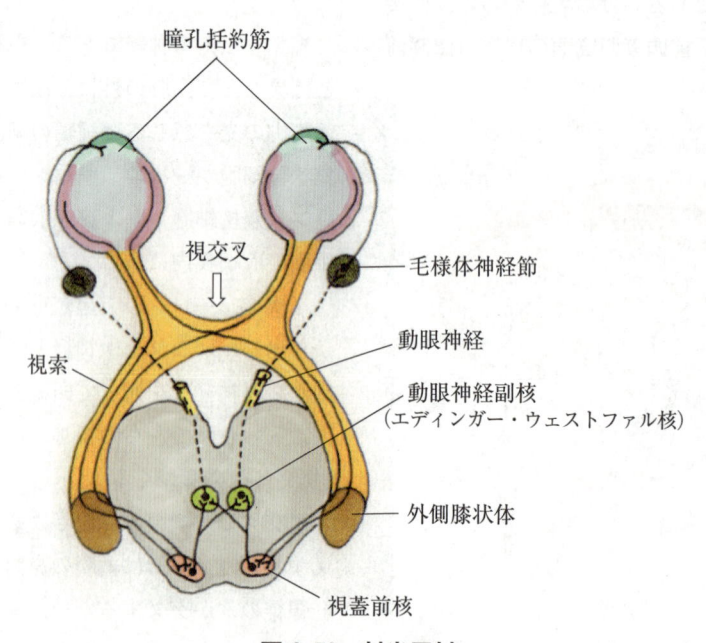

図6-70 対光反射

（内側縦束），あるいは頸髄前柱細胞と連絡する（視蓋脊髄路）．これらの経路により，光の来る方向に眼球や頭が向いたり，突然の光をさえぎったりするような手の運動が反射的に起こる．

III. 動眼神経 oculomotor nerve

眼球を動かす骨格筋，すなわち外眼筋のうち，上斜筋と外側直筋以外のすべて（下斜筋，上直筋，下直筋，内側直筋）と，上眼瞼挙筋を支配する．さらにこの神経は，眼球内にある平滑筋，すなわち内眼筋のうちの瞳孔括約筋と毛様体筋に分布する副交感神経線維を含んでいる．この副交感神経線維は動眼神経副核（Edinger Westphal 核）より出て動眼神経内を走り，毛様体神経節でニューロンを変えて眼球内に入る．（図6-70）．動眼神経は中脳前面より出て，上眼窩裂から眼窩に入る．

IV. 滑車神経 trochlear nerve

外眼筋のうちの上斜筋のみに分布する最も細い脳神経である．中脳背面の下丘下端より出て，上眼窩裂より眼窩内に入る．

V. 三叉神経 trigeminal nerve（図6-71, 72）

最も太い脳神経で，橋の前面より出る．大きな感覚根と小さな運動根を肉眼的に見分けることができる．中頭蓋窩で感覚根は大きな神経節（三叉神経節，またはガッセル神経節あるいは半月神経節と呼ばれる）をつくり，次の3枝に分かれる．

1. 眼神経（三叉神経第1枝）

眼神経は感覚性である．上眼窩裂を通って眼窩に入り，いくつかの枝に分かれる．

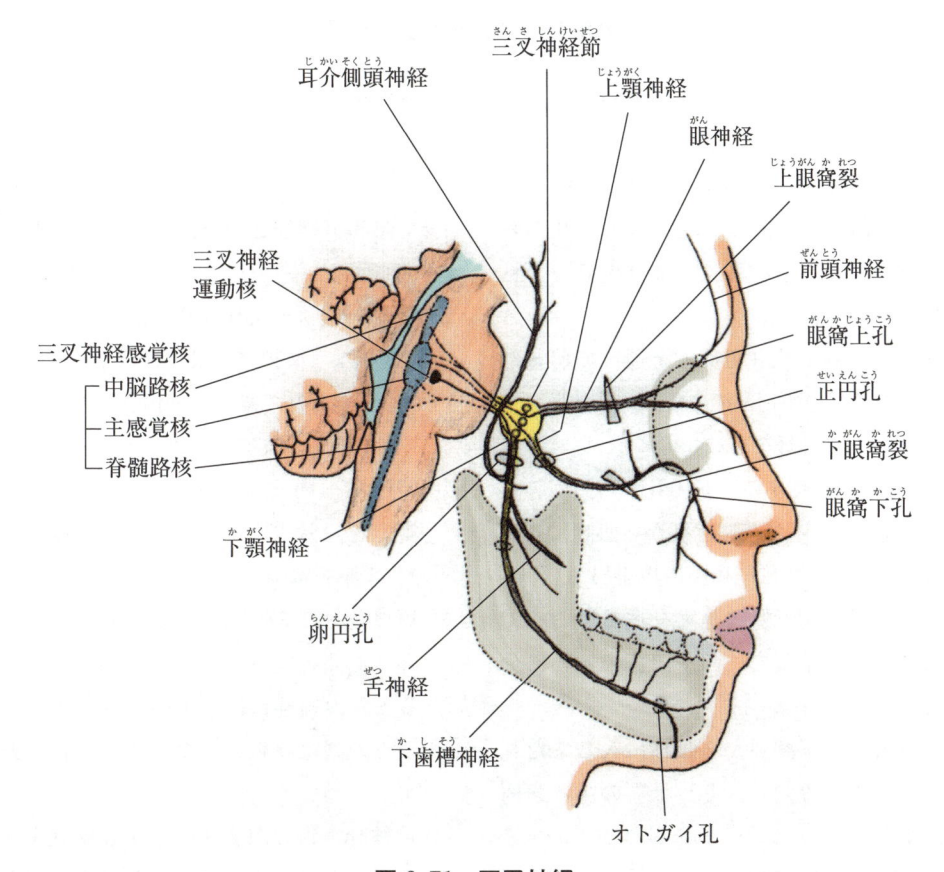

図6-71 三叉神経

図中ラベル:
- 眼神経（三叉神経第1枝）
- 大後頭神経(C2, 3)
- 前頭神経
  - 眼窩上神経
  - 滑車上神経
- 下顎神経（三叉神経第3枝）
- 上顎神経（三叉神経第2枝）
- 耳介側頭神経
- 小後頭神経
- 大耳介神経
- 眼窩下神経
- 頰神経
- オトガイ神経
- C3, 4, 5 の脊髄神経後枝
- 頸横神経(C2, 3)
- 鎖骨上神経(C3, 4)

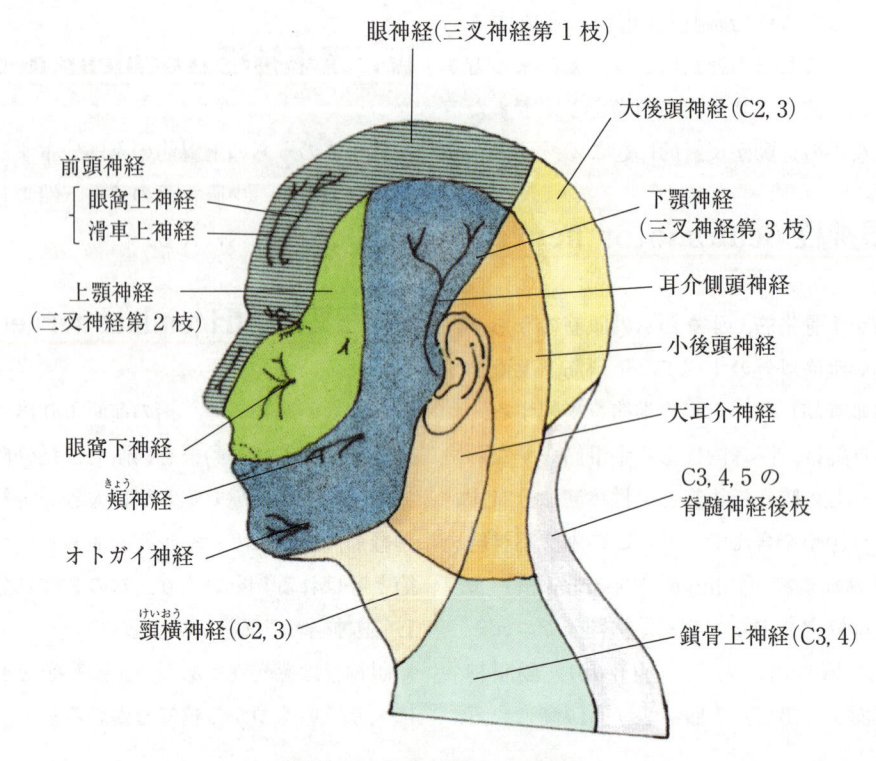

図 6-72　頭頸部の皮膚支配

① 涙腺神経：この神経には涙腺に分布する顔面神経から副交感線維が合流する．
② 鼻毛様体神経：眼球の結膜，角膜，強膜に分布．この神経の枝は，眼窩内にある小孔から鼻腔や副鼻腔に行き，鼻腔および副鼻腔の粘膜に分布する．
③ 前頭神経：眼窩上孔（切痕）を通って前頭部に出て，前頭部や頭頂部の皮膚に分布する．

2. 上顎神経（三叉神経第2枝）

この神経も感覚性である．正円孔から頭蓋腔を出て，翼口蓋窩を通って下眼窩裂から眼窩に入る．
① 硬膜枝：頭蓋腔内では脳硬膜に枝を出す．
② 大・小口蓋神経：翼口蓋窩を通るところで分かれて，口腔粘膜の一部や口蓋の粘膜に分布する．
③ 上歯槽神経：下眼窩裂から眼窩に入るあたりで分かれて上顎骨内に入り，上顎の歯と歯肉に分布する．
④ 頰骨神経：眼窩内で分かれ，頰骨の小孔を通って頰部や側頭部の皮膚に分布する．
⑤ 眼窩下神経：眼窩に入った上顎神経は，さらに眼窩下溝を前方に向かい，眼窩下孔より出て眼窩下神経となり，眼と口唇の間の皮膚に分布する．

3. 下顎神経（三叉神経第3枝）

第3枝は三叉神経の最大の枝で，運動線維を伴うため，混合性である．卵円孔より側頭下窩に出て，いくつかの枝に分かれる．
① 咀嚼筋への枝：咬筋神経（咬筋を支配），外側・内側翼突筋神経（外側・内側翼突筋を支配），深側頭神経（側頭筋を支配）
② 頰神経：口腔粘膜の感覚を司る．
③ 耳介側頭神経：外耳と側頭部の皮膚に分布する．この神経には耳下腺に分布する舌咽神経からの副交感線維が合流する（舌咽神経を参照）
④ 舌神経：舌の前2/3に分布し感覚を司る．舌神経は顔面神経の枝である鼓索神経と合流す

る（顔面神経を参照）
⑤ 下歯槽神経：下顎骨内の下顎管を通り，下顎の歯，歯肉に感覚線維を出す．下顎管を通ってオトガイ孔を出た感覚線維はオトガイ神経となり，顔面の下1/3の皮膚に分布する．
⑥ 顎舌骨筋神経：下歯槽神経が下顎管に入る前に顎舌骨筋神経が分かれ，顎舌骨筋と顎二腹筋前腹を支配する．

これらのほか下顎神経は口蓋帆張筋および鼓膜張筋を支配する．

Ⅵ. 外転神経 abducent nerve

外眼筋のうちの外側直筋を支配する．橋と延髄との前面境界部より出る．上眼窩裂を通って眼窩に入る．

Ⅶ. 顔面神経 facial nerve（図6-73）

主として顔面の表情筋に分布する運動線維と，中間神経（味覚を伝える感覚線維と顎下腺，舌下腺，涙腺，鼻腔および口腔の腺の分泌を支配する副交感線維からなる）が合して顔面神経が構成される．顔面神経は橋と延髄の間から出て，内耳孔から内耳道に入り，さらに顔面神経管の中を走る．顔面神経管は側頭骨内で複雑な走行をとる管で，茎乳突孔に終わる．茎乳突孔を出た顔面神経は，運動線維のみで構成されており，耳下腺の中で多数の枝に分かれ，顔面の表情筋や，顎二腹筋後腹および茎突舌骨筋に分布する．

顔面神経は顔面神経管内を通る間に次の3つの枝を出す．

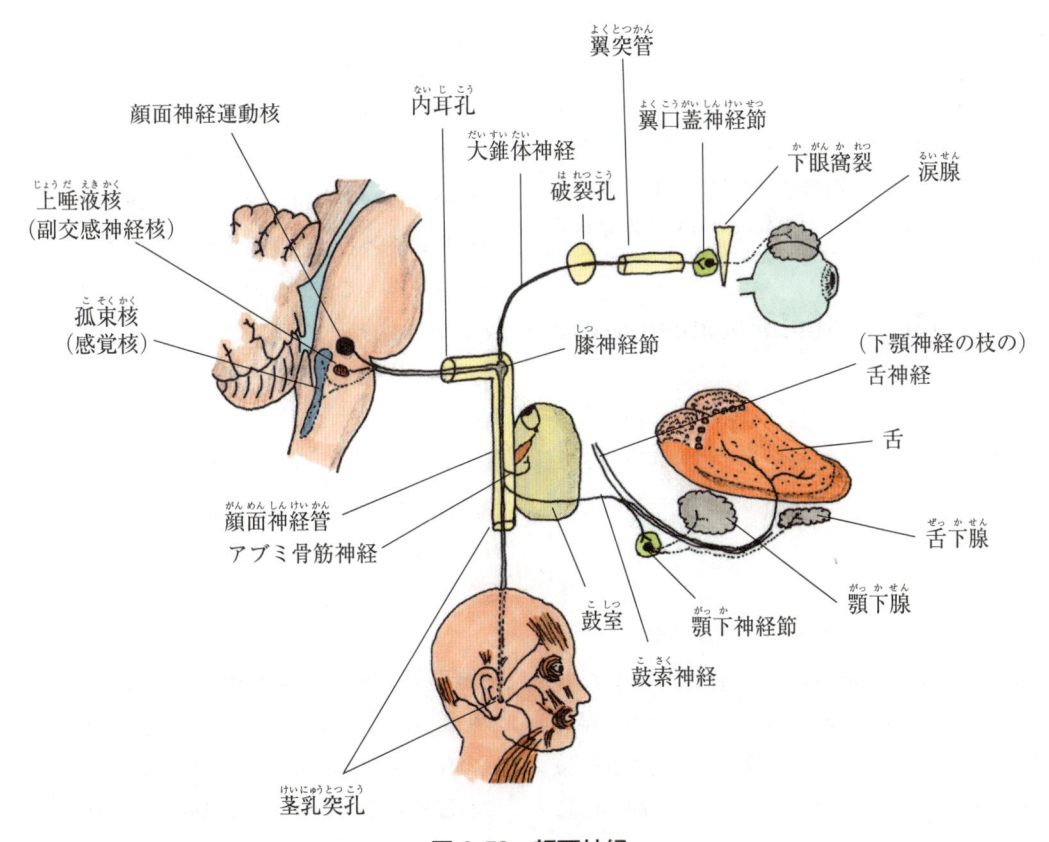

図6-73　顔面神経

1. 大錐体神経

涙腺や鼻腔および口腔の腺の分泌を支配する副交感線維と，口蓋粘膜からの味覚を伝える感覚線維とからなる．副交感線維は，翼口蓋窩の中にある翼口蓋神経節で節後ニューロンとシナプスし，上顎神経の枝に入った後，涙腺に行く．

2. アブミ骨筋神経

アブミ骨筋を支配する運動線維からなる．

3. 鼓索神経

顔面神経から分かれた鼓索神経は，三叉神経第3枝の枝である舌神経に入る．鼓索神経は舌前2/3の味覚を司る味覚線維と，顎下腺，舌下腺および舌腺の分泌を支配する副交感線維よりなる．

《味覚の伝導路》

舌咽神経の項でまとめて述べる．

■**参考**■ 顔面神経麻痺（図6-74）

末梢性と中枢性の顔面神経麻痺がある．大脳皮質から起こる線維は延髄で交叉して，反対側の顔面神経核に終わる．しかし，顔面神経核のうち，眼より上の筋を支配する核は両側の大脳皮質から線維を受けている．したがって，顔面神経核より下位で障害を受けた場合（末梢性）は，一側の顔面表情筋全体が麻痺する．しかし中枢性の場合は，一側の眼の下の表情筋のみが麻痺し，その程度も軽いのが普通である．

Ⅷ. 内耳神経 vestibulocochlear nerve

内耳神経は前庭蝸牛神経ともいう．顔面神経のすぐ外側より出て，顔面神経と共に内耳道に入る．内耳神経は，次の2つの異なった感覚を司る神経からなる．

蝸牛神経 cochlear nerve（図6-75）

聴覚を司る神経であるため，聴神経とも言われる．聴覚の受容器は内耳の蝸牛にあるコルチ器で，ここからの一次ニューロンは橋にある蝸牛神経核に終わる．一次ニューロンの細胞体は，蝸牛内にあるラセン神経節にある．

顔面神経核

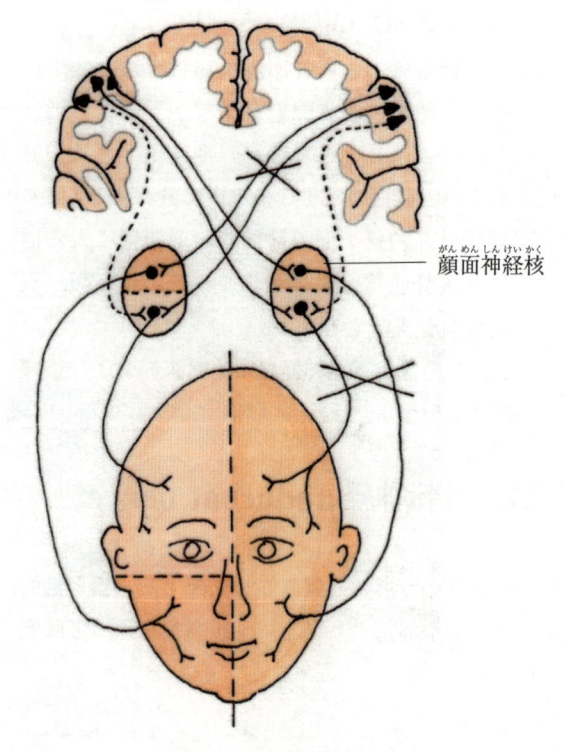

図6-74 顔面神経麻痺

《聴覚の伝導路》

蝸牛神経核からの二次ニューロンは反対側に渡り（台形体），外側毛帯となる．途中で，上オリーブ核，外側毛帯核，下丘などを経て視床の内側膝状体に終わる．内側膝状体からのニューロンは聴放線を作って側頭葉の一次聴覚中枢（ブロードマン41，42野）に行く．

一方，体反射に関する経路は，中脳の下丘から，視神経の体反射と同じように，眼筋を支配する神経の核や，脊髄前角の運動細胞と連絡する．この経路により，音のする方向に目や頭が向いたり，音のする反対方向に逃避しようとする反射運動が起こる．

前庭神経 vestibular nerve（図6-76）

平衡覚を司る神経である．平衡覚の受容器は内耳の球形嚢と卵形嚢にある平衡斑および三半規管にある膨大部稜である．これからの一次ニューロンは延髄にある前庭神経核に行く．一次ニューロ

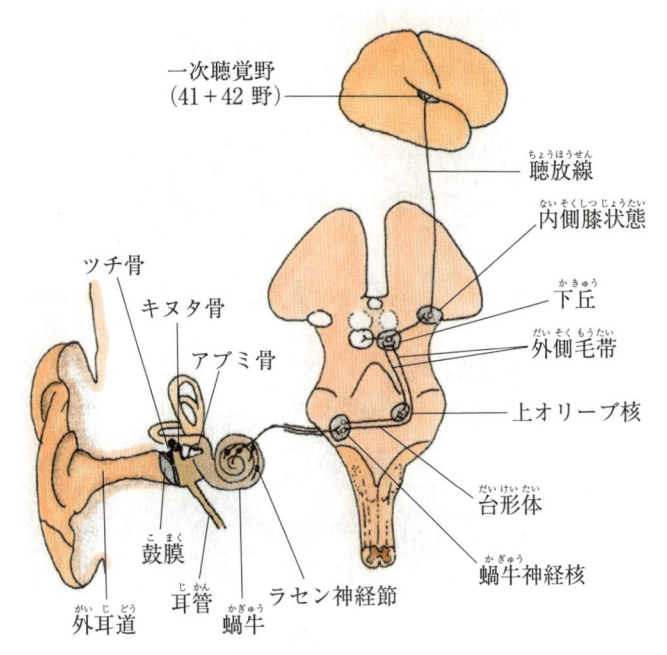

図6-75 蝸牛神経と聴覚の伝導路

ンの細胞体は，内耳の前庭神経節にある．

《平衡覚の伝導路》

延髄に入ってからの経路は次の2つである．

1. 前庭神経核を素通りするか，またはここでニューロンを変えて小脳でも最も古い原小脳（前庭小脳）に行く（前庭小脳路）．

2. 前庭神経核でニューロンを変えて，眼筋を支配する動眼神経，滑車神経，外転神経の核と連絡（内側縦束）する．また，内側縦束は脊髄前柱の運動細胞と連絡する（前庭脊髄路）．内側縦束は，頭の向いている方向の変化に応じて，眼と頭部の位置を維持するのに関与している．

IX. 舌咽神経 glossopharyngeal nerve（図6-77）

舌咽神経は延髄から出て頸静脈孔を通り，頭蓋腔外に出る．

① この神経は大部分感覚性で，舌の後1/3の感覚と味覚および咽頭粘膜の感覚を司る．また，頸動脈洞（内頸動脈の起始部）や頸動脈小体へ行く感覚枝を出す．感覚神経の細胞体は下および上神経節にある．

② 耳下腺への副交感線維を含む．耳下腺への副交感線維は，鼓室神経，小錐体神経を経て，耳神経節でニューロンを変え，下顎神経の枝である耳介側頭神経の中を走り，耳下腺に分布する．鼓室神経は鼓膜や耳管，乳突蜂巣の

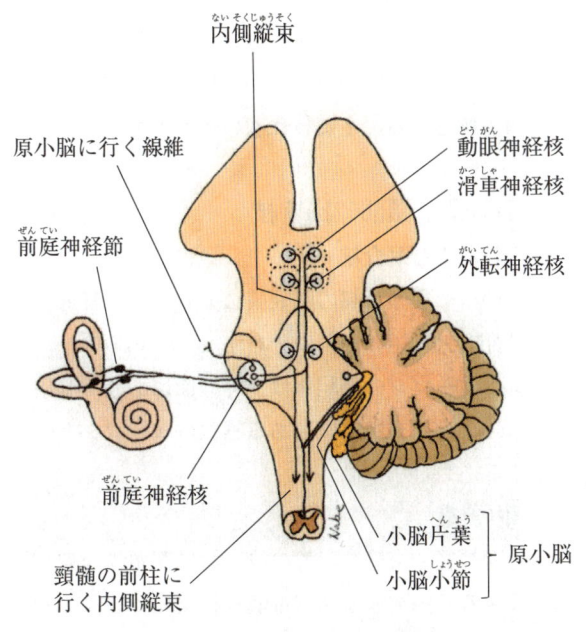

図6-76 前庭神経と伝導路

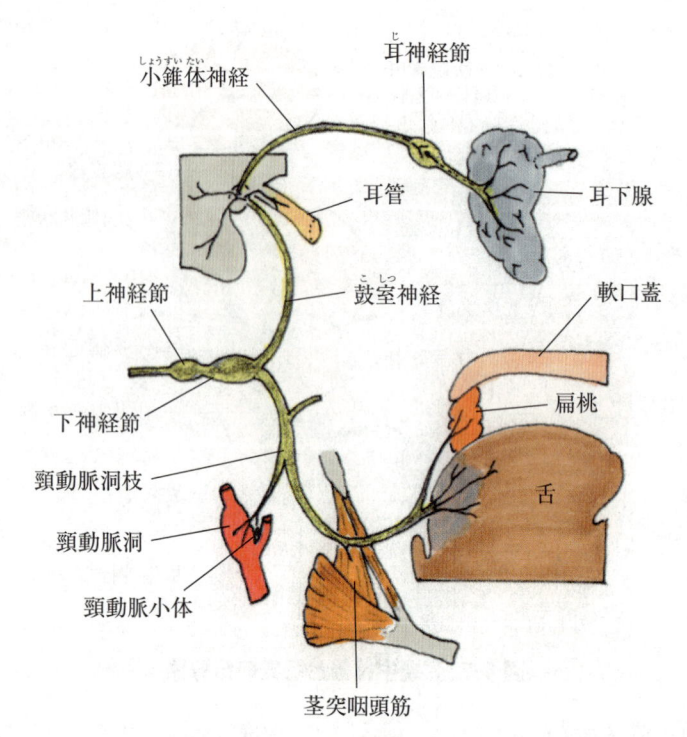

図 6-77 舌咽神経

粘膜などに分布する感覚線維を含む．
③ 運動線維は茎突咽頭筋に分布する．

《味覚の伝導路》（図 6-78）

舌の前 2/3 に分布する味覚の受容器である味蕾からの線維は，顔面神経の枝である鼓索神経を通って，舌の後 1/3 からの線維は舌咽神経を通って，また，口蓋や咽頭，喉頭蓋からの線維は迷走神経を通って延髄の孤束核で次のニューロンにシナプスする．孤束核からの 2 次ニューロンは，内側毛帯に入り，視床に終わる．視床からの 3 次ニューロンは，大脳皮質の一次味覚野（43 野）に行く．

■参考■　頸動脈反射

血圧が上昇すると，頸動脈壁にある血圧の変化を感受するレセプターを刺激する．この刺激が舌咽神経の頸動脈枝を介して延髄に行き，迷走神経を介して心臓の拍動を抑制することにより，血圧を下げる．また延髄にある血管運動中枢とも反射弓を形成しており，脊髄の交感神経ニューロンを介して末梢血管を弛緩させることにより血圧を下げる．

X．迷走神経 vagus nerve（図 6-79）

迷走神経は主として嚥下，発声などに関与する咽頭と喉頭に感覚線維と運動線維を送り，頸部，胸部，腹部内臓に副交感線維を送る．迷走神経は延髄前面より舌咽神経の下から出て，頸静脈孔より頭蓋腔を去る．主な枝は次の通りである．

頭部および頸部で出す枝
硬膜枝および耳介枝

硬膜枝は後頭蓋窩の脳硬膜に分布する．耳介枝は耳介と外耳道の一部に分布する．これらの一次感覚ニューロンの細胞体は上神経節にあり，脳内では三叉神経脊髄路核にある感覚ニューロンと連絡する．

咽頭神経叢

舌咽神経や交感神経幹の枝と共に咽頭神経叢を形成する．茎突咽頭筋（舌咽神経支配）を除くすべての咽頭筋，口蓋帆張筋（三叉神経第 3 枝支

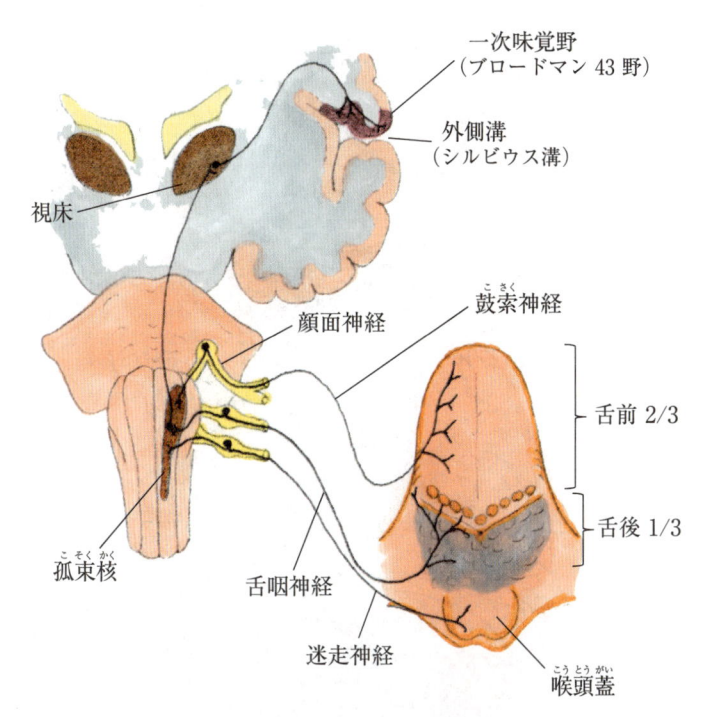

図 6-78　味覚の伝導路

配）を除くすべての口蓋の筋，食道の上部 1/3 の横紋筋に運動線維を出す．運動核は延髄にある疑核である．また咽頭と口蓋の粘膜に分布する．

上喉頭神経

　上喉頭神経は内枝（感覚と副交感神経線維からなる）と外枝（運動神経線維からなる）に分かれる．内枝は外枝よりも太く，上喉頭動脈とともに，甲状舌骨膜を貫いて喉頭前庭と，声帯ヒダの粘膜に分布する．外枝は胸骨甲状筋の後ろを上甲状腺動脈に伴って下行し，輪状甲状筋を支配する．

心臓枝

　心臓に副交感線維を送る．副交感線維は心臓の洞房結節や房室結節に連絡する．心臓枝は心臓の拍動を遅くし，心筋の収縮力を減ずる．また冠状動脈にも分布する．副交感核は延髄にある迷走神経背側核である．また，心臓枝は心臓からの感覚線維を含んでおり，一次感覚ニューロンの細胞体は下神経節（結節神経節）にあり，脳内では延髄にある孤束核に終わる．

反回神経と下喉頭神経

　反回神経は右では右鎖骨下動脈の前方を下行する右迷走神経から分かれて，右鎖骨下動脈の後方を上行し，右下喉頭神経となる．左では大動脈弓の前方を下行する左迷走神経から分かれて，大動脈弓の後方を上行し，左下喉頭神経となる．

　下喉頭神経は輪状甲状筋（上喉頭神経支配）を除くすべての喉頭筋を支配し，声帯より下の喉頭粘膜の感覚を司る．詳しくは，下喉頭神経は前枝と後枝に分かれ，前枝は外側輪状披裂筋，甲状披裂筋，声帯筋，披裂喉頭蓋筋，甲状喉頭蓋筋を支配し，後枝は後輪状披裂筋，横披裂筋，斜披裂筋を支配する．

胸部で出す枝

気管支枝

　気管支および肺に分布する．大部分が副交感線維で気管支を収縮し，血管を拡張する．

食道枝

　食道に副交感線維を送る．

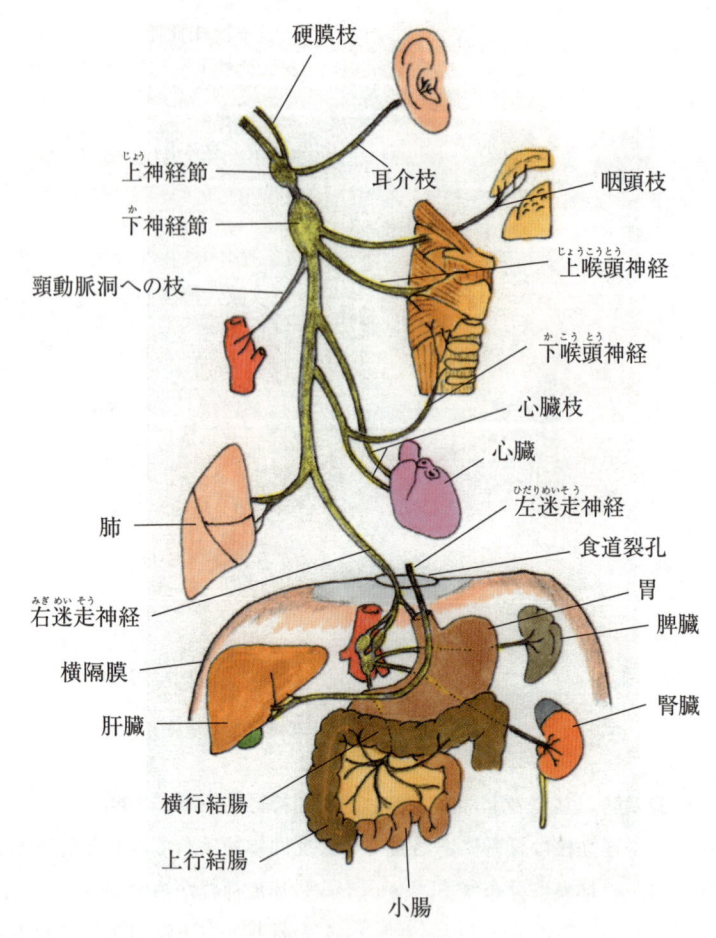

図 6-79 迷走神経

腹部で出す枝

左右の迷走神経は食道と共に横隔膜の食道裂孔を通って腹腔に入る．腹腔内で出る枝には胃枝，肝枝，腹腔枝，腎臓枝などがある．これらの枝は内臓感覚を司る感覚線維も含んでいるが，大部分は副交感線維であり，腹腔内臓器に分布する．

XI. 副神経 accessory nerve（図6-80）

副神経は，延髄および脊髄の頸髄から出る線維でつくられる（それぞれ延髄根，脊髄根という）．脊髄根は副神経外枝ともいわれる．第1～5（6）頸髄前柱より起こり，脊柱管内を上行し，大孔から頭蓋腔内に入り，頸静脈孔より頭蓋腔外に出る．頸静脈孔を出た後，茎突舌骨筋と顎二腹筋の後方を通って胸鎖乳突筋の上部に達する．ついでこの筋を斜め下方に貫き，僧帽筋の前縁に達する．この間に胸鎖乳突筋と僧帽筋に支配枝を出す．胸鎖乳突筋と僧帽筋の感覚線維は，脊髄根が頸静脈孔を出た後，第2～4頸神経からの枝として合流する．

延髄根は頸静脈孔を出ると，副神経の脊髄根から離れて迷走神経に合流し，喉頭の筋に分布する．延髄根は迷走神経と同じ運動核（疑核）から起こるので，迷走神経の一部とも考えられる．

注：図では延髄根と脊髄根は離れたように描かれているが，頸静脈孔のあたりで一旦，合流し，再び離れる．また，C1の後根に入る感覚線維が普通，脊髄根と一緒に走る．

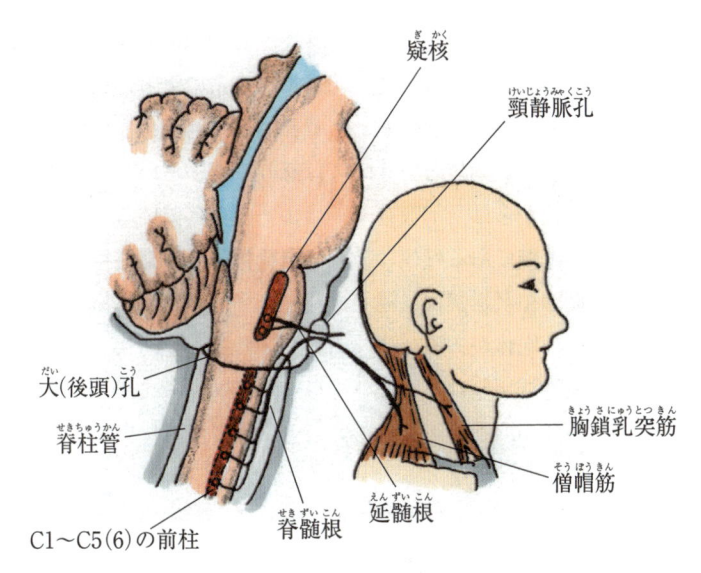

図 6-80 副神経

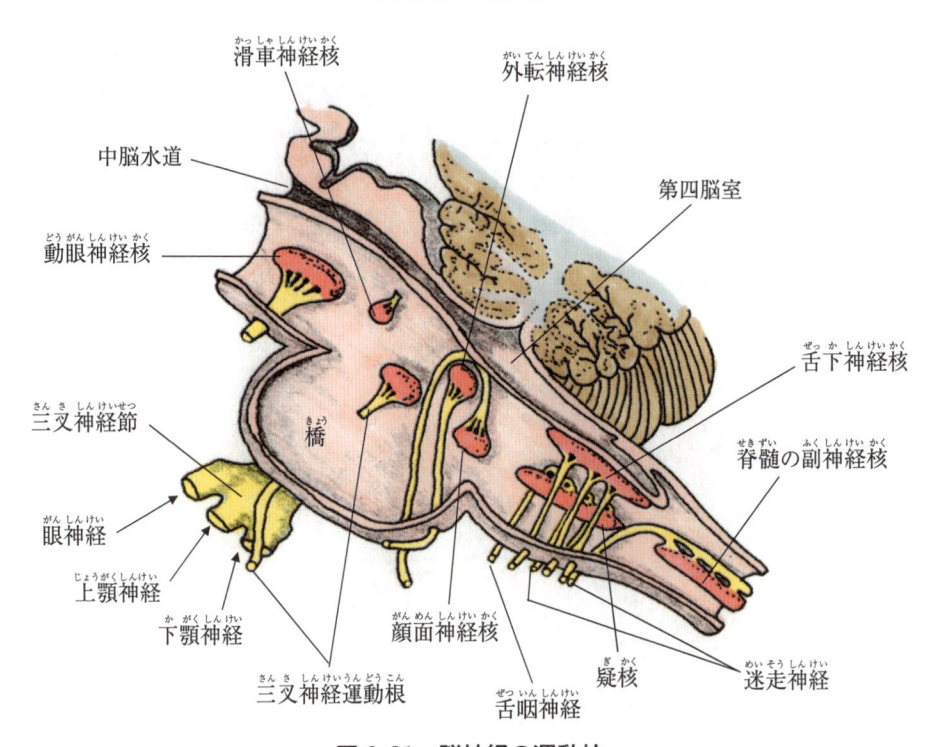

図 6-81 脳神経の運動核

XII. 舌下神経 hypoglossal nerve

舌の運動を行わせる神経である．延髄より起こり，舌下神経管を通って頭蓋腔を出て，舌に行く．舌の筋は内舌筋と外舌筋に分類されるが，舌下神経は口蓋舌筋を除くすべての舌筋を支配する．

【脳神経の運動核】(図 6-81)

脊髄神経の中を走る運動線維は，脊髄前柱の運動ニューロンの細胞体から出る．脊髄の前柱は，頸髄から尾髄まで一続きである．

しかしながら，脳神経の中を走る運動線維は，中脳から脊髄の頸髄にかけて，いくつかに分れて存在する灰白質にある運動ニューロンの細胞体から出る．これらの灰白質を脳神経の運動核という．例えば，橋にある三叉神経運動核からは，下顎神経と共に走る運動神経が出る．延髄にある疑核には，舌咽神経と迷走神経および副神経延髄根に運動線維を出す運動ニューロンの細胞体がある．

これら脳神経運動核にある運動ニューロンは，脊髄前柱の運動ニューロンと同じく，下位運動ニューロンである．

6 自律神経系
autonomic nervous system

自律神経系は，無意識的，反射的に，呼吸，消化，排泄，循環，分泌，生殖といった生体の諸機能を調節する神経系である．すなわち，内臓や血管などのすべての平滑筋および心筋，腺が直接，自律神経系によって調節される．自律神経系は無意識的，反射的に働いているが，内臓の働きなどは怒りや喜びといった感情に大きく影響されるのはよく知られている．

自律神経系は交感神経と副交感神経よりなる．

自律神経系の特徴

1. ほとんどすべての内臓は，互いに拮抗作用（反対の作用）をする交感神経と副交感神経によって支配されている．臓器によって異なるが，交感あるいは副交感のいずれか一方が刺激作用を示し，他方が抑制作用を示す．
2. 交感神経，副交感神経とも，中枢神経系の外で一度ニューロンを変える（図6-82）．すなわち，2つのニューロン間のシナプスが脳あるいは脊髄の外にある．このシナプスが集まった場所を自律神経節という．自律神経節より中枢側のニューロンを節前ニューロン，末

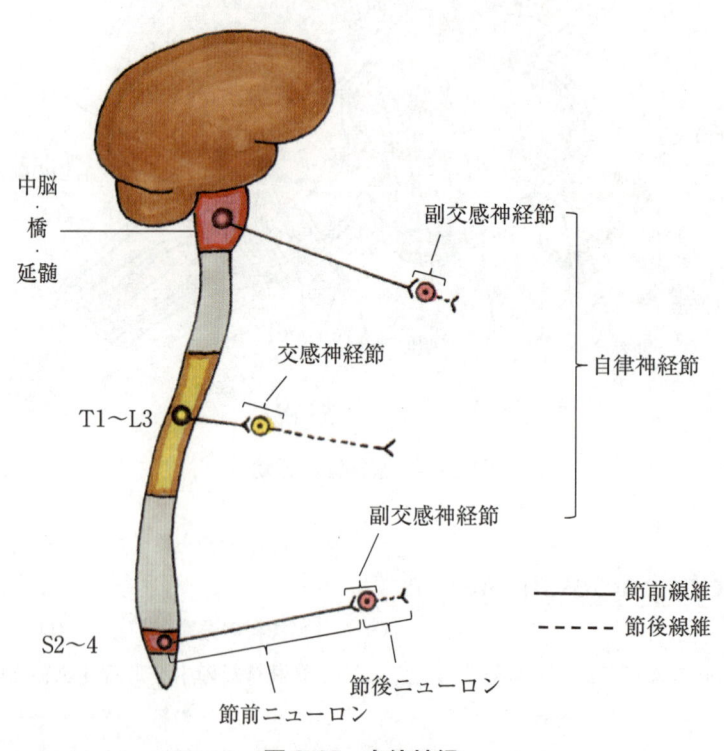

図6-82 自律神経

脳神経のまとめ

番号	名称	感覚	運動（骨格筋）	副交感 （平滑筋，心筋，腺）	参考	頭蓋腔を出るところ
I	嗅神経	嗅覚			・鼻腔上部の嗅粘膜（嗅上皮）→嗅球	篩骨の篩板
II	視神経	視覚			・視神経交叉で半交叉 ・伝導路 　・視覚：視索→外側膝状体→視放線→後頭葉の視覚野（17野） 　・対光反射：視索→動眼神経副核（エディンガー・ウェストファル核）→動眼神経→瞳孔括約筋・毛様体筋	視神経管
III	動眼神経		下斜筋，上直筋，下直筋内側直筋と上眼瞼挙筋を支配する	眼球内にある平滑筋のうち瞳孔括約筋と毛様体筋	・副交感神経は中脳の動眼神経副核（エディンガー・ウェストファル核）より出る．	上眼窩裂
IV	滑車神経		眼球を動かす骨格筋のうち上斜筋を支配		・脳神経中最も細い．	上眼窩裂
V	三叉神経 第1枝 （眼神経）	・結膜，角膜 ・前頭葉や頭頂部の皮膚			・眼神経は目の知覚を司るが，視覚（物を見る）とは関係がないことに注意．	上眼窩裂
	第2枝 （上顎神経）	・目と口唇の間の皮膚・上顎の歯				正円孔
	第3枝 （下顎神経）	・→下歯槽神経→下顎の歯 ・→舌神経→舌前2/3の感覚 ・顔の皮膚	・咀嚼筋（側頭筋，咬筋，内・外翼突筋） ・顎舌骨筋，顎二腹筋前腹，鼓膜張筋		・三叉神経の第3枝のみが運動線維を持っている．	卵円孔
VI	外転神経		眼球を動かす骨格筋のうち外側直筋を支配する			上眼窩裂
VII	顔面神経	→鼓索神経→下顎神経からくる舌神経に合流 ↓ 舌前2/3の味覚	アブミ骨筋（アブミ骨筋神経） 茎突舌骨筋 顎二腹筋後腹 表情筋の全て	→大錐体神経→涙腺 →鼓索神経→下顎神経からくる舌神経に合流 ↓ 顎下腺，舌下腺	・味覚を伝える味覚線維と副交感線維だけをまとめて中間神経という． ・内耳孔→ 顔面神経管 →茎乳突孔 　　　　側頭骨の中にある管	茎乳突孔
VIII	内耳神経 蝸牛神経 （聴神経）	聴覚			・聴覚の受容器は内耳の蝸牛にあるコルチ器 ・聴覚の伝導路 　蝸牛神経→蝸牛神経核→中脳の下丘→内側膝状体→聴放線→側頭葉の聴覚野（42，42野）	内耳孔
	前庭神経	平衡覚			・平行覚の受容器は内耳にある球形嚢，卵形嚢，三半規管	
IX	舌咽神経	・舌の後1/3の感覚と味覚 頸動脈洞（血圧）と頸動脈小体（二酸化炭素濃度，血液のpH）	茎突咽頭筋	耳下腺		頸静脈孔
X	迷走神経	耳介，外耳道 （胸部および腹部内臓にも感覚腺維が分布して内臓感覚を司る）	→反回神経→下喉頭神経 ↓ 声帯筋	心臓枝→心臓の拍動抑制 胸部内臓と大部分の腹部内臓に分布（下行，S状結腸は除く）	・左の反回神経は大動脈弓の下，右は右鎖骨下動脈の下を反回する． ・胸部から腹部へは横隔膜の食道裂孔を通る．	頸静脈孔
XI	副神経		胸鎖乳突筋 僧帽筋			頸静脈孔
XII	舌下神経		舌筋		・舌の運動を支配する神経 ・下顎神経の枝である舌神経と間違えないように注意．	舌下神経管

梢側を節後ニューロンと呼ぶ．

3. 副交感の節前ニューロンは，脳の中脳，橋，延髄および脊髄の仙髄から出る（自律神経の頭仙部と呼ばれる）．これに対し，交感神経の節前ニューロンは脊髄の胸髄と腰髄から出るが，脳からは出ない（自律神経の胸腰部と呼ばれる）．
4. 交感神経は全ての脊髄神経と共に，あるいは単独でほぼ全身に分布するが，副交感神経は一部の脳神経と共に分布し，その分布先は内臓に限局される．

《思い出そう！》ニューロン

神経細胞，すなわちニューロンは，神経細胞体と細胞体から伸び出た長い突起，すなわち神経線維からなる．

交感神経 sympathetic nerve

交感神経の節前ニューロンの細胞体は，T1からL3までの脊髄側柱にあり，これから出る神経線維（節前線維）は，前根を通って脊髄を出る．

【交感神経幹】

脊柱の両側には23〜25対，縦方向に並んだ**幹神経節**がある．上下の幹神経節が連なって脊柱の両側に長く伸びた交感神経幹を形づくる．全ての交感神経の節前線維は前根を通って脊髄神経に入り，白交通枝を通っていったん交感神経幹に入る．

1. 交感神経幹に入り，幹神経節で節後ニューロンとシナプスする経路（図6-83）

交感神経幹に入った節前線維は，すぐ近くの，あるいは数個上，あるいは数個下の幹神経節にあ

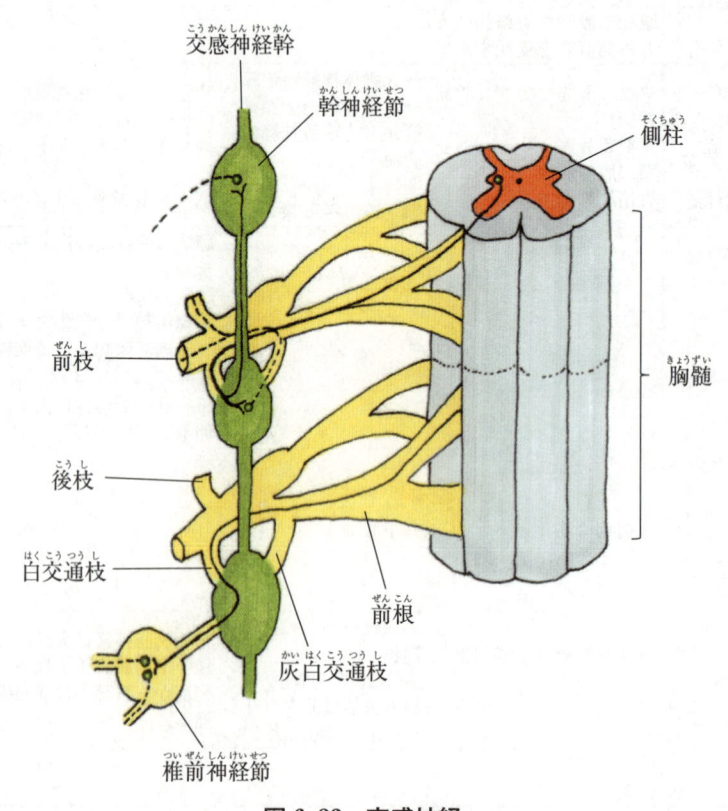

図6-83　交感神経

る節後ニューロンとシナプスする．

幹神経節の節後ニューロンの分布は2種類

節後ニューロンの細胞体は，幹神経節内にあるが，細胞体から出る節後線維は次のように全身に分布する．

a. 幹神経節から灰白交通枝を通って近くの脊髄神経に入り，これと共に末梢に分布する．すなわち，<u>脊髄神経の中には，交感神経線維が含まれている</u>．これらが脊髄神経と共に手や足などの末梢にまで分布し，血管や，皮膚の立毛筋あるいは汗腺などに分布している．

b. 幹神経節から出て，単独で，あるいは動脈にまとわりついて末梢に分布する．

【白交通枝と灰白交通枝】（図6-83）

脊髄神経と交感神経幹を連絡する交通枝には2種類ある．脊髄神経から交感神経幹に行く節前線維は束となって白交通枝をつくる．灰白交通枝とは幹神経節から脊髄神経に戻る節後線維の束であり，髄鞘を持たないため灰色に見えることから，この名がある．

【幹神経節】（図6-83, 84）

存在する位置により，頸部，胸部，腰部，仙骨部，尾骨部に分けられている．

頸部：上・中・下の3対の頸神経節がある．

上頸神経節：幹神経節中最大の神経節．上頸神経節からの節後線維は
① 第1～4頸神経に入る．
② 総頸動脈に伴って上行し，頭部に分布する．
③ 上心臓神経として心臓に行く．

中頸神経節：中頸神経節からの節後線維は
① 第5, 6頸神経に入る．
② 中心臓神経として心臓に行く．

下頸神経節：下頸神経節から節後線維は
① 第7, 8頸神経に入る．
② 下心臓神経として心臓に行く．

下頸神経節は，しばしば第1胸神経節と合わさって，大きな**星状神経節**を形づくる．

胸部：10～12対の胸神経節があり，胸神経との間に，白交通枝と灰白交通枝を持っている．

腰部：4～5対の腰神経節があり，腰神経に枝を出す．また動脈に沿って腹部の内臓や下肢に分布する．

仙骨部と尾骨部：4～5対の仙骨神経節と1個の尾骨神経節がある．仙骨および尾骨神経に枝を出すほか，骨盤内に分布する．

2. 交感神経幹を素通りし，椎前神経節で節後ニューロンとシナプスする経路

交感神経幹に入った節前線維の一部は，交感神経幹を素通りして，大動脈あるいは大動脈の枝（腹腔動脈，上腸間膜動脈，腎動脈など）のそばにある**椎前神経節**にある節後ニューロンとシナプスする．

椎前神経節には腹腔神経節や上腸間膜動脈神経節，下腸間膜動脈神経節がある．腹腔神経節や上腸間膜動脈神経節，下腸間膜動脈神経節から出た節後線維はそれぞれ腹腔動脈，上腸間膜動脈，下腸間膜動脈に伴って分布する．このような経路をとる神経として，大内臓神経と小内臓神経がある．

大内臓神経は，第5～9胸神経節を素通りして出た節前線維からなり，**小内臓神経**は第10, 11の胸神経節を素通りして出た節前線維からなる．いずれも横隔膜を貫き，腹腔神経節で節後線維となり，迷走神経の末梢部と共に，腹腔神経叢をつくる．ここから，動脈に沿って腹部内臓に分布する．

<u>副交感神経 parasympathetic nerve</u>

副交感神経の節前ニューロンは，脳（中脳から延髄まで）と脊髄（S2～S4）の側柱にある（図6-82, 83）．

脳から出る副交感節前ニューロンは一部の脳神経の中を通って頭部および胸部，腹部の内臓に分

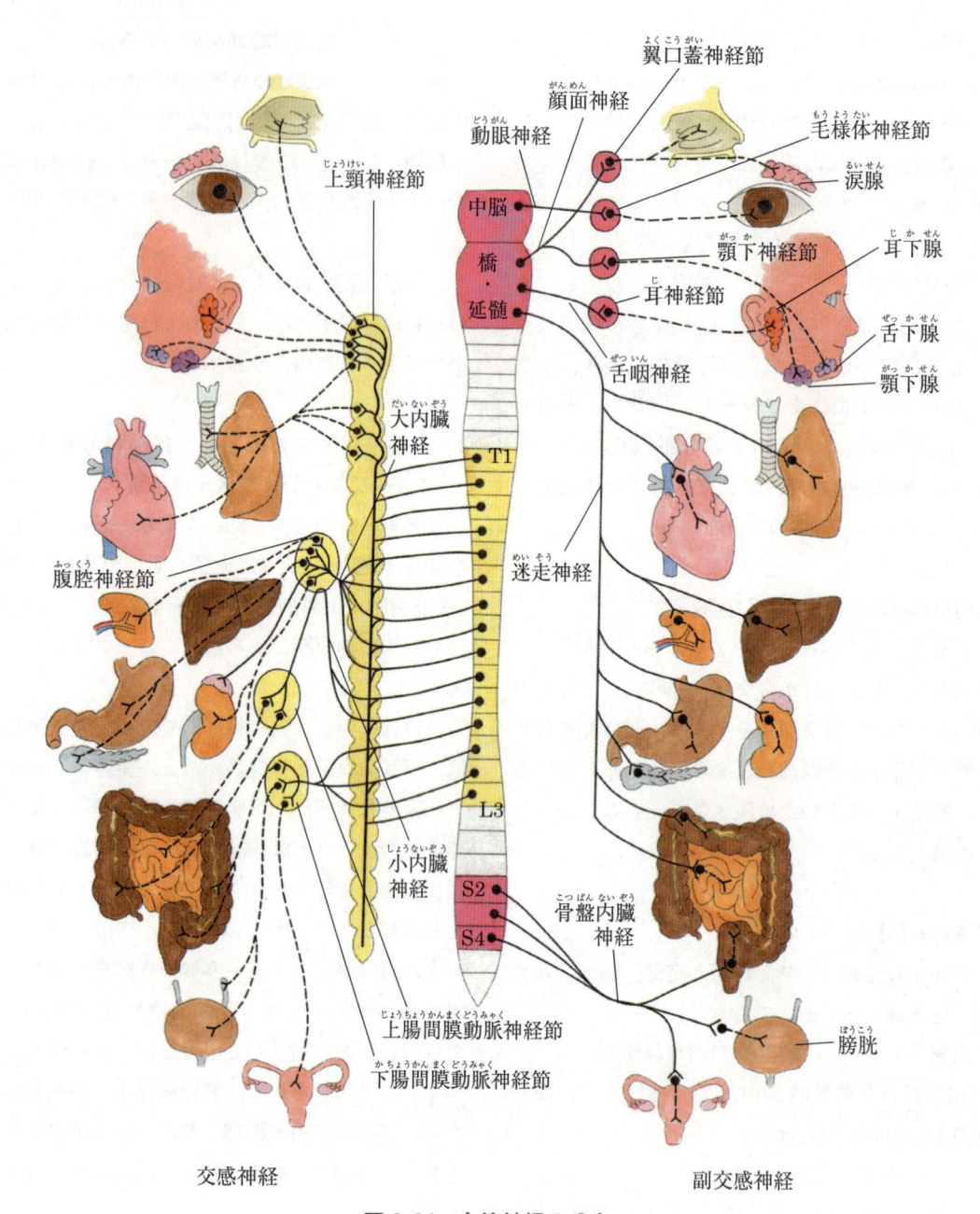

図6-84 自律神経の分布

布する．

　脊髄の仙髄から出る節前ニューロンは，最初，仙骨神経の中を通って，主に骨盤内臓に分布する．

　副交感神経は交感神経とは違い，全身に分布しておらず，主として内臓に分布している．副交感神経も，交感神経と同様に神経節でニューロンを変えるが，一般に副交感神経節は分布する器官の内部またはすぐそばに位置する．

1. 動眼神経に含まれる副交感神経

　毛様体神経節で節後ニューロンとシナプスし，節後線維は毛様体筋と瞳孔括約筋に分布する．

2. 顔面神経に含まれる副交感神経（図6-73）

① 大錐体神経を通って，翼口蓋神経節に入り，ここからの節後線維は涙腺，鼻腺，口蓋の腺

に分布する．

② 鼓索神経を通って舌神経に合し，顎下神経節に入る．ここからの節後線維は顎下腺，舌下腺，舌腺に分布する．

3. 舌咽神経に含まれる副交感神経

鼓室神経，小錐体神経を通り，耳神経節に入る．節後線維は下顎神経の枝の耳介側頭神経と共に走り，耳下腺に分布する．

4. 迷走神経に含まれる副交感神経（図6-79）

心臓，食道，気管，気管支などの胸部内臓と胃，腸（横行結腸まで），肝臓，膵臓，腎臓，副腎などの腹部内臓に分布している．多くの小さな神経節が分布する臓器内にあり，節後ニューロンは非常に短い．

5. 仙骨神経に含まれる副交感神経

節前ニューロンは第2～4仙髄の側柱にあり，前根を通って第2～4仙骨神経内に入り，すぐに離れて独立した**骨盤（内臓）神経**を形成する．骨盤内臓神経の枝の多くは，骨盤神経叢に入り，骨盤内臓器に分布する．一部の枝は下腸間膜動脈神経叢を通り，下行結腸，S状結腸，直腸に分布する．これらは節前線維であり，分布する骨盤内臓の壁内，あるいはその近くに散在している神経節で節後線維となる．

感覚の伝導路

中枢神経系には上下関係がある（図6-85）．

下等な生物からヒトへの進化を見ていくと，神経系は簡単な構造から，要求に応じて次第に複雑になっていく．後に付け足されたものほど上位である．すなわち，脊髄より脳の方が上位である．脳内にも上下関係があり，最高位は大脳皮質である．

身体の外部あるいは内部に加えられるさまざまな刺激は，全身に分布している感覚受容器によっ

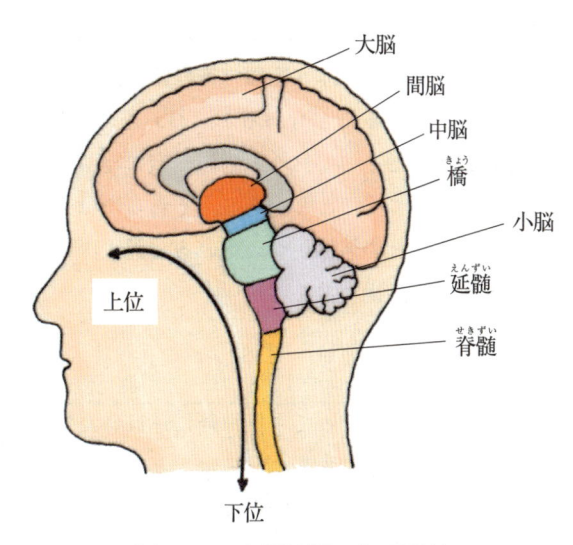

図6-85 中枢神経の上下関係

て受け取られる．この受容器（レセプター）で神経インパルスに変換され，感覚神経線維によって脳や脊髄内の核に運ばれる．これらの核からさらに上位の感覚中枢，例えば，大脳皮質や小脳皮質まで伝達される．

○ 嗅覚，視覚，聴覚，平衡覚，味覚などの特殊感覚については，いずれも脳神経によって伝えられるので，それぞれの神経の項で述べてある．

○ 体性求心系に属する感覚の経路は以下に述べるが，頭部からのこれら感覚については述べられていない．頭部からの情報は，三叉神経，舌咽神経，迷走神経をそれぞれ通り，各脳神経核に達し，脊髄から上行してくる同種の経路に合する．

感覚伝導路理解のための基本2ステップ

ステップ1

神経線維が，脳や脊髄の中で束ねられたものを神経路あるいは伝導路という．

脳や脊髄の中では，あちらこちらのニューロンが連絡し合っているが，同じ行き先を持つ神経線

維は集まって束になっている．これを神経路あるいは伝導路という．違う種類の神経路が途中で混ざり合ったりすることもあるが，おおむね，1つの神経路はまとまっており，脳の一定の場所で特徴的な構造をつくることがある．それらには束，毛帯，放線などの名称がついている（例：内側縦束，内側毛帯，視放線など）．

ステップ2
感覚ニューロンによって中枢神経に運ばれた情報は，脊髄や脳の中にあるニューロンとシナプスしながら，上位の中枢へと向かう（図6-86）．

さまざまな感覚情報は，脳神経や脊髄神経を構成する感覚ニューロンによって中枢神経に運ばれる．この感覚ニューロンを1次（感覚）ニューロンという．それぞれの感覚を受け持つ1次ニューロンの軸索は中枢神経内に入り，2次ニューロンとシナプスする．2次ニューロンの軸索はまた3次ニューロンとシナプスする．中枢神経内では，それぞれのニューロンの細胞体は特定の場所に集合しており，その間を神経線維が連絡している．

これを上行性神経路という．

痛覚と温度覚 （図6-87）

痛覚と温度覚の受容器は，自由神経終末である．痛覚と温度覚は同じ神経路を形成する．

頸から下のものは，脊髄神経を通り，後根から脊髄の後柱に入り，1～2髄節上行あるいは下行（リサウエルの背外側束）して脊髄後柱の2次ニューロンと接続する．2次ニューロンの軸索は反対側の側索に入り，外側脊髄視床路として視床まで上行する．外側脊髄視床路は，延髄，橋，中脳では内側毛帯に隣接した外側に位置しており，この部分は特に脊髄毛帯と呼ばれる．視床の核（後腹側核，VP核）で3次ニューロンに連絡し，大脳皮質中心後回に行く．

痛覚と温度覚を伝える神経線維には伝達速度が速いもの（C線維）と遅いもの（δ線維）がある．最初にC線維により伝えられる痛みは鋭く強いがすぐに消失する．続いてずきずきと持続する痛みがδ線維によって伝達される．

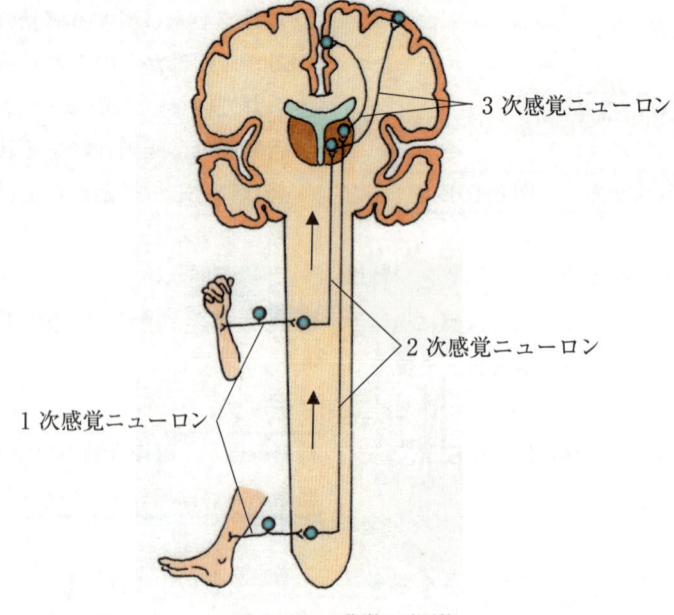

図6-86　感覚の伝導

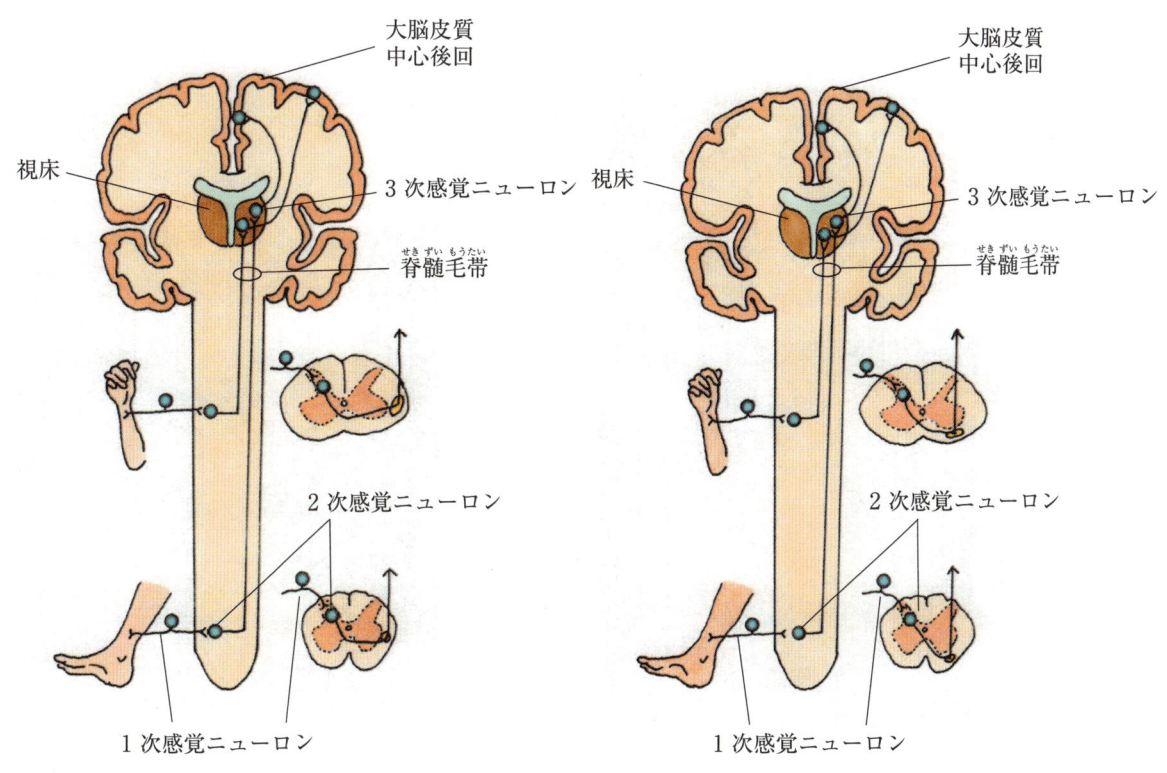

図6-87 外側脊髄視床路（痛覚と温度覚）

図6-88 前脊髄視床路（粗大触覚と圧覚）

粗大触覚と圧覚（図6-88）

粗大触圧覚はまた，軽い，あるいは識別力のない触覚ともいわれる．これは，ある物が皮膚に触れたことを知るだけで，物が触れた皮膚の場所を正確に知ることはできない．また，どのような性質の物が触れたのかもわからない．触覚と圧覚の受容器はマイスネル小体，パチニ小体，メルケル小体である．

頸から下のものは，脊髄神経を通り，後根から脊髄の後柱に入り，1〜2髄節上行あるいは下行（リサウエルの背外側束）して脊髄後柱の2次ニューロンと接続する．2次ニューロンの軸索は反対側の前索に入り，前脊髄視床路として視床まで上行する．前脊髄視床路は，延髄，橋，中脳では内側毛帯のすぐ外側にある脊髄毛帯の一部を形成する．視床の核（後腹側核，VP核）で3次ニュ

ーロンに連絡し，大脳皮質中心後回に行く．

精細触覚と圧覚（図6-89）

精細触圧覚はまた，識別力のある触覚ともいわれる．これは，どのような物が皮膚のどこに触れたかというはっきりとした情報を伝える．

頸から下のものは，脊髄神経を通り，後根から脊髄の同側の後索に入り，後索を延髄に向かって上行する．後索は延髄に近づくに連れて，下半身からの精細触圧覚を伝える線維からなる薄束と，上半身からの線維からなる外側の楔状束に分かれる．これらの線維は，延髄の薄束核と楔状束核の2次ニューロンと接続する．2次ニューロンの軸索は反対側に移る．この線維を内弓状線維と呼ぶが，左右の内弓状線維が交叉するのを毛帯交叉という．次いでこの線維は内側毛帯として視床まで上行する．これら2次ニューロンの軸索は，視床

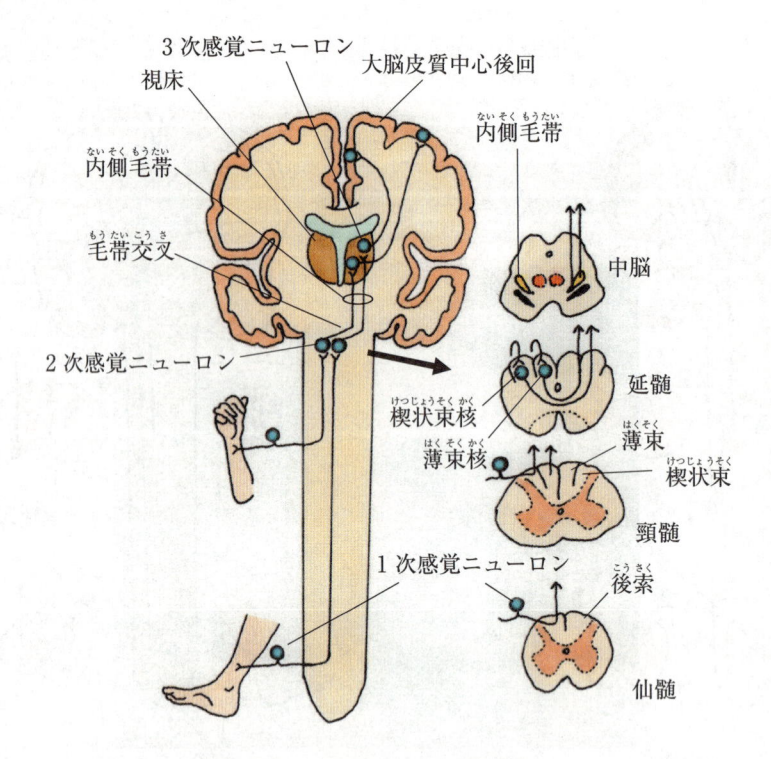

図 6-89　後索-内側毛帯路

後腹側核（VP核）で3次ニューロンに連絡し，大脳皮質中心後回に行く．この伝導路は，後索-内側毛帯路あるいは長後索路と呼ばれる．

固有感覚（深部感覚）

筋，腱，関節などからの感覚は，目で見なくても筋がどの程度伸ばされているか（受容器は筋紡錘），腱がどの程度伸ばされているか，いい換えれば筋がどの程度収縮しているか（受容器は腱器官），関節の角度はどうか（受容器はパチニ小体）などがわかる感覚で，固有感覚と呼ばれる．これには最終的に小脳に行く無意識的なものと大脳皮質に行く意識的なものがある．意識的なものは，精細触覚と圧覚の伝導路と同じである．

無意識的な固有感覚（小脳に行くもの）

脊髄から小脳に行く経路には下半身からの情報を伝える脊髄小脳路と，上半身からの情報を伝える楔状束小脳路がある．無意識的な固有感覚の多くは，同側の小脳に伝えられる（右半身からの固有感覚は小脳の右半球に伝えられる）．

脊髄小脳路（図6-90，91）：下半身の固有感覚を小脳に伝えるもので，後脊髄小脳路と前脊髄小脳路がある．

① 後脊髄小脳路：脊髄神経の後根から脊髄に入り，同側の第1胸髄節〜第2腰髄節にある胸髄核（クラーク核あるいは背核ともいう）の2次ニューロンと接続する．2次ニューロンの軸索は同側の側索に入り，下小脳脚を通り，小脳虫部の皮質に行く．

② 前脊髄小脳路：一次ニューロンの軸索は腰髄から仙髄にかけての後柱の中央部に入る．2次ニューロンの軸索の大部分は反対側の側索に入り，上小脳脚を通り，再び交叉して小脳虫部の皮質に行く．一部の2次ニューロンの軸索は同側の側索を上行して上小脳脚を通り，同側の小脳皮質に行く．

一方，前脊髄小脳路は広い範囲からのⅠb線維の興奮を伝える．

副楔状束核小脳路（図6-92）：上半身（上肢，体幹，頸）からの固有感覚を小脳に伝えるもので，脊髄神経の後根から脊髄に入り，後索の楔状束内を上行し，副楔状束核の2次ニューロンと接続する．副楔状束核は楔状束核の外側にある．2次ニューロンの軸索は副楔状束核小脳路として下小脳脚を通り，小脳の皮質に行く．

内臓感覚

内臓からの感覚は自律神経と反射弓を形づくっており，内臓の働きを調節するのに関与している．内臓感覚は，その特徴として大部分意識されないか，意識されたとしても，場所がはっきりしないかである．しかし，ある種の病的状態や陣痛，精巣の打撲の痛みなど非常に強い場合もある．他の内臓の感覚としては悪心（おしん；むかむかする状態），空腹，渇き，性的感覚などがある．これら内臓からの感覚線維は大部分，交感神経と同じ経路をとるが，脊髄へは後根を通って入る．一部

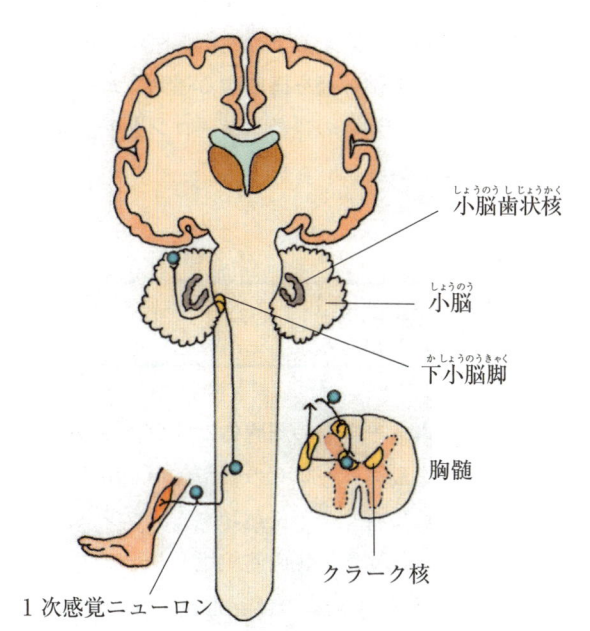

図6-90 後脊髄小脳路（下半身の固有感覚）

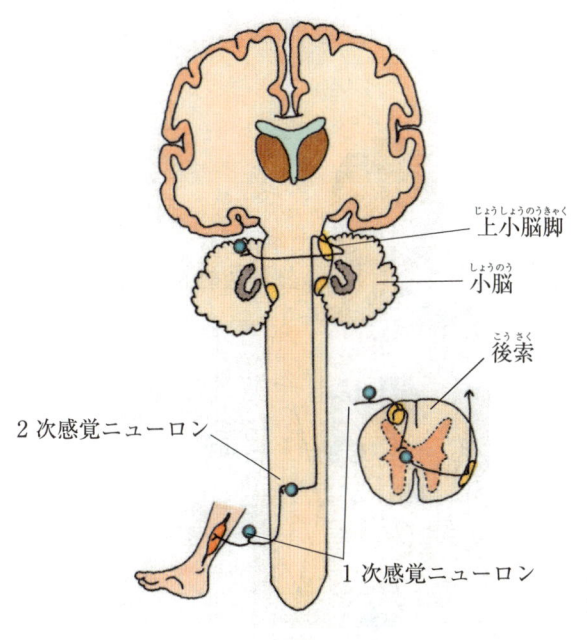

図6-91 前脊髄小脳路（下半身の固有感覚）

下半身からの固有感覚は2つの経路を通るが，これらは役割が異なっている．後脊髄小脳路は一部の関節に関与する一つの筋とその協力筋の筋紡錘（Ⅰa）と腱器官（Ⅰb）からの線維とⅡ線維や皮膚の感覚終末からの刺激による興奮を伝える．

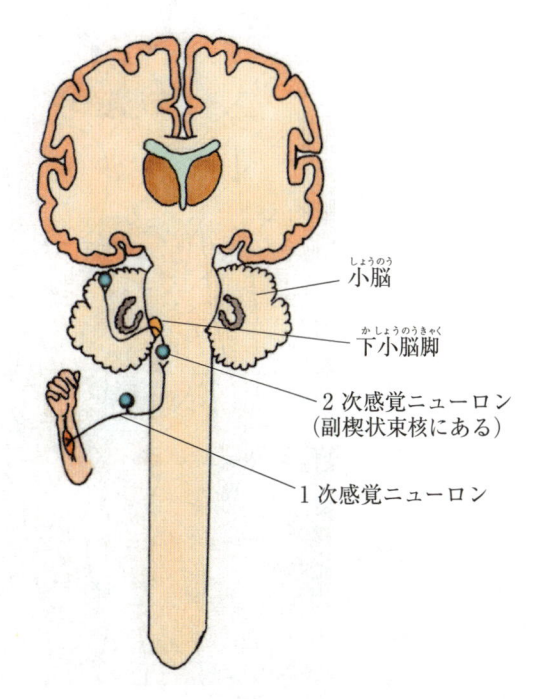

図6-92 副楔状束核-小脳路（上半身の固有感覚）

の内臓感覚線維は脳神経の中を通り，脳に伝えられる．

■**参考**■　関連痛（図6-93）
　ある内臓に病変が生じると，特定の皮膚領域に痛みが起こる．この現象について明確なことはわかっていないが，診断に役立つ．関連痛のうち，最もよく知られているのは狭心症であり，この場合，前胸部から上腕，前腕および手の内側の皮膚に痛みが生じる．

運動の伝導路

運動の伝導路理解のための5ステップ

ステップ1
運動の伝導路は，感覚の伝導路とは反対に，上位の中枢から下位へと向かうので下行性伝導路と呼ばれる．

骨格筋の運動に関する下行性伝導路は，最終的には脳神経や脊髄神経を構成する運動ニューロンに連絡する．これらの運動ニューロンを下位運動ニューロンという．

ステップ2
下位運動ニューロンにはα運動ニューロンとγ運動ニューロンがある．

　下位運動ニューロンの細胞体は脳や脊髄の中にある．下位運動ニューロンの細胞体から出る長い軸索が骨格筋に行く．下位運動ニューロンは，筋線維あるいは筋紡錘の錘内筋線維とシナプスする．筋線維とシナプスするのはα運動ニューロン，錘内筋線維とシナプスするのはγ運動ニューロンと呼ばれる．

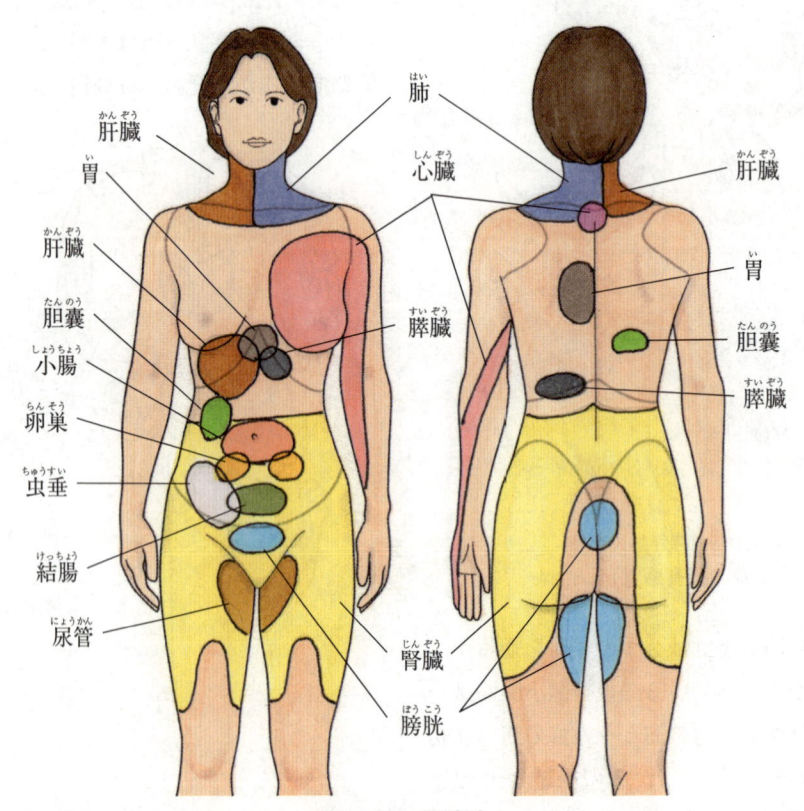

図6-93　関連痛

ステップ3
下位運動ニューロンは大脳皮質にある運動ニューロンから命令を受ける．

それぞれの下位運動ニューロンが興奮するかしないかは，中枢神経内にある様々なニューロンの働きによる．大脳皮質から下位運動ニューロンに直接的に命令を伝える伝導路はその1つで，錐体路といわれる．錐体路を構成する運動ニューロンを上位運動ニューロンという．錐体路には皮質延髄路（皮質核路）と皮質脊髄路がある．

ステップ4
大脳皮質にある上位運動ニューロンの活動は大脳基底核や小脳によって調節されている．

運動する場合，ある部分の運動は意識的であるが，それに付随する大部分の運動は意識しなくてもスムーズに行える．これは2つのシステムによってなされる．1つは大脳基底核や小脳による上位運動ニューロンの活動調節であり，他の1つは脳幹からの錐体外路による下位運動ニューロンの調節である．これらをまとめて錐体外路系という．

ステップ5
脊髄の下位運動ニューロンの活動は錐体路や錐体外路以外に脊髄反射によっても調節されている．

皮膚からの感覚，あるいは固有感覚は脊髄に運ばれ，脊髄内で下位運動ニューロンに連絡して筋活動を引き起こす．これを脊髄反射という．

【随意運動と不随意運動】
ある運動を意識的に行う場合，随意運動という言葉が使われる．随意運動には意識しないでもスムーズに行われる運動が多く伴っている．例えば手でテニスのラケットを操作してボールを打つ場合，随意的に手を使うが，その時に，頸や肩の筋，背筋や殿部の筋などは無意識的に錐体外路系によって調節されている．この無意識的な運動を不随意運動と言うのは誤りである．

不随意運動とは，意識的に止めようとしても止められない運動，例えば手の震え（振戦）など，多くの場合錐体外路系の障害によって生じる運動をいう．

錐体路 pyramidal tract

大脳皮質から出た線維が延髄の錐体を下行することから名付けられた名称で，皮質脊髄路だけを指すこともあるが，これに皮質延髄路（皮質核路）を加えるのが一般的である．

皮質脊髄路は脊髄前柱にある運動ニューロンに行くので，体幹や上肢・下肢の運動をコントロールする．皮質核路（皮質延髄路）は脳神経の運動核に行くので，頭部や頸の骨格筋の運動をコントロールする．

皮質脊髄路 corticospinal tract（図6-94）
大脳皮質にある錐体細胞から出る．約2/3は中心前回（4野），二次運動野および運動前野（6野）から，残り1/3は中心後回（1野，2野と3野）から起こる．これらのうち約3％は，中心前回第5層のベッツの巨大錐体細胞の軸索である．

これらの軸索は内包を通り，中脳の大脳脚の中央部を通り，橋を貫いて延髄の錐体に至る．錐体の下端部で次の2つの経路に分かれる．

外側皮質脊髄路 延髄の錐体の下端部で約80％の線維は交叉する．これを錐体交叉という．交叉した線維は反対側の脊髄側索に入り，下行しながら，脊髄のさまざまな場所で前柱の運動ニューロンに直接あるいは介在ニューロンを介して連絡する．この経路は四肢の遠位部の動きに関与している．特にベッツの細胞からの線維は手指の細かな随意運動に関与している．

前皮質脊髄路 錐体で交叉せずにそのまま下行，

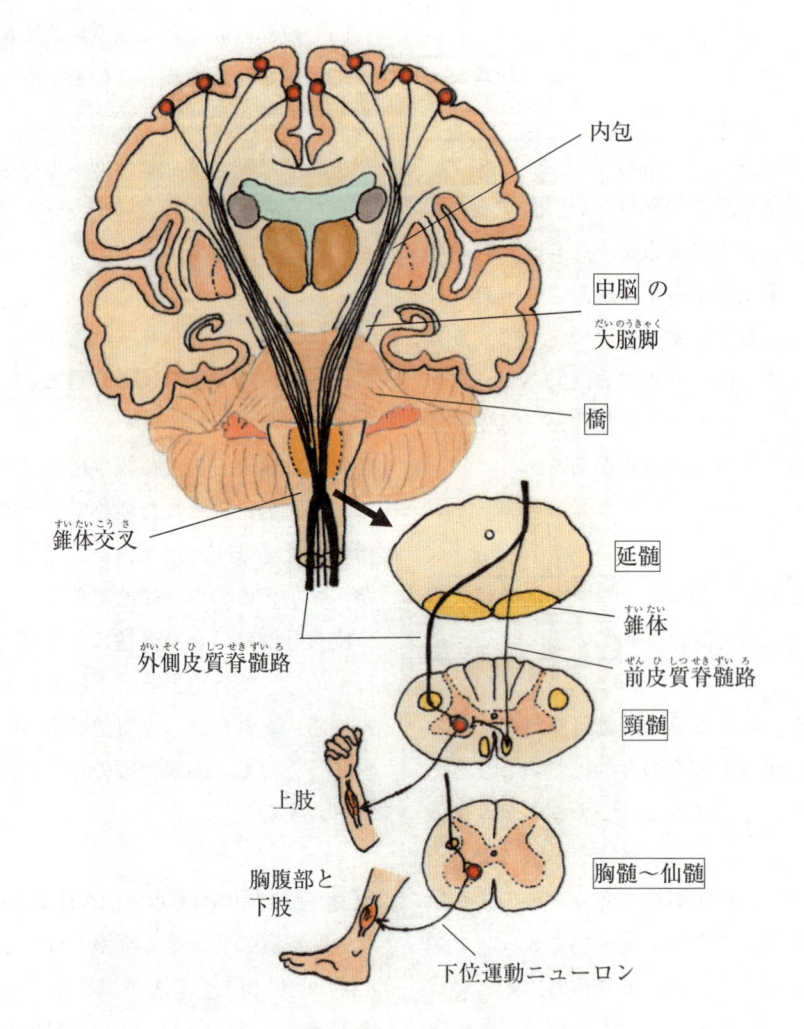

図6-94 皮質脊髄路

同側の脊髄前索に入り，脊髄の胸髄あたりまで下行しながらさまざまな場所で白交連を通って交叉し，前柱の運動ニューロンに直接あるいは介在ニューロンを介して連絡する．白交連とは左右の前索の間にある白質である．この経路は頸，体幹，上肢の近位部の動きに関与している．

注：皮質脊髄路は途中で交叉することで，基本的に出発点である大脳半球とは反対側の筋の動きに関与している．しかし，外側・前皮質脊髄路共に交叉しないで同側に行く線維も認められている．また，脊髄内には介在ニューロンがあり，これによって反対側の下位運動ニューロンに影響が及ぼされることもある．

■参考■ 痙性 spasticity

脊髄障害後，筋の緊張度は次第に回復し，ついには健常時よりも大きくなる．この過剰な筋の張力を過緊張性あるいは痙性と呼ぶ．痙性は抗重力筋に選択的に生じる．脊髄の障害は脊髄白質を下行してくる上位運動ニューロンの障害を意味する．上位運動ニューロン傷害で最も障害されやすい運動は繊細で熟練した運動に関するもので，これらは錐体路によると考えられている．一方，粗大な，上肢や下肢全体を含むような運動は障害されにくく，また回復しやすい．これらのことが，痙性の原因が錐体路（皮質脊髄路）障害によると考えられた原因である（筋紡錘との関係については脊髄反射の項を参照，また，p.398の参考を参照）．

■参考■　抗重力筋

　重力に逆らって作用している筋．例えば，顎の筋は重力によって口が開くのに逆らって作用している．頸の後部にある筋は，頭が重力でがくんと前に倒れるのに逆らって作用している．下肢の抗重力筋が働かないと，立っていられない．下肢での抗重力筋は股関節，膝関節の伸筋，足関節の底屈筋である．上肢では肩関節の屈筋，肘関節の伸筋，手関節の屈筋である．

皮質核路（皮質延髄路）corticobulbar tract

　大脳皮質の主に中心前回の一部から出て，皮質脊髄路に伴って内包を通り，中脳から脊髄の頸髄上部にかけて存在する脳神経の運動核に，原則として両側性に介在ニューロンを介して連絡する（図6-95）．

　脳神経運動核については，p.379を参照のこと．

■参考■　球麻痺 bulbar palsy

　球とは延髄をさす古い用語である．延髄にある疑核（Ⅸ，Ⅹ，Ⅻ脳神経の運動核）や舌下神経核に行く皮質核路が障害を受けると，嚥下，咀嚼，呼吸，会話をコントロールする咀嚼筋，顔面筋，舌，口蓋，咽頭，喉頭の諸筋がうまく働かなくなる（仮性球麻痺）．さらに，疑核や舌下神経核そのものが変性すると上記の症状がさらにひどくなり球麻痺となる．

錐体外路 extrapyramidal tract

　皮質脊髄路と皮質核路（皮質延髄路）を除いて，脳から脊髄前柱運動ニューロンに投射する運動路を錐体外路と総称する．

　皮質網様体脊髄路は基本的な動きにとって最も重要な経路である．皮質視蓋脊髄路は視覚と運動を結びつける経路である．赤核脊髄路は小脳と運動を結びつける経路である．前庭脊髄路と内側縦束は平衡覚と運動を結びつける経路である．

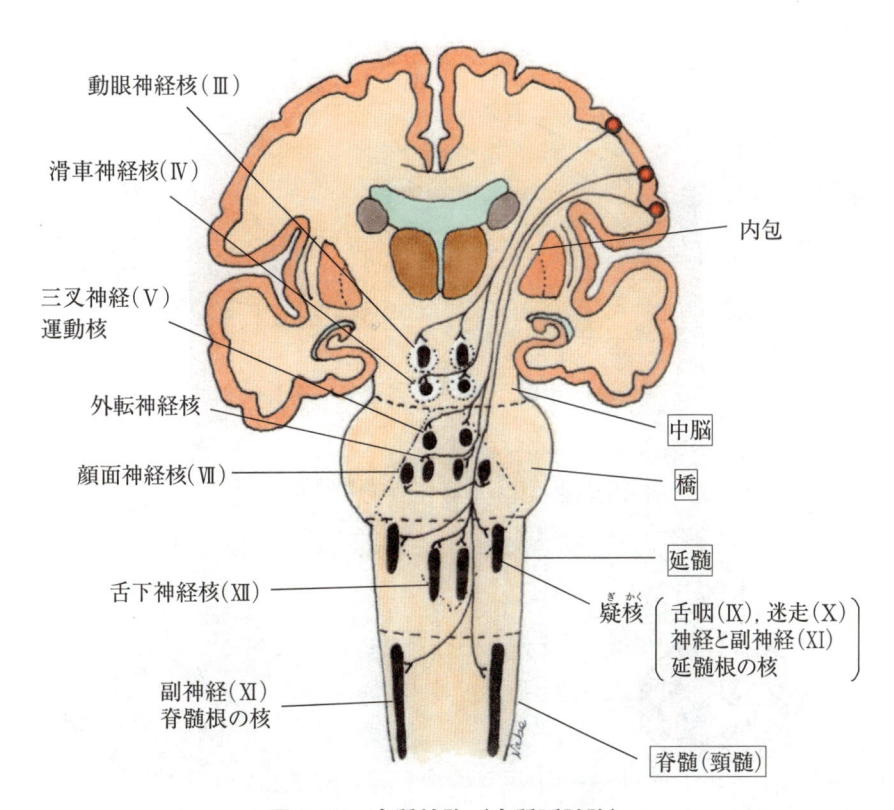

図6-95　皮質核路（皮質延髄路）

皮質網様体脊髄路 corticoreticulospinal tract
（図 6-96）

大脳皮質（6 野）から皮質脊髄路と共に下行し，両側の橋と延髄の網様体に連絡する（皮質網様体路）．橋網様体のニューロンの軸索は前（内側）網様体脊髄路として前索を交叉せずに下行し，延髄網様体のニューロンの軸索は外側網様体脊髄路として側索‒前索を，両側性に下行して，介在ニューロンを介して α あるいは γ 運動ニューロンと連絡する．

これらの皮質網様体脊髄路は体幹や四肢の近位の筋を調節することで，姿勢や歩行に関与している．しかし，最近の研究では，手の筋を調節する働きもあることが示されている．

皮質視蓋脊髄路 corticotectospinal tract
（図 6-96）

大脳皮質の視覚連合中枢（18，19 野）から起こり，中脳の上丘にあるニューロンに連絡する（皮質視蓋路）．上丘のニューロンの軸索は交叉し，脊髄前索を下行する．しかし，頸髄以下に下ることはない．この軸索の大部分は頸髄前柱の介在ニューロンと連絡する．この経路は眼球の動きと頭部の動きを協調させるのに働いている．上位頸髄からは，胸鎖乳突筋や僧帽筋を支配する副神経が出ている．また頸神経後枝は項部（頸の後ろ）の固有背筋を支配している．

赤核脊髄路 rubrospinal tract（図 6-97）

中脳の赤核から出て，交叉し，脊髄の側索を下行する．赤核のニューロンは，大脳皮質および小脳からの線維と連絡を持っている．大脳皮質からの線維（皮質赤核路）は皮質脊髄路を出すのと同じ領域から出ている．この経路は脊髄の介在ニューロンと連絡し，α あるいは γ 運動ニューロンの働きを調節している．これは，機能的には皮質脊髄路と同じで，特に四肢の遠位の屈筋を支配する α あるいは γ 運動ニューロンを働かせ，伸筋を支配する α あるいは γ 運動ニューロンを抑制する．

図 6-96　錐体外路（1）

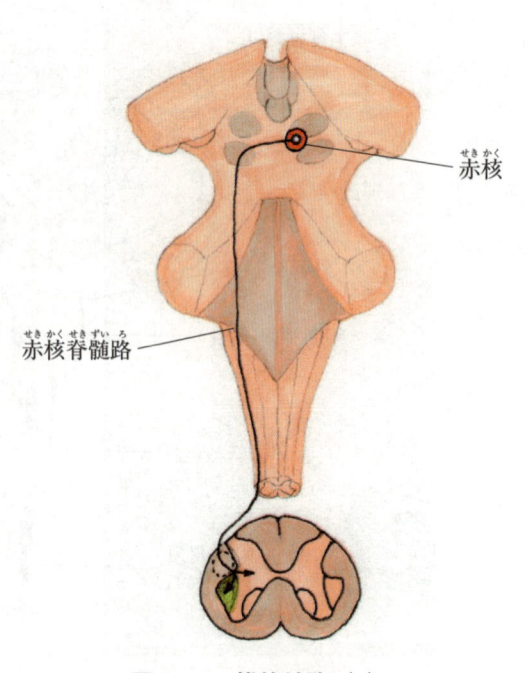

図 6-97　錐体外路（2）

前庭脊髄路 vestibulospinal tract（図6-96）

前庭神経核は平衡覚を伝える前庭神経の線維と，小脳からの線維が連絡している．この核からの軸索は，交叉せず，延髄から脊髄の前索を通って下行して，脊髄の全長にわたって介在ニューロンを介して下位運動ニューロンと連絡する．この経路は，頸，背筋，四肢の筋群のうち伸筋を支配する運動ニューロンの活動を高め，屈筋群の活動を抑えて，姿勢を保つ．

内側縦束 medial longitudinal fasciculus

MLFと略される．これは単一の神経路ではなく，主に脳幹を上下に走るいくつかの線維束が集合したものである．一部は脊髄の前索まで延びている．

上行する線維は，前庭神経核から出て，眼球を動かす脳神経の核（動眼神経核・滑車神経核・外転神経核）と連絡を持っている．内側縦束の下行線維は，すでに述べた前庭脊髄路の一部，網様体脊髄路の一部，視蓋脊髄路によって構成されている．

運動伝導路の機能的グループ分け

下位運動ニューロンに影響を及ぼす運動の伝導路は大きく2つに分類できる．

1）外側群

外側皮質脊髄路と赤核脊髄路および外側網様体脊髄路からなり，脊髄前柱の外側部あるいは脊髄灰白質の中間部に終わる．これらは，特に四肢の末端の繊細な随意運動に関わる．外側皮質脊髄路は一次運動野（4野），二次運動野および運動前野（6野），中心後回（1野，2野と3野）から起こる．赤核脊髄路は中脳の赤核から起こる．これらの神経路は途中で交叉するので，反対側の筋群を支配する．

外側皮質脊髄路のうち，中心後回から起こる線維は，脊髄後柱に終わり，脊髄に入る感覚信号を調整している．

2）前内側群

前皮質脊髄路，前（内側）網様体脊髄路，前庭脊髄路，視蓋脊髄路からなる．これらは脊髄前柱の内側部あるいは脊髄灰白質の中間部に終わる．これらは特に，姿勢を維持するために，上肢帯や下肢帯，および体幹の主として伸筋群の活動を調整する．これらは，途中で交叉する線維や交叉しない線維があるとともに，左右の下位運動ニューロンと連絡を持つ介在ニューロンに終わるため，両側性である．これらの神経路の多くは，頸髄や上位胸髄に終わり，胴体の下半分や，下肢帯の筋にはあまり行かない．

前皮質脊髄路は頸や体幹および上肢近位部の随意運動に関わっている．網様体脊髄路は運動や，姿勢の維持において，四肢や体幹の筋を無意識的に調節している．前庭脊髄路は頸から体幹，下肢の筋に対してバランスを保つように働きかける．視蓋脊髄路は眼球の運動と頭や頸の運動とを協調させる．

下位運動ニューロンは，これらの運動伝導路によって直接に，あるいは介在ニューロンを介して間接的に影響を受けている．下位運動ニューロンはまた，脊髄に入ってくる感覚神経線維によっても影響を受ける．

反射と筋活動

これまで骨格筋の活動調節を，随意運動を中心として述べてきた．随意運動は，ある目的を行うために意志により開始する運動と定義できる．これを伝えるのが錐体路である．しかし，随意運動は無意識に行われる自動運動（これがいわゆる錐体外路系）によって支えられていることを学んだ．これらには上位脳が関与している．これら以外に，脳神経や脊髄神経を通って伝えられたさまざまな感覚が，上位脳を介さず，下位運動ニューロンである α 運動ニューロンや γ 運動ニューロ

ンに影響を及ぼし，骨格筋の活動を反射的に調節している．

脊髄反射は，指先がバラの棘に触れたとき，上肢を引っ込めるような運動で，皮膚の受容器⇒感覚ニューロン⇒介在ニューロン⇒下位運動ニューロンの連鎖が自動的に行われる．

また，重さが前や後ろの筋に多くかかりすぎて倒れそうになるのを自動的に調整し，姿勢を保つのも反射的に行われている．さらに，いったん歩いたり走ったりの運動が随意的に開始されると，あとは自動的に行われる．これは随意運動と反射との両方でなされる．これらの反射は筋，腱，関節にある固有感覚の受容器と下位運動ニューロンの連鎖によって自動的に行われる．これらの反射活動は上位から抑制を受けたり，促進されたりする．

脊髄反射

脊髄反射は感覚ニューロンが直接下位運動ニューロンとシナプスする単シナプスの反射弓と，介在ニューロンを介する多シナプスの反射弓がある．

伸張反射 （図6-98）

筋紡錘が関係する反射で，筋の緊張度や姿勢の維持に関係している．この例は膝蓋腱反射で，2つのニューロンの連鎖よりなる単シナプス反射で，同側にしか反応が出ない．膝蓋靱帯を叩くと以下の反応が起こる．

1) 大腿四頭筋と，その筋内の多くの筋紡錘が一斉にかつ急激に引き伸ばされる．
2) 多くの筋紡錘が急激に引き伸ばされた結果，これらのIa感覚線維が興奮し，脊髄内で同じ筋を支配する多数のα運動ニューロンとシナプスする．
3) Ia感覚線維は脊髄内で介在ニューロンを介して，拮抗筋であるハムストリングスを支配するα運動ニューロンを抑制する．
4) これらの結果大腿四頭筋が強く収縮し，膝が伸びる．

これに対して一定の姿勢を保つ時は，多くの筋が少しずつ引き伸ばされるため，これらの筋の筋紡錘からの刺激が少しずつ各筋を支配するα運動ニューロンとシナプスする．

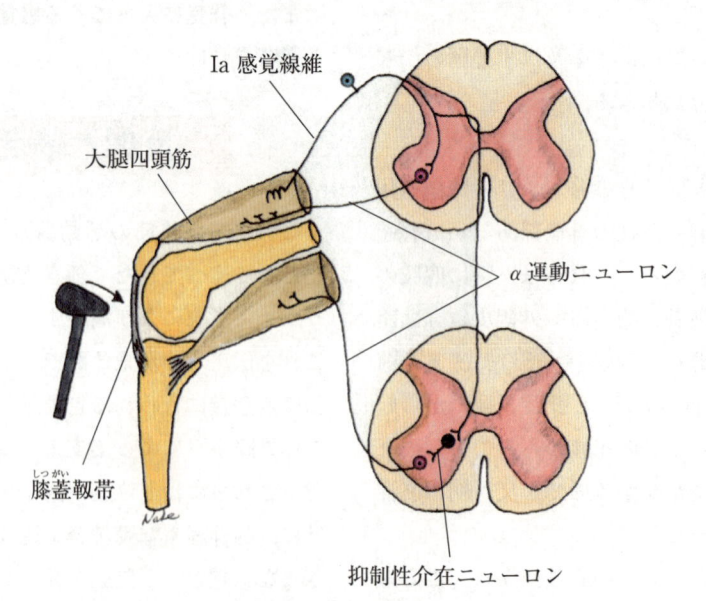

図6-98　伸張反射

ガンマループ（図 6-99）

伸張反射は筋の緊張度を大まかに調節する．これに対してガンマ反射弓は微調整を行う．γ運動ニューロンに影響を及ぼすことで筋紡錘の感度を調節し，その筋の緊張度を調節する．

1) γ運動ニューロンが興奮する．
2) 筋は一定のままで，錘内筋線維だけが収縮する．そのためⅠa感覚線維が興奮する．
3) 脊髄内で同じ筋を支配するα運動ニューロンとシナプスする．
4) 筋収縮が起こる．

脳からの下行性伝導路は，α運動ニューロンを直接刺激するだけでなく，このようにγ運動ニューロンに働きかけることによって間接的に筋収縮を調節している．

γ運動ニューロンには静的と動的なものがある．動的とは筋が引き伸ばされつつある状態で，動的γ運動ニューロンは筋の急速な伸張に対応する相動性伸張反射を調節する．静的とは筋が引き伸ばされた状態で止まった状態で，持続的な筋伸張に対応する持続性伸張反射を調節する．持続性伸張反射が強くなった状態が固縮であり，相動性伸張反射が強くなった状態が痙縮と呼ばれる．固縮や痙縮は筋紡錘を調節する動的あるいは静的γ運動ニューロンに対する脳からの支配が影響されることで起る．

ゴルジ腱器官と反射

ゴルジ腱器官にはⅠb線維が分布している．筋が収縮するとⅠb感覚線維が腱器官の線維に挟まれて興奮する．

1) 筋が収縮する．
2) ゴルジ腱器官のⅠb感覚線維が興奮する．
3) 脊髄内で介在ニューロンとシナプスする．
4) 介在ニューロンはα運動ニューロンを抑制する．
5) 筋の緊張度が低下する．

この反射によって，筋の過緊張が防がれる．

屈曲反射（図 6-100）

この反射は身体に害を及ぼすような刺激（侵害刺激）から逃避するときに起こる．

屈曲反射の程度は侵害刺激の強さによる．

図 6-99 ガンマループ

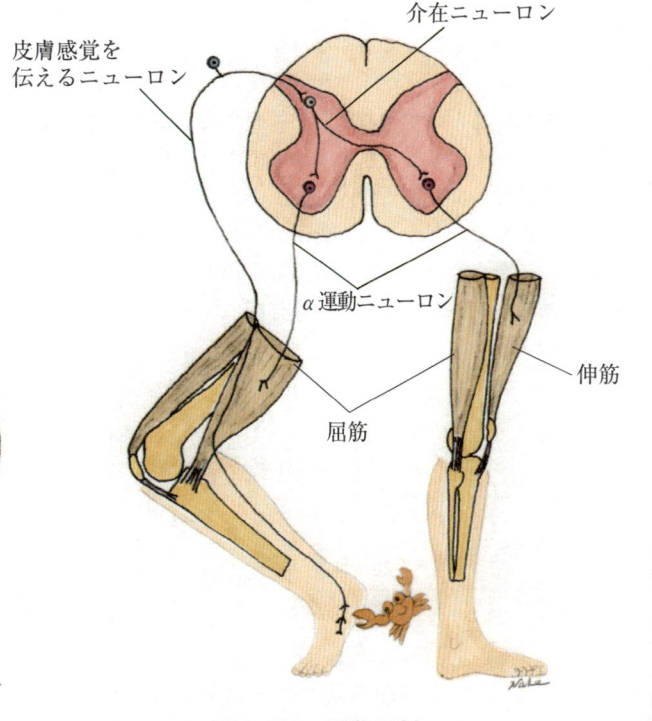

図 6-100 屈曲反射

1) 皮膚あるいは筋や関節などからの侵害刺激は感覚ニューロンによって脊髄に入り，介在ニューロンとシナプスする．
2) これら介在ニューロンは屈筋を支配するα運動ニューロンを興奮させ，伸筋を支配するα運動ニューロンを抑制する．

一側に加えられた刺激が強いとき，交叉するニューロンを介して反対側の伸筋を支配するα運動ニューロンを興奮させる．

■参考　痙縮・固縮・拘縮

痙縮とはある関節を他動的に早く動かした時に抵抗が強く，ゆっくり動かすと抵抗が弱くなる状態．すなわち運動の速度依存性がある．これは運動の速度が速くなるに従って伸張反射が増加するためで，錐体路系の上位運動ニューロン障害によると考えられている．

固縮とは運動の速度には関係なく，すなわち，ゆっくり動かそうが，早く動かそうが抵抗は変わらない「鉛管様固縮」を示す．ただし，抵抗が間歇的にゆるむことがある（歯車様固縮）．固縮は錐体外路系の上位運動ニューロン障害によると考えられている．

痙縮や固縮を持った患者の関節運動を行う場合，抵抗が突如としてなくなる現象を「折りたたみナイフ現象」というが，これは筋収縮が強すぎて他動的運動に逆らいすぎると筋が障害を受けるのを防ぐため，ゴルジ腱器官が働くからである（筋学の腱器官も参照）．

拘縮とはどうしても動かない状態，すなわち筋や靭帯を含めた関節周囲の組織が硬くなって「関節可動域」制限がある．これは神経の障害だけが原因ではない．

介在ニューロンの役割

筋活動は，脳からの指令や多くの反射回路のα運動ニューロンに対する働きかけが統合されて起こる．そこに介在ニューロンが加わることで，筋活動の調節はさらに複雑になる．

脳からの下行性伝導路は①介在ニューロンを介して，あるいは②直接に下位運動ニューロンとシナプスする．α運動ニューロンは基本的に，介在ニューロンを介する脳からの下行性伝導路で興奮する．皮質脊髄路，前庭脊髄路，網様体脊髄路などの一部はα運動ニューロンを直接興奮させる．このα運動ニューロンは側枝を出してレンショウ細胞と呼ばれる介在ニューロンを興奮させる．これは元のα運動ニューロンを抑制する．これは，いったん興奮したα運動ニューロンを静め，次の刺激に対応できるようにする．

同側のいくつかの髄節にまたがる介在ニューロンもある．またこれらニューロンは反対側に渡るニューロンとも接続している．これらにより，同側のさまざまな筋と，反対側のさまざまな筋との間のリズムがとれる．また，介在ニューロンには興奮性のものと抑制性のものがある．α運動ニューロンの活動に影響を与えるのは，脳からの下行性伝導路ばかりではない．皮膚や筋，関節，靭帯からの感覚刺激も介在ニューロンを介して，あるいは直接にα運動ニューロンの活動に影響を与えている．

日本語索引

ア

アウエルバッハ筋間神経叢　92
アキシス　148
アキレス腱　311
アクチン　18, 56
アジソン病　117
アダムのリンゴ　84
圧覚　387
アデノイド　84
アトラス　148
アドレナリン　120
アブミ骨　125
アブミ骨筋　125
アブミ骨筋神経　374
アポクリン汗腺　20, 124
アランチウス管　80
鞍関節　43, 45, 160
安定筋　51
α運動線維　52
α運動ニューロン　390
I帯　56
IP関節　203

イ

胃　95
胃潰瘍　96
移行上皮　20
胃小窩　95
一次運動野　338
一次感覚中枢　340
一軸性関節　42
一次性軟骨結合　38
一次リンパ性器官　82
胃底　95
陰茎　110
陰茎海綿体　110
インスリン　101
咽頭　83, 86, 95
　　筋　231, 233
　　筋間隙　233
咽頭収縮筋　231
咽頭神経叢　232, 376
陰嚢　110
陰嚢中隔　110
陰部神経　367
陰部神経叢　368
陰部大腿神経　364

ウ

ウイリス動脈輪　65
ウイルス性肝炎　100

ウェルニッケ中枢　341
烏口肩峰靱帯　194
烏口鎖骨靱帯　191
烏口上腕靱帯　193
烏口突起　157
烏口腕筋　268
羽状筋　48
臼状関節　45
内がえし　13
運動軸　42
運動終板　53
運動神経　26
運動性言語中枢　341
運動前野　339
運動の伝導路　390
運搬角　198

エ

会陰　114, 115
会陰腱中心　115
腋窩神経　360
腋窩線　6, 8
腋窩動脈　69, 70
腋臭症　124
液性免疫　22
エクリン汗腺　20, 124
エストラジオール　121
エストロゲン　112, 121
エディンガー・ウェストファル核　370
エピネフリン　120
エラスチン　21
エリトロポエチン　121
遠位　7
遠位指節間関節　203
遠位尿細管　103
円回内筋　272
嚥下　233
遠心性神経　26
延髄　349
円錐靱帯　191
円錐靱帯結節　156
A核　345
A(α)細胞　101
A帯　56
AV結節　63
M経路　370
MP関節　202
SA結節　63

オ

横隔神経　358
横隔膜　254, 255
横隔膜ヘルニア　256

黄色靱帯　185
横舌筋　228
横線　150
横足弓　222
横足根関節　220
黄体　112
黄体化ホルモン　117
黄体形成ホルモン　117
黄体ホルモン　112, 121
横突間筋　250
横突間靱帯　185
横突起　147, 148
横突棘筋　249
凹凸の法則　43
横突肋骨窩　150
黄斑　128
横披裂筋　238, 239
横紋筋　46, 56
オキシトシン　117
オスグッド病　169
オステオン　32, 33
おたふくかぜ　95
オッディ括約筋　100
オトガイ棘　144
オトガイ舌筋　229
オトガイ舌骨筋　243
親不知　94
オリーブ小脳路　351
温度覚　386

カ

下位運動ニューロン　390
外果　170
回外　11
回外筋　282
回外筋稜　160
外眼筋　131
外後頭隆起　142
外肛門括約筋　98
介在ニューロン　330, 398
外耳　124
外子宮口　113
外舌筋　229
回旋　14
外旋　11, 13
外腺　109
回旋筋　249, 250
回旋筋腱板　267
外旋6筋　296
外側　7
外側腋窩隙　269
外側塊　148
外側環軸関節　187
外側弓状靱帯　254

外側頸筋　241
外側広筋　300
外側膝蓋支帯　212
外側縦足弓　222
外側手根隆起　161
外側上顆　158, 168
外側靱帯　182
外側仙骨動脈　71
外側仙骨稜　151
外側足底神経　367
外側側副靱帯　196, 211
外側大腿皮神経　364
外側頭直筋　244
外側皮質脊髄路　391
外側腹側核　345
外側翼突筋　227
外側輪状披裂筋　238, 239
外側肋横突靱帯　188
外腸骨動脈　71
外転　11, 12
外転神経　373
外頭蓋底　142
回内　11
外尿道括約筋　106
外尿道口　106, 110
海馬　336, 337
灰白交通枝　383
灰白質　26
外反　9
外反肘　198
外反母趾　172
外皮　122
外腹斜筋　258
外分泌腺　20
外閉鎖筋　297, 298
解剖学　3
解剖学的嗅ぎタバコ入れ　284
解剖学的姿勢　5
解剖学的真結合線　166
解剖学用語　5
蓋膜　187
海綿骨　32
海綿体部　106
回盲部　98
回盲弁　98
外来筋　236
外肋間筋　252
下咽頭収縮筋　232
下横脛腓靱帯　216
下顎管　145
下顎骨　144
下顎神経　372
下眼窩裂　140
顆間区　169
顆間結節　169
下関節突起　147
顆間隆起　169
下気道　83
蝸牛　126
蝸牛神経　374
核　18, 26

顎関節　14, 181
核鎖線維　54
顎舌骨筋　242
顎舌骨筋神経　373
顎舌骨筋線　144
核袋線維　54
顎動脈　67
顎二腹筋　243
角膜　127
角膜移植　127
角膜反射　127
隔膜部　106
下顎神経　383
下脛腓関節　214
下後鋸筋　254
下後腸骨棘　163
下喉頭神経　377
下肢
　筋　292, 295
下肢骨　163
下肢静脈瘤　78
下歯槽神経　373
下肢帯
　筋　292
下肢帯骨　163
下縦舌筋　228
顆状関節　43, 45
下垂手　362
下垂腎　103
下垂体　116
下垂体窩　116
下垂体後葉　117
下垂体前葉　116
下垂体門脈系　117
ガストリン　121
下前腸骨棘　163
下双子筋　297
鵞足　305
下腿
　筋　305, 309, 310
下腿骨間膜　214
下大静脈　77
肩関節　193
下腸間膜動脈　71
滑液　40
滑液鞘　51
滑液包　50, 212
顎下腺　94
滑車神経　371
滑車切痕　160
滑走関節　39
滑膜　40, 196, 211
滑膜性連結　39, 45
　分類　41
滑膜ヒダ　40
下殿筋線　163
下殿神経　368
下殿動脈　71
可動関節　39
下頭斜筋　251
下橈尺関節　198

下鼻甲介　140
下方　7
硝子体　129
ガラス（硝子）軟骨　34
カルシトニン　118
仮肋　153
下肋骨窩　150
肝円索　100
眼窩　139
眼窩下神経　372
感覚　26
感覚器系　122
感覚（知覚）神経節　351
感覚性言語中枢　341
感覚の伝導路　385
眼窩上孔　140
肝鎌状間膜　99
含気骨　31, 83
眼球　127
眼球血管膜　127
眼球線維膜　127
眼球内膜　128
眼球付属器　130
眼筋　130
ガングリオン　286
眼瞼　130
寛骨　163
寛骨臼　164
寛骨臼窩　164
寛骨臼横靱帯　206
寛骨臼切痕　164
寛骨筋　292
間細胞　108
環軸関節　187
冠状静脈洞　62, 74
冠状動脈　62
冠状縫合　139
肝小葉　100
眼神経　371
幹神経節　382, 383
関節　37
　運動　11
　分類　41
関節円板　41, 181, 198
関節窩　39, 157
関節外靱帯　41
関節可動域　39
関節環状面　159, 160
関節腔　40
関節上腕靱帯　193
関節唇　41, 193, 206
関節頭　39
関節内靱帯　41
関節軟骨　39
関節半月　41, 209
関節包　40, 193, 196, 207, 209
関節包靱帯　41
関節面　39
関節面の運動　43
関節面離開　43
汗腺　124

肝臓　99
杆（状）体　128
環椎　148
環椎後頭関節　186
環椎後頭膜　186
環椎十字靱帯　187
眼底　129
眼動脈　67
カントリー線　99
間脳　344
ガンマループ　397
顔面神経　225, 373
顔面神経麻痺　374
顔面頭蓋　139
顔面動脈　67
肝門　99
肝門脈　77
　側副循環路　78
眼輪筋　226
関連痛　390
γ運動線維　52
γ運動ニューロン　390

キ

器官　4
気管　86
気管支　86
　分岐と構造　89
気管支枝　377
気管支喘息　87
気管支動脈　70
気胸　88
奇静脈系　76, 77
拮抗筋　51
喜怒哀楽　226
亀頭　110
希（乏）突起膠細胞　25
キヌタ骨　125
機能関節　46
嗅覚の伝導路　369
球関節　43, 45
球形嚢　126
弓状膝窩靱帯　212
弓状線　163, 257
球状帯　119
嗅上皮　83
嗅神経　368
求心性神経　26
急性硬膜外血腫　68
球麻痺　393
橋　348
胸横筋　252, 253
胸郭　153
　筋　251
胸郭上口　153
胸管　81
頬筋　226
胸腔　10
胸骨　155
胸骨角　155

胸骨関節面　156
頬骨弓　141
胸骨結合　189
胸骨剣結合　189
胸骨甲状筋　244
頬骨神経　372
胸骨舌骨筋　243
胸骨線　6
胸骨体　155
胸骨柄結合　189
胸最長筋　248
胸鎖関節　190
狭窄性腱鞘炎　274
胸鎖乳突筋　241
胸神経　362
頬神経　372
胸神経後枝　357
狭心症　62
胸髄節　352
胸腺　82, 119
胸大動脈　64
胸腸肋筋　248
胸椎　150, 153
共同筋　51
胸半棘筋　249
胸膜　87
胸腰筋膜　247
協力筋　51
胸肋関節　189
鋸筋　48, 49
棘下筋　267
棘間筋　250
棘間靱帯　185
棘間平面　6
棘筋　248
棘上筋　265, 266
棘上靱帯　185
局所解剖学　4
棘突起　147, 148
虚血　59
虚血性心疾患　62
挙睾筋反射　108
挙睾反射　259
距骨　170
距骨外側突起　170
距骨下関節　217
距骨滑車　170
距骨関節面　171
距骨溝　170
距骨後突起　170
挙上　11
距踵舟関節　219
鋸状縫合　37
巨舌症　230
距腿関節　216
ギヨン管　277
キリアン三角　232
筋　46
　咽頭　232, 233, 239
　下肢　292, 295
　下腿　305, 309, 310

下腿外側　308
下腿後面　309
下腿前面　305
肩と上腕　265
胸部　252
頸部　241, 242
口蓋　230
喉頭　232, 238
股関節前面　298
骨盤　260
舌　228
上肢　265, 266
上腕と前腕　271, 274, 275
前腕後面　277
足底　316, 317, 318
足背　315
足部　307, 308, 313
大腿　299, 311
大腿後面　303
大腿前面　300
大腿内側　301
手　286, 287
殿部　293
頭部　225
背部　246
腹部　256
腹部　258
近位　7
近位指節間関節　203
近位尿細管　103
筋芽細胞　56
筋滑車　50
筋管　56
筋間中隔　49
筋原線維　55
筋細線維　55
筋枝　356
筋周膜　54
筋小胞体　55
筋上膜　55
筋触　4
筋節　56
筋線維　54
筋層　92
筋内膜　54
筋の支配神経（下肢）　324
筋の支配神経（上肢）　323
筋の付着　47, 173
筋皮神経　359
筋紡錘　53
筋膜　49

ク

口　92
屈曲　11, 12
屈曲反射　397
屈筋支帯　277
クッシング症候群　117
クッパーの星細胞　100
クプラ　126

クモ膜　327
グラーフ卵胞　112
クララ細胞　90
グリア　25
グリソン鞘　99
グルカゴン　101
グルココルチコイド　119
グレーブス病　118
クローム親性細胞　120

ケ

毛　123
系　4
脛骨　168
脛骨神経　366
脛骨粗面　169
脛骨体　169
頸最長筋　248
痙縮　398
茎状突起　160
頸神経後枝　356
頸神経叢　357
頸神経ワナ　243, 357
頸髄節　352
痙性　392
頸切痕　155
脛側　6
頸体角　207
頸長筋　244
頸腸肋筋　248
頸椎　147
系統解剖学　4
頸動脈サイフォン　65
頸動脈小体　69
頸動脈反射　376
頸動脈洞　69
茎突咽頭筋　233
茎突下顎靱帯　182
茎突舌筋　229
茎突舌骨筋　243
頸半棘筋　249
頸板状筋　247
脛腓関節　214
脛腓靱帯結合　214
頸部
　筋　241, 242
頸肋　155
血液　22
血管
　眼球　129
　構造　58
血管系　58
血球　22
月経　112
月経周期　112
結合組織　21
楔舟関節　219
楔状骨　172
血小板　22
月状面　164

結節間溝　157
結節間平面　6
結腸　98
楔立方関節　219
ゲノム　18
腱　48
腱画　49
腱器官　54
肩甲回旋動脈　70
肩甲下筋　265, 266
肩甲挙筋　261, 262
肩甲棘　157
肩甲骨　157
肩甲上動脈　69
肩甲上腕関節　193
肩甲舌骨筋　244
肩甲線　6
肩甲背動脈　69
肩鎖関節　191
腱索　61
肩鎖靱帯　191
腱鞘　51, 277
剣状突起　155
減数分裂　19
肩峰　157
肩峰関節面　156
腱紡錘　54
腱膜　48

コ

口蓋　92
　異常　231
　筋　230
口蓋咽頭弓　92
口蓋咽頭筋　230
口蓋腱膜　230
口蓋垂　92
口蓋垂筋　230
口蓋舌弓　92
口蓋舌筋　229
口蓋帆挙筋　230
口蓋帆張筋　230
口蓋扁桃　92
後顆間区　169
口角下制筋　225
交感神経　382
交感神経幹　382
後眼房　129
後弓　148
後胸鎖靱帯　190
後距腓靱帯　217
咬筋　227
咬筋粗面　144
口腔　92, 93
後屈　14
広頸筋　241
後脛骨筋　314
後脛骨動脈　73
後結節　160
硬口蓋　142

虹彩　127
後索-内側毛帯路　388
後斜角筋　245
後十字靱帯　210
後縦靱帯　184
抗重力筋　393
拘縮　398
甲状頸動脈　68
甲状喉頭蓋靱帯　235
甲状舌骨筋　244
甲状舌骨膜　235
甲状腺　118
甲状腺刺激ホルモン　117
鉤状突起　160
甲状軟骨　234
甲状披裂筋　238
後上腕回旋動脈　70
口唇口蓋裂　92
項靱帯　185
後正中線　7
後脊髄小脳路　388
後仙骨孔　151
後仙腸靱帯　205
梗塞　59
後大腿皮神経　368
後大脳動脈　67
鉤椎関節　184
後殿筋線　163
喉頭　84, 85
　筋　236, 238, 239
　骨格　234, 235, 236
　膜と靱帯　237, 238
後頭蓋窩　143
喉頭蓋軟骨　234
後頭下筋　251
後頭下神経　356
喉頭腔　86, 235
喉頭口　86
喉頭室　86
喉頭小嚢　86
後頭前頭筋　225
喉頭内在筋　238
喉頭ポリープ　86
後頭葉　335
喉頭隆起　84
鉤突窩　158
広背筋　264
後鼻孔　141, 142
後腹側核　345
後腹膜器官　101
後方　7
硬膜　328
硬膜下腔　328
硬膜下血腫　328
硬膜枝　372, 376
肛門　98
肛門挙筋　260
肛門三角　114
抗利尿ホルモン　117
口輪筋　226
後輪状披裂筋　236, 239

交連線維　343
後弯症　147
股関節　206
　　筋　292
呼吸運動　255
呼吸器系　82, 83
鼓索神経　374
固縮　398
個体差　5
骨運動の面　42
骨化　35
骨格　30
骨格筋　46, 48
　　原基　57
骨格筋線維　55
骨芽細胞　32, 35
骨間縁（脛骨の）　169
骨間縁（尺骨の）　160
骨間縁（橈骨の）　159
骨間縁（腓骨の）　170
骨間仙腸靱帯　205
骨間膜　38
骨細胞　33
骨髄　33
骨粗鬆症　32
骨端線　39
骨端板　36
骨内膜　32
骨年齢　36
骨盤　165
　　筋　260
骨盤隔膜　114, 260
骨盤下口　165
骨盤上口　165
骨盤内臓神経　385
骨膜　32
骨膜性連結　40
骨迷路　126
　　分類　45
固定筋　51
ゴナドトロピン　112
鼓膜張筋　125
固有胃腺　95, 96
固有感覚　388
固有肝動脈　99
固有背筋　246
固有卵巣索　110
コラーゲン　21
ゴルジ腱器官　54, 397
ゴルジ染色　338
ゴルジ装置　18
コルチ器　126
コレシストキニン-パンクレオザイミン　121
コロイド　118
コーンハイム野　55

サ

鰓弓　57, 133
載距突起　171

臍静脈　80
最長筋　248
臍動脈　80
最内肋間筋　252
細胞　17
細胞骨格　18
細胞質　17
細胞性免疫　22
細胞内小器官　18
細胞膜　17
サイモシン　82
サイロキシン　118
鎖骨　156
坐骨　164
鎖骨下筋　263
鎖骨下静脈溝　154
鎖骨下動脈　69
鎖骨下動脈溝　154
鎖骨間靱帯　190
坐骨棘　164
坐骨結節　164
鎖骨骨折　157
坐骨神経　365
鎖骨切痕　155
坐骨大腿靱帯　207
囁き声　240
嗄声　240
痤瘡　124
サーファクタント　90
サーファーズイヤー　127
猿手　362
産科学的真結合線　166
三角筋　268, 269
三角靱帯　216
三角線維軟骨複合体　200
三叉神経　371
三層性胚盤　132
三頭筋　49
三半規管　126

シ

耳介枝　376
耳介側頭神経　372
視覚器　127
四角隙　269
視覚の伝導路　370
四角膜　235
耳下腺　94
耳管　125
耳管咽頭筋　233
耳管咽頭口　84
色素上皮層　128
色盲　128
子宮　112
　　腫瘍　113
　　前傾と前屈　113
子宮円索　113
子宮外妊娠　112
子宮癌　113
子宮頸　113

子宮頸癌　113
子宮広間膜　113
糸球体　103
子宮体　113
子宮体癌　113
糸球体嚢　103
糸球体旁細胞　105
糸球体旁装置　105
子宮内膜　113
軸骨格　30
軸索　23
軸椎　148
刺激伝導系　63
篩骨　143
指骨　161
趾骨　172
篩骨蜂巣　143
示指伸筋　284
支持組織　21
四肢の関節に作用する筋　321
視床　344
視床下核　346
視床下部　346
視床前核　345
矢状断面　6
視床痛　346
視床の核　345
矢状縫合　139
矢状面　7
耳状面　151, 163
指伸筋　280
視神経　369
視神経円板　128
視神経乳頭　128
趾節間関節　221
歯尖靱帯　187
舌　92, 93, 230
支帯　50
舌の異常　230
膝横靱帯　212
膝蓋下滑膜ヒダ　211
膝蓋骨　168
膝蓋支帯　212
膝蓋靱帯　212
膝窩筋　312
膝窩動脈　73
膝関節　209
膝関節筋　301
失行　339
櫛状筋　61
歯突起　148
シナプス　27
指背腱膜　280, 281
脂肪組織　21
斜角筋　244, 245
斜角筋隙　245
斜角筋症候群　246
尺曲　12
尺側　6
尺側手根屈筋　274, 275
尺側手根伸筋　281, 282

日本語索引

尺側内転　12
尺側皮静脈　76
斜頸　242
斜索　198
斜視　131
車軸関節　44, 45
斜膝窩靱帯　212
射精管　109
しゃっくり　255
尺骨　160
尺骨管　277
尺骨神経　362
尺骨神経溝　158
尺骨切痕　160
尺骨粗面　160
尺骨動脈　70
斜披裂筋　238, 239
シャルコーの脳卒中動脈　66
縦隔　59, 90
自由下肢骨　166
集合管　103
十字靱帯　210
自由終末　123
舟状骨　160, 171
自由上肢骨　157
重層扁平上皮　20
終動脈　59
十二指腸　97
十二指腸潰瘍　97
十二指腸提筋　96
手関節　199
手根管　161, 276, 277
手根間関節　200
手根関節面　159
手根溝　161
手根　160
手根中央関節　200
手根中手関節　201
主細胞　119
種子骨　31
手指の関節に作用する筋　322
手掌腱膜　273
樹状突起　23
受精　131
主動筋　51
主動作筋　51
受容体　115
シュワン細胞　25
上位運動ニューロン　391
上衣細胞　25
小陰唇　114
上咽頭収縮筋　231
小円筋　267
消化管　91
消化管ホルモン　121
消化器系　91
上顎神経　372
小角舌筋　229
松果体　117
上眼窩裂　140
上関節突起　147

小汗腺　20, 124
上気道　83
小胸筋　263
笑筋　226
掌屈　11
上頸神経節　383
上脛腓関節　214
小結節　157
小結節稜　157
小口蓋神経　372
上後鋸筋　253
小膠細胞　25
上甲状腺動脈　68
上項線　142
上後腸骨棘　163
上喉頭神経　377
小後頭直筋　251
踵骨　170
踵骨関節面　170
踵骨腱　311
踵骨溝　171
小骨盤　165
踵骨隆起　170
小坐骨孔　206
小鎖骨上窩　242
小坐骨切痕　164
上肢　6
　筋　261, 265, 266
小指外転筋　289
小趾外転筋　317
小指球　286
小指球筋　289
上肢骨　156
小指伸筋　280, 281
上歯槽神経　372
上肢帯骨　156
小指対立筋　290
上縦舌筋　228
小循環　64
上歯列弓　142
上唇挙筋　225
小舌症　230
上前腸骨棘　163
小泉門　145
掌側　8
掌側外転　12
掌側骨間筋　291
掌側靱帯　202
掌側内転　12
上大静脈　74
小腸　96, 97
上腸間膜動脈　71
小殿筋　294
小転子　167
上殿神経　368
上殿動脈　71
上頭斜筋　251
上橈尺関節　198
小内臓神経　383
小内転筋　303
小脳　349

上鼻甲介　140
上皮小体ホルモン　119
上皮小体　119
踵腓靱帯　217
上皮組織　19
小帽　126
上方　7
小胞体　18
漿膜　92
静脈　58
　下肢　78
　上肢　76
　頭頸部　75
静脈角　76
静脈管　80
静脈系　73
小網　101
小腰筋　298, 299
踵立方関節　219
小菱形筋　262
上肋横突靱帯　188
上肋骨窩　150
上腕
　筋　269
上腕横靱帯　194
上腕筋　270
上腕骨　157
上腕骨顆　158
上腕骨滑車　158
上腕骨骨折　159
上腕骨小頭　158
上腕三頭筋　270
上腕上方関節　194
上腕深動脈　70
上腕動脈　70
上腕二頭筋　269
食道　95
食道枝　377
鋤骨　142
女性外陰部　114
女性生殖器　110
ショパール関節　220
自律神経
　分布　384
自律神経系　380
自律神経線維　52
シルビウス溝　334
深　8
腎盂　103
深横中手靱帯　202
深横中足靱帯　221
心外膜　60
伸筋腱　286
心筋梗塞　62
伸筋支帯　285
心筋層　60
腎区域　105
神経幹　358
神経筋単位　53
神経系　23
神経膠細胞　25

日本語索引

神経細胞　23, 24
神経細胞体　23
神経支配比　53
神経終末　123
神経性下垂体　116, 117
神経線維　24
神経叢　354
神経束　359
神経内分泌　117
深指屈筋　275, 276
心室　61
心室中隔　61
心室中隔欠損症　61
腎小体　103, 105
深掌動脈弓　70
腎錐体　103
新生児呼吸窮迫症候群　90
心臓　59, 121
　神経　62
　内腔　60
　弁　61
腎臓　102, 104, 121
　血管　104
深層筋　271, 277
心臓枝　377
靱帯　41
身体
　部位　9
靱帯結合　38, 45
深大脳静脈系　74
心タンポナーデ　60
腎柱　103
伸張反射　396
伸展　11, 12
腎動脈　71
心内膜　60
腎乳頭　103
心嚢　59
腎杯　103
腎盤　103
真皮　122
深腓骨神経　366
深部感覚　388
心房　61
心房中隔欠損症　61
心房ナトリウム利尿ペプチド　121
心膜　59, 60
心膜液　60
心膜炎　60
心膜腔　60
腎門　102
真肋　153
C 線維　386
CM 関節　161, 201

ス

随意運動　391
随意筋　46
髄核　183
髄質　120

髄鞘　25
髄鞘形成　29
水晶体　129
髄節　352
膵臓　97, 101
錐（状）体　128
錐体外路　393
錐体外路系　391
錐体筋　259
錐体路　391
垂直舌筋　228
膵島　101
水頭症　329
水平外転　11
水平屈曲　11
水平伸展　11
水平内転　11
髄膜　327
頭蓋腔　10
スカルパ三角　302
スネ　169
スペルミン　109

セ

精液　109
精管　109
精管膨大部　109
精丘　109
精細触覚　387
精索　109
精子　108
精子形成　107
成熟卵胞　112
星状膠細胞　25
星状神経節　383
生殖器系　107
性腺　120
精巣　107, 120
精巣下降　108
精巣挙筋　259
精巣上体　108
精巣停滞　108
精巣動脈　71
声帯靱帯　235, 239
声帯ヒダ　86, 235
声帯ポリープ　86
正中環軸関節　187
正中神経　361
正中仙骨稜　150
正中断面　6
正中面　7
成長　39, 132
成長ホルモン　116
精嚢　109
声門　240
声門裂　239
赤核脊髄路　394
赤筋線維　56
脊髄　329
脊髄灰白質　330

脊髄小脳路　388
脊髄神経　352
脊髄神経溝　148
脊髄神経後枝　353, 355
脊髄神経前枝　353, 357
脊髄前柱
　運動核　332
脊髄損傷　107
脊髄伝導路　330
脊髄反射　391, 396
赤体　112
脊柱　146
脊柱管　10, 147
脊柱起立筋　247, 248, 249
セクレチン　121
舌咽神経　375
舌下神経　379
舌下腺　94
赤血球　22
接合子　131
舌骨　145
舌骨下筋　243
舌骨筋　242
舌骨上筋　242
舌骨舌筋　229
舌小帯短縮症　230
舌神経　372
舌動脈　67
セルトリ細胞　108
浅　8
腺　20
線維鞘　277
線維性結合組織　21
線維性連結　37, 45
線維軟骨　34
線維軟骨結合　39, 45
線維輪　183
前顆間区　169
前眼房　129
前弓　148
浅胸筋　262
前胸鎖靱帯　190
前鋸筋　262
前鋸筋粗面　154
仙棘筋　247
仙棘靱帯　205
前距腓靱帯　217
前屈　14, 113
前傾　113
浅頸筋　241
前脛骨筋　305
前脛骨動脈　73
仙結節靱帯　205
仙骨　150
仙骨管　151
仙骨神経後枝　357
仙骨神経叢　365
仙骨尖　150
仙骨底　150
仙骨裂孔　151
浅指屈筋　273, 274

前斜角筋　245
前斜角筋結節　154
前縦靱帯　184
浅掌動脈弓　70
染色体　18, 19
仙髄節　352
腺性下垂体　116
前正中線　7
前脊髄小脳路　388
前仙骨孔　150
浅層筋　271, 277
浅側頭動脈　68
浅大脳静脈系　74
前大脳動脈　65
センチネルリンパ節　81
仙腸関節　204
穿通皮枝　368
前庭　126
前庭神経　374
前庭脊髄路　395
前庭ヒダ　86
前殿筋線　163
前頭蓋窩　143
前頭神経　372
前頭切痕　140
前頭直筋　244
前頭葉　334
前頭葉眼球運動野　340
前捻角　208
浅腓骨神経　366
前皮質脊髄路　391
前腹側核　345
尖弁　61
前方　7
前立腺　109
前立腺癌　109
前立腺肥大症　109
前立腺部　106
前腕
　　筋　271
前腕後面　279
前腕骨間膜　199

ソ

双顆関節　43
造血　22, 33
総指伸筋　280
臓側腹膜　101
総胆管　100
総腸骨動脈　71, 72
総腓骨神経　366
僧帽筋　261
僧帽弁　61
足関節　216
足弓　221
足根管　314
足根骨　170
足根中足関節　220
足根洞　219
束状帯　119

足底筋　312
足底腱膜　316, 318
足底方形筋　317, 318
側頭下窩　142
側頭下顎関節　181
側頭筋　227
側頭骨　141
側頭頭頂筋　225
側頭葉　334
側副靱帯　202, 211
側弯症　146
鼠径管　258
鼠径靱帯　204, 258
鼠径ヘルニア　110
組織　4, 19
組織学　4
咀嚼筋　227
疎性結合組織　21
粗線　168
粗大触覚　387
側屈　14
外がえし　13
ソマトスタチン　101

タ

第1胸椎　150
第1頸椎　148
第1掌側骨間筋　292
第1肋骨　154
大陰唇　114
大円筋　268
胎芽　132
体幹　57
　　筋　246, 256
大汗腺　20, 124
大胸筋　264
大頬骨筋　225
体腔　10
大結節　157
大結節稜　157
大口蓋神経　372
大後頭神経　357
大後頭直筋　251
対光反射　128
大骨盤　165
大坐骨孔　206
大坐骨切痕　164
第三後頭神経　357
第三腓骨筋　307
胎児　132
体軸性骨格　139
胎児循環　78, 79
第11胸椎　150
第11肋骨　155
第10胸椎　150
第12胸椎　150
大十二指腸乳頭　96, 100
第12肋骨　155
体循環　64
大循環　64

大錐体神経　374
体性感覚　122
体節　56
大前庭腺　114
大泉門　145
大腿
　　筋　299, 311
　　深部外旋筋群　296
大腿筋膜　295
大腿筋膜張筋　293, 294
大腿脛骨関節　209
大腿骨　166
大腿骨頸　166
大腿骨頸部骨折　167
大腿骨体　168
大腿骨頭　166
大腿骨頭靱帯　207
大腿三角　302
大腿膝蓋関節　214
大腿神経　364
大腿深動脈　72
大腿直筋　300
大腿動脈　71, 72
大腿二頭筋　303
大腿方形筋　296, 297
大腿四頭筋　300
大腸　97
大殿筋　293
大転子　166
大動脈　64, 65
大動脈弓　64
大動脈弁　61
大動脈裂孔　70
大内臓神経　383
大内転筋　303
第7頸椎　150
第2頸椎　148
第2肋骨　154
大脳　334, 337
大脳基底核　343
大脳脚　348
大脳新皮質　336
大脳髄質　341
大脳動脈輪　65, 66
大脳半球　332
大脳皮質
　　機能局在　338
体表解剖学　4
大網　101
大腰筋　298
対立　12
大菱形筋　262
大菱形骨　160
唾液腺　94
楕円関節　43
多関節筋　52
ダグラス窩　113
多軸性関節　42
タバチュール　284
多腹筋　48, 49
多裂筋　249, 250

多列線毛（円柱）上皮　20
単関節　42
単関節筋　52
短趾屈筋　317
短趾屈筋はずし　318
短趾伸筋　315
胆汁　100
短掌筋　289
短小指屈筋　289
短小趾屈筋　319
男性生殖器　107
弾性動脈　58
弾性軟骨　35
男性ホルモン　120
胆石　100
単層円柱上皮　20
単層扁平上皮　20
単層立方上皮　20
短足底靱帯　219
短頭　145
短橈側手根伸筋　279
短内転筋　302
胆嚢　100
短腓骨筋　309
短母指外転筋　286
短母指屈筋　287
短母趾屈筋　318
短母指伸筋　283
Type 1 線維　56
Type 2 線維　56

チ

知覚　26
知覚神経節　351
蓄膿症　83
恥骨　164
恥骨下角　165
恥骨弓　165
恥骨筋　302
恥骨結　204
恥骨結節　164
恥骨櫛　164
恥骨大腿靱帯　207
恥骨稜　164
腟　114
腟円蓋　114
緻密骨　32
緻密斑　105
中咽頭収縮筋　231
中間広筋　300
肘関節　196
肘関節筋　271
中間仙骨稜　150
中頸神経節　383
中耳　125
中斜角筋　245
中手間関節　202
中手筋　290
中手骨　161
中手指節関節　202

中心窩　128
虫垂炎　99
中枢神経系　23
肘正中皮静脈　75
中足間関節　221
中足骨　172
中足指節関節　221
中大脳動脈　65
中殿筋　294
中殿皮神経　357
肘頭　160
肘頭窩　158
中頭蓋窩　143
中脳　346
中脳蓋　346
中脳被蓋　346
中皮　20, 88
中鼻甲介　140
中皮腫　89
虫様筋　290, 318
蝶下顎靱帯　182
聴覚の伝導路　374
腸管神経系　92
腸間膜　101
肘筋　282
蝶形骨　143
腸脛靱帯　295
長後索路　388
長骨　31
腸骨　163
腸骨窩　163
腸骨下腹神経　364
腸骨筋　299
腸骨鼠径神経　364
腸骨粗面　163
腸骨大腿靱帯　207
腸骨稜　163
長趾屈筋　314
長趾伸筋　306
長掌筋　273
聴診三角　265
長足底靱帯　219
腸恥隆起　163
長頭　145
長橈側手根伸筋　279
長内転筋　302
蝶番関節　43, 45
長腓骨筋　308
肘部管症候群　275
長母指外転筋　283
長母指屈筋　276
長母趾屈筋　313
長母指伸筋　284
長母趾伸筋　306
跳躍関節　219
腸腰筋　298
腸腰靱帯　205
腸腰動脈　71
腸肋筋　247
直線縫合　37
直腸子宮窩　113

チン氏帯　128, 129

ツ

椎間関節　184
椎間孔　147
椎間（円）板　183
椎間板ヘルニア　183
椎弓　147
椎弓根　147
椎弓板　147
椎孔　147
椎骨　147
椎骨動脈　68
椎骨傍線　6
椎前筋　244
椎前神経節　383
椎体　147, 148
痛覚　386
ツェンカー憩室　232
ツチ骨　125
爪　123

テ

手
　筋　286, 287
　腱鞘　277, 278
底屈　13
釘植　38, 45
底側　8
底側骨間筋　319, 320
底足踵舟靱帯　220
底側踵立方靱帯　219
ディッセ腔　100
停留睾丸　108
テストステロン　120
デーデルライン桿菌　114
手の指節間関節　203
電解質コルチコイド　119
転子間線　167
転子間稜　167
δ線維　386
D（δ）細胞　101
DIP 関節　203
DM 核　345
T 細管　55
T 細胞　82, 119
T リンパ球　22, 82

ト

島　335
頭蓋　139
　内面よりの観察　143
頭蓋冠　139
頭蓋底　142
頭蓋表筋　225
動眼神経　371
橈屈　12
頭頸部　8

瞳孔　127
瞳孔括約筋　127
瞳孔散大筋　127
橈骨　159
橈骨窩　158
橈骨頸　159
橈骨骨折　160
橈骨手根関節　199
橈骨神経　360
橈骨神経溝　158
橈骨切痕　160
橈骨粗面　159
橈骨体　159
橈骨頭　159
橈骨動脈　70
橈骨輪状靱帯　198
頭最長筋　248
糖質コルチコイド　119
橈尺関節　198
投射線維　341
導出静脈　76, 139
豆状骨　160
豆状骨関節　201
橈側　6
橈側外転　12
橈側手根屈筋　272
橈側皮静脈　76
頭長筋　244
頭頂葉　334
頭半棘筋　249
頭板状筋　247
頭方　7
洞房結節　63
動脈　58
　顔面　67
　頸部　68
　上肢帯と自由上肢　69
　唾液腺　94
動脈円錐　61
動脈管　80
動脈系　64
動脈弁　61
特殊感覚　122
特殊心筋　63
トライツ靱帯　96
トリハダ　123
トリヨードサイロニン　118
トレンデレンブルグ徴候　294

ナ

内眼筋　131
内胸動脈　70
内肛門括約筋　98
内在筋　236
内耳　126
内耳神経　374
内舌筋　228
内旋　11, 13
内腺　109
内臓感覚　122, 389

上双子筋　297
内側　7
内側弓状靱帯　254
内側広筋　300
内側膝蓋支帯　212
内側縦束　395
内側縦足弓　221
内側手根隆起　161
内側上顆　158, 168
内側靱帯　216
内側足底神経　367
内側側副靱帯　196, 211
内側翼突筋　227
内腸骨動脈　71
内転　11, 12
内頭蓋底　143
内尿道括約筋　106
内尿道口　106
内反　9
内反肘　198
内皮　20
内腹斜筋　258
内分泌系　116
内分泌腺　20
内閉鎖筋　296, 297
内包　342
内膜癌　113
内肋間筋　252
軟骨　34
軟骨間関節　189
軟骨結合　38, 45
軟骨性連結　38, 45
軟骨組織　34
軟骨内骨化　35
軟膜　327

ニ

ニキビ　124
肉眼解剖学　3
二次運動野　339
二軸性関節　42
二次性軟骨結合　39
二次卵胞　111
二次リンパ性器官　82
ニッスル染色　338
二頭筋　48, 49
二倍体　131
二腹筋　49
二分靱帯　219
乳癌　115
乳腺　115
乳腺刺激ホルモン　116
乳頭筋　61
乳頭突起　150
乳ビ槽　81
ニューロン　23, 24, 25, 382
尿管　106
尿管口　106
尿細管　103
尿失禁　107

尿生殖隔膜　114
尿生殖三角　114
尿道　106
尿道海綿体　110
尿道括約筋　106
尿道球腺　109
尿道前立腺部　109
尿閉　107
妊娠黄体　112

ネ

ネフローゼ症候群　104
ネフロン　103
捻転　14
粘膜　91
粘膜下組織　92
粘膜筋板　92
粘膜固有層　91
粘膜上皮　91

ノ

脳　332
　発生　28
脳砂　117
脳室　328
脳出血動脈　342
脳神経　368
　運動核　379
脳卒中動脈　66
脳底動脈　67
脳頭蓋　139
脳梁　343
ノドチンコ　92
のど仏　84
ノルアドレナリン　120
ノルエピネフリン　120

ハ

歯　94
肺　87
パイエル板　97
肺胸膜　88
肺区域　89
背屈　11, 13
肺循環　64
肺静脈　64
肺小葉　89
背側　7
背側骨間筋　291, 319, 320
肺動脈　64
肺動脈弁　61
背内側核　345
排尿　106
肺胞　89
肺門　89
肺葉　89
胚葉　134
排卵　112

ハウシップ窩　32
バウヒン弁　98
破格　5
パーキンソン病　348
白筋線維　56
白交通枝　383
白質　26
白線　257
白内障　129
麦粒腫　130
破骨細胞　32, 36
バセドウ病　117, 118
バソプレシン　117
パチニ小体　123, 387
薄筋　301
白血球　22
発声　240
発生学　4
発声障害　240
鳩胸　156
鼻　83
ばね靱帯　220
バネ指　274
ハバース管　32
ハバース系　32, 33
馬尾　27, 330
バビンスキー反射　339
ハムストリングス　303
パラソルモン　119
バルトリン腺　114
破裂孔　142
半羽状筋　48
反回神経　377
半関節　39, 205
半棘筋　249
半月ヒダ　98
半月弁　61
半腱様筋　304
反射　395
板状筋　246, 247
半膜様筋　304
Papezの回路　345

ヒ

鼻咽腔閉鎖機能　231
皮下組織　49, 123
引下げ　11
皮筋　225
鼻筋　226
ビゲロウのY靱帯　207
腓骨　170
尾骨　151
腓骨関節面　169
尾骨筋　260
腓骨筋滑車　171
尾骨神経後枝　357
腓骨切痕　170
腓骨頭　170
鼻根筋　226
皮枝　356

皮脂腺　124
皮質　119
皮質延髄路　393
皮質核路　393
皮質視蓋脊髄路　394
皮質視覚中枢　340
皮質脊髄路　391
皮質聴覚中枢　340
皮質網様体脊髄路　394
鼻出血　83
皮静脈
　下肢　79
　上肢　75
皮神経　357
尾髄節　352
ヒス束　63
鼻前庭　83
脾臓　81, 82
腓側　8
鼻中隔　83, 140
ヒト絨毛性性腺刺激ホルモン　112
ヒトの発生　131
泌尿器系　103
皮膚
　神経支配領域　354
腓腹筋　310
皮膚腺　124
尾方　7
鼻毛様体神経　372
ヒュータ三角　198
ヒュータ線　198
表情筋　226
標的器官　115
表皮　122
ヒラメ筋　311
披裂軟骨　234
B（β）細胞　82, 101, 119
Bリンパ球　22
P経路　370
PIP関節　203

フ

ファーター乳頭　96, 100
ファニーボーン　159
フィブリノーゲン　22
フォルクマン管　33
不規則骨　31
腹横筋　258
複関節　42
腹腔　10
腹腔動脈　70
副楔状束核小脳路　389
副交感神経　383
副腎　119, 120
副神経　358, 378
副腎皮質刺激ホルモン　117
腹側　7
腹大動脈　64, 70
腹直筋　256, 257
腹直筋鞘　257

副突起　150
副鼻腔　83, 141
腹部消化管　96
腹壁　71
腹膜　101, 102
腹膜後器官　101
不随意運動　391
不随意筋　46
不整脈　63
付属性骨格　30, 31, 156
不動関節　39
ブドウ膜　127
プルキンエ細胞　350
プルキンエ線維　63
ブローカ中枢　341
プロゲステロン　112, 121
ブロードマン野　338
プロラクチン　116
分化　131
分界線　165
吻合　59
噴門　95
VA核　345
VL核　345
VP核　345

ヘ

平滑筋　46
平衡覚の伝導路　375
平衡感覚器　125
平衡砂　126
平衡聴覚器　124
平衡斑　126
閉鎖孔　165
閉鎖溝　165
閉鎖神経　364
閉鎖動脈　71, 72
閉鎖膜　204
平面関節　44, 45
壁側腹膜　101
ヘモグロビン　22
辺縁葉　336
扁桃　95
扁桃体　344
扁平骨　31
弁膜症　62
ヘンレの係蹄　103
ヘンレのループ　103

ホ

方形回内筋　276
方形筋　48, 49
方形筋結節　167
縫合　37, 45
膀胱　106
膀胱括約筋　106
縫工筋　300
膀胱三角　106
傍糸球体細胞　105

旁糸球体装置　105
房室結節　63
房室束　63
房室弁　61
胞状卵胞　111
紡錘状筋　48
乏精子症　109
放線状胸肋靱帯　189
放線状肋骨頭靱帯　188
膨大部稜　126
ボウマン嚢　103
傍濾胞細胞　118
母趾外転筋　316
母指球　286
母指球筋　286
母指対立筋　288
母指内転筋　288
母趾内転筋　319
母指の手根中手関節　160
補足運動野　339
ボタロー管　80
勃起　110
骨の血管　33
骨の構造　31
骨の再構築　37
ホルモン　115
ホロクリン分泌　21

マ

マイスナー粘膜下神経叢　92
マイスネル小体　123, 387
膜内（膜性）骨化　36
膜迷路　126
マジャンディ孔　329
マック・バーネー点　99
末梢神経　351
末梢神経系　23
まぶた　130
マリオットの盲点　128
マルピギー小体　103

ミ

ミエリン鞘　25
ミオシン　56
ミオフィラメント　55
味覚器　124
味覚の伝導路　376
右リンパ本幹　81
ミトコンドリア　18
ミネラルコルチコイド　119
脈絡膜　128
味蕾　93, 124

ム

無髄線維　25
無精子症　109

メ

迷走神経　376
メズサの頭　78
めまい　127
メラトニン　117
メルケル小体　123, 387
免疫グロブリン　22
面疔　76

モ

毛細血管　58
網状帯　119
盲腸炎　99
網膜　128
網膜中心動脈　67, 129
網膜剥離　129
毛様体　128
網様体　349
毛様体筋　128
毛様体小帯　128, 129
ものもらい　130
モヤモヤ病　67
門脈　99
モンロー孔　329

ヤ

ヤコビー線　7, 208
Yakovlev の回路　344

ユ

有鉤骨　161
有髄線維　25
遊走腎　103
幽門　95
幽門括約筋　96
幽門平面　6
遊離肋　153
輸出細動脈　103
輸入細動脈　103

ヨ

腰三角　265
腰神経後枝　357
腰神経叢　363
腰髄節　352
腰腸肋筋　247
腰椎　150
腰椎穿刺　330
腰方形筋　259
腰肋　155
翼口蓋窩　142
翼状肩甲骨　263
翼状靱帯　187
翼状ヒダ　211
翼突筋粗面　144

四頭筋　49

ラ

ライディッヒ細胞　108
ラセン関節　44
ラムダ縫合　139
卵円窩　61
卵円孔　80
卵管　112
卵管采　112
卵管膨大部　112
卵形嚢　126
ランゲルハンス島　101
卵巣　110, 120, 121
卵巣間膜　111
卵巣提索　110
卵巣動脈　71
ランビエ絞輪　25
卵胞刺激ホルモン　117
卵胞ホルモン　112, 121

リ

リサウエルの背外側束　386
梨状筋　296
梨状筋下孔　297
梨状筋上孔　297
梨状口　140
リスター結節　160
リスフラン関節　220
立方骨　171
立方骨関節面　171
立方舟関節　219
リーベルキューン腺　96
リボゾーム　18
リモデリング　37
流行性耳下腺炎　95
隆椎　150
菱形靱帯　191
菱形靱帯線　156
稜上平面　6, 7, 208
緑内障　128
リラキシン　112
輪状甲状関節　234
輪状甲状筋　236, 237
輪状軟骨　234
輪状ヒダ　97
輪状披裂関節　235
鱗状縫合　37
輪帯　207
リンパ　22
リンパ管　80
リンパ管系　80
リンパ球　82, 119
リンパ節　81

ル

ルイ角　155
涙器　130

頬骨　35
涙腺神経　372
ルイ体　346
類洞周囲隙　100
涙嚢窩　140
ルシュカ関節　184
ルシュカ孔　329
ルフィニ小体　123

レ

レセプター　115
レックスの層　331
レニン　121
連合線維　343
連合野　340
レンショウ細胞　52
レンズ　129

ロ

漏斗胸　156

肋横突関節　188
肋横突靱帯　188
肋鎖靱帯　190
肋鎖靱帯圧痕　156
肋椎関節　188
肋軟骨　155
ローザ・ネラトン線　208
肋下筋　252
肋下神経　362
　皮枝　363
肋間筋　251, 252
肋間神経　362
　皮枝　363
肋間動脈　70
肋骨　153
肋骨角　154
肋骨下平面　6
肋骨弓　155
肋骨挙筋　253
肋骨頸　154
肋骨結節　154
肋骨溝　154

肋骨体　154
肋骨頭　154
肋骨頭関節　188
肋骨突起　150
ローテータカフ　267
濾胞　118
ローランド溝　334

ワ

ワキガ　124
鷲手　362
ワルダイエルの咽頭輪　95
腕尺関節　196
腕神経叢　358
腕神経叢の枝　359
　支配筋　360
腕橈関節　196
腕橈骨筋　278, 279

外国語索引

A

abducent nerve　373
abduction　11, 12
abductor digiti minimi　289, 317
abductor hallucis　316
abductor pollicis brevis　286
abductor pollicis longus　283
accessory nerve　378
acetabulum　164
ACL　210
acromioclavicular joint　191
acromion　157
ACTH　117
adduction　11, 12
adductor brevis　302
adductor hallucis　319
adductor longus　302
adductor magnus　303
adductor minimus　303
adductor pollicis　288
adipose tissue　21
adrenal gland　119
anastomosis　59
anatomical position　5
anatomy　3
anconeus　282
anomaly　5
ANP　121
ansa cervicalis　357
antagonist　51
anterior　7
anterior tibial artery　73
aorta　64
aortic arch　64
aponeurosis　48
appendicular skeleton　30
arachnoid　327
artery　58
articular capsule　40
articular cartilage　39
articular cavity　40
articular disc　41
articularis cubiti　271
articularis genus　301
articular surface　39
articulation　37
arytenoid cartilage　234
astrocyte　25
atlanto-axial joint　187
atlanto-occipital joint　186
atlas　148
atrium　61
autonomic nervous system　380

axial skeleton　30
axillary artery　69, 70
axillary nerve　360
axis　148
axon　23

B

Babinski reflex　339
ball and socket　45
ball and socket joint　43
basal ganglia　343
B cell　82, 119
biceps brachii　269
biceps femoris　303
bicondylar joint　43
blood　22
blood capillary　58
bone marrow　33
brachial artery　70
brachialis　270
brachial plexus　358
brachioradialis　278
brain　332
Brodmann area　338
bronchus　86
buccinator　226
bulbar palsy　393
bulbourethral gland　109

C

calcaneocuboid joint　219
calcaneus　170
caput Medusa　78
carpometacarpal joint　201
carpus or carpal bones　160
cartilage　34
cartilaginous joint　45
caudal　7
CCK　121
CCK-PZ　121
cell　17
cell membrane　17
cerebellum　349
cerebral neocortex　336
cerebrospinal fluid　329
cerebrum　334
cervical plexus　357
cervical vertebrae　147
chondroglossus　229
chromosome　18
clavicle　156
CNS　23
coccygeus　260

coccyx　151
cochlear nerve　374
collateral ligament　211
common fibular nerve　366
compact bone　32
condylar　45
condylar joint　43
connective tissue　21
coracobrachialis　268
coracoid process　157
coronary artery　62
coronary sinus　74
corticobulbar tract　393
corticoreticulospinal tract　394
corticospinal tract　391
corticotectospinal tract　394
costal cartilage　155
costovertebral joint　188
cranial　7
cranial nerve　368
cremaster　259
cremasteric reflex　108
cricoid cartilage　234
cricothyroid　236
cruciate ligament　210
CSF　329
cuboid　171
cuboideonavicular joint　219
cuneiforms　172
cuneocuboid joint　219
cuneonavicular joint　219
cytoplasm　17

D

deep　8
deep fibular nerve　366
deglutition　233
deltoideus　268
dendrite　23
depression　11
depressor anguli oris　225
developmental anatomy　4
diaphragm　254
diencephalon　344
differentiation　131
digastricus　243
diploid　131
distal　7
distal radioulnar joint　198
dorsal　7
dorsal digital expansion　280
dorsal interossei　291, 319
dorsal tubercle　160
dorsiflexion　11

dorsi flexion 13
dura mater 328

E

elastic cartilage 35
elbow (cubital) joint 196
elevation 11
ellipsoid joint 43
embryo 132
end artery 59
endochondral ossification 35
endosteum 32
ENS 92
entero nerve system 92
epiglotic cartilage 234
epithelium 19
erection 110
erector spinae 247
esophagus 95
ethmoid bone 143
eversion 13
extension 11, 12, 14
extensor carpi radialis brevis 279
extensor carpi radialis longus 279
extensor carpi ulnaris 282
extensor digiti minimi 280
extensor digitorum 280
extensor digitorum brevis 315
extensor digitorum longus 306
extensor hallucis longus 306
extensor indicis 284
extensor pollicis brevis 283
extensor pollicis longus 284
external intercostales 252
external oblique abdominis 258
external rotation 11, 13
extrapyramidal tract 393

F

facial nerve 373
fallopian tube 112
fascia 49
femoral artery 72
femoral nerve 364
femoral triangle 302
femur 166
fertilization 131
fetus 132
fibrocartilage 34
fibrous joint 45
fibula 170
fibular 8
fixator 51
flexion 11, 12, 14
flexor carpi radialis 272
flexor carpi ulnaris 274
flexor digiti minimi brevis 289, 319
flexor digitorum accessorius 317
flexor digitorum brevis 317

flexor digitorum longus 314
flexor digitorum profundus 275
flexor digitorum superficialis 273
flexor hallucis brevis 318
flexor hallucis longus 313
flexor pollicis brevis 287
flexor pollicis longus 276
FSH 117
funny bone 159

G

gall bladder 100
gastrocnemius 310
gemellus inferior 297
gemellus superior 297
genioglossus 229
geniohyoideus 243
GH 116
GIP 121
gland 20
glia 25
glossopharyngeal nerve 375
gluteus maximus 293
gluteus medius 294
gluteus minimus 294
genitofemoral nerve 364
gomphosis 45
gracilis 301
gross anatomy 3
growth 132
Guyon canal 277

H

hamate 161
Haversian canal 32
Haversian system 33
hCG 112
heart 59
hepatic portal vein 77
hinge 45
hinge joint 43
hip bone 163
hip joint 206
hippocampus 336
histology 4
horizontal abduction 11
horizontal extension 11
horizontal flexion 11
humerus 157
hyaline cartilage 34
hyoglossus 229
hyoid bone 145
hypoglossal nerve 379
hypophysis 116
hypothalamus 346

I

iliacus 299

iliocostalis 247
iliohypogastric nerve 364
ilioinguinal nerve 364
iliopsoas 298
ilium 163
inferior 7
inferior constrictor 232
inferior gluteal nerve 368
inferior longitudinal 228
inferior vena cava 77
infraspinatus 267
inguinal canal 258
inguinal ligament 204, 258
innermost intercostales 252
innervation ratio 53
intercarpal joint 200
interchondral joint 189
intercostales 251
intercostal nerve 362
intermetacarpal joint 202
intermetatarsal joint 221
intermuscular septum 49
internal capsule 342
internal intercostales 252
internal oblique abdominis 258
internal rotation 11, 13
interosseous membrane 38
interphalangeal joint 203, 221
interspinales 250
intertransversarii 250
intervertebral disc 183
intervertebral foramen 147
inversion 13
involuntary muscle 46
ischemia 59
ischium 164

J

joint 37

K

kidney 102
knee joint 209

L

large intestine 97
larynx 84
lateral 7
lateral bending 14
lateral cricoarytenoid 238
lateral epicondyle 158
lateral femoral cutaneous nerve 364
lateral longitudinal arch 222
lateral malleolus 170
lateral plantar nerve 367
latissimus dorsi 264
levator anguli oris 225
levator ani 260

levatores costarum 253
levator scapulae 261
levator veli palatini 230
LH 117
ligament 41
liver 99
longissimus 248
longus capitis 244
longus colli 244
LTH 116
lumbar plexus 363
lumbar vertebrae 150
lumbricales 290, 318
lung 87
lymph 22
lymph node 81
lymph vessel 80

M

Malpighian corpuscle 103
mammary gland 115
mandible 144
masseter 227
medial 7
medial epicondyle 158
medial longitudinal arch 221
medial longitudinal fasciculus 395
medial plantar nerve 367
median nerve 361
mediastinum 90
medulla oblongata 349
membranous ossification 36
meninges 327
menisci of knee joint 209
meniscus 41
mesencephalon 346
metacarpal bones 161
metacarpophalangeal joint 202
metatarsophalangeal joint 221
metatarsus 172
microglia 25
midbrain 346
midcarpal joint 200
middle constrictor 231
monoarticular muscle 52
motor end plate 53
motor unit 53
MU 53
multifidus 249
muscle 46
muscle fiber 54
muscle spindle 53
musculocutaneous nerve 359
myelination 29
mylohyoideus 242
myoblast 56
myofibril 55
myotube 56

N

nasalis 226
navicular 171
nerve fiber 24
nerve plexus 354
neuromuscular unit 53
neuron 23
NMU 53
nucleus 18

O

oblique arytenoid 238
oblique popliteal ligament 212
obliquus capitis inferior 251
obliquus capitis superior 251
obturator artery 72
obturator externus 297
obturator internus 297
obturator nerve 364
obutulator foramen 165
occipitofrontalis 225
oculomotor nerve 371
olecranon 160
olfactory nerve 368
oligodendroglia 25
omohyoideus 244
opponens digiti minimi 290
opponens pollicis 288
opposition 12
optic nerve 369
oral cavity 92
orbicularis oculi 226
orbicularis oris 226
organ 4
ossification 35
osteoblast 32
osteoclast 32
osteocyte 33
osteoid 32
osteon 33
osteoporosis 32
ovary 110, 120

P

palate 92
palatine aponeurosis 230
palatoglossus 229
palatopharyngeus 230
palmar 8
palmar abduction 12
palmar adduction 12
palmar aponeurosis 273
palmar brevis 289
palmar flexion 11
palmar interossei 291
palmaris longus 273
pancreas 101

parasympathetic nerve 383
paratyroid gland 119
parotid gland 94
patella 168
patellar ligament 212
patellar retinaculum 212
PCL 210
pectineus 302
pectoralis major 264
pectoralis minor 263
pelvis 165
penis 110
perception 26
perineum 114
periosteum 32
peritoneum 101
peroneus brevis 309
peroneus longus 308
peroneus tertius 307
pes anserinus 305
phalanges 161, 172
pharynx 83, 95
phrenic nerve 358
pia mater 327
pineal body 117
piriformis 296
pisiform 160
pivot 45
pivot joint 44
plane 45
plane joint 44
plantar 8
plantar aponeurosis 316
plantar arch 221
plantar flexion 13
plantar interossei 319
plantaris 312
platysma 241
PNS 23
polyarticular muscle 52
pons 348
popliteal artery 73
popliteus 312
posterior 7
posterior cricoarytenoid 236
posterior femoral cutaneous nerve 368
posterior tibial artery 73
prime mover 51
PRL 116
procerus 226
profound 8
prominens 150
pronation 11
pronator quadratus 276
pronator teres 272
prostate 109
proximal 7
proximal radioulnar joint 198
psoas major 298
psoas minor 299

pterygoideus lateralis 227
pterygoideus medialis 227
pubic symphysis 204
pubis 164
pudendal nerve 367
pyramidalis 259
pyramidal tract 391

Q

quadratus femoris 297
quadratus lumborum 259
quadratus plantae 317
quadriceps femoris 300

R

radial 6
radial abduction 12
radial artery 70
radial flexion 12
radial nerve 360
radiocarpal joint 199
radioulnar joint 198
radius 159
rectus abdominis 256
rectus capitis anterior 244
rectus capitis lateralis 244
rectus capitis posterior major 251
rectus capitis posterior minor 251
rectus femoris 300
regional anatomy 4
Renshaw cells 52
reticular formation 349
retinaculum 50
rhomboideus major 262
rhomboideus minor 262
rib 153
risorius 226
ROM 39
rotation 14
rotator cuff 267
rotatores 249
rubrospinal tract 394

S

sacral plexus 365
sacro-iliac joint 204
sacrospinalis 247
sacrum 150
saddle 45
saddle joint 43
salivary gland 94
salpingopharyngeus 233
sarcomere 56
sartorius 300
scalenus anterior 245
scalenus medius 245
scalenus posterior 245
scaphoid 160

scapula 157
sciatic nerve 365
scrotum 110
semen 109
semimembranosus 304
seminal vesicle 109
semispinalis 249
semitendinosus 304
sensation 26
serratus anterior 262
serratus posterior inferior 254
serratus posterior superior 253
shoulder joint 193
skeletal muscle 46
skeleton 30
skin muscle 225
skull 139
small intestine 96
smooth muscle 46
soleus 311
somite 56
spasticity 392
sphenoid bone 143
spheroidal 45
spinal cord 329
spinalis 248
spinal nerve 352
spiral joint 44
spleen 81
splenius capitis 247
splenius cervicis 247
spongy bone 32
spring ligament 220
sternal angle 155
sternal joint 189
sternoclavicular joint 190
sternocleidomastoideus 241
sternocostal joint 189
sternohyoideus 243
sternothyroideus 244
sternum 155
stomach 95
striated muscle 46
styloglossus 229
stylohyoideus 243
styloid process 160
stylopharyngeus 233
subclavian artery 69
subclavius 263
subcostales 252
subcostal nerve 362
sublingual gland 94
submandibular gland 94
subscapularis 265
subtalar joint 217
subthalamic nuclei 346
superficial 8
superficial fibular nerve 366
superior 7
superior constrictor 231
superior gluteal nerve 368

superior longitudinal 228
superior vena cava 74
supination 11
supinator 282
supporting tissue 21
supraspinatus 265
surface anatomy 4
suture 37, 45
swallowing 233
sympathetic nerve 382
symphysis 45
synapse 27
synchondrosis 45
syndesmosis 45
synergist 51
synovia 40
synovial bursa 50
synovial joint 39, 45
synovial membrane 40
synovial sheath 51
system 4
systemic anatomy 4

T

talocalcaneonavicular joint 219
talocrural (ankle) joint 216
talus 170
tarsal bones 170
tarsal tunnel 314
tarsometatarsal joint 220
tarsus 170
T cell 82, 119
teeth 94
temporal bone 141
temporalis 227
temporomandibular joint 14, 181
temporoparietalis 225
tendo calcaneus 311
tendon 48
tensor fascia latae 294
tensor veli palatini 230
teres major 268
teres minor 267
testis 107, 120
TFCC 200
thalamus 344
thoracic nerves 362
thoracic vertebrae 150
thoracolumbar fascia 247
thorax 153
thymus 82, 119
thyroarytenoid 238
thyrohyoideus 244
thyroid cartilage 234
thyroid gland 118
tibia 168
tibial 6
tibialis anterior 305
tibialis posterior 314
tibial nerve 366

tibiofibular joint   214
tissue   4
TM joint   14
tongue   92
tonsil   95
trachea   86
transverse arch   222
transverse arytenoid   238
transverse ligament   212
transverse lingual   228
transversospinalis   249
transversus abdominis   258
transversus thoracis   252
trapezium   160
trapezius   261
triangular fibrocartilage complex   200
triceps brachii   270
trigeminal nerve   371
trochlear nerve   371
TSH   117

U

ulna   160

ulnar   6
ulnar adduction   12
ulnar artery   70
ulnar flexion   12
ulnar nerve   362
ureter   106
urethra   106
urinary bladder   106
urogenital diaphragm   114
uterus   112
uvulae   230

V

vagina   114
vagus nerve   376
vasoactive intestinal peptide   121
vastus intermedius   300
vastus lateralis   300
vastus medialis   300
vein   58
ventral   7
ventricle   61
ventricles   328

vertebral column   146
vertical lingual   228
vestibular nerve   374
vestibulocochlear nerve   374
vestibulospinal tract   395
VIP   121
Volkmann's canal   33
voluntary muscle   46

W

wrist joint   199

X

xiphoid process   155

Z

zygomaticus major   225
zygote   131

図表索引

ア

足の関節（図4-65） 218
足の筋の付着（右足底）(図3-66) 178
足の靱帯（右上面）(図4-66) 220
足の骨（右上面）(図3-54) 171
足の骨（右下面）(図3-55) 172

イ

胃（図2-103） 95
胃の固有胃腺（図2-104） 96
陰茎（図2-127） 110
咽頭収縮筋（後面）(図5-8) 231
咽頭と喉頭口（図2-91） 86
咽頭と喉頭の筋（図5-9) 232
咽頭の筋と咽頭・喉頭への通路（図5-10) 233

ウ

烏口腕筋（図5-61） 268
運動終板（図2-44） 53
運搬角（図4-36） 198

エ

会陰（図2-133） 115
腋窩神経（図6-54） 360
腋窩線（図1-7） 8
円回内筋（図5-67） 272
嚥下（図5-11） 234

オ

横隔膜（図5-41） 255
黄色靱帯（図4-11） 185
横足弓（右）(図4-69) 222

カ

回外筋（図5-89） 282
外舌筋（図5-6） 229
回旋筋（図5-33） 250
外側広筋（図5-122） 300
外側脊髄視床路（痛覚と温度覚）(図6-87) 387
解体新書（図1-2） 4
外頭蓋底（図3-7） 142
海馬（図6-20） 337
外皮（図2-141） 122
外分泌腺と内分泌腺（図2-4） 20
外閉鎖筋（図5-117） 298
解剖学的姿勢（図1-4） 6

海綿骨と緻密骨（図2-21） 32
回盲部と結腸（図2-108） 98
下顎骨（図3-10） 144
下顎骨（歯に分布する神経・血管を示した写真）(図3-11) 145
蝸牛神経と聴覚の伝導路（図6-75) 375
蝸牛とコルチ器（図2-147） 126
顎関節の動き（図4-3） 182
下肢帯(1)（前面）(図3-41) 163
下肢帯(2)（後面）(図3-42) 163
下肢に分布する動脈（図2-74） 73
下肢の筋（右前面）(図5-113) 295
下肢の筋の付着（右後面）(図3-63) 177
下肢の筋の付着（右後面）(図3-65) 177
下肢の筋の付着（右前面）(図3-62) 177
下肢の筋の付着（右前面）(図3-64) 177
下肢の筋膜区分と神経支配（図5-119) 299
下肢の成長と骨端線（図2-29） 39
下肢の皮静脈（図2-82） 79
下肢の骨（左：右前面，右：右後面）(図3-48) 167
下肢の骨（右外側面）(図3-50) 168
下肢の骨（右前面）(図3-51) 169
下垂体と松果体（図2-136） 116
下垂体と松果体（図2-137） 116
下腿の筋（断面）(図5-147) 312
下腿の筋（右外側面）(図5-143) 310
下腿の筋（右後面）(図5-142) 309
下腿の骨（右後面）(図3-52) 169
肩関節（前額断面）(図4-28) 194
肩関節（前面）(図4-26) 193
肩関節関節包（図4-27） 193
肩関節と関節窩（図4-29） 194
肩関節の安定化（図4-30） 195
肩と上腕の筋（右前面）(図5-53) 265
滑液包（図2-42） 50
感覚の伝導（図6-86） 386
眼球（図2-149） 127
眼球前半部（図2-150） 128
眼筋（上面）(図2-153) 130
眼筋（右外側面）(図2-154) 131
眼筋の作用（表2-4） 130
寛骨（右外側面）(図3-44) 165
寛骨（右内側面）(図3-43) 164
肝小葉（図2-111） 100
関節の運動（表1-1） 11
関節の特殊装置（図2-31） 41
関節の分類（関節の面の形態による分類）(図2-34) 44

関節半月と膝十字靱帯（図4-56） 213
関節面の運動（図2-33） 43
肝臓（図2-110） 99
環椎横靱帯（上面）(図4-14) 187
環椎後頭関節と環軸関節（図4-12) 186
環椎後頭膜（図4-13） 186
眼底（左眼）(図2-151) 129
間脳（図6-33） 344
間脳底面（図6-35） 346
ガンマループ（図6-99） 397
顔面神経（図6-73） 373
顔面神経麻痺（図6-74） 374
顔面に分布する動脈（図2-69） 67
肝門脈（図2-80） 77
肝門脈と側副循環路（図2-81） 78
関連痛（図6-93） 390

キ

気管支の分岐と構造（表2-3） 89
気管と気管支（図2-92） 86
奇静脈系（図2-79） 76
喜怒哀楽（図5-3） 226
嗅神経（図6-68） 369
胸横筋（図5-38） 253
胸郭（図3-27） 154
胸骨（左：前面，右：左側面）(図3-30) 155
胸鎖関節（図4-20） 190
胸鎖関節の動き（図4-21） 191
胸神経（図6-59） 363
胸椎（左側面）(図3-20) 150
胸部の動き（図4-19） 190
胸部の筋（横断）(図5-36) 252
胸腰筋膜（図5-29） 247
胸肋関節と肋骨結合（図4-18） 189
棘下筋（図5-58） 267
棘間筋と横突間筋（図5-34） 250
棘上筋（図5-57） 266
筋滑車（図2-41） 50
筋の各部と起始・停止（図2-36） 47
筋の形状（図2-38） 48
筋の支配神経（下肢）(表5-3) 324
筋の支配神経（上肢）(表5-3) 323
筋の種類（図2-35） 46
筋の付着（後面）(図3-57) 174
筋の付着（前面）(図3-56) 173
筋の付着（右：手掌面）(図3-61) 176
筋皮神経（図6-53） 359
筋紡錘（図2-45） 53
筋膜と筋間中隔（図2-39） 49

417

ク

屈曲反射（図6-100） 397
屈筋支帯と手根管（図5-77） 277
クモ膜（図6-1） 327

ケ

脛骨頭（左：右前面，右：右上面）（図3-53） 170
脛骨と腓骨の連結（右）（図4-60） 215
頸神経叢（図6-50） 357
頸椎（上方から）（図3-19） 149
頸椎（4つの頸椎を後面から観察）（図3-18） 149
脛腓靱帯結合（下脛腓関節）（図4-61） 215
頸部の筋（1）（図5-21） 241
頸部の筋（2）（図5-22） 241
頸部の筋（3）（図5-23） 242
頸部の動脈（図2-70） 68
血液循環の模式図（図2-62） 64
血管の構造（図2-53） 58
血球（図2-7） 22
腱器官（図2-46） 54
肩甲下筋（図5-56） 266
肩甲挙筋，大・小菱形筋（図5-49） 262
肩甲骨の動き（1）（図4-23） 192
肩甲骨の動き（2）（図4-24） 192
肩甲骨の動き（3）（図4-25） 192
肩甲骨（左：前面，右：後面）（図3-32） 157
肩鎖関節（図4-22） 191
腱鞘（滑液鞘）（図2-43） 51
腱と腱膜（図2-37） 47

コ

口蓋の筋（図5-7） 230
交感神経（図6-83） 382
咬筋と頬筋（図5-2） 226
口腔（図2-100） 93
後脛骨筋（図5-153） 315
後索-内側毛帯路（図6-89） 388
後縦靱帯（椎弓を切除した脊柱後面）（図4-8） 184
甲状腺と上皮小体（背側から見た図）（図2-138） 118
甲状腺の顕微鏡写真（図2-139） 118
項靱帯（図4-10） 185
後脊髄小脳路（図6-90） 389
後頭下筋（図5-35） 251
喉頭鏡で見た声門（図5-20） 240
喉頭後面（図2-90） 85
喉頭前面（図2-89） 85
喉頭の筋（1）（図5-17） 238
喉頭の筋（2）（図5-18） 239
喉頭の骨格（後面）（図5-12） 235
喉頭の骨格（前面）（図5-13） 236

喉頭の膜と靱帯（1）（図5-15） 237
喉頭の膜と靱帯（2）（図5-16） 238
広背筋（図5-52） 264
肛門（図2-109） 98
股関節（左：右前面，右：右後面）（図4-48） 207
股関節（前面の断面）（図4-49） 208
呼吸器系（図2-87） 83
骨格（後面）（図3-26） 153
骨格筋線維（横断面）（図2-49） 56
骨格筋線維の構造（図2-48） 55
骨格筋の構造（図2-47） 55
骨芽細胞と破骨細胞（図2-20） 32
骨盤後面（図3-46） 166
骨盤前面（図3-45） 165
骨盤の筋（図5-47） 260
骨盤の靱帯（後面）（図4-47） 206
骨盤の靱帯（内側面）（図4-46） 205
骨膜性連結（関節）の一般構造（図2-30） 40
骨迷路と膜迷路（図2-146） 126
コルチ器（図2-148） 126

サ

鰓弓の間葉から発生する骨格と筋（表2-2） 57
細胞（図2-1） 17
鎖骨（図3-31） 156
鎖骨下筋・小胸筋・大胸筋（図5-51） 263
坐骨神経（脛骨神経）（図6-65） 366
坐骨神経（総腓骨神経）（図6-64） 366
さまざまなニューロン（図2-11） 25
猿手・鷲手・下垂手（図6-58） 363
三角筋（図5-62） 269
三叉神経（図6-71） 371

シ

子宮の前傾と前屈（図2-131） 113
軸骨格と付属骨格（図2-17） 30
刺激伝導系（図2-61） 63
示指伸筋（図5-93） 284
四肢の関節に作用する筋（表5-1） 321
視床（左）の核（図6-34） 345
視神経と視覚の伝導路（図6-69） 370
舌（図2-101） 93
支帯と腱鞘（図2-40） 50
膝窩筋（図5-149） 312
膝関節（右前面）（図4-55） 212
指背腱膜（図5-85） 281
斜角筋と斜角筋隙（図5-26） 245
尺側手根屈筋（図5-72） 275
尺側手根伸筋（図5-87） 281
尺骨神経（図6-57） 362
縦隔（図2-97） 90
縦足弓（上：内側縦足弓，下：外側縦足弓）（図4-68） 221
十二指腸と膵臓（図2-106） 97
手根管と屈筋支帯（図3-40） 162

手根の靱帯（断面）（図4-41） 201
手指の関節に作用する筋（表5-2） 322
受精から着床（図2-155） 131
上位頸椎部の正中矢状断面（図4-15） 187
小円筋（図5-59） 267
消化管の基本構造（図2-99） 91
消化器系（図2-98） 91
上後鋸筋・下後鋸筋（図5-40） 254
小指外転筋（図5-102） 289
小趾外転筋（図5-159） 317
小指伸筋（図5-86） 281
上肢帯骨と上腕骨（右後面）（図3-35） 159
上肢帯骨と上腕骨（右前面）（図3-34） 159
上肢帯と自由上肢に分布する動脈（図2-71） 69
小指対立筋（図5-104） 290
上肢の筋（1）（右後面）（図5-54） 265
上肢の筋（2）（右後面）（図5-55） 266
上肢の筋の付着（後面）（図3-58） 174
上肢の筋の付着（左：右前面，右：右後面）（図3-60） 175
上肢の筋の付着（右前面）（図3-59） 175
上肢の骨格（左：前面，右：後面）（図3-33） 158
上肢の皮静脈（図2-78） 75
掌側骨間筋（図5-106） 291
小腸の顕微鏡写真（空腸）（図2-107） 97
小殿筋（図5-112） 294
小脳（背側面）（図6-40） 349
小脳（腹側面）（図6-41） 350
小脳の区分（図6-42） 350
小脳の組織（図6-43） 351
上皮組織（図2-3） 19
上腕筋（図5-64） 270
上腕骨の後捻（左上腕を上から見た図）（図4-32） 195
上腕骨の斜体角（図4-31） 195
上腕三頭筋（図5-65） 270
上腕中央部（図5-95） 285
上腕と前腕の筋（1）（右前面）（図5-66） 271
上腕と前腕の筋（2）（右前面）（図5-70） 274
上腕と前腕の筋（3）（右前面）（図5-73） 275
上腕二頭筋（図5-63） 269
女性外陰部（図2-132） 114
女性生殖器（1）（図2-128） 110
女性生殖器（2）（図2-129） 111
女性の骨盤（図3-47） 166
自律神経（図6-82） 380
自律神経の分布（図6-84） 384
伸筋支帯と6つのトンネル（図5-94） 285
神経管の形成（図2-13） 28
神経細胞（ニューロン）（図2-9） 24

神経組織の模式図（図 2-10） 24
深指屈筋（図 5-74） 276
腎小体（図 2-120） 105
新生児の骨格（図 3-13） 146
腎臓（模式図）（図 2-119） 104
心臓（後面）（図 2-60） 63
心臓（前面）（図 2-59） 62
心臓（X 線像）（図 2-54） 59
腎臓（断面）（図 2-116） 103
腎臓の顕微鏡写真（図 2-121） 105
腎臓の構造（図 2-118） 104
心臓の内腔（図 2-56） 60
心臓の弁（心室拡張時）（図 2-58） 62
心臓の弁（心室収縮時）（図 2-57） 61
靱帯結合と釘植（図 2-28） 38
深大脳静脈系（図 2-76） 74
身体の線と面（図 1-6） 7
身体の部位（図 1-9） 9
身体の面・方向・位置を示す用語（図 1-5） 7
伸張反射（図 6-98） 396
腎杯と腎盤（図 2-117） 103
心膜（図 2-55） 60

ス

髄鞘形成（図 2-16） 30
膵臓（顕微鏡写真）（図 2-113） 101
錐体外路（1）（図 6-96） 394
錐体外路（2）（図 6-97） 394
頭蓋の上面（図 3-1） 139
頭蓋の正中断面（図 3-3） 140
頭蓋の前面（図 3-2） 140
頭蓋の側面（図 3-4） 141
頭頸部の皮膚支配（図 6-72） 372

セ

精巣（顕微鏡写真）（図 2-125） 108
精巣と精巣上体（図 2-124） 107
正中神経（図 6-56） 361
精嚢と前立腺（図 2-126） 109
声門裂の開閉（図 5-19） 239
脊髄神経（図 6-44） 352
脊髄神経前枝と後枝の分布領域（図 6-46） 354
脊髄髄節と脊髄神経（図 6-45） 353
脊髄前柱の運動核（図 6-8） 332
脊髄と脊髄神経（1）（図 6-4） 329
脊髄と脊髄神経（2）（図 6-5） 330
脊髄の主な伝導路（図 6-6） 331
脊髄の灰白質（図 6-7） 331
脊柱（左側面）（図 3-14） 147
脊柱起立筋（図 5-30） 248
舌咽神経（図 6-77） 376
舌骨（図 3-12） 145
舌骨筋（図 5-24） 243
前鋸筋（図 5-50） 262
前脛骨筋（図 5-133） 305
仙骨（後面）（図 3-23） 151
仙骨（上面と側面）（図 3-24） 152

仙骨（前面）（図 3-22） 151
仙骨神経叢（図 6-63） 365
浅指屈筋（図 5-71） 274
前縦靱帯（図 4-7） 184
染色体（図 2-2） 19
前脊髄視床路（粗大触覚と圧覚）（図 6-88） 387
前脊髄小脳路（図 6-91） 389
浅大脳静脈系（図 2-75） 74
前大脳動脈と後大脳動脈の分布領域（図 2-66） 66
前庭神経と伝導路（図 6-76） 375
前腕後面（1）浅層（図 5-79） 278
前腕後面（2）中層（図 5-80） 279
前腕中央部（図 5-96） 286
前腕の骨（右後面）（図 3-37） 160
前腕の骨（右前面）（図 3-36） 159

ソ

双子筋帯（図 5-116） 297
（総）指伸筋（図 5-84） 280
総腸骨動脈の枝（図 2-73） 72
僧帽筋（図 5-48） 261
足底筋（図 5-148） 312
足底神経（図 6-66） 367
足底の筋（1）（右）（図 5-157） 317
足底の筋（2）（右）足底腱膜と短趾屈筋はずし（図 5-160） 318
足底の靱帯（右）（図 4-67） 220
足底方形筋（図 5-161） 318
側頭下顎関節（左外側面）（図 4-1） 181
側頭下顎関節（左内側面）（図 4-2） 182
側頭窩・側頭下窩・翼口蓋窩（図 3-6） 142
側頭骨（図 3-5） 141
足背の筋（右）（図 5-155） 316
足部の筋（1）（前面）（図 5-138） 307
足部の筋（2）（外側面）（図 5-140） 308
足部の筋（3）（右内側面）（図 5-150） 313
足部の靱帯（右外側面）（図 4-64） 218
足部の靱帯（右後面）（図 4-63） 217
足部の靱帯（右内側面）（図 4-62） 216
咀嚼筋（図 5-4） 227
疎性結合組織（顕微鏡写真）（図 2-5） 21
疎性結合組織（コラーゲン線維の配列）（図 2-6） 21

タ

第 1 肋骨と第 2 肋骨（右上面）（図 3-29） 155
大円筋（図 5-60） 268
体幹の筋（前面）（図 5-42） 256
体幹の骨格（前面）（図 3-25） 152
体腔（図 1-10） 10
対光反射（図 6-70） 370
第三腓骨筋（図 5-137） 307
胎児期における主な発生現象（表 2-6）

135
胎児循環（図 2-83） 79
胎児の成長（1）（図 2-156） 132
胎児の成長（2）（図 2-157） 132
大腿脛骨関節の運動軸（図 4-58） 214
大腿骨（左：右前面，右：右後面）（図 3-49） 168
大腿骨の頸体角（図 4-50） 208
大腿膝蓋関節の動き（図 4-59） 214
大腿神経（図 6-62） 365
大腿直筋（図 5-121） 300
大腿と下腿の筋（右前面）（図 5-134） 306
大腿二頭筋（図 5-130） 304
大腿の筋（断面）（図 5-146） 311
大殿筋（図 5-110） 293
大動脈（図 2-63） 65
大動脈から出る主な枝（図 2-64） 65
大内転筋（図 5-129） 303
大脳（下面）（図 6-15） 335
大脳（左外側面）（1）（図 6-12） 334
大脳（左外側面）（2）（図 6-13） 334
大脳（左外側面）（3）（図 6-14） 335
大脳（右内側面）（1）（図 6-18） 337
大脳（右内側面）（2）（図 6-19） 337
大脳動脈輪（図 2-65） 66
大脳内側面と辺縁葉（図 6-17） 336
大脳半球（図 6-11） 333
大脳皮質の層構造（図 6-21） 338
唾液腺（図 2-102） 94
多裂筋（図 5-32） 250
短趾屈筋（図 5-158） 317
短趾伸筋（図 5-154） 315
胆汁の流れ（図 2-112） 100
短小指屈筋（図 5-103） 290
短小趾屈筋（図 5-165） 319
男性生殖器（1）（図 2-122） 106
男性生殖器（2）（図 2-123） 107
短橈側手根伸筋（図 5-83） 280
短内転筋（図 5-128） 302
短腓骨筋（図 5-141） 309
短母指外転筋（図 5-97） 287
短母指屈筋（図 5-99） 288
短母趾屈筋（図 5-163） 319
短母指伸筋（図 5-91） 283

チ

恥骨筋（図 5-126） 302
恥骨結合（断面）と鼠径靱帯（図 4-45） 204
中間広筋（図 5-123） 300
肘筋（図 5-88） 282
中心後回（体感覚）の機能局在（図 6-25） 340
中心前回（運動）の機能局在（図 6-23） 339
中枢神経と末梢神経（図 2-8） 23
中枢神経の上下関係（図 6-85） 385
中大脳動脈の分布領域（図 2-67） 66
中殿筋（図 5-111） 294

中脳の断面（図 6-39）348
虫様筋（図 5-105）290
虫様筋（図 5-162）318
蝶形骨（図 3-9）144
長骨骨端部における軟骨内骨化（図 2-25）36
長趾屈筋（図 5-152）314
長趾伸筋（図 5-136）306
長掌筋（図 5-69）273
長橈側手根伸筋（図 5-82）280
長内転筋（図 5-127）302
長腓骨筋（図 5-139）308
長母指外転筋（図 5-90）283
長母指屈筋（図 5-75）276
長母趾屈筋（図 5-151）313
長母指伸筋（図 5-92）284
長母趾伸筋（図 5-135）306
腸腰筋・小腰筋（図 5-118）298

ツ

椎骨関節面の向きの違い（図 4-9）185
椎骨間の靱帯（図 4-6）184
椎骨の基本構造（1）（図 3-15）147
椎骨の基本構造（2）（図 3-16）147
椎骨の連結（1）（胸椎部）（図 4-4）183
椎骨の連結（2）（胸椎部の正中矢状断面）（図 4-5）183
椎前筋と斜角筋（図 5-25）244
爪（図 2-143）124

テ

底側骨間筋（図 5-166）320
手の関節（右手背面）（図 4-40）200
手の筋（右手掌面）（図 5-98）287
手の筋と伸筋支帯（右背側面）（図 5-108）292
手の腱鞘（図 5-78）278
手の靱帯（1）（右手掌面）（図 4-42）202
手の靱帯（2）（右手背面）（図 4-43）203
手の骨（1）（右前面）（図 3-38）161
手の骨（2）（右背面）（図 3-39）162
典型的な頸椎（図 3-17）148
典型的な肋骨（図 3-28）154
殿部と大腿後面の筋（右後面）（図 5-109）293

ト

島（図 6-16）336
頭頸部の静脈（図 2-77）75
頭頸部の正中断面（図 2-88）84
頭頸部の部位（図 1-8）8
橈骨神経（図 6-55）361
橈尺関節（右）と前腕骨間膜（図 4-38）199
橈尺関節の動き（右）（図 4-39）199
投射・交連・連合線維（図 6-32）343
橈側手根屈筋（図 5-68）272
頭部の筋（図 5-1）225

動脈と静脈（図 2-52）58

ナ

内舌筋（正中矢状面）（図 5-5）228
内側広筋（図 5-124）301
内頭蓋底（図 3-8）143
内分泌系（図 2-135）116
軟骨組織（図 2-23）34

ニ

乳腺（図 2-134）115

ノ

脳（左外側面）（図 6-9）333
脳幹と小脳（図 6-36）347
脳幹の背側面（図 6-37）347
脳幹の腹側面（図 6-38）348
脳硬膜と硬膜静脈洞（図 6-2）327
脳室と髄液の流れ（図 6-3）328
脳神経（図 6-67）369
脳神経の運動核（図 6-81）379
脳の神経線維網（図 6-26）341
脳の水平断面（図 6-30）343
脳の正中断面（図 6-10）333
脳の前額断面（1）（図 6-27）341
脳の前額断面（2）（図 6-28）342
脳の前額断面（3）（図 6-29）342
脳の動脈分布（内側面）（図 2-68）67
脳胞の発達と分化（図 2-15）29
脳梁と前交連（図 6-31）343

ハ

肺（外側面）（図 2-93）87
肺（内側面）（図 2-94）88
肺胸膜（図 2-95）88
胚子の後頭部における骨格筋の原基（7週）（図 2-51）57
胚子の神経管（24日頃）（図 2-14）29
胚子の体幹における筋の分化（図 2-50）57
背側骨間筋（図 5-107）291
背側骨間筋（図 5-167）320
背部の筋（図 5-27）246
胚葉とその分化（表 2-5）134
白質と灰白質（図 2-12）26
薄筋（図 5-125）301
バビンスキー反射（図 6-24）339
半棘筋（図 5-31）249
半腱様筋（図 5-131）304
板状筋（図 5-28）246
半膜様筋（図 5-132）304

ヒ

膝関節（断面）（図 4-54）211
膝関節（右後面）（図 4-57）213
膝関節（1）（右前面）（図 4-52）209

膝関節（2）（右後面）（図 4-53）210
肘関節（1）（右前面）（図 4-33）196
肘関節（2）（図 4-34）197
皮質核路（皮質延髄路）（図 6-95）393
皮質脊髄路（図 6-94）392
皮節と皮枝の神経支配（1）（図 6-47）354
皮節と皮枝の神経支配（2）（図 6-48）355
皮節と皮枝の神経支配（3）（図 6-49）356
脾臓（図 2-86）82
泌尿器系（図 2-115）103
腓腹筋（図 5-144）310
皮膚の神経終末（図 2-142）123
ヒュータ線とヒュータ三角（図 4-37）198
ヒラメ筋（図 5-145）311

フ

副楔状束核-小脳路（図 6-92）389
副腎（図 2-140）120
副神経（図 6-80）379
腹大動脈の枝（図 2-72）71
腹直筋（図 5-43）257
腹直筋鞘（図 5-44）257
腹部消化管（図 2-105）96
腹部の筋（図 5-45）258
腹膜（女性）（図 2-114）102
ブロードマン野（図 6-22）338

ヘ

平衡感覚器（図 2-145）125
閉鎖神経（図 6-61）364
ベザリウスと「ファブリカ」（図 1-1）3

ホ

方形回内筋（図 5-76）276
縫工筋（図 5-120）300
縫合とその種類（図 2-27）38
母趾外転筋（図 5-156）316
母指対立筋（図 5-100）288
母指内転筋（図 5-101）289
母趾内転筋（図 5-164）319
骨運動の面と運動軸（図 2-32）42
骨の血管（図 2-22）33
骨の構造（図 2-18）31
骨の構造（顕微鏡写真）（図 2-19）31
骨の成長（図 2-24）35
骨連結の分類（表 2-1）45

ミ

味覚の伝導路（図 6-78）377
味蕾（図 2-144）125

メ

迷走神経（図6-79）378

ユ

指の関節（図4-44）203

ヨ

腰神経叢（図6-60）363
腰椎（後上方から）(図3-21) 151
腰方形筋（図5-46）259

ラ

卵胞の発育（図2-130）111

リ

梨状筋（図5-114）296
梨状筋・内閉鎖筋・大腿方形筋（図5-115）296
輪状甲状筋（図5-14）237
リンパ系（図2-84）80
リンパ節（図2-85）81

ル

涙器と涙路（図2-152）130

レ

連結の分類（図2-26）37

ロ

肋椎関節（上面）(図4-16) 188
肋椎関節と胸肋関節（図4-17）188
ローザ・ネラトン線（図4-51）208
肋間筋（図5-37）252
肋骨挙筋（図5-39）253

ワ

腕尺関節の矢状断面（図4-35）197
腕神経叢（図6-52）359
腕神経叢の位置（図6-51）358
腕神経叢の枝と支配筋（表6-1）360
腕橈骨筋（図5-81）279